PRÁTICAS EM HEMATOLOGIA

PRÁTICAS EM HEMATOLOGIA

AUTOR

JULIANO CÓRDOVA VARGAS

PRÁTICAS EM HEMATOLOGIA

Juliano Cordova Vargas

Produção editorial: 3Pontos Apoio Editorial Ltda

Copydesk: Natasha

Revisão: Heloisa

Diagramação: 3Pontos Apoio Editorial Ltda

Capa: 3Pontos Apoio Editorial Ltda

© 2023 Editora dos Editores

Todos os direitos reservados. Nenhuma parte deste livro poderá ser reproduzida, sejam quais forem os meios empregados, sem a permissão, por escrito, das editoras. Aos infratores aplicam-se as sanções previstas nos artigos 102, 104, 106 e 107 da Lei nº 9.610, de 19 de fevereiro de 1998.

ISBN: 978-85-85162-49-8

Editora dos Editores

São Paulo: Rua Marquês de Itu, 408 - sala 104 – Centro.
(11) 2538-3117

Rio de Janeiro: Rua Visconde de Pirajá, 547 - sala 1121 – Ipanema.
www.editoradoseditores.com.br

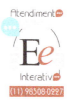

Impresso no Brasil
Printed in Brazil
1ª impressão – 2023

Este livro foi criteriosamente selecionado e aprovado por um Editor científico da área em que se inclui. A Editora dos Editores assume o compromisso de delegar a decisão da publicação de seus livros a professores e formadores de opinião com notório saber em suas respectivas áreas de atuação profissional e acadêmica, sem a interferência de seus controladores e gestores, cujo objetivo é lhe entregar o melhor conteúdo para sua formação e atualização profissional.
Desejamos-lhe uma boa leitura!

Dados Internacionais de Catalogação na Publicação (CIP)
(Câmara Brasileira do Livro, SP, Brasil)

Vargas, Juliano Córdova
    Práticas em hematologia / Juliano Córdova Vargas. -- 1. ed. -- São Paulo : Editora dos Editores, 2023.

ISBN 978-85-85162-49-8
1. Hematologia I. Título.

22-129673   CDD-616.15
                                                                                                              NLM-WH-100

Índices para catálogo sistemático:

1. Hematologia : Medicina 616.15
Aline Graziele Benitez - Bibliotecária - CRB-1/3129

Sobre o autor

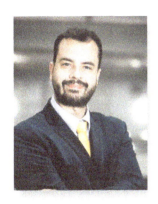

JULIANO CÓRDOVA VARGAS

Médico Graduado pela Universidade Federal de Santa Catarina (UFSC). Residência em Clínica Médica pelo Hospital Universitário da Universidade Federal de Santa Catarina (HU/UFSC). Residência em Hematologia/Hemoterapia no Hospital Israelita Albert Einstein (HIAE). Título de Especialista pela Associação Brasileira de Hematologia e Hemoterapia (ABHH). Doutorado pela Universidade Federal de São Paulo (UNIFESP), em doenças linfoproliferativas e HIV. Atua como Oncohematologista com foco na área de Linfomas e Hematologia Geral no Grupo Américas – São Paulo. Professor das disciplinas de Hematologia e Clínica Médica no Centro Universitário São Camilo. Pós-Doutorando pelo HIAE.

Sobre os colaboradores

Daniela Ferreira Dias

Especialista em Hematologia e Transplante de Medula Óssea pela Associação Brasileira de Hematologia, Hemoterapia e Terapia Celular (ABHH). Médica Hematologista do Instituto Hemomed em São Paulo. Médica da equipe de transplante do Hospital São Camilo Pompeia.

José Orlando Bordin

Proffessor Titular de Hematologia e Hemoterapia da Escola Paulista de Medicina da Universidade Federal de São Paulo (EPM/UNIFESP). Médico Hematologista do Centro de Oncologia do Hospital Alemão Oswaldo Cruz.

Juliana Pereira

Professora Associada da Disciplina de Hematologia da Faculdade de Medicina da Universidade de São Paulo (FMUSP). Ambulatório de Imunopatologia do Serviço de Hematologia do Instituto Central do Hospital das Clínicas da Faculdade de Medicina da Universidade de São Paulo (HC/FMUSP).

Karin Zattar Cecyn

Graduada em Medicina pela Pontifícia Universidade Católica do Paraná (PUC- PR). Mestrado em Medicina (Hematologia), pela Universidade Federal de São Paulo (UNIFESP). Doutorado em Medicina (Hematologia) pela UNIFESP. Especialização em Hemopterapia – City of Hope – Comprehensive Cancer Center - Duarte - Califórnia (EUA). Médica da Disciplina de Hematologia e Hemoterapia da UNIFESP, responsável pelo Setor de Aférese.

Laura Garcia

Médica Hematologista pela Faculdade de Medicina da Universidade de São Paulo (FMUSP). Pesquisadora Clínica. Gerente Médica em Hematologia na Indústria Farmacêutica.

Mariana de Oliveira Marques

Especialista em Hematologia pela Universidade Federal de São Paulo (UNIFESP) e pela Associação Brasileira de Hematologia, Hemoterapia e Terapia Celular (ABHH). Doutoranda em Hematologia pela UNIFESP. Médica Hematologista do Hospital Alemão Oswaldo Cruz.

Marjorie Paris Colombini

Médica Patologista Clínica pelo Hospital das Clínicas da Faculdade de Medicina da Universidade de São Paulo (HC-FMUSP). Doutora em Patologia pela FMUSP. Atuante na Área Laboratorial de Hemostasia, tendo sido responsável pelo Laboratório de Hemostasia do HC-FMUSP por 13 anos. Médica Coordenadora do Laboratório de Hematologia e Coagulação do Hospital Israelita Albert Einstein (HIAE) por 12 anos. Médica responsável pela área de Hemostasia do Laboratorial DASA.

Melca M. O. Barros

Doutora em Hematologia pela Escola Paulista de Medicina da Universidade Federal de São Paulo (EPM/UNIFESP). Especialista em Hematologia/Hemoterapia pela Associação Brasileira de Hematologia, Hemoterapia e Terapia Celular (ABHH). Vice-diretora do hemocentro da EPM/UNIFESP. Coordenadora do setor de Imunohematologia da EPM/UNIFESP. Coordenadora do ambulatório de Anemias hemolíticas autoimunes (AHAI) da EPM/UNIFESP.

Otávio Baiocchi

Professor Adjunto da Disciplina de Hematologia da Universidade Federal de São Paulo (UFSP). Diretor da Hematologia, Onco-hematologia e Terapia Celular do Hospital Alemão Oswaldo Cruz.

Patrícia Nunes Bezerra Pinheiro

Médica Hematologista. Doutorado em Medicina pela Universidade Federal de São Paulo (UNIFESP). Docente do Curso de Medicina do Centro Universitário São Camilo.

Paulo Silveira

Médico Hematologista, Mestre e Doutor em Medicina-Hematologia pela Faculdade de Medicina da Universidade de São Paulo (FMUSP).

Thatiana Rodrigues Peres Braz

Médica Hematologista do Grupo Oncoclínicas. Membro do Grupo de Transplante de Medula Óssea do Grupo Oncoclínicas. Residência em Transplante de Medula Óssea pela Fundação Antonio Prudente – A.C. Camargo Cancer Center. Residência em Hematologia e Hemoterapia pela Escola Paulista de Medicina da Universidade Federal de São Paulo (EPM/UNIFESP). Graduação em Medicina pela Faculdade de Ciências Médicas de Santos (FCMS – UNILUS).

Dedicatória

Dedico este livro à minha mãe, Ana Amélia Córdova Vargas e
ao meu pai Claudionor Castilhos de Vargas (*in memoriam*),
aos meus pacientes e a Deus!

Juliano Córdova Vargas

Agradecimentos

Agradeço imensamente a todos os colegas e mestres que estiveram comigo neste árduo projeto, pela confiança e grande dedicação para que cada capítulo deste livro fosse concluído. Faço menção especial ao Dr. Nelson Hamerschlak, meu mentor durante a residência em Hematologia, no Hospital Israelita Albert Einstein, pelo honroso prefácio, e ao Dr. Otávio Baiocchi, que fora meu orientador de doutorado, grande incentivador e apoiador!

Destaco contribuição fundamental das minhas amigas Zaiane Rocha e Lidiane Magalhães, que muito me auxiliaram, não só pelo incentivo constante, como nos alicerces da primeira versão digitalizada deste trabalho.

Agradeço à minha família, sobretudo aos meus pais – Ana Amélia Córdova Vargas e Claudionor Castilhos de Vargas (*in memoriam*) por toda fundamental contribuição para minha formação como homem e como médico, sempre me incentivando a buscar o conhecimento e seguir os caminhos mais honestos e dignos para isso.

Agradeço aos meus pacientes por todos os aprendizados, por me impulsionarem a aprimorar o conhecimento e, assim, tornar-me um médico mais capacitado!

Acima de tudo, agradeço a Deus e a Nossa Senhora Aparecida pela minha existência e por estarem juntos a mim em cada dia da minha caminhada!

Um trabalho extenso e demandante como o presente livro, no qual contei com mais 12 autores, só foi possível porque trabalhei com grandes amigos! Meu imensurável agradecimento a cada um de vocês!

JULIANO CÓRDOVA VARGAS

Apresentação

Pautado na área de expertise de seus autores, Práticas em Hematologia mostra-se um compilado com conteúdo focado nos principais temas em Hematologia, de forma atualizada e direcionado ao público-alvo.

Foi elaborado com o objetivo de nortear o estudo de médicos residentes em Hematologia, elucidar assuntos de cunho hematológico de interesse dos médicos em geral, bem como dos demais profissionais da área da saúde, que no contexto multiprofissional buscam entendimento dessa área para otimizar suas práticas assistenciais. Em linguagem direta e objetiva, visa responder as principais dúvidas da prática clínica diária.

O presente livro teve início em resumos e anotações do autor, Juliano Córdova Vargas, durante sua residência em Hematologia e preparação para prova de títulos. Em seguida, o material foi lapidado e aprimorado por professores e mestres que deram sua fundamental contribuição para a composição definitiva e completa da obra.

O livro está dividido em quatro seções principais – anemias, coagulação, onco-hematologia, hemoterapia e noções de transplante de células-tronco hematopoiéticas. A presente divisão foi norteada pelos assuntos que têm maior impacto na prática clínica, não somente para os médicos hematologistas, como também para profissionais que atuam em caráter ambulatorial e hospitalar e se deparam com doenças que derivam direta ou indiretamente do tecido hematopoiético.

O entendimento de forma rápida e prática dos temas supracitados, faz-se imperioso e relevante para que se tenha diagnóstico precoce e assertivo das doenças hematológicas, que por vezes são de gravidade eminente e requerem tratamento precoce e adequado. As implicações de doenças sistêmicas sobre o tecido hematopoiético também devem ser reconhecidas e prontamente conduzidas, evitando-se assim repercussões nocivas aos pacientes e trazendo maior excelência na prática médica.

JULIANO CÓRDOVA VARGAS.

Prefácio

O livro Práticas em Hematologia é uma iniciativa que deve contribuir muito para a formação de alunos e residentes na área de Hematologia, assim como dar noções importantes para nortear a prática do médico geral no que se refere a esta especialidade.

O autor Juliano Córdova Vargas aproveita informações coletadas ao longo da sua formação como especialista e em sua prática diária para trazer conhecimentos com uma linguagem direta e simples, mas com muito conteúdo.

É uma abordagem corajosa se considerarmos a época em que vivemos, nos utilizando de *bigdata* e inteligência artificial, e, sem dúvida, o livro complementa a busca por atualizações constantes na área, dando as bases para que o profissional possa navegar no mundo informatizado.

A Hematologia é uma das especialidades mais completas e propicia ao especialista interagir com áreas diferentes, como Clínica, Laboratório, Hemostasia e Trombose, Hemoterapia, Transplantes de Medula Óssea e Terapia Celular. Hoje já vislumbramos uma tendência à subespecialização.

Ainda que a super especialização faça com que o profissional saiba muito sobre uma única área da especialidade, o hematologista generalista consegue ter uma visão mais abrangente. É como na famosa dúvida: "saber muito sobre pouco ou saber pouco sobre muito?".

De qualquer forma, um livro com noções gerais da Hematologia pode ajudar o profissional a escolher como e de que forma gostaria de exercer a especialidade.

O grande Professor Arnaldo Sandoval costumava dizer que a medicina é a ciência das verdades transitórias. O nosso aprofundamento e vivência mostram que precisamos ter bases sólidas de conhecimento para sermos suficientemente críticos de novos métodos diagnósticos ou terapêuticos e colocá-los na sua real importância.

Costumo dizer que bons médicos são os que olham as novas informações de forma crítica e são abertos a analisar as inovações como contribuições que devem ou não ser incorporadas na sua prática. Isso é o oposto àqueles que baseiam a conduta com seus pacientes exclusivamente no trabalho científico que saiu no dia anterior. É lógico que novas informações são importantes, mas devem ser analisadas em conjunto com os dados já existentes.

Nesse sentido, creio que um livro que traz aos jovens informações básicas, atualizadas e altamente relevantes contribui muito para a formação de bons profissionais.

Tenho orgulho de ter participado de sua formação como especialista e de agora trabalharmos na mesma equipe. Parabéns, Juliano!

Boa leitura a todos!

NELSON HAMERSCHLAK.
Professor Pleno da Faculdade Israelita de Ciências da Saúde Albert Einstein
Professor Livre Docente pela Faculdade de Medicina da Universidade de São Paulo
Coordenador do Programa de Hematologia, Transplante de Medula Óssea e
Terapia Celular do Hospital Israelita Albert Einstein

Sumário

Seção 1   Anemias   1

COORDENADORES DA SEÇÃO | PAULO SILVEIRA   JULIANO CÓRDOVA VARGAS

CAPÍTULO 1   Anemias: Abordagem Geral 3
Paulo Silveira
Juliano Córdova Vargas

CAPÍTULO 2   Anemia por Deficiência de Ferro 9
Paulo Silveira
Juliano Córdova Vargas

CAPÍTULO 3   Anemias Megaloblásticas 17
Paulo Silveira
Juliano Córdova Vargas

CAPÍTULO 4   Anemia Aplástica 25
Paulo Silveira
Juliano Córdova Vargas

CAPÍTULO 5   Anemia de Doenças Crônicas, Insuficiência Renal e Doenças Endócrinas 31
Paulo Silveira
Juliano Córdova Vargas

CAPÍTULO 6   Anemias por Excesso de Destruição Eritrocitária: Anemias Hemolíticas 35
Paulo Silveira
Juliano Córdova Vargas

Seção 2   Hemostasia e Trombose   67

COORDENADORES DA SEÇÃO | MARJORIE PARIS COLOMBINI   PATRÍCIA NUNES BEZERRA PINHEIRO   JULIANO CÓRDOVA VARGAS

CAPÍTULO 7   Hemostasia Normal 69
Marjorie Paris Colombini
Juliano Córdova Vargas

CAPÍTULO 8   Aspectos Laboratoriais na Hemostasia 75
Marjorie Paris Colombini

XVIII Práticas em Hematologia

CAPÍTULO 9 Doenças Hemorrágicas Relacionadas com os Defeitos na Hemostasia Primária 83
Marjorie Paris Colombini
Patrícia Nunes Bezerra Pinheiro

CAPÍTULO 10 Doenças Hemorrágicas: Defeitos Relacionados com a Hemostasia Secundária –
Deficiência Hereditária dos Fatores de Coagulação 99
Marjorie Paris Colombini

CAPÍTULO 11 Coagulopatias Adquiridas 105
Marjorie Paris Colombini

CAPÍTULO 12 Trombofilias 111
Marjorie Paris Colombini

CAPÍTULO 13 Anticoagulação 131
Marjorie Paris Colombini

Seção 3   Oncohematologia   143

COORDENADORES DA SEÇÃO | JULIANO CÓRDOVA VARGAS ▪ JULIANA PEREIRA ▪ OTÁVIO BAIOCCHI

Parte 3.1 Doenças Linfoproliferativas   144

CAPÍTULO 14 Leucemia Linfoblástica Aguda 145
Mariana de Oliveira Marques

CAPÍTULO 15 Doenças Linfoproliferativas Crônicas..159
Juliano Córdova Vargas
Juliana Pereira

CAPÍTULO 16 Tricoleucemia 165
Juliano Córdova Vargas

CAPÍTULO 17 Linfoma Não Hodgkin 169
Juliano Córdova Vargas
Otávio Baiocchi
Juliana Pereira

CAPÍTULO 18 Linfoma de Hodgkin 191
Juliano Córdova Vargas
Otávio Baiocchi
Juliana Pereira

CAPÍTULO 19 Discrasias de Células Plasmáticas 199
Daniela Ferreira Dias

Parte 3.2 Doenças Mieloproliferativas   208

CAPÍTULO 20 Leucemia Mieloide Aguda 209
Mariana de Oliveira Marques

CAPÍTULO 21 Neoplasias Mieloproliferativas Crônicas 225
Laura Garcia

CAPÍTULO 22 Síndromes Mielodisplásicas 255
Laura Garcia

Seção 4   Transplante de Medula Óssea e Hemoterapia   267

COORDENADORES DA SEÇÃO | JOSÉ ORLANDO BORDIN ▪ THATIANA RODRIGUES PERES BRAS

Parte 4.1 Medula Óssea   268

CAPÍTULO 23 Transplante de Células-Tronco Hematopoiéticas...269
Tathiana Rodrigues Peres Braz

Parte 4.2 Hemoterapia   278

CAPÍTULO 24 Terapia Transfusional 279
Melca M. O. Barros
José Orlando Bordin

CAPÍTULO 25 Aférese: Princípios Gerais e Aplicações Clínicas...289
Karin Zattar Cecyn
José Orlando Bordin

SEÇÃO 1

Anemias

COORDENADORES DA SEÇÃO | PAULO SILVEIRA • JULIANO CÓRDOVA VARGAS

SUMÁRIO DA SEÇÃO

1 Aneminas: Abordagem geral 3

2 Anemia por deficiência de ferro 9

3 Anemias megalobásticas 17

4 Anemia aplásica 25

5 Anemia de doenças crônicas, insuficiência renal e doenças endócrinas 31

6 Anemias por excesso de destruição eritrocitária: Anemias hemolíticas 35

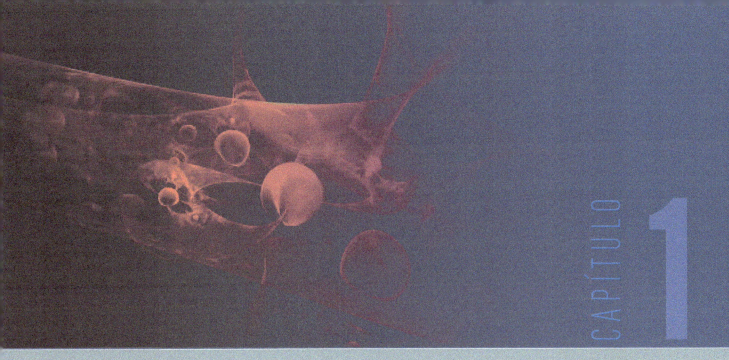

Paulo Silveira ■ Juliano Córdova Vargas

Anemias: Abordagem Geral

INTRODUÇÃO

Anemia, o sinal clínico mais comum na prática médica, é um termo que se aplica ao mesmo tempo a uma síndrome clínica e a um quadro laboratorial, definido pela redução da concentração de hemoglobina no sangue. Os valores de hemoglobina, em indivíduos normais, variam com a fase do desenvolvimento individual, o sexo e a tensão de oxigênio no ambiente. Segundo a Organização Mundial da Saúde (OMS), é considerado portador de anemia, no nível do mar, o indivíduo cuja concentração de hemoglobina é inferior a:

- 13 g/dL (homem adulto);
- 12 g/dL (mulher adulta);
- 11 g/dL (mulher grávida);
- 11 g/dL (crianças entre 6 meses e 6 anos de idade); e
- 12 g/dL (crianças entre 6 e 14 anos).

Em idosos são válidos os mesmos valores, não havendo níveis fisiológicos mais baixos de hemoglobina para esse grupo. Nível de hemoglobina mais baixo do que o normal deve ser considerado como patológico e requer investigação.

Ao atender um paciente com diminuição da hemoglobina, precisamos nos certificar se observamos uma anemia verdadeira ou relativa:

- **anemia verdadeira**: cursa com redução da massa eritrocitária;
- **anemia relativa**: ocorre pela diluição da hemoglobina em decorrência de aumento de volume plasmático, sem correspondente aumento do número de hemácias. *Exemplos*: hemodiluição que ocorre durante a gestação e os estados de hiper-hidratação.

SINTOMAS

O paciente com anemia apresenta sintomas que serão dependentes da velocidade de instalação desta e da capacidade de adaptação do organismo, muito relacionado com a idade do paciente.

Nas anemias de instalação rápida (anemias agudas), os sintomas mais frequentes são: dispneia, palpitações, tontura, fadiga extrema, evidenciando tentativa de adaptação cardiocirculatória à nova condição de baixa de hemoglobina e hipóxia tecidual.

Nas anemias crônicas, podem ocorrer poucos sintomas, evidenciando adaptação cardiocirculatória à baixa concentração de hemoglobina instalada em tempo mais prolongado. Pode cursar com dispneia moderada, cansaço fácil e ocasionalmente apresentar angina *pectoris*.

Nos casos de anemia de longa duração, pode ocorrer insuficiência cardíaca congestiva – *cor anêmico*. Sintomas vagos, como irritabilidade e dificuldade de concentração intelectual também podem ser observados.

Tanto nas anemias agudas, como nas crônicas podem ocorrer cefaleia, vertigem, hipotensão postural e fraqueza.

CLASSIFICAÇÃO

Várias são as causas da anemia, e uma representação esquemática é apresentada na Figura 1.1.

As causas mais frequentes de anemia são: a deficiência de ferro (29,0%); a anemia das doenças crônicas (27,5%); hemólise (17,5%) e sangramento agudo (17,5%), além de 9,0% associado a outras causas distintas.

Para ajudar a identificar corretamente as causas da anemia, utilizaremos duas classificações: a morfológica, baseada em dados fornecidos pelo hemograma, e a fisiopatológica.

Classificação morfológica

Além do diagnóstico laboratorial da anemia, que mostra concentração de hemoglobina abaixo dos valores sugeridos pela OMS, o hemograma nos fornece os índices hematimétricos: um índice do tamanho das células (volume corpuscular médio, VCM), dois índices de cor do eritrócito (hemoglobina corpuscular média, HCM, e concentração de hemoglobina corpuscular média, CHCM), além de um índice de variação do volume celular, do inglês *Red Cell Distribution Width* (RDW) que evidencia graus de anisocitose.

Atualmente, os aparelhos contadores hematológicos automatizados já fornecem os índices hematimétricos prontos, mas é bom lembrar que podemos calculá-los a partir de outros parâmetros fornecidos pelo hemograma.

A análise do sangue periférico ao microscópio em esfregaços de sangue corados por colorações panópticas (Leishman) também é importante para a classificação morfológica das anemias.

Baseado nesses dados, as anemias são classificadas como: normocíticas (VCM normal); microcíticas (VCM menor do que o normal); ou macrocíticas (VCM maior do que o normal), relacionadas com as variações do VCM; e em normocrômicas, hipocrômicas, em combinações de volume/cor.

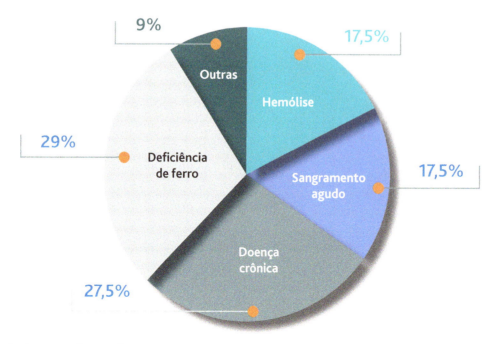

Figura 1.1 Principais causas de anemia.
Fonte: adaptada de Beris P, Tobler A, 1997.

Classificação fisiopatológica das anemias

Do ponto de vista fisiopatológico, as anemias podem ser decorrentes de:

- falta de produção;
- excesso de destruição (anemias hemolíticas);
- perdas hemorrágicas.

Nas Figuras 1.2, 1.3 e 1.4 são apresentadas as principais causas das anemias por falta de produção, excesso de destruição (hemólise) e perdas hemorrágicas.

Anemias por falta de produção eritrocitária

Esse grupo é caracterizado pela produção insuficiente de eritrócitos pela medula óssea, evidenciada pela redução dos níveis de reticulócitos, o que resulta em uma anemia hiporregenerativa.

Mesmo que ocorra aumento da porcentagem dos reticulócitos (aumento relativo), esse aumento é desproporcional ao grau de intensidade da anemia, mas o número absoluto de reticulócitos é sempre baixo.

A menor produção de hemácias pode ser secundária a:

- falta de elementos essenciais à eritrocitoformação;
- falta de estímulo eritropoiético;
- diminuição do tecido hematopoiético;
- infiltração da medula óssea.

Falta de elementos essenciais à eritrocitoformação

O ferro é um metal que faz parte da molécula da hemoglobina, sendo sua ausência limitante na produção da proteína.

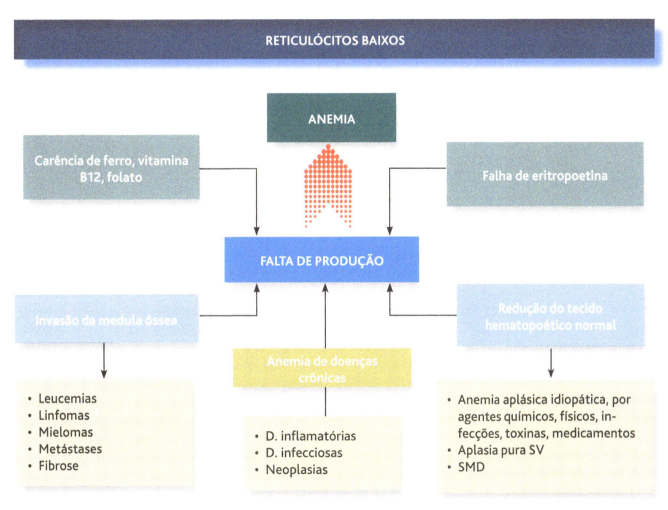

Figura 1.2 Anemia por falta de produção.
Fonte: acervo do autor.

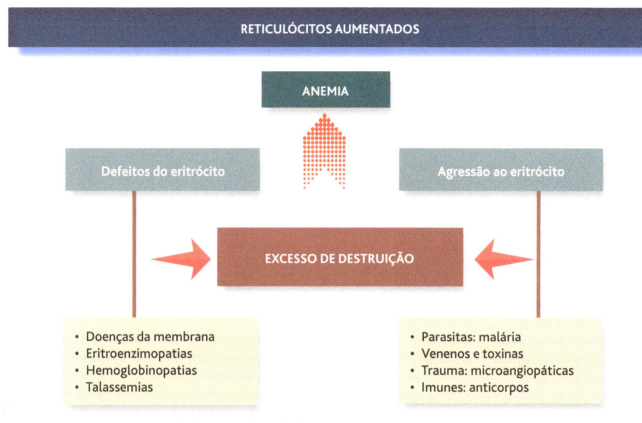

Figura 1.3 Anemia por excesso de destruição (hemólise).
Fonte: acervo do autor.

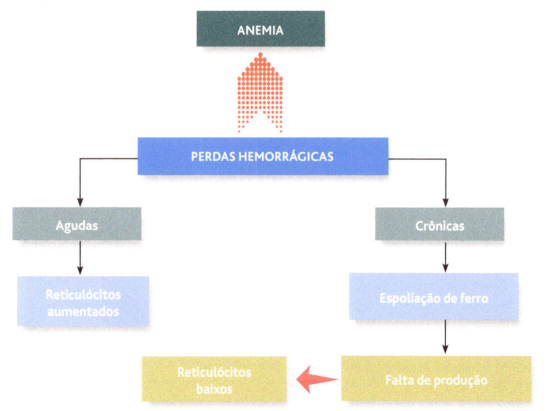

Figura 1.4 Anemia por perdas hemorrágicas.
Fonte: acervo do autor.

Os folatos e a vitamina B12 são elementos necessários para a divisão e multiplicação celulares e agem como coenzimas na síntese do DNA.

Esses três elementos são essenciais à eritrocitoformação. A falta de ferro leva à anemia ferropênica, a causa mais frequente da anemia.

Nos capítulos 2 e 3, abordaremos com profundidade, as anemias convencionais mais comuns na prática clínica, a citar deficiência de ferro e dificiência de vitamina B12. As anemias hemolíticas, por excesso de destruição de hemácias, serão abordados no capítulo 6.

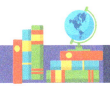

BIBLIOGRAFIA CONSULTADA

1. Arnold DM et al. Thrombotic microangiopathies: a general approach to diagnosis and management. CMAJ: Canadian Medical Association journal = journal de l'Association medicale canadienne. 2017; 189,4: E153-E159. doi:10.1503/cmaj.160142.

2. Arnold DM, Patriquin CJ, Nazy I. Thrombotic microangiopathies: a general approach to diagnosis and management. CMAJ. 2017;189(4):E153-E159. doi:10.1503/cmaj.160142.

3. Arnold DM, Patriquin CJ, Nazy I. Thrombotic microangiopathies: a general approach to diagnosis and management. CMAJ. 2017 Jan 30;189(4):E153-E159. doi: 10.1503/cmaj.160142. Epub 2016 Oct 17. PMID: 27754896; PMCID: PMC5266569.

4. Arnold DM, Patriquin CJ, Nazy I. Thrombotic microangiopathies: a general approach to diagnosis and management. CMAJ: Canadian Medical Association journal = journal de l'Association medicale canadienne. 2017; 189(4), E153–E159. Disponível em: https://doi.org/10.1503/cmaj.160142.

5. Cappellini MD et al. Iron deficiency across chronic inflammatory conditions: International expert opinion on definition, diagnosis, and management. American journal of hematology. 2017; 92,10: 1068-1078. doi:10.1002/ajh.24820.

6. Cappellini MD, Comin-Colet J, de Francisco A et al. Iron deficiency across chronic inflammatory conditions: International expert opinion on definition, diagnosis, and management. Am J Hematol. 2017; 92(10):1068-1078. doi:10.1002/ajh.24820.

7. Cappellini MD, Comin-Colet J, de Francisco A, Dignass A, Doehner W, Lam CS et al. IRON CORE Group. Iron deficiency across chronic inflammatory conditions: International expert opinion on definition, diagnosis, and management. Am J Hematol. 2017 Oct; 92(10):1068-1078. doi: 10.1002/ajh.24820. Epub 2017 Jul 7. PMID: 28612425; PMCID: PMC5599965.

8. Cappellini MD, Comin-Colet J., de Francisco A, Dignass A, Doehner W, Lam CS et al. IRON CORE Group. Iron deficiency across chronic inflammatory conditions: International expert opinion on definition, diagnosis, and management. American journal of hematology. 2017; 92(10), 1068-1078. https://doi.org/10.1002/ajh.24820.

9. Galanello R, Origa R. Beta-thalassemia. Orphanet J Rare Dis. 2010 May 21;5:11. doi:10.1186/1750-1172-5-11. PMID: 20492708; PMCID: PMC2893117.

10. Galanello R, Origa R. Beta-thalassemia. Orphanet J Rare Dis. Published 2010 May 21; 5:11. doi:10.1186/1750-1172-5-11.

11. Galanello R, Origa R. Beta-thalassemia. Orphanet journal of rare diseases. 2010; 5, 11. Disponível em: https://doi.org/10.1186/1750-1172-5-11.

12. Galanello R, Origa R. Beta-thalassemia. Orphanet journal of rare diseases. May. 21 2010; 5:11. doi:10.1186/1750-1172-5-11.

13. Hill A., Hill Q. Autoimmune hemolytic anemia. Hematology Am Soc Hematol Educ Program. 2018 Nov 30; 2018(1): 382-389. doi: 10.1182/asheducation-2018.1.382.

14. Jimenez K et al. Management of Iron Deficiency Anemia. Gastroenterology & hepatology. 2015; 11(4): 241-50.

15. Jimenez K, Kulnigg-Dabsch S, Gasche C. Management of Iron Deficiency Anemia. Gastroenterol Hepatol (NY). 2015; 11(4):241-250.

16. Jimenez K, Kulnigg-Dabsch S, Gasche C. Management of Iron Deficiency Anemia. Gastroenterol Hepatol (NY). 2015 Apr; 11(4):241-50. PMID: 27099596; PMCID: PMC4836595.

17. Jimenez K, Kulnigg-Dabsch S, Gasche C. Management of Iron Deficiency Anemia. Gastroenterology & hepatology. 2015; 11(4): 241-250.

18. Kaushansky K. Williams Hematology. McGraw-Hill Education, 2016.

19. Kim Y et al. Diagnostic approaches for inherited hemolytic anemia in the genetic era. Blood research. 2017; 52(2): 84-94. doi:10.5045/br.2017.52.2.84.

20. Kim Y, Park J, Kim M. Diagnostic approaches for inherited hemolytic anemia in the genetic era. Blood Res. 2017; 52(2): 84-94. doi:10.5045/br.2017.52.2.84.

21. Kim Y, Park J, Kim M. Diagnostic approaches for inherited hemolytic anemia in the genetic era. Blood Res. 2017 Jun; 52(2):84-94. doi: 10.5045/br.2017.52.2.84. Epub 2017 Jun 22. PMID: 28698843; PMCID: PMC5503903.

22. Kim Y, Park J, Kim M. Diagnostic approaches for inherited hemolytic anemia in the genetic era. Blood research. 2017; 52(2): 84-94. https://doi.org/10.5045/br.2017.52.2.84.

23. Liang R, Ghaffari S. Advances in understanding the mechanisms of erythropoiesis in homeostasis and disease. Br J Haematol. 2016; 174(5): 661-673. doi:10.1111/bjh.14194.

24. Liang R, Ghaffari S. Advances in understanding the mechanisms of erythropoiesis in homeostasis and disease. Br J Haematol. 2016 Sep; 174(5): 661-73. doi: 10.1111/bjh.14194. Epub 2016 Jul 21. PMID: 27442953; PMCID: PMC6204224.

25. Liang R, Ghaffari S. Advances in understanding the mechanisms of erythropoiesis in homeostasis and disease. British journal of haematology. 2016; 174(5): 661–673. Disponível em: https://doi.org/10.1111/bjh.14194.

26. Liang R, Ghaffari S. Advances in understanding the mechanisms of erythropoiesis in homeostasis and disease. British journal of haematology. 2016; 174(5): 661-73. doi:10.1111/bjh.14194.

27. Mohandas N. Inherited hemolytic anemia: a possessive beginner's guide. Hematology. American Society of Hematology. Education Program. 2018; (1): 377-381. Disponível em: https://doi.org/10.1182/asheducation-2018.1.377.

28. Mohandas N. Inherited hemolytic anemia: a possessive beginner's guide. Hematology Am Soc Hematol Educ Program. 2018; (1):377-381. doi:10.1182/asheducation-2018.1.377.

29. Mohandas N. Inherited hemolytic anemia: a possessive beginner's guide. Hematology Am Soc Hematol Educ Program. 2018 Nov 30; (1): 377-381. doi: 10.1182/asheducation-2018.1.377. PMID: 30504335; PMCID: PMC6245988.

30. Mohandas N. Inherited hemolytic anemia: a possessive beginner's guide. Hematology. American Society of Hematology. Education Program.2018; 1: 377-381. doi:10.1182/asheducation-2018.1.377.

31. Passetto A, Pasquini R. Tratado de Hematologia. São Paulo: Atheneu, p. 3-12, 2013.

32. Peslak SA et al. Diagnosis and Treatment of Aplastic Anemia. Current treatment options in oncology. Nov. 16 2017; 18(12): 70. doi:10.1007/s11864-017-0511-z.

33. Peslak SA, Olson T, Babushok DV. Diagnosis and Treatment of Aplastic Anemia. Curr Treat Options Oncol. 2017; 18(12):70. Published 2017 Nov 16. doi:10.1007/s11864-017-0511-z.

34. Peslak SA, Olson T, Babushok DV. Diagnosis and Treatment of Aplastic Anemia. Curr Treat Options Oncol. 2017 Nov 16; 18(12): 70. doi: 10.1007/s11864-017-0511-z. PMID: 29143887; PMCID: PMC5804354.

35. Peslak SA, Olson T, Babushok DV. Diagnosis and Treatment of Aplastic Anemia. Current treatment options in oncology. 2017; 18(12): 70. Disponível em: https://doi.org/10.1007/s11864-017-0511-z

36. Thein SL, Howard J. How I treat the older adult with sickle cell disease. Blood. 2018; 132(17):1750-1760. doi:10.1182/blood-2018-03-818161.

37. Thein SL, Howard J. How I treat the older adult with sickle cell disease. Blood. 2018 Oct 25; 132(17):1750-1760.doi:10.1182/blood-2018-03-818161.Epub 2018 Sep 11. PMID: 30206116; PMCID: PMC6202910.

38. Thein SL, Howard J. How I treat the older adult with sickle cell disease. Blood. 2018; 132(17): 1750-1760. Disponível em: https://doi.org/10.1182/blood-2018-03-818161.

39. Thein SL, Jo H. "How I treat the older adult with sickle cell disease." Blood. 2018; 132(17): 1750-1760. doi:10.1182/blood-2018-03-818161.

40. Thein SL. Molecular basis of β thalassemia and potential therapeutic targets. Blood cells, molecules & diseases. 2018; 70: 54-65. Disponível em: https://doi.org/10.1016/j.bcmd.2017.06.001NLM.

41. Thein SL. Molecular basis of β thalassemia and potential therapeutic targets. Blood Cells Mol Dis. 2018; 70: 54-65. doi:10.1016/j.bcmd.2017.06.001MLA.

42. Thein SL. Molecular basis of β thalassemia and potential therapeutic targets. Blood Cells Mol Dis. 2018 May; 70:54-65. doi: 10.1016/j.bcmd.2017.06.001. Epub 2017 Jun 20. PMID: 28651846; PMCID: PMC5738298.

43. Thein SL. Molecular basis of β thalassemia and potential therapeutic targets. Blood cells, molecules & diseases. 2018; 70: 54-65. doi:10.1016/j.bcmd.2017.06.001APA.

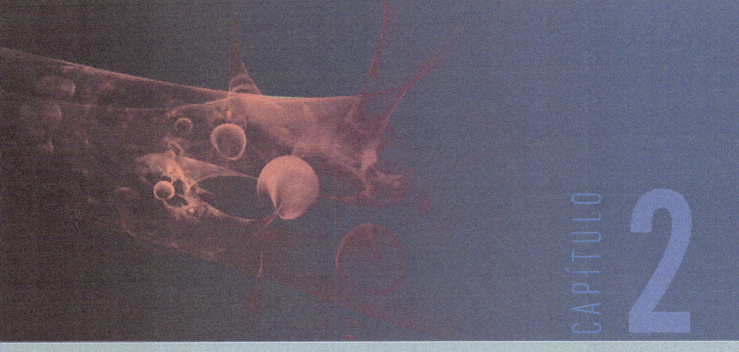

Paulo Silveira ■ Juliano Córdova Vargas

Anemia por Deficiência de Ferro

METABOLISMO DO FERRO

O ferro faz parte do grupo prostético Heme, que integra numerosas proteínas do organismo. É um metal pesado, quase insolúvel, e deve estar sempre ligado a proteínas funcionais ou de transporte. Um homem adulto possui cerca de 3g a 4g de ferro. Essa quantidade é em média 30% a 40% menor nas mulheres em idade fértil, em consequência, entre outras coisas, das perdas periódicas de sangue via menstruação. Mais de dois terços do ferro do organismo encontram-se incorporados à molécula de hemoglobina. Assim, a anemia é a principal, embora tardia, manifestação da carência de ferro no organismo.

As principais formas de estoque de ferro são representadas pela ferritina e pela hemossiderina. A ferritina é uma proteína presente no citoplasma da maioria das células e pode estocar até 4500 átomos de ferro. A maior parte da ferritina é utilizada na estocagem de ferro e uma pequena parte permanece livre no plasma. Essa proteína tem uma forma estrutural bem definida, semelhante a uma concha, em cujo interior (core) estoca ferro.

A hemossiderina é constituída por agregados heterogêneos de ferro e de componentes dos lisossomos e de outros produtos oriundos da digestão celular. Ela está restrita aos macrófagos da medula óssea, do fígado e do baço. Parte do ferro dos depósitos será reutilizado para a síntese de hemoglobina. O ferro da medula óssea pode ser demonstrado por uma reação citoquímica específica (reação do ferrocianeto de potássio, azul da Prússia, coloração de Perls) que evidencia o ferro nos grumos medulares, no citoplasma de precursores eritroides (sideroblastos), e nos macrófagos. A mioglobina, proteína presente nos músculos, também serve como depósito do ferro.

DIETA E ABSORÇÃO DO FERRO

A absorção intestinal do ferro é finamente regulada, se considerarmos as necessidades e as perdas do organismo. A absorção do ferro proveniente da dieta em geral é de 0,5 a 2,0 mg/dia e depende da presença de hipóxia, do ritmo da eritropoiese e do depósito corporal de ferro.

O ferro proveniente da dieta está mais presente em alimentos como fígado, carne vermelha e em alguns tipos de vegetais, como o feijão e o espinafre. Fitatos, oxalatos e fosfatos formam complexos com o ferro e dificultam a absorção dele pelo organismo. Substâncias redutoras, tais como ácido ascórbico, sorbitol, cisteína, lactato, piruvato e frutose, ao contrário, facilitam essa absorção de ferro.

O ferro na forma Heme, presente na carne e no fígado, representa um terço do ferro da dieta, sendo a forma mais facilmente absorvida. Essa absorção ocorre por intermédio de uma proteína denominada HCP1 (Heme

Carrier Protein 1). Já a absorção de ferro presente nos vegetais (ferro não Heme) é menos eficiente, dependendo de outros fatores (por exemplo, presença de fosfatos, oxalatos e aminoácidos livres e da produção de ácido clorídrico pelo estômago).

Uma dieta equilibrada contém de 10 a 20 mg de ferro por dia, dos quais cerca de 10% são absorvidos. A absorção do ferro no intestino é fundamental para regular os estoques desse elemento. Para sair do lúmen intestinal e atingir o plasma, o ferro precisa atravessar duas barreiras: a apical e a basolateral da célula epitelial. O ferro férrico (Fe^{+3}) da dieta necessita ser convertido em ferro ferroso (Fe^{+2}) para poder ser absorvido, processo que depende da enzima DCYTB--reductase, que faz essa conversão férrico/ferroso na membrana apical do enterócito.

Nas células das criptas, a proteína HFE e o receptor da transferrina formam um complexo que modula a capacidade absortiva do enterócito, e que em seguida irá migrar para as vilosidades intestinais e se tornar uma célula de absorção. Um dos moduladores da absorção de ferro é a dieta: quando ela é rica em ferro, a quantidade de ferritina nos enterócitos fica elevada e o complexo HFE-TFR inibe a capacidade absortiva de ferro do enterócito. Este fenômeno é denominado "bloqueio mucoso".

Se o ferro permanecer sob a forma de ferritina no enterócito, será perdido quando esta célula morrer e for descamada. O ferro do citoplasma do enterócito pode chegar à circulação após atravessar a barreira basolateral da célula, pela ação coordenada de duas proteínas presentes na membrana celular, a ferroportina e a hefaestina. A ferroportina é o agente exportador celular do ferro, presente na mucosa duodenal, nos macrófagos, nos hepatócitos e trofoblastos sinciciais da placenta (Quadro 2.1).

Quadro 2.1 A absorção do ferro é regulada por meio de três mecanismos.

- Bloqueio mucoso: A quantidade de ferro ingerida modula a absorção;
- Regulação de estoque de ferro pela hepcidina/controle da expressão da ferroportina;
- Regulação hematopoiética: A absorção é modulada de acordo com a necessidade de eritropoiese.
- A eritropoiese acelerada aumenta a absorção de ferro, independentemente do depósito corpóreo do ferro. Este processo é mediado pela eritropoietina, que por sua vez, suprime a expressão da hepcidina.

Transporte do ferro

Após atravessar o enterócito, o ferro chega ao plasma, onde se liga à transferrina. Esta pode receber ferro dos depósitos e dos enterócitos, podendo liberá-lo para os depósitos, para os eritroblastos, os músculos (para a síntese de mioglobina) ou ainda para vários tecidos, a fim de participar da síntese de enzimas e citocromos.

A captação do ferro ligado à transferrina é intermediado pelo receptor da transferrina (TFR), que pode se apresentar sob duas formas, TFR1 e TFR2, sendo que o tipo 1 é expresso na maioria das células do organismo, enquanto o tipo 2 está restrito aos hepatócitos, células da cripta duodenal e células eritroides, estando, portanto, mais envolvido no metabolismo do ferro.

Assim, o compartimento plasmático de transporte do ferro tem papel central no intercâmbio deste elemento entre os diferentes locais; medidas laboratoriais relacionadas com o plasma ou soro dão informações importantes sobre o metabolismo do ferro.

Excreção e perda do ferro

Não existe mecanismo fisiológico de excreção de ferro no organismo, logo sua eliminação decorre de perdas.

A perda diária corresponde a aproximadamente 1 mg de ferro (via fecal, por descamação celular). Mulheres em período fértil apresentam na menstruação perda de 30 a 60 mL/mês de sangue, o que corresponde a aproximadamente 15 a 30 mg ferro por mês.

Em algumas situações, observamos aumento da necessidade fisiológica do ferro, o que ocorre durante a gestação, lactação e períodos de crescimento.

Quadro 2.2 Resumo do metabolismo do ferro.

- Quantidade total de Fe no organismo: 3-4 g (homens), 2-3 g (mulheres), 70% como parte da hemoglobina.
- Depósitos: Ferritina, Hemossiderina.
- Absorção: 0,5-1,0 mg (O) e 1,0-2,0 mg (O+).
- Mecanismos de controle do enterócito envolvem várias proteínas: ferritina, receptor da transferrina, TFER, HFE, DMT1, IRE, hepcidina, ferroportina.
- Quantidade usada para eritropoiese: 20 mg/dia.
- Excreção: não há.
- Perdas: Descamação de tecidos, menstruação.
- Aumento fisiológico: crescimento, gravidez, lactação.
- Local de absorção: enterócitos do duodeno e jejuno proximal.
- Medidas laboratoriais do metabolismo do ferro:
  - dosagem ferro sérico: NL (115 ± 50 mg/dL);
  - se há aumento: sobrecarga, eritropoiese ineficaz;
  - se há diminuição: deficiência de ferro.

Quadro 2.2 (Cont.) Resumo do metabolismo do ferro.

- Ferritina sérica: NL (40-160 mg/dL):
  - se há aumento, hemocromatose, sobrecarga transfusional (doença falciforme, talassemia), SMD;
  - se há diminuição: deficiência de ferro.
- Coloração histoquímica de ferro na MO: azul da Prússia (coloração de Perls):
  - se há redução: menos ferro;
  - se há aumento: sobrecarga transfusional, anemia aplástica, SMD, anemia sideroblástica, hemocromatose, inflamação crônica.

Quadro 2.3 Principais proteínas envolvidas no metabolismo do ferro.

- Ferroportina: integrante estrutural da membrana celular, que transporta ferro na membrana basolateral, sendo módulo para hefaestina.
- Hepcidina: pequeno peptídeo produzido no fígado que diminui a transferência de ferro das células e dos macrófagos para a transferrina circulante. Ela liga-se à ferroportina e causa a degradação lipossomal.
- Hefaestina: oxida Fe^{+2} a Fe^{+3} no enterócito, permite que ele se ligue à transferrina plasmática e deixe a célula intestinal.
- DCYTB: ferrireductase, reduz Fe^{+3} a Fe^{+2}.
- DTM1: componente da membrana do enterócito transporta íons divalentes.
- HFE: proteína de membrana, similar HLA Classe 1, regula absorção de ferro modulando interação entre transferrina e o receptor da transferrina.
- Ferritina: forma de depósito, formada por 24 subunidades, similar à apoferritina, com núcleo de cristal de ferro, presente em quase todas as células e fluídos orgânicos.
- Hemossiderina: forma de depósito mais rica em ferro que a ferritina tem metabolização mais lenta, hidrófoba, restrita aos macrófagos do MO, fígado e baço.
- Transferrina: transportadora plasmática do ferro, sintetizada em macrófagos.

ANEMIA POR DEFICIÊNCIA DE FERRO

Aspectos clínicos

Introdução

De acordo com a Organização Mundial de Saúde, a anemia é um problema de saúde pública, que afeta a capacidade laborativa e a qualidade de vida de cerca de 2 milhões de pessoas, cerca de um terço da população mundial. A deficiência de ferro é responsável por 75%

de todos os casos de anemia e afeta cerca de 500 milhões de mulheres, sendo que até 60% das gestantes, e é mais comum em extratos sociais mais baixos, grupos de menor renda, na população menos educada. Alguns grupos sociais, com hábitos particulares, como os vegetarianos e veganos, têm maior chance de cursar com ferropenia.

Anemia ferropriva é o distúrbio do ferro mais frequente em adultos e está associada à perda crônica de sangue, tanto por hipermenorreia ou menorragia (frequente em mulheres em idade fértil), quanto pelo trato gastrointestinal (mais frequente em homens e nas mulheres pós-menopausa).

Quadro clínico

Na anemia ferropriva, observamos uma redução da capacidade funcional de vários sistemas, bem como a possível ocorrência de alterações no desenvolvimento motor e cognitivo. Também pode ocorrer redução da capacidade de trabalho associada a problemas comportamentais, cognitivos e de aprendizado.

Em gestantes, há maior risco de prematuridade, com recém-nascidos de baixo peso, visto que a anemia é responsável por 18% das complicações no parto e na morbidade materna. As queixas costumam ser leves pela instalação insidiosa.

Entre outros sintomas, podem ocorrer palidez cutâneomucosa, fadiga, baixa tolerância ao exercício, redução do desempenho muscular, perversão do apetite ou PICA, baqueteamento digital, coiloníquia (unhas em colher), queilite angular, atrofia das papilas linguais, síndrome de Plummer-Vinson.

Diagnóstico

O hemograma característico apresenta baixa concentração da hemoglobina, alteração nos índices hematimétricos (hipocromia, microcitose, maior RDW), anisocitose, poiquilocitose, hemácias em forma de charuto, eliptócitos, reticulocitopenia e ocasionalmente plaquetose.

Na medula óssea se observam hiperplasia eritroide, eritroblastos menores e com falha de hemoglobinização. Por meio da coloração de Perls, padrão ouro no diagnóstico da deficiência de ferro, observamos a diminuição ou ausência dos estoques de ferro.

Alterações laboratoriais na deficiência de ferro

1. Ferritina sérica: muito específica, quando diminuída, sendo diagnóstica da deficiência de ferro. Entretanto, valores elevados ou normais não excluem a presença de deficiência de ferro, porque a ferritina também é uma proteína de fase agu-

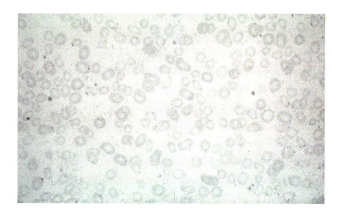

Figura 2.1 Sangue periférico (Leishman), hipocromia, anisocitose, microcitose.
Fonte: acervo do autor.

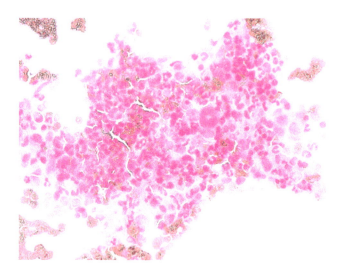

Figura 2.2 Medula óssea, coloração de Perls para demonstração de estoques de ferro ausente.
Fonte: acervo do autor.

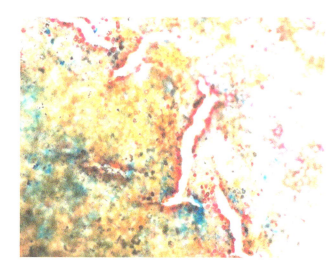

Figura 2.3 Medula óssea, coloração de Perls, ferro aumentado.
Fonte: acervo do autor.

da, estando com concentração sérica aumentada na presença de infecção, inflamação, doença hepática e malignidade, mesmo na presença de deficiência grave de ferro.

2. Ferro sérico: fração de ferro que circula ligado à transferrina, diminui quando há deficiência de ferro ou quando há uma inflamação, por isso não deve ser considerado de forma isolada.

3. Transferrina: proteína transportadora específica de ferro, tem capacidade de se ligar simultaneamente a duas moléculas de ferro. Sua produção é regulada pelo ferro corporal, aumentando quando os estoques de ferro estão exauridos. Pode ser dosada diretamente ou por meio da avaliação da capacidade total de ligação do ferro (total iron-binding capacity, TIBC), ensaio que permite estimar sítios de ligação de ferro disponíveis. A transferrina sérica se eleva em algumas situações, tais como na gestação e durante o uso de anticoncepcionais, e pode diminuir quando há inflamação, infecção, malignidade, doença hepática, síndrome nefrótica e desnutrição.

Pode-se calcular o índice de saturação da transferrina (IST) mediante o uso da fórmula:

$$\text{IST} = \text{Ferro sérico/transferrina} \times 0{,}71.$$
$$\text{Normal (20\% a 45\%)}$$

Hepcidina: níveis aumentados quando há inflamação e estoques de ferro elevados e fica reduzida na deficiência de ferro.

Quadro 2.4 Resumo da anemia por deficiência de ferro laboratório

Ferro Medular: Ausente

- Ferritina: reduzida.
- Transferrina ou TIBC: aumentada.
- Ferro Sérico: reduzido.
- Índice de saturação da transferrina: reduzido.
- Reticulócitos: reduzidos.
- VCM: reduzido.
- RDW: aumentado.

TRATAMENTO

Identificar corretamente a causa da anemia e do estado do ferro é importante para um tratamento adequado.

O ferro pode ser utilizado VO ou parenteral (EV), sendo que o aumento da eritropoiese, evidenciado por reticulocitose, ocorre em 5 a 7 dias após o início do tratamento.

Dose diária de 100 a 200 mg ferro elementar, com estômago vazio. Efeitos colaterais: em 30% dos casos, maioria associada à intolerância do trato gastrointestinal. Deve-se manter o tratamento por cerca de 4 meses após resolução da anemia, para que haja preenchimento dos estoques

Reposição Parenteral

- **Via endovenosa**: efetiva, mas mais cara e não isenta de efeitos colaterais. Deve ser aplicada em ambiente de hospital-dia.
- **Pode ocorrer**: irritação, dor e queimação no sítio de punção, náuseas, gosto metálico na boca, hipotensão e, raramente com as medicações atuais, reação anafilactoide. A velocidade de infusão pode estar associada a esses efeitos.
- **Via intramuscular**: quase proscrita, associada à absorção errática, dor local e alteração permanente da pigmentação da pele. Usada somente nos casos nos quais não haja possibilidade de uso intravenoso.

Indicações de reposição parenteral

- Intolerância ao Fe VO, ausência de resposta ao Fe VO, má absorção intestinal.
- Anemia por deficiência de ferro a partir do 2º trimestre de gestação.
- Sangramento que excede a capacidade de absorção intestinal.
- Necessidade de aumentar os estoques de ferro mais rapidamente.
- Doação volumosa de sangue.
- IRC (insuficiência renal crônica) com reposição de eritropoietina recombinante.
- ICC (insuficiência cardíaca congestiva) + deficiência de ferro.

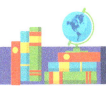

BIBLIOGRAFIA CONSULTADA

1. Arnold DM et al. Thrombotic microangiopathies: a general approach to diagnosis and management. CMAJ: Canadian Medical Association journal = journal de l'Association medicale canadienne. 2017; 189,4: E153-E159. doi:10.1503/cmaj.160142.
2. Arnold DM, Patriquin CJ, Nazy I. Thrombotic microangiopathies: a general approach to diagnosis and management. CMAJ. 2017;189(4):E153-E159. doi:10.1503/cmaj.160142.
3. Arnold DM, Patriquin CJ, Nazy I. Thrombotic microangiopathies: a general approach to diagnosis and management. CMAJ. 2017 Jan 30;189(4):E153-E159. doi: 10.1503/cmaj.160142. Epub 2016 Oct 17. PMID: 27754896; PMCID: PMC5266569.
4. Arnold DM, Patriquin CJ, Nazy I. Thrombotic microangiopathies: a general approach to diagnosis and management. CMAJ: Canadian Medical Association journal = journal de l'Association medicale canadienne. 2017; 189(4), E153–E159. Disponível em: https://doi.org/10.1503/cmaj.160142.
5. Cappellini MD et al. Iron deficiency across chronic inflammatory conditions: International expert opinion on definition, diagnosis, and management. American journal of hematology. 2017; 92,10: 1068-1078. doi:10.1002/ajh.24820.
6. Cappellini MD, Comin-Colet J, de Francisco A et al. Iron deficiency across chronic inflammatory conditions: International expert opinion on definition, diagnosis, and management. Am J Hematol. 2017; 92(10):1068-1078. doi:10.1002/ajh.24820.
7. Cappellini MD, Comin-Colet J, de Francisco A, Dignass A, Doehner W, Lam CS et al. IRON CORE Group. Iron deficiency across chronic inflammatory conditions: International expert opinion on definition, diagnosis, and management. Am J Hematol. 2017 Oct; 92(10):1068-1078. doi: 10.1002/ajh.24820. Epub 2017 Jul 7. PMID: 28612425; PMCID: PMC5599965.
8. Cappellini MD, Comin-Colet J., de Francisco A, Dignass A, Doehner W, Lam CS et al. IRON CORE Group. Iron deficiency across chronic inflammatory conditions: International expert opinion on definition, diagnosis, and management. American journal of hematology. 2017; 92(10), 1068-1078. https://doi.org/10.1002/ajh.24820.
9. Galanello R, Origa R. Beta-thalassemia. Orphanet J Rare Dis. 2010 May 21;5:11. doi:10.1186/1750-1172-5-11. PMID: 20492708; PMCID: PMC2893117.
10. Galanello R, Origa R. Beta-thalassemia. Orphanet J Rare Dis. Published 2010 May 21; 5:11. doi:10.1186/1750-1172-5-11.
11. Galanello R, Origa R. Beta-thalassemia. Orphanet journal of rare diseases. 2010; 5, 11. Disponível em: https://doi.org/10.1186/1750-1172-5-11.

12. Galanello R, Origa R. Beta-thalassemia. Orphanet journal of rare diseases. May. 21 2010; 5:11. doi:10.1186/1750-1172-5-11.

13. Hill A., Hill Q. Autoimmune hemolytic anemia. Hematology Am Soc Hematol Educ Program. 2018 Nov 30; 2018(1): 382-389. doi: 10.1182/asheducation-2018.1.382.

14. Jimenez K et al. Management of Iron Deficiency Anemia. Gastroenterology & hepatology. 2015; 11(4): 241-50.

15. Jimenez K, Kulnigg-Dabsch S, Gasche C. Management of Iron Deficiency Anemia. Gastroenterol Hepatol (NY). 2015; 11(4):241-250.

16. Jimenez K, Kulnigg-Dabsch S, Gasche C. Management of Iron Deficiency Anemia. Gastroenterol Hepatol (NY). 2015 Apr; 11(4):241-50. PMID: 27099596; PMCID: PMC4836595.

17. Jimenez K, Kulnigg-Dabsch S, Gasche C. Management of Iron Deficiency Anemia. Gastroenterology & hepatology. 2015; 11(4): 241-250.

18. Kaushansky K. Williams Hematology. McGraw-Hill Education, 2016.

19. Kim Y et al. Diagnostic approaches for inherited hemolytic anemia in the genetic era. Blood research. 2017; 52(2): 84-94. doi:10.5045/br.2017.52.2.84.

20. Kim Y, Park J, Kim M. Diagnostic approaches for inherited hemolytic anemia in the genetic era. Blood Res. 2017; 52(2): 84-94. doi:10.5045/br.2017.52.2.84.

21. Kim Y, Park J, Kim M. Diagnostic approaches for inherited hemolytic anemia in the genetic era. Blood Res. 2017 Jun; 52(2):84-94. doi: 10.5045/br.2017.52.2.84. Epub 2017 Jun 22. PMID: 28698843; PMCID: PMC5503903.

22. Kim Y, Park J, Kim M. Diagnostic approaches for inherited hemolytic anemia in the genetic era. Blood research. 2017; 52(2): 84-94. https://doi.org/10.5045/br.2017.52.2.84.

23. Liang R, Ghaffari S. Advances in understanding the mechanisms of erythropoiesis in homeostasis and disease. Br J Haematol. 2016; 174(5): 661-673. doi:10.1111/bjh.14194.

24. Liang R, Ghaffari S. Advances in understanding the mechanisms of erythropoiesis in homeostasis and disease. Br J Haematol. 2016 Sep; 174(5): 661-73. doi: 10.1111/bjh.14194. Epub 2016 Jul 21. PMID: 27442953; PMCID: PMC6204224.

25. Liang R, Ghaffari S. Advances in understanding the mechanisms of erythropoiesis in homeostasis and disease. British journal of haematology. 2016; 174(5):661-673. Disponível em: https://doi.org/10.1111/bjh.14194.

26. Liang R, Ghaffari S. Advances in understanding the mechanisms of erythropoiesis in homeostasis and disease. British journal of haematology. 2016; 174(5): 661-73. doi:10.1111/bjh.14194.

27. Mohandas N. Inherited hemolytic anemia: a possessive beginner's guide. Hematology. American Society of Hematology. Education Program. 2018; (1): 377-381. Disponível em: https://doi.org/10.1182/asheducation-2018.1.377.

28. Mohandas N. Inherited hemolytic anemia: a possessive beginner's guide. Hematology Am Soc Hematol Educ Program. 2018; (1):377-381. doi:10.1182/asheducation-2018.1.377.

29. Mohandas N. Inherited hemolytic anemia: a possessive beginner's guide. Hematology Am Soc Hematol Educ Program. 2018 Nov 30; (1): 377-381. doi: 10.1182/asheducation-2018.1.377. PMID: 30504335; PMCID: PMC6245988.

30. Mohandas N. Inherited hemolytic anemia: a possessive beginner's guide. Hematology. American Society of Hematology. Education Program.2018; 1: 377-381. doi:10.1182/asheducation-2018.1.377.

31. Passetto A, Pasquini R. Tratado de Hematologia. São Paulo: Atheneu, p. 3-12, 2013.

32. Peslak SA et al. Diagnosis and Treatment of Aplastic Anemia. Current treatment options in oncology. Nov. 16 2017; 18(12): 70. doi:10.1007/s11864-017-0511-z.

33. Peslak SA, Olson T, Babushok DV. Diagnosis and Treatment of Aplastic Anemia. Curr Treat Options Oncol. 2017; 18(12):70. Published 2017 Nov 16. doi:10.1007/s11864-017-0511-z.

34. Peslak SA, Olson T, Babushok DV. Diagnosis and Treatment of Aplastic Anemia. Curr Treat Options Oncol. 2017 Nov 16; 18(12): 70. doi: 10.1007/s11864-017-0511-z. PMID: 29143887; PMCID: PMC5804354.

35. Peslak SA, Olson T, Babushok DV. Diagnosis and Treatment of Aplastic Anemia. Current treatment options in oncology. 2017; 18(12): 70. Disponível em: https://doi.org/10.1007/s11864-017-0511-z

36. Thein SL, Howard J. How I treat the older adult with sickle cell disease. Blood. 2018; 132(17):1750-1760. doi:10.1182/blood-2018-03-818161.

37. Thein SL, Howard J. How I treat the older adult with sickle cell disease. Blood. 2018 Oct 25; 132(17):1750-1760.doi:10.1182/blood-2018-03-818161.Epub 2018 Sep 11. PMID: 30206116; PMCID: PMC6202910.

38. Thein SL, Howard J. How I treat the older adult with sickle cell disease. Blood. 2018; 132(17): 1750-1760. Disponível em: https://doi.org/10.1182/blood-2018-03-818161.

39. Thein SL, Jo H. "How I treat the older adult with sickle cell disease." Blood. 2018; 132(17): 1750-1760. doi:10.1182/blood–2018-03-818161.

40. Thein SL. Molecular basis of β thalassemia and potential therapeutic targets. Blood cells, molecules & diseases. 2018; 70: 54-65. Disponível em: https://doi.org/10.1016/j.bcmd.2017.06.001NLM.

41. Thein SL. Molecular basis of β thalassemia and potential therapeutic targets. Blood Cells Mol Dis. 2018; 70: 54–65. doi:10.1016/j.bcmd.2017.06.001MLA.

42. Thein SL. Molecular basis of β thalassemia and potential therapeutic targets. Blood Cells Mol Dis. 2018 May; 70:54–65. doi: 10.1016/j.bcmd.2017.06.001. Epub 2017 Jun 20. PMID: 28651846; PMCID: PMC5738298.

43. Thein SL. Molecular basis of β thalassemia and potential therapeutic targets. Blood cells, molecules & diseases. 2018; 70: 54–65. doi:10.1016/j.bcmd.2017.06.001APA.

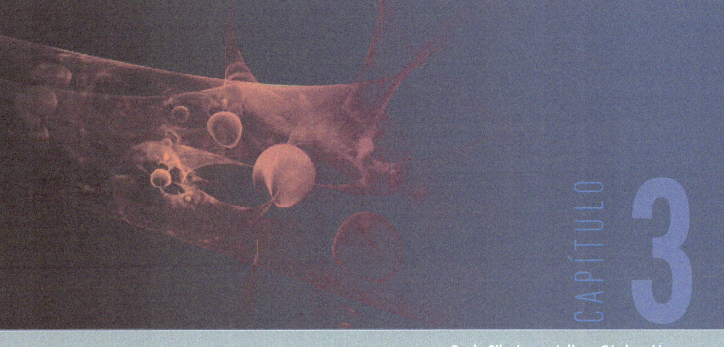

Paulo Silveira ■ Juliano Córdova Vargas

Anemias Megaloblásticas

INTRODUÇÃO

As anemias resultantes de carência de vitamina B12 ou de folatos tornam-se menos frequentes em virtude da diminuição de carências nutricionais. No entanto, em grávidas, em alcoólicos, na população carente e em idosos são encontrados com frequência casos de anemia secundária à deficiência de vitamina B12 e/ou folatos.

As alterações na morfologia hematológica no sangue periférico e na medula óssea são características e, quando em conjunto, são conhecidas como anemias megaloblásticas. Embora a anemia seja a manifestação mais evidente, essas doenças têm em comum a redução seletiva da síntese de DNA e, consequentemente, ocorrem alterações em outras linhagens celulares, por exemplo, em leucócitos e plaquetas e em outros locais com proliferação celular intensa, como no trato digestivo e na pele.

A vitamina B12, ou cianocobalamina, faz parte de uma família de compostos denominada genericamente cobalamina, enquanto a designação folato aplica-se, coletivamente, a uma família de mais de uma centena de compostos.

FISIOPATOLOGIA

A hematopoiese normal compreende intensa proliferação celular, que por sua vez implica na síntese de numerosos elementos, como DNA, RNA e proteínas. Tanto os folatos quanto a vitamina B12 são indispensáveis para a síntese de timidina, um dos nucleotídeos que compõem o DNA, logo a carência deles implica menor síntese de DNA. Por sua vez, a síntese inadequada do DNA leva a modificações do ciclo celular, o que retarda a duplicação e causa defeitos no seu reparo. Em oposição, o RNA se mantém normal, assim como a formação de proteínas plasmáticas e o crescimento celular.

Na anemia megaloblástica, considerando a alteração na síntese do DNA, encontramos células com quantidade de DNA entre o diploide e triploide, com exuberantes alterações cromossômicas, como *gaps*, fraturas e separação prematura de centrômeros. Após o tratamento com a reposição da vitamina B12 e/ou folatos, essas alterações são revertidas.

O quadro citomorfológico da deficiência de folatos ou de vitamina B12 observado no mielograma é idêntico, caracterizado por um assincronismo de maturação núcleo/citoplasmática, com células de tamanho aumentado e com alterações citológicas características (transformação megaloblástica). A medula óssea é em geral hipercelular, no entanto, uma parte considerável das células morre na medula óssea antes de completar o desenvolvimento (hematopoiese ineficaz).

A anormalidade de maturação celular ocorre nas três linhagens hematológicas, embora seja mais evidente na série eritroide. Apenas 10% a 20% das células sobrevivem e se tornam viáveis no sangue periférico (hematopoiese ineficaz). Como resultado, além da anemia macrocítica, com megaloblastos na medula óssea e com reticulócitos diminuídos, também pode ocorrer pancitopenia no sangue periférico, com neutropenia e plaquetopenia, além de neutrófilos hipersegmentados, sinal mais precoce do estado carencial de vitamina B12 ou folatos.

MANIFESTAÇÕES CLÍNICAS

A principal manifestação costuma ser a anemia, porém plaquetopenia e neutropenia são frequentes. Alterações secundárias à carência vitamínica ocorrem também no tubo digestivo, que tem intensa proliferação celular, e incluem diarreia, glossite, "língua careca" (despapilada), queilite angular e perda de apetite. Pode ocorrer discreta a moderada esplenomegalia.

Em virtude da deficiência de B12 ocorre degeneração do cordão posterior da medula espinhal, causada pelo menor suprimento de metionina. O quadro resultante denominado "degeneração combinada subaguda da medula espinhal" inclui parestesia nos pés, pernas e tronco seguida de distúrbios motores, principalmente distúrbios da marcha, redução de sensibilidade vibratória, comprometimento da sensibilidade postural, marcha atáxica, sinal de Romberg, comprometimento sensitivo em bota ou em luva. Se houver comprometimento do cordão lateral, pode haver sinal de Babinski positivo.

Além disso, pode ocorrer déficit de memória, disfunção cognitiva, demência, assim como distúrbios psiquiátricos graves, como alucinações, paranoias e esquizofrenia, todas típicas da deficiência de vitamina B12.

A deficiência de folatos não causa manifestação do SNC, porém se houver uma gestação, principalmente nos estágios iniciais, pode ocorrer a associação de malformações do tubo neural.

QUADRO CLÍNICO

As manifestações megaloblásticas das deficiências de vitamina B12 e de folato são indistinguíveis do ponto de vista clínico. O diagnóstico de anemia perniciosa implica presença de anemia megaloblástica por carência de vitamina B12 associada à gastrite atrófica, demonstrado por exame anatomopatológico obtido por biópsia endoscópica. Essa gastrite evolui aparentemente por muitos anos antes do aparecimento dos sintomas clínicos da deficiência de B12.

Há dois tipos de gastrite, a tipo A (autoimune), que envolve fundo e corpo do estômago e poupa o antro, associada à anemia perniciosa, e a tipo B (não imune), que compromete fundo, corpo e antro gástricos.

A gastrite tipo A está associada à anemia perniciosa e envolve a presença de anticorpos contra as células parietais gástricas e/ou contra o fator intrínseco, acloridria, níveis reduzidos de pepsinogênio e níveis elevados de gastrina.

A gastrite tipo B está muito associada à presença do *H. pylori*, não tem relação com fenômenos de autoimunidade e cursa com a redução dos níveis de gastrina pela destruição das células do antro.

Muitos pacientes atualmente recorrem ao médico devido à macrocitose eritrocitária, detectada em exames hematológicos de rotina ou em triagens populacionais. Nesses casos, as manifestações clínicas são pouco evidentes, o diagnóstico é baseado na detecção de níveis séricos da vitamina B12 ou em níveis elevados dos metabólitos séricos homocisteína e ácido metilmalônico.

Com relação à história clínica, a deficiência de vitamina B12 ocorre com maior tempo de privação (± 36 meses), enquanto no caso do folato, geralmente a privação é mais curta (± 6 meses).

Nas anemias megaloblásticas, a pele do paciente costuma ficar cor de limão (combinação de icterícia e palidez). Ocorrem também manifestação gastrointestinais, astenia e sintomas constitucionais em geral. Na anemia perniciosa, costuma haver a chamada língua careca ou depapilada, vermelha, brilhante, por exposição dos vasos da submucosa em vista da atrofia da mucosa. O quadro neurológico que acompanha a deficiência de vitamina B12 é notável e os casos mais graves podem ser acompanhados de ICC.

Quadro 3.1 Outras manifestações clínicas.

- Queilite angular.
- Dermatite.
- Sangramento de mucosas.
- Fraqueza, palidez, dispneia.
- Osteomalácias.
- Infecções crônicas.

OBSERVAÇÃO

Queixas de outras doenças autoimunes (hipotireoidismo, vitiligo, encanecimento precoce) devem chamar a atenção para o diagnóstico de anemia perniciosa.

CAUSAS DE CARÊNCIAS DEMANDA × DISPONIBILIDADE

O tempo para instalação do quadro é variável. A anemia é o último padrão de manifestação. O tempo para que ela se manifeste pode ser de 5 anos na deficiência de B12, pois as reservas corporais são grandes, enquanto as reservas de folato podem se esgotar em 3 a 4 meses.

Quadro 3.2 Agrupamento das causas da carência.

- Menor ingestão de nutriente.
- Menor absorção intestinal.
- Defeito de transporte ou metabolismo.
- Aumento da excreção ou perdas.
- Aumento das necessidades fisiológicas ou patológicas.
- Deficiência de vitamina B12 em vegetariano.
- Anemia perniciosa, gastrectomia parcial ou total, deficiência congênita do fator intrínseco, anormalidade do fator intrínseco.
- Insuficiência pancreática, síndrome da alça cega, fístulas, anastomose, diverticulose, diminuição da motilidade intestinal, hipogamaglobulinemia.
- Doença de Crohn, doença celíaca, esprue tropical.
- Ressecção ileal, deficiência de transcobalamina 2, doença de Imerslund-Gräsbeck (doença grave, recessiva, com alteração do fator intrínseco, altera secreção de HCL, ocorre redução de B12, proteinúria e função renal tocada).

Quadro 3.3 Drogas.

- Omeprazol.
- Bloqueadores H_2.
- Colestiramina.
- Colchicina.
- Neomicina.
- PAS.

Quadro 3.4 Deficiência de folatos.

- Pobreza, idosos, alcoólatras, indivíduos em asilos e hospitais psiquiátricos, dietas para emagrecer.
- Doença celíaca, esprue tropical e não tropical, ressecção intestinal jejunal, doenças intestinais infiltrativas (linfoma).
- Gravidez, lactação, prematuridade, infância.
- Anemias hemolíticas, neoplasias, doenças inflamatórias, anticoncepcional, psoríase.

Quadro 3.4 (Cont.) Deficiência de folatos.

- Doença hepática, alcoolismo.
- Uso de anticonvulsivantes.
- Uso de metotrexate, pirimetamina, bactrim, sulfassalazina.
- Pacientes em UTI, em sepse e pacientes com AIDS.

OBSERVAÇÃO

A absorção da B12 ocorre principalmente no íleo terminal e depende do fator intrínseco, substância produzida pelas células parietais da mucosa gástrica.
- Gastrite atrófica do tipo A: poupa antro e é autoimune.
- Gastrite atrófica do tipo B: afeta antro e não é autoimune (relação com *H. pylori*).

Transporte e metabolismo

- A vitamina B12 é transportada no plasma por 2 proteínas: transcobalamina 1 e 2.
- A maior parte (80%) é transportada pela transcobalamina tipo 1.
- Deficiências congênitas podem implicar anemia.

Outras causas

A gastrectomia total leva à carência de vitamina B12, num prazo de até 5 anos, se o paciente não receber suplementação parenteral. Pode haver associação com anemia ferropriva (anemia dimórfica) o que pode mascarar a alteração megaloblástica.

Os idosos são suscetíveis à deficiência de vitamina B12 devido à dissociação de cobalamina da proteína alimentar que resulta de alterações gástricas com atrofia parcial da mucosa, porém há pouco ou nenhum sinal clínico; no entanto, cerca de 10% a 14% dos idosos têm baixos níveis séricos de B12 e de 50% a 75% dos indivíduos deste grupo têm deficiência metabólica, devendo ser tratados com baixas doses de vitamina B12 oral.

Doenças do íleo terminal, como esprue, doença celíaca, enterite regional e ressecção ileal podem comprometer a absorção de vitamina B12.

Algumas drogas podem comprometer a absorção de vitamina B12, por exemplo, colchicina, colestiramina, neomicina. Todavia, não costumam causar em geral anemia grave por deficiência de B12.

CAUSAS RARAS DE CARÊNCIA DE VITAMINA B12

- Deficiência congênita do fator intrínseco.

20 Práticas em Hematologia

- Ausência congênita de receptores para fator intrínseco nas células ileais (Síndrome de Imerslund-Gräsbeck).
- Síndrome da alça cega, na qual ocorre a proliferação de bactérias, que consomem vitamina B12 em segmentos intestinais deixados fora do trânsito intestinal após cirurgia ou, quando há divertículos intestinais múltiplos, fístulas ou hipomotilidade (uso de tetraciclinas podem ajudar a normalizar a absorção nestes casos).
- 20% a 30% dos pacientes com AIDS podem ter níveis baixos de vitamina B12, talvez associado com uso de medicações como a zidovudina.

CAUSAS DE CARÊNCIA DE FOLATOS

- Causa mais comum: dieta inadequada, que pode ou não estar associada a aumento de necessidades (hemólise, gravidez ou crescimento).
- Outras causas: alcoolismo, idade avançada, doenças intestinais associadas à má absorção, pobreza e desnutrição.
- Absorção do folato: jejuno proximal.
- Existe nos alimentos sob formas complexas, conjugado com resíduos de ácido glutâmico, formando os "poliglutamatos".
- Principais fontes de folatos: vegetais frescos, fígado e frutas, cozimento excessivo pode diminuir sua atividade metabólica (folatos são termolábeis).
- Anemia por baixo aporte pode ser observada 3 a 4 meses após o indivíduo se submeter a uma dieta pobre em folato. Pessoas institucionalizadas, em geral idosos que vivem em abrigos, se alimentam mal (às vezes apenas chá, biscoito etc.).
- Podem ter carência de folato as crianças entre 2 e 18 meses, pois são as mais suscetíveis. Isso pode ocorrer pela má absorção de folatos causados por diarreia, doenças intestinais crônicas, doença celíaca, esprue tropical, enterite regional.

Drogas que diminuem a absorção do Folato

- Metotrexato.
- Pirimetamina e trimetoprima.
- Sulfametoxazol.
- Anticonvulsivantes (hidantoína, primidona, carbamazepina, fenobarbital).

Deficiências de folato associadas ao aumento das demandas de ácido fólico

- Dermatites crônicas esfoliativas.
- Anemias hemolíticas crônicas.
- Neoplasias.
- Gravidez.
- 2 primeiros anos de vida.

Quadro 3.5 Anemia megaloblástica: para diagnóstico, siga os três passos.

- Há anemia megaloblástica?
- Ocorre deficiência de B12 ou folato?
- Qual a causa?

Avaliação laboratorial

- Sangue periférico: anemia macrocítica, leucopenia, trombocitopenia, anisocitose, macrocitose com macro-ovalócitos, poiquilocitose, granulócitos hipersegmentados.
- Reticulócitos normais ou baixos.
- Anemia hipoproliferativa.
- Pancitopenia associada à macrocitose.
- Pode haver anemia dimórfica com mais de uma população de células, se houver outras anemias associadas (p. ex. talassemia).

Quadro 3.6 Alterações morfológicas de sangue periférico e medula óssea.

A – Série vermelha

- Presença de macro-ovalócitos.
- Poiquilocitose com esquistócitos.
- Dacriócitos.
- Corpúsculos de Howel-Jolly.
- Anel de Cabot.
- Eritroblastos e até megaloblastos.

B – Série branca

- Hipersegmentação nuclear.
- Neutrófilos hipersegmentados = mais do que 5% dos neutrófilos com 5 lobos ou pelo menos um neutrófilo com 6 lobos ou mais.
- Leucopenia com neutropenia.

C – Plaquetopenia, geralmente entre 30 a 100 plaquetas/mm³

- Medula óssea.
- Hiperplasia da medula óssea.
- Hiperplasia acentuada da linhagem eritroide.
- Megaloblastos: eritroblastos mais volumosos que o habitual, com núcleo com estrutura mais granular e menos condensada.
- Aberrações citológicas: megaloblastos gigantes com núcleos polilobulados, binucleados, pontes citoplasmáticas e nucleares, cariorréxis.

CAPÍTULO 3

Anemias Megaloblásticas

> **Quadro 3.6 Alterações morfológicas de sangue periférico e medula óssea.**
>
> - Série branca com alterações morfológicas: células de Tempka-Braun (bastonetes e metamielócitos gigantes).
> - Ferro medular costuma estar aumentado devido à eritropoiese ineficaz, porém raramente ocorrem sideroblastos em anel.

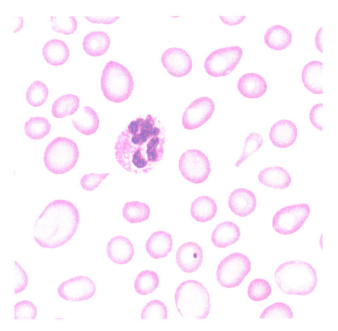

Figura 3.1 Sangue periférico (Leishman) – anisocitose, macrocitose, macrovalócitos e neutrófilo hipersegmentado.
Fonte: acervo do autor.

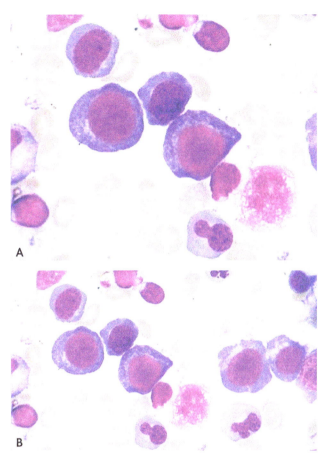

Figura 3.2 Medula óssea (Leishman) – (A) morfologia megaloblástica, com hiperplasia eritroide, células de maior volume, (B) assincronismo de maturação núcleo/citoplasmática, e diseritopoiese evidente.
Fonte: acervo do autor.

DOSAGEM DE VITAMINAS

Exames diagnósticos:

- Dosagem de B12 sérica, folato sérico e folato eritrocitário. (em desuso).
- ↓B12 ou ↓Folatos.
- Metabólitos, para casos duvidosos.

Ácido metilmalônico, homocisteína – ambos aumentados em 95% dos casos de deficiência de B12.

A homocisteína aumentada em 91% dos casos de diminuição do folato, com ácido metilmalônico normal.

RESUMO

- Na deficiência de B12 → Homocisteína e ácido MM aumentados.
- Na deficiência de folato → Somente homocisteína aumentada.

Identificação da causa

- Avaliar EDA para diagnóstico de anemia perniciosa.

DIAGNÓSTICO DIFERENCIAL

Doenças que causam anemia macrocítica ou pancitopenia e macrocitose:

- Síndrome mielodisplásica.
- Anemia aplástica grave.
- Leucemia aguda.
- Doenças neurológicas e psiquiátricas, depressão.

TRATAMENTO

- Medida mais importante: identificar a causa e removê-la, se possível. Raramente ocorre necessidade transfusional.
- Vitamina B12 por via parenteral na anemia perniciosa de forma indefinida.

- Reposições diárias, depois semanais e mensais de manutenção para B12.
- Corrigir dieta, repor VO para deficiência de ácido fólico.
- Pode-se pensar no seguinte esquema de (IM) reposição para B12: Citoneurim 5000 UI 1×/ dia durante 7 dias, seguido de aplicação por 3 semanas e, por fim, mensal até que os níveis de B12 estejam maiores do que 300.

RESPOSTA AO TRATAMENTO

- Melhora da hematopoiese em geral ocorre em 48 horas.
- Aumento de reticulócitos, com pico reticulocitário do 5º ao 8º dia da reposição.
- A Hb melhora em 1 semana e atinge ápice em 1 mês.
- O número de neutrófilos melhora em uma semana e a hipersegmentação desaparece em 10 a 14 dias.
- Sintomas neurológicos: podem ser irreversíveis, podem melhorar 6 a 18 meses após tratamento.
- Se não houver melhora, investigar outras causas.

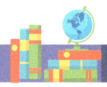

REFERÊNCIAS BIBLIOGRÁFICAS

1. Arnold DM et al. Thrombotic microangiopathies: a general approach to diagnosis and management. CMAJ: Canadian Medical Association journal = journal de l'Association medicale canadienne. 2017; 189,4: E153–E159. doi:10.1503/cmaj.160142.
2. Arnold DM, Patriquin CJ, Nazy I. Thrombotic microangiopathies: a general approach to diagnosis and management. CMAJ. 2017;189(4):E153–E159. doi:10.1503/cmaj.160142.
3. Arnold DM, Patriquin CJ, Nazy I. Thrombotic microangiopathies: a general approach to diagnosis and management. CMAJ. 2017 Jan 30;189(4):E153–E159. doi: 10.1503/cmaj.160142. Epub 2016 Oct 17. PMID: 27754896; PMCID: PMC5266569.
4. Arnold DM, Patriquin CJ, Nazy I. Thrombotic microangiopathies: a general approach to diagnosis and management. CMAJ: Canadian Medical Association journal = journal de l'Association medicale canadienne. 2017; 189(4), E153–E159. Disponível em: https://doi.org/10.1503/cmaj.160142.
5. Cappellini MD et al. Iron deficiency across chronic inflammatory conditions: International expert opinion on definition, diagnosis, and management. American journal of hematology. 2017; 92,10: 1068–1078. doi:10.1002/ajh.24820.
6. Cappellini MD, Comin-Colet J, de Francisco A et al. Iron deficiency across chronic inflammatory conditions: International expert opinion on definition, diagnosis, and management. Am J Hematol. 2017; 92(10):1068–1078. doi:10.1002/ajh.24820.
7. Cappellini MD, Comin-Colet J, de Francisco A, Dignass A, Doehner W, Lam CS et al. IRON CORE Group. Iron deficiency across chronic inflammatory conditions: International expert opinion on definition, diagnosis, and management. Am J Hematol. 2017 Oct; 92(10):1068–1078. doi: 10.1002/ajh.24820. Epub 2017 Jul 7. PMID: 28612425; PMCID: PMC5599965.
8. Cappellini MD, Comin-Colet J., de Francisco A, Dignass A, Doehner W, Lam CS et al. IRON CORE Group. Iron deficiency across chronic inflammatory conditions: International expert opinion on definition, diagnosis, and management. American journal of hematology. 2017; 92(10), 1068–1078. https://doi.org/10.1002/ajh.24820.
9. Galanello R, Origa R. Beta-thalassemia. Orphanet J Rare Dis. 2010 May 21;5:11. doi:10.1186/1750-1172-5-11. PMID: 20492708; PMCID: PMC2893117.
10. Galanello R, Origa R. Beta-thalassemia. Orphanet J Rare Dis. Published 2010 May 21; 5:11. doi:10.1186/1750-1172-5-11.
11. Galanello R, Origa R. Beta-thalassemia. Orphanet journal of rare diseases. 2010; 5, 11. Disponível em: https://doi.org/10.1186/1750-1172-5-11.
12. Galanello R, Origa R. Beta-thalassemia. Orphanet journal of rare diseases. May. 21 2010; 5:11. doi:10.1186/1750-1172-5-11.
13. Hill A., Hill Q. Autoimmune hemolytic anemia. Hematology Am Soc Hematol Educ Program. 2018 Nov 30; 2018(1): 382–389. doi: 10.1182/asheducation-2018.1.382.
14. Jimenez K et al. Management of Iron Deficiency Anemia. Gastroenterology & hepatology. 2015; 11(4): 241-50.
15. Jimenez K, Kulnigg-Dabsch S, Gasche C. Management of Iron Deficiency Anemia. Gastroenterol Hepatol (NY). 2015; 11(4):241–250.

16. Jimenez K, Kulnigg-Dabsch S, Gasche C. Management of Iron Deficiency Anemia. Gastroenterol Hepatol (NY). 2015 Apr; 11(4):241-50. PMID: 27099596; PMCID: PMC4836595.

17. Jimenez K, Kulnigg-Dabsch S, Gasche C. Management of Iron Deficiency Anemia. Gastroenterology & hepatology. 2015; 11(4): 241-250.

18. Kaushansky K. Williams Hematology. McGraw-Hill Education, 2016.

19. Kim Y et al. Diagnostic approaches for inherited hemolytic anemia in the genetic era. Blood research. 2017; 52(2): 84-94. doi:10.5045/br.2017.52.2.84.

20. Kim Y, Park J, Kim M. Diagnostic approaches for inherited hemolytic anemia in the gcnetic era. Blood Res. 2017; 52(2): 84-94. doi:10.5045/br.2017.52.2.84.

21. Kim Y, Park J, Kim M. Diagnostic approaches for inherited hemolytic anemia in the genetic era. Blood Res. 2017 Jun; 52(2):84-94. doi: 10.5045/br.2017.52.2.84. Epub 2017 Jun 22. PMID: 28698843; PMCID: PMC5503903.

22. Kim Y, Park J, Kim M. Diagnostic approaches for inherited hemolytic anemia in the genetic era. Blood research. 2017; 52(2): 84-94. https://doi.org/10.5045/br.2017.52.2.84.

23. Liang R, Ghaffari S. Advances in understanding the mechanisms of erythropoiesis in homeostasis and disease. Br J Haematol. 2016; 174(5): 661-673. doi:10.1111/bjh.14194.

24. Liang R, Ghaffari S. Advances in understanding the mechanisms of erythropoiesis in homeostasis and disease. Br J Haematol. 2016 Sep; 174(5): 661-73. doi: 10.1111/bjh.14194. Epub 2016 Jul 21. PMID: 27442953; PMCID: PMC6204224.

25. Liang R, Ghaffari S. Advances in understanding the mechanisms of erythropoiesis in homeostasis and disease. British journal of haematology. 2016; 174(5):661–673. Disponível em: https://doi.org/10.1111/bjh.14194.

26. Liang R, Ghaffari S. Advances in understanding the mechanisms of erythropoiesis in homeostasis and disease. British journal of haematology. 2016; 174(5): 661-73. doi:10.1111/bjh.14194.

27. Mohandas N. Inherited hemolytic anemia: a possessive beginner's guide. Hematology. American Society of Hematology. Education Program. 2018; (1): 377-381. Disponível em: https://doi.org/10.1182/asheducation-2018.1.377.

28. Mohandas N. Inherited hemolytic anemia: a possessive beginner's guide. Hematology Am Soc Hematol Educ Program. 2018; (1):377-381. doi:10.1182/asheducation-2018.1.377.

29. Mohandas N. Inherited hemolytic anemia: a possessive beginner's guide. Hematology Am Soc Hematol Educ Program. 2018 Nov 30; (1): 377-381.

doi: 10.1182/asheducation-2018.1.377. PMID: 30504335; PMCID: PMC6245988.

30. Mohandas N. Inherited hemolytic anemia: a possessive beginner's guide. Hematology. American Society of Hematology. Education Program.2018; 1: 377-381. doi:10.1182/asheducation-2018.1.377.

31. Passetto A, Pasquini R. Tratado de Hematologia. São Paulo: Atheneu, p. 3-12, 2013.

32. Peslak SA et al. Diagnosis and Treatment of Aplastic Anemia. Current treatment options in oncology. Nov. 16 2017; 18(12): 70. doi:10.1007/s11864-017-0511-z.

33. Peslak SA, Olson T, Babushok DV. Diagnosis and Treatment of Aplastic Anemia. Curr Treat Options Oncol. 2017; 18(12):70. Published 2017 Nov 16. doi:10.1007/s11864-017-0511-z.

34. Peslak SA, Olson T, Babushok DV. Diagnosis and Treatment of Aplastic Anemia. Curr Treat Options Oncol. 2017 Nov 16; 18(12): 70. doi: 10.1007/s11864-017-0511-z. PMID: 29143887; PMCID: PMC5804354.

35. Peslak SA, Olson T, Babushok DV. Diagnosis and Treatment of Aplastic Anemia. Current treatment options in oncology. 2017; 18(12): 70. Disponível em: https://doi.org/10.1007/s11864-017-0511-z

36. Thein SL, Howard J. How I treat the older adult with sickle cell disease. Blood. 2018; 132(17):1750-1760. doi:10.1182/blood-2018-03-818161.

37. Thein SL, Howard J. How I treat the older adult with sickle cell disease. Blood. 2018 Oct 25; 132(17):1750-1760. doi:10.1182/blood-2018-03-818161. Epub 2018 Sep 11. PMID: 30206116; PMCID: PMC6202910.

38. Thein SL, Howard J. How I treat the older adult with sickle cell disease. Blood. 2018; 132(17): 1750-1760. Disponível em: https://doi.org/10.1182/blood-2018-03-818161.

39. Thein SL, Jo H. "How I treat the older adult with sickle cell disease." Blood. 2018; 132(17): 1750-1760. doi:10.1182/blood-2018-03-818161.

40. Thein SL. Molecular basis of β thalassemia and potential therapeutic targets. Blood cells, molecules & diseases. 2018; 70: 54-65. Disponível em: https://doi.org/10.1016/j.bcmd.2017.06.001NLM.

41. Thein SL. Molecular basis of β thalassemia and potential therapeutic targets. Blood Cells Mol Dis. 2018; 70: 54-65. doi:10.1016/j.bcmd.2017.06.001MLA.

42. Thein SL. Molecular basis of β thalassemia and potential therapeutic targets. Blood Cells Mol Dis. 2018 May; 70:54-65. doi: 10.1016/j.bcmd.2017.06.001. Epub 2017 Jun 20. PMID: 28651846; PMCID: PMC5738298.

43. Thein SL. Molecular basis of β thalassemia and potential therapeutic targets. Blood cells, molecules & diseases. 2018; 70: 54-65. doi:10.1016/j.bcmd.2017.06.001APA.

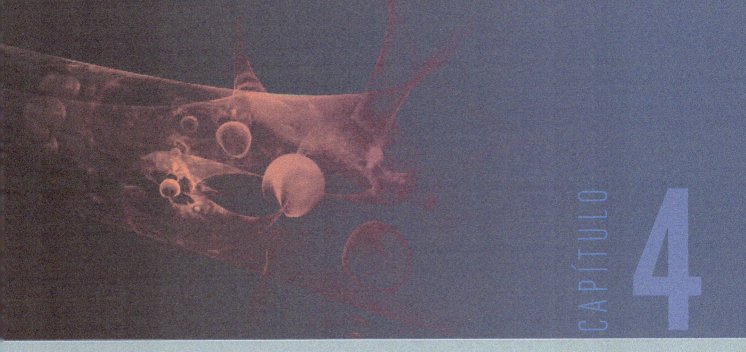

Paulo Silveira ■ Juliano Córdova Vargas

Anemia Aplástica

DEFINIÇÃO E INCIDÊNCIA

Entidade rara e heterogênea, caracterizada por pancitopenia no sangue periférico, associado à medula óssea hipocelular, sem evidência de infiltração neoplásica, mieloproliferativa ou fibrose.

Por definição, a biópsia de medula óssea está intensamente hipocelular, com o tecido hematopoiético substituído por gordura (Figura 4.1). Ao mielograma serão vistos raros elementos hematopoiéticos, escassos linfócitos, alguns plasmócitos e fibroblastos.

Sua incidência varia entre 1,5 a 6 casos por milhão de habitantes por ano. Sua maior prevalência ocorre no sudeste asiático, provavelmente associado à exposição a toxinas e vírus.

Não há predileção por sexo e apresenta dois picos de incidência, entre 15 e 25 anos e em maiores de 60 anos.

ETIOLOGIA

A aplasia medular está associada à exposição a drogas, a agentes químicos, à radiação e a variadas doenças (hepatites, HIV, SIDA, EBV, fasciíte eosinofílica, GVHD, HPN, gestação). Em 60% a 75% dos casos não há fator causal bem estabelecido, é uma forma idiopática.

O mecanismo causal é pouco conhecido e sugere que a célula-tronco tem grande vulnerabilidade a alguns agentes. Os vírus podem atacar a medula e lesionar as células diretamente ou por meio de mecanismos imunes. Existe um período de latência de 6 a 8 semanas entre o evento e o aparecimento da pancitopenia. A relação com a gestação parece ser circunstancial.

Medicamentos como o cloranfenicol estão entre as drogas mais implicadas com a aplasia medular, com incidência referida entre 1/20.000 a 1/60.000. O benzeno, bem como doses altas de citostáticos utilizados no tratamento de neoplasias, também podem levar à aplasia de medula.

FISIOPATOLOGIA

Os mecanismos etiopatogênicos não são totalmente claros, mas incluem:

- Lesão intrínseca da célula hematopoiética:
  - participação imune no início e na manutenção do quadro;
  - perturbação do microambiente da medula óssea;
  - mutação do gene da telomerase e encurtamento telomérico.

O sistema imune parece estar frequentemente envolvido, já que há resposta com tratamento imunossupressor, TMO e condicionamentos com ciclofosfamida (para maior citotoxicidade das células T), α-interferon e

TNF são inibidores da formação das colônias de células hematopoiéticas. A globulina antitimocítica diminui a ação do TNF e α–interferon.

α-interferon e TNF suprimem a hematopoiese e inibem a atividade mitótica, morte celular. Há relação com receptor Fas, nas células CD34. O complexo do gene da telomerose é fundamental para a estabilidade do cromossomo. O encurtamento leva à senescência replicativa e à morte celular. As mutações do gene da telomerase TERT e TERC estão associadas à forma congênita de aplasia com disceratose congênita.

Cerca de um terço dos pacientes com forma adquirida têm telômeros mais curtos e 10% têm mutação, achados com relação a recaídas, evolução clonal e gatilho da aplasia.

CLASSIFICAÇÃO

A Aplasia medular pode ser constitucional ou adquirida, sendo a forma constitucional mais rara e frequentemente diagnosticada antes dos 30 anos de idade.

Entre as formas constitucionais, destacam-se a anemia de Fanconi, a disqueratose congênita, a síndrome de Scwhashmam Diamond.

Classificação quanto à gravidade:

- moderada: demais parâmetros diferentes dos relacionados nos demais itens;
- grave: N < 500; PLQ < 20.000; RET < 1%; celularidade MO < 30%;
- muito Grave: N < 200.

QUADRO CLÍNICO

Decorrente das citopenias.

Pode haver 1 ou 3 séries reduzidas afetadas.

Manifestações hemorrágicas geralmente são mais alarmantes e o primeiro evento a ocorrer. Sangramento no SNC e pulmonar podem levar ao óbito. Pode haver anemia assintomática ou fadiga, dispneia, zumbidos ou palidez acentuada.

Infecção é menos comum no início, mas costuma ocorrer no decorrer da doença, principalmente nas formas muito graves. A infecção bacteriana é a mais comum, seguida pela fúngica.

EXAMES LABORATORIAIS

Pancitopenia é um achado invariável, podendo ter linfócitos normais em número absoluto.

- Hemácias: normocrômicas, com VCM normal ou aumentado e reticulocitopenia.
- Neutropenia < 200, maior risco de complicações graves, infecciosas.
- Monocitopenia é comum.
- Plaquetas diminuídas em número, com função normal.
- A ferritina pode estar elevada, em vista da menor utilização do ferro pela hematopoiese diminuída.

A eritropoietina se apresenta elevada, devido à hipóxia.

O aspirado medular se apresenta sem espículas hematopoiéticas e com material gorduroso substituindo a medula. Há diminuição acentuada do tecido hematopoiético, com presença de linfócitos, macrófagos e de outros elementos estromais.

O estudo da citogenética costuma ser normal. Nos casos de suspeita de anemia de Fanconi, recomenda-se o estudo em sangue periférico do DEB teste, buscando evidenciar quebras cromossômicas, características da moléstia. Em vista da frequente associação com clones de hemoglobinúria paroxística noturna, é indicada a avaliação por citometria de fluxo das proteínas CD55 e CD59.

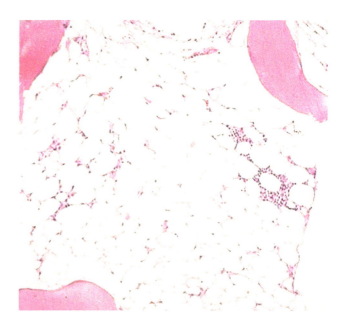

Figura 4.1 Biópsia de medula óssea (hematoxilina-eosina), acentuada diminuição do tecido hematopoiético, com substituição por gordura.
Fonte: acervo do autor.

DIAGNÓSTICO DIFERENCIAL

A aplasia de medula deve ser diferenciada da síndrome mielodisplásica hipocelular, e isso, muitas vezes, pode ser difícil. O achado de precursores displásicos, sideroblastos em anel, granulócitos hipogranulares e núcleo com morfologia de pseudo Pelger Huet (hiposegmentação de neutrófilos) falam a favor da SMD. Presença de micromegacariócitos, aumento de precursores CD34 positivos e alterações citogenéticas podem auxiliar na identificação diagnóstica.

PROGNÓSTICO

São fatores prognósticos desfavoráveis:
- Intensidade da neutropenia.
- Refratariedade plaquetária.
- Retardo no diagnóstico e no início do tratamento.
- Tratamento de suporte inadequado.

TRATAMENTO

O tratamento visa a regeneração da hematopoiese e a redução dos riscos ocasionados pelas citopenias. A restauração da hematopoiese pode acontecer por imunossupressão ou por transplante de medula óssea (TMO). A idade e a presença de doador são os determinantes para diferir entre uma e outra modalidade de tratamento.

Entre os imunossupressores, destacamos a globulina antitimocítica (ATG) e a ciclosporina (CSA), além de corticosteroides (para prevenir doença do soro). A associação de ATG + CSA atinge bons resultados em mais 70% dos casos, com respostas parciais ou completas. Pode haver evolução para SMD, LMA, HPN em até 20% dos casos em 20 anos.

Os pacientes que receberam menor quantidade de transfusões sanguíneas e com doença com diagnóstico de até 2 meses obtiveram cura em até 90% dos casos. Com relação ao TMO, a presença de infecções e da doença do enxerto contra o hospedeiro (DECH) está associada a maior mortalidade. Ocorre rejeição em torno de 10% dos casos, sendo que o uso de ciclofosfamida no condicionamento costuma ajudar.

Tratamento de suporte
- Transfusões (plaquetas e hemácias).
- Hemácias quando Hb < 6,0g/dL.
- Plaquetas quando < 10.000/mm³ (filtrados e irradiados), ou se ocorre sangramento ativo.
- Controle rigoroso e atento às infecções.

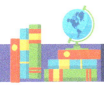

REFERÊNCIAS BIBLIOGRÁFICAS

1. Arnold DM et al. Thrombotic microangiopathies: a general approach to diagnosis and management. CMAJ: Canadian Medical Association journal = journal de l'Association medicale canadienne. 2017; 189,4: E153-E159. doi:10.1503/cmaj.160142.
2. Arnold DM, Patriquin CJ, Nazy I. Thrombotic microangiopathies: a general approach to diagnosis and management. CMAJ. 2017;189(4):E153-E159. doi:10.1503/cmaj.160142.
3. Arnold DM, Patriquin CJ, Nazy I. Thrombotic microangiopathies: a general approach to diagnosis and management. CMAJ. 2017 Jan 30;189(4):E153--E159. doi: 10.1503/cmaj.160142. Epub 2016 Oct 17. PMID: 27754896; PMCID: PMC5266569.
4. Arnold DM, Patriquin CJ, Nazy I. Thrombotic microangiopathies: a general approach to diagnosis and management. CMAJ: Canadian Medical Association journal = journal de l'Association medicale canadienne. 2017; 189(4), E153–E159. Disponível em: https://doi.org/10.1503/cmaj.160142.
5. Cappellini MD et al. Iron deficiency across chronic inflammatory conditions: International expert opinion on definition, diagnosis, and management. American journal of hematology. 2017; 92,10: 1068-1078. doi:10.1002/ajh.24820.
6. Cappellini MD, Comin-Colet J, de Francisco A et al. Iron deficiency across chronic inflammatory conditions: International expert opinion on definition, diagnosis, and management. Am J Hematol. 2017; 92(10):1068-1078. doi:10.1002/ajh.24820.
7. Cappellini MD, Comin-Colet J, de Francisco A, Dignass A, Doehner W, Lam CS et al. IRON CORE Group. Iron deficiency across chronic inflammatory conditions: International expert opinion on definition, diagnosis, and management. Am J Hematol. 2017 Oct; 92(10):1068-1078. doi: 10.1002/ajh.24820. Epub 2017 Jul 7. PMID: 28612425; PMCID: PMC5599965.
8. Cappellini MD, Comin-Colet J., de Francisco A, Dignass A, Doehner W, Lam CS et al. IRON CORE Group. Iron deficiency across chronic inflammatory conditions: International expert opinion on definition, diagnosis, and management. American journal of hematology. 2017; 92(10), 1068-1078. https://doi.org/10.1002/ajh.24820.
9. Galanello R, Origa R. Beta-thalassemia. Orphanet J Rare Dis. 2010 May 21; 5:11. doi: 10.1186/1750-1172-5-11. PMID: 20492708; PMCID: PMC2893117.
10. Galanello R, Origa R. Beta-thalassemia. Orphanet J Rare Dis. Published 2010 May 21; 5:11. doi:10.1186/1750-1172-5-11.

11. Galanello R, Origa R. Beta-thalassemia. Orphanet journal of rare diseases. 2010; 5, 11. Disponível em: https://doi.org/10.1186/1750-1172-5-11.

12. Galanello R, Origa R. Beta-thalassemia. Orphanet journal of rare diseases. May. 21 2010; 5:11. doi:10.1186/1750-1172-5-11.

13. Hill A., Hill Q. Autoimmune hemolytic anemia. Hematology Am Soc Hematol Educ Program. 2018 Nov 30; 2018(1): 382-389. doi: 10.1182/asheducation-2018.1.382.

14. Jimenez K et al. Management of Iron Deficiency Anemia. Gastroenterology & hepatology. 2015; 11(4): 241-50.

15. Jimenez K, Kulnigg-Dabsch S, Gasche C. Management of Iron Deficiency Anemia. Gastroenterol Hepatol (NY). 2015; 11(4):241-250.

16. Jimenez K, Kulnigg-Dabsch S, Gasche C. Management of Iron Deficiency Anemia. Gastroenterol Hepatol (NY). 2015 Apr; 11(4):241-50. PMID: 27099596; PMCID: PMC4836595.

17. Jimenez K, Kulnigg-Dabsch S, Gasche C. Management of Iron Deficiency Anemia. Gastroenterology & hepatology. 2015; 11(4): 241-250.

18. Kaushansky K. Williams Hematology. McGraw-Hill Education, 2016.

19. Kim Y et al. Diagnostic approaches for inherited hemolytic anemia in the genetic era. Blood research. 2017; 52(2): 84-94. doi:10.5045/br.2017.52.2.84.

20. Kim Y, Park J, Kim M. Diagnostic approaches for inherited hemolytic anemia in the genetic era. Blood Res. 2017; 52(2): 84-94. doi:10.5045/br.2017.52.2.84.

21. Kim Y, Park J, Kim M. Diagnostic approaches for inherited hemolytic anemia in the genetic era. Blood Res. 2017 Jun; 52(2):84-94. doi: 10.5045/br.2017.52.2.84. Epub 2017 Jun 22. PMID: 28698843; PMCID: PMC5503903.

22. Kim Y, Park J, Kim M. Diagnostic approaches for inherited hemolytic anemia in the genetic era. Blood research. 2017; 52(2): 84-94. https://doi.org/10.5045/br.2017.52.2.84.

23. Liang R, Ghaffari S. Advances in understanding the mechanisms of erythropoiesis in homeostasis and disease. Br J Haematol. 2016; 174(5): 661-673. doi:10.1111/bjh.14194.

24. Liang R, Ghaffari S. Advances in understanding the mechanisms of erythropoiesis in homeostasis and disease. Br J Haematol. 2016 Sep; 174(5): 661-73. doi: 10.1111/bjh.14194. Epub 2016 Jul 21. PMID: 27442953; PMCID: PMC6204224.

25. Liang R, Ghaffari S. Advances in understanding the mechanisms of erythropoiesis in homeostasis and disease. British journal of haematology. 2016; 174(5): 661–673. Disponível em: https://doi.org/10.1111/bjh.14194.

26. Liang R, Ghaffari S. Advances in understanding the mechanisms of erythropoiesis in homeostasis and disease. British journal of haematology. 2016; 174(5): 661-73. doi:10.1111/bjh.14194.

27. Mohandas N. Inherited hemolytic anemia: a possessive beginner's guide. Hematology. American Society of Hematology. Education Program. 2018; (1): 377-381. Disponível em: https://doi.org/10.1182/asheducation-2018.1.377.

28. Mohandas N. Inherited hemolytic anemia: a possessive beginner's guide. Hematology Am Soc Hematol Educ Program. 2018; (1):377-381. doi:10.1182/asheducation-2018.1.377.

29. Mohandas N. Inherited hemolytic anemia: a possessive beginner's guide. Hematology Am Soc Hematol Educ Program. 2018 Nov 30; (1): 377-381. doi: 10.1182/asheducation-2018.1.377. PMID: 30504335; PMCID: PMC6245988.

30. Mohandas N. Inherited hemolytic anemia: a possessive beginner's guide. Hematology. American Society of Hematology. Education Program.2018; 1: 377-381. doi:10.1182/asheducation-2018.1.377.

31. Passetto A, Pasquini R. Tratado de Hematologia. São Paulo: Atheneu, p. 3-12, 2013.

32. Peslak SA et al. Diagnosis and Treatment of Aplastic Anemia. Current treatment options in oncology. Nov. 16 2017; 18(12): 70. doi:10.1007/s11864-017-0511-z.

33. Peslak SA, Olson T, Babushok DV. Diagnosis and Treatment of Aplastic Anemia. Curr Treat Options Oncol. 2017; 18(12):70. Published 2017 Nov 16. doi:10.1007/s11864-017-0511-z.

34. Peslak SA, Olson T, Babushok DV. Diagnosis and Treatment of Aplastic Anemia. Curr Treat Options Oncol. 2017 Nov 16; 18(12): 70. doi: 10.1007/s11864-017-0511-z. PMID: 29143887; PMCID: PMC5804354.

35. Peslak SA, Olson T, Babushok DV. Diagnosis and Treatment of Aplastic Anemia. Current treatment options in oncology. 2017; 18(12): 70. Disponível em: https://doi.org/10.1007/s11864-017-0511-z

36. Thein SL, Howard J. How I treat the older adult with sickle cell disease. Blood. 2018; 132(17):1750-1760. doi:10.1182/blood-2018-03-818161.

37. Thein SL, Howard J. How I treat the older adult with sickle cell disease. Blood. 2018 Oct 25; 132(17):1750-1760. doi: 10.1182/blood-2018-03-818161. Epub 2018 Sep 11. PMID: 30206116; PMCID: PMC6202910.

38. Thein SL, Howard J. How I treat the older adult with sickle cell disease. Blood. 2018; 132(17): 1750-1760. Disponível em: https://doi.org/10.1182/blood-2018-03-818161.

39. Thein SL, Jo H. "How I treat the older adult with sickle cell disease." Blood. 2018; 132(17): 1750-1760. doi:10.1182/blood-2018-03-818161.

40. Thein SL. Molecular basis of β thalassemia and potential therapeutic targets. Blood cells, molecules & diseases. 2018; 70: 54-65. Disponível em: https://doi.org/10.1016/j.bcmd.2017.06.001NLM.

41. Thein SL. Molecular basis of β thalassemia and potential therapeutic targets. Blood Cells Mol Dis. 2018; 70: 54-65. doi:10.1016/j.bcmd.2017.06.001MLA.

42. Thein SL. Molecular basis of β thalassemia and potential therapeutic targets. Blood Cells Mol Dis. 2018 May; 70:54-65. doi: 10.1016/j.bcmd.2017.06.001. Epub 2017 Jun 20. PMID: 28651846; PMCID: PMC5738298.

43. Thein SL. Molecular basis of β thalassemia and potential therapeutic targets. Blood cells, molecules & diseases. 2018; 70: 54-65. doi:10.1016/j.bcmd.2017.06.001APA.

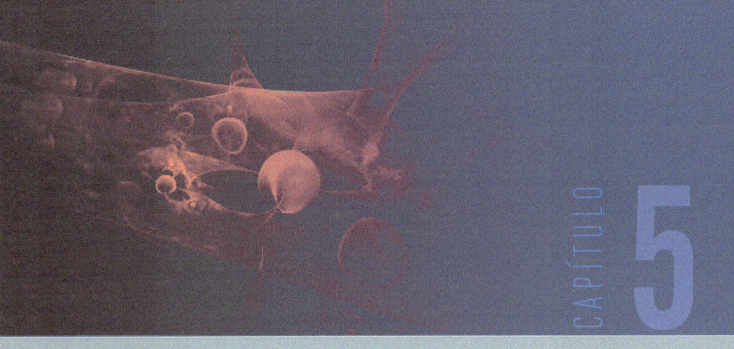

Paulo Silveira ■ Juliano Córdova Vargas

Anemia de Doenças Crônicas, Insuficiência Renal e Doenças Endócrinas

ANEMIA DE DOENÇAS CRÔNICAS

Secundária a estado inflamatório, infeccioso, câncer com etiologia multifatorial. A etiologia envolve desequilíbrio do metabolismo do ferro, encurtamento da sobrevida eritrocitária, inibição da hematopoiese e relativa deficiência de eritropoetina. A anemia costuma ser leve, moderada do tipo normocítica ou microcítica.

O maior responsável pelas alterações hematológicas da anemia de doenças crônicas (ADC) é o desequilíbrio do metabolismo do ferro, demonstrado por baixa quantidade de ferro sérico, aumento desse elemento no sistema reticuloendotelial e redução da absorção intestinal do ferro.

A hepcidina, peptídeo com ação antimicrobiana produzido pelo fígado, apresenta ação antibiótica contra diversas bactérias e fungos, além de ter efeito no metabolismo do ferro. Assim, estudos experimentais em camundongos sugerem que a hepcidina inibe a absorção de ferro no intestino delgado, a liberação do ferro reciclado pelos macrófagos e o transporte de ferro via placenta. Um processo inflamatório persistente leva à produção de hepcidina, o que explica a diminuição do ferro sérico pelo sequestro deste no sistema reticuloendotelial e a diminuição de absorção.

Numerosas observações clínicas e laboratoriais nas doenças infecciosas e inflamatórias crônicas revelam que o mecanismo da anemia é multifatorial, relacionado com os altos níveis de citocinas inflamatórias, interleucinas 1 (IL1, IL6), TNF e interferon-α e -β. Pode-se dizer que o estado inflamatório crônico bloqueia a biodisponibilidade do ferro, o que aumenta os depósitos e reduz os níveis séricos deste e de síntese de hemoglobina. IL1 e FNT reduzem a incorporação do ferro por parte dos eritrócitos.

A pequena sobrevida dos eritrócitos demonstrada em alguns modelos animais sugere que nesta anemia ocorre ativação do sistema fagocitário mononuclear. Em alguns modelos animais, demonstrou-se a redução da síntese de eritropoietina dada por: IL1B, IL1A, FNT. A administração de doses suprafisiológicas de eritropoietina pode sobrepassar o efeito inibitório das citocinas na eritropoiese.

O diagnóstico de ADC é de exclusão, visto que as entidades que causam essa anemia podem estar associadas a outras complicações. A intensidade da anemia costuma ser leve, há interferência de outros fatores que podem confundir o diagnóstico, por exemplo, o uso de AINES, sangramento e deficiência de ferro, deficiências nutricionais, hemólise, insuficiência renal, medula óssea infiltrada e/ou com fibrose.

O ferro no sistema reticuloendotelial da ADC é normal ou aumentado. No sangue, o ferro livre e a saturação da transferrina costumam estar baixos e a ferritina costuma estar normal ou aumentada.

TRATAMENTO

- Nem sempre é necessário, a anemia pode ser em muitos casos discreta.
- Tratar a causa de base, associa-se à melhora do quadro clínico.
- Deve-se evitar transfusões em demasia para não contribuir com hemacromatose.
- Eritropoietina pode ser efetiva neste tratamento, por reduzir necessidades transfusionais e contribuir para a compensação da causa base.

ANEMIA DA INSUFICIÊNCIA RENAL

Há alterações complexas envolvendo todas as linhagens hematopoiéticas na insuficiência renal (IR). A anemia está associada à redução na síntese de eritropoietina pelo rim doente. Há também retenção de inibidores plasmáticos da eritropoiese, inibindo a célula progenitora ou a síntese de hemoglobina. A hemólise na IR pode estar associada a substâncias contidas no plasma urêmico.

Intercorrências como sangramento digestivo e espoliação pela hemodiálise crônica levam à deficiência de ferro e a deficiências nutricionais, como a do ácido fólico. Os mecanismos antioxidantes dos eritrócitos podem estar comprometidos na IR e, logo, se tornam mais vulneráveis aos agentes oxidantes.

Quadro 5.1 Mecanismos que contribuem para anemia da IR.

- Hemorragia e deficiência de ferro.
- Deficiência de folato.
- Drogas – hemólise (metildopa, penicilina, quinidina).
- Hemólise associada à diálise.
- Microangiopatia.
- Hiperesplenismo.
- Depleção do fosfato eritrocitário.

Quadro 5.2 Anemia na insuficiência renal.

- Normocítica/Normocrômica.
- Acantócitos, equinócitos, esquistócitos aparecem associados à hemólise.
- Reticulócitos baixos.
- Avaliação medular normal.

Quadro 5.3 Tratamento.

- Eritropoetina recombinante.
- Não resposta à eritropoetina pode ocorrer por deficiência de ferro, deficiência de folato, excesso de alumínio, hiperparatireoidismo.
- Corrigir deficiências contribui para a melhora do quadro.

Quadro 5.4 Anemia das doenças endócrinas.

- Costuma ocorrer quando há doença de tireoide, suprarrenais, paratireoide, gônadas e hipófise. A anemia costuma ser leve e assintomática.
- Hipotireoidismo: ocorre anemia em 30% dos casos, mais comum nos homens.
- Morfologia: normocítica/normocrômica, hipocrômica/microcítica ou macrocítica.
- Comum associação com deficiência de ferro.
- Pode haver também deficiência de vitamina B12 e/ou folato.
- Reposição do hormônio tireoidiano estabiliza o quadro de forma lenta (somente após 4 meses).
- Hipertireoidismo: anemia microcítica (10%-21% dos pacientes).

Infiltração da medula óssea (Mieloptise)

Infiltração ou substituição da medula óssea (MO) por tecido anormal, com consequente diminuição do tecido hematopoiético. Ocorre em leucemias agudas, leucemias crônicas, mieloma múltiplo, mielofibrose, metástases carcinomatosas, síndromes mielodisplásicas.

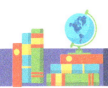

BIBLIOGRAFIA CONSULTADA

1. Arnold DM et al. Thrombotic microangiopathies: a general approach to diagnosis and management. CMAJ: Canadian Medical Association journal = journal de l'Association medicale canadienne. 2017; 189,4: E153-E159. doi:10.1503/cmaj.160142.

2. Arnold DM, Patriquin CJ, Nazy I. Thrombotic microangiopathies: a general approach to diagnosis and management. CMAJ. 2017;189(4):E153-E159. doi:10.1503/cmaj.160142.

3. Arnold DM, Patriquin CJ, Nazy I. Thrombotic microangiopathies: a general approach to diagnosis and management. CMAJ. 2017 Jan 30;189(4):E153-E159. doi: 10.1503/cmaj.160142. Epub 2016 Oct 17. PMID: 27754896; PMCID: PMC5266569.

4. Arnold DM, Patriquin CJ, Nazy I. Thrombotic microangiopathies: a general approach to diagnosis and management. CMAJ: Canadian Medical Association journal = journal de l'Association medicale canadienne. 2017; 189(4), E153–E159. Disponível em: https://doi.org/10.1503/cmaj.160142.

5. Cappellini MD et al. Iron deficiency across chronic inflammatory conditions: International expert opinion on definition, diagnosis, and management. American journal of hematology. 2017; 92,10: 1068-1078. doi:10.1002/ajh.24820.

6. Cappellini MD, Comin-Colet J, de Francisco A et al. Iron deficiency across chronic inflammatory conditions: International expert opinion on definition, diagnosis, and management. Am J Hematol. 2017; 92(10):1068-1078. doi:10.1002/ajh.24820.

7. Cappellini MD, Comin-Colet J, de Francisco A, Dignass A, Doehner W, Lam CS et al. IRON CORE Group. Iron deficiency across chronic inflammatory conditions: International expert opinion on definition, diagnosis, and management. Am J Hematol. 2017 Oct; 92(10):1068-1078. doi: 10.1002/ajh.24820. Epub 2017 Jul 7. PMID: 28612425; PMCID: PMC5599965.

8. Cappellini MD, Comin-Colet J., de Francisco A, Dignass A, Doehner W, Lam CS et al. IRON CORE Group. Iron deficiency across chronic inflammatory conditions: International expert opinion on definition, diagnosis, and management. American journal of hematology. 2017; 92(10), 1068-1078. https://doi.org/10.1002/ajh.24820.

9. Galanello R, Origa R. Beta-thalassemia. Orphanet J Rare Dis. 2010 May 21; 5:11. doi: 10.1186/1750-1172-5-11. PMID: 20492708; PMCID: PMC2893117.

10. Galanello R, Origa R. Beta-thalassemia. Orphanet J Rare Dis. Published 2010 May 21; 5:11. doi:10.1186/1750-1172-5-11.

11. Galanello R, Origa R. Beta-thalassemia. Orphanet journal of rare diseases. 2010; 5, 11. Disponível em: https://doi.org/10.1186/1750-1172-5-11.

12. Galanello R, Origa R. Beta-thalassemia. Orphanet journal of rare diseases. May. 21 2010; 5:11. doi:10.1186/1750-1172-5-11.

13. Hill A., Hill Q. Autoimmune hemolytic anemia. Hematology Am Soc Hematol Educ Program. 2018 Nov 30; 2018(1): 382-389. doi: 10.1182/asheducation-2018.1.382.

14. Jimenez K et al. Management of Iron Deficiency Anemia. Gastroenterology & hepatology. 2015; 11(4): 241-50.

15. Jimenez K, Kulnigg-Dabsch S, Gasche C. Management of Iron Deficiency Anemia. Gastroenterol Hepatol (NY). 2015; 11(4):241-250.

16. Jimenez K, Kulnigg-Dabsch S, Gasche C. Management of Iron Deficiency Anemia. Gastroenterol Hepatol (NY). 2015 Apr; 11(4):241-50. PMID: 27099596; PMCID: PMC4836595.

17. Jimenez K, Kulnigg-Dabsch S, Gasche C. Management of Iron Deficiency Anemia. Gastroenterology & hepatology. 2015; 11(4): 241-250.

18. Kaushansky K. Williams Hematology. McGraw-Hill Education, 2016.

19. Kim Y et al. Diagnostic approaches for inherited hemolytic anemia in the genetic era. Blood research. 2017; 52(2): 84-94. doi:10.5045/br.2017.52.2.84.

20. Kim Y, Park J, Kim M. Diagnostic approaches for inherited hemolytic anemia in the genetic era. Blood Res. 2017; 52(2): 84-94. doi:10.5045/br.2017.52.2.84.

21. Kim Y, Park J, Kim M. Diagnostic approaches for inherited hemolytic anemia in the genetic era. Blood Res. 2017 Jun; 52(2):84-94. doi: 10.5045/br.2017.52.2.84. Epub 2017 Jun 22. PMID: 28698843; PMCID: PMC5503903.

22. Kim Y, Park J, Kim M. Diagnostic approaches for inherited hemolytic anemia in the genetic era. Blood research. 2017; 52(2): 84-94. https://doi.org/10.5045/br.2017.52.2.84.

23. Liang R, Ghaffari S. Advances in understanding the mechanisms of erythropoiesis in homeostasis and disease. Br J Haematol. 2016; 174(5): 661-673. doi:10.1111/bjh.14194.

24. Liang R, Ghaffari S. Advances in understanding the mechanisms of erythropoiesis in homeostasis and disease. Br J Haematol. 2016 Sep; 174(5): 661-73. doi: 10.1111/bjh.14194. Epub 2016 Jul 21. PMID: 27442953; PMCID: PMC6204224.

25. Liang R, Ghaffari S. Advances in understanding the mechanisms of erythropoiesis in homeostasis and disease. British journal of haematology. 2016; 174(5): 661–673. Disponível em: https://doi.org/10.1111/bjh.14194.

26. Liang R, Ghaffari S. Advances in understanding the mechanisms of erythropoiesis in homeostasis and disease. British journal of haematology. 2016; 174(5): 661-73. doi:10.1111/bjh.14194.

27. Mohandas N. Inherited hemolytic anemia: a possessive beginner's guide. Hematology. American Society of Hematology. Education Program. 2018; (1): 377-381. Disponível em: https://doi.org/10.1182/asheducation-2018.1.377.

28. Mohandas N. Inherited hemolytic anemia: a possessive beginner's guide. Hematology Am Soc Hematol Educ Program. 2018; (1):377-381. doi:10.1182/asheducation-2018.1.377.

29. Mohandas N. Inherited hemolytic anemia: a possessive beginner's guide. Hematology Am Soc Hematol Educ Program. 2018 Nov 30; (1): 377-381. doi: 10.1182/asheducation-2018.1.377. PMID: 30504335; PMCID: PMC6245988.

30. Mohandas N. Inherited hemolytic anemia: a possessive beginner's guide. Hematology. American Society of Hematology. Education Program.2018; 1: 377-381. doi:10.1182/asheducation-2018.1.377.

31. Passetto A, Pasquini R. Tratado de Hematologia. São Paulo: Atheneu, p. 3-12, 2013.

32. Peslak SA et al. Diagnosis and Treatment of Aplastic Anemia. Current treatment options in oncology. Nov. 16 2017; 18(12): 70. doi:10.1007/s11864-017-0511-z.

33. Peslak SA, Olson T, Babushok DV. Diagnosis and Treatment of Aplastic Anemia. Curr Treat Options Oncol. 2017; 18(12):70. Published 2017 Nov 16. doi:10.1007/s11864-017-0511-z.

34. Peslak SA, Olson T, Babushok DV. Diagnosis and Treatment of Aplastic Anemia. Curr Treat Options Oncol. 2017 Nov 16; 18(12): 70. doi: 10.1007/s11864-017-0511-z. PMID: 29143887; PMCID: PMC5804354.

35. Peslak SA, Olson T, Babushok DV. Diagnosis and Treatment of Aplastic Anemia. Current treatment options in oncology. 2017; 18(12): 70. Disponível em: https://doi.org/10.1007/s11864-017-0511-z

36. Thein SL, Howard J. How I treat the older adult with sickle cell disease. Blood. 2018; 132(17):1750-1760. doi:10.1182/blood-2018-03-818161.

37. Thein SL, Howard J. How I treat the older adult with sickle cell disease. Blood. 2018 Oct 25; 132(17):1750-1760. doi: 10.1182/blood-2018-03-818161. Epub 2018 Sep 11. PMID: 30206116; PMCID: PMC6202910.

38. Thein SL, Howard J. How I treat the older adult with sickle cell disease. Blood. 2018; 132(17): 1750-1760. Disponível em: https://doi.org/10.1182/blood-2018-03-818161.

39. Thein SL, Jo H. "How I treat the older adult with sickle cell disease." Blood. 2018; 132(17): 1750-1760. doi:10.1182/blood-2018-03-818161.

40. Thein SL. Molecular basis of β thalassemia and potential therapeutic targets. Blood cells, molecules & diseases. 2018; 70: 54-65. Disponível em: https://doi.org/10.1016/j.bcmd.2017.06.001NLM.

41. Thein SL. Molecular basis of β thalassemia and potential therapeutic targets. Blood Cells Mol Dis. 2018; 70: 54-65. doi:10.1016/j.bcmd.2017.06.001MLA.

42. Thein SL. Molecular basis of β thalassemia and potential therapeutic targets. Blood Cells Mol Dis. 2018 May; 70:54-65. doi: 10.1016/j.bcmd.2017.06.001. Epub 2017 Jun 20. PMID: 28651846; PMCID: PMC5738298.

43. Thein SL. Molecular basis of β thalassemia and potential therapeutic targets. Blood cells, molecules & diseases. 2018; 70: 54-65. doi:10.1016/j.bcmd.2017.06.001APA.

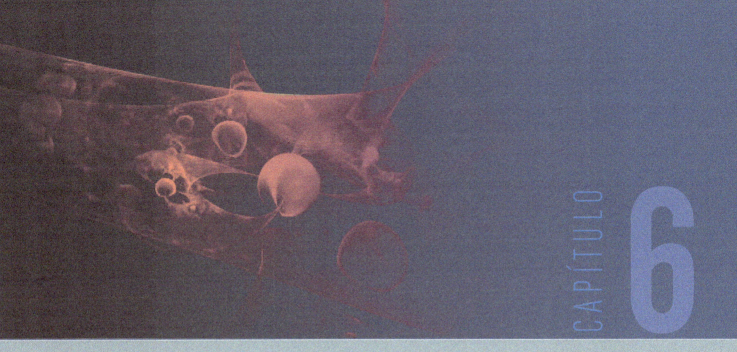

CAPÍTULO 6

Paulo Silveira ■ Juliano Córdova Vargas

Anemias por Excesso de Destruição Eritrocitária: Anemias Hemolíticas

■ SÍNDROME HEMOLÍTICA

A eritropoiese, mecanismo de formação eritrocitária, após o nascimento ocorre no ambiente específico da medula óssea. Após a perda do núcleo, a hemácia é liberada na circulação com sua forma característica de disco bicôncavo e sobrevive em média de 80 a 120 dias.

O metabolismo das hemácias tem estreita relação com a produção de ATP a partir da glicose pela via glicolítica. Outras vias metabólicas ativas das hemácias se destinam à produção de NADPH (nicotinamida adenina dinucleotídeo fosfato) e 2,3, DPG (2,3-difosfoglicerato), importantes no controle da afinidade da hemoglobina pelo oxigênio. Muitas das reações do metabolismo anaeróbico das hemácias são dependentes do arsenal de enzimas que elas apresentam.

Com o envelhecimento, há redução das enzimas eritrocitárias, há perda de lipídeos das respectivas membranas e a célula pode se tornar esférica e menos deformável. Ocorre também aumento de radicais livres, maior oxidação, formação de complexos, culminando em uma célula mais suscetível à destruição pelos macrófagos do sistema fagocítico mononuclear.

Mecanismo de destruição das hemácias

- Fisiologicamente, a hemólise extravascular é a principal forma de retirada das hemácias da circulação.
- A principal forma fisiológica de hemólise está associada à fagocitose pelos macrófagos.
- Cerca de 0,8% das hemácias é retirada da circulação diariamente.

A hemólise do sistema fagocítico mononuclear ocorre primariamente no baço, no fígado e na medula óssea. Devido a sua anatomia vascular peculiar, o baço é extremamente sensível para reconhecer defeitos eritrocitários mínimos. O sangue da zona marginal do baço e o da arteríola terminal é drenado diretamente para os seios venosos da polpa vermelha e desse ponto para as vias eferentes, ou alternativamente, para os cordões existentes entre os seios. A passagem de volta dos cordões esplênicos para os sinusoides só é possível através dos poros estreitos, irregulares e tortuosos, e os macrófagos e outras células atuam como obstáculos físicos à sua volta. Para ultrapassar esses obstáculos, o eritrócito necessita de um enorme grau de deformabilidade. Este tipo de circulação, além de remover eritrócitos pouco deformáveis, é capaz de remover partículas ligadas à membrana, como os corpúsculos de Heinz, os corpúsculos de Howell-Jolly, os grânulos sideróticos e os vacúolos. Outro aspecto da circulação esplênica é que ocorre redução do plasma no baço, circulação lenta pela polpa vermelha, o que acarreta acidose hipóxia e redução da concentração de glicose.

Hemólise intravascular

Lesão grave nas hemácias pode levar à sua destruição no espaço intravascular, como ocorre no trauma ou na hemólise por ação do complemento. Neste caso, a hemoglobina pode ser liberada na circulação (hemoglobinemia) ou na urina (hemoglobinúria).

Quando a quantidade de hemoglobina liberada no plasma é pequena, toda ela se liga à haptoglobina, α-2-glicoproteína ácida produzida pelo fígado, e o complexo hemoglobina-haptoglobina é levado ao fígado para ser metabolizado. Esse fenômeno reduz drasticamente a concentração de haptoglobina plasmática.

Consequência da hemólise exacerbada

A destruição excessiva das hemácias causa um rápido catabolismo do Heme (porção não proteica da hemoglobina), com produção acelerada dos seus dois principais catabólitos: pigmentos biliares e monóxido de carbono. Nos macrófagos, a heme livre é rompida pela oxidação de uma das quatro pontes de metano do anel da protoporfirina pela ação da enzima heme oxigenasse microssomal. O carbono é utilizado para formar o monóxido de carbono, o ferro é reaproveitado e a protoporfirina rompida e oxidada forma a biliverdina, pigmento esverdeado que é rapidamente reduzido à bilirrubina.

A bilirrubina é pouco solúvel em água, mas é lipossolúvel, e por isso circula ligada à albumina, o que aumenta sua solubilidade. No fígado, livre da albumina, a bilirrubina é captada pelos hepatócitos e catalisada pela enzima glicuronil transferase para formar a bilirrubina conjugada. Esse composto costuma ser excretado nas fezes com a bile e ocorre em concentrações baixas no plasma.

No intestino, a bilirrubina é reduzida a uma série de compostos incolores conhecidos como urobilinogênios, os quais podem originar compostos coloridos nas fezes (urobilinas), ou serem absorvidos (10% a 20%) e levados ao fígado para serem excretados (recirculação êntero-hepática do urobilinogênio).

Como consequência do metabolismo/catabolismo aumentado da heme, a quantidade de bilirrubina produzida aumenta, com predomínio da bilirrubina não conjugada (indireta) no plasma, manifestando-se clinicamente por icterícia.

A grande quantidade de urobilinogênio excretada pode levar à formação de cálculos biliares. Nas anemias hemolíticas hereditárias, esses cálculos podem ser detectados em 30% a 60% dos pacientes, entretanto somente 10% a 15% têm sintomas. Estes doentes podem ter crises intermitentes de icterícia obstrutiva, com aumento de bilirrubina direta e excreção de pigmentos biliares na urina.

A excessiva destruição de eritrócitos no sistema retículoendotelial quase que invariavelmente conduz à hiperplasia eritroide na medula óssea, esplenomegalia e, em alguns casos, à hepatomegalia.

> **Quadro 6.1 Consequências do aumento da quantidade de eritrócitos destruídos diariamente.**
>
> - Aumento do catabolismo do Heme – elevação da bilirrubina indireta, icterícia, aumento da excreção do urobilinogênio, cálculos biliares.
> - Esplenomegalia.
> - Hepatomegalia.

COMPENSAÇÃO PELA MEDULA ÓSSEA

Na medula óssea hiperplásica, o aumento de eritroblastos na medula óssea pode chegar a 60%, esta costuma se expandir, podendo triplicar os precursores eritroides.

Como consequência da hiperatividade da medula óssea, há aumento de reticulócitos no sangue periférico. Nos quadros crônicos, pode haver alterações do esqueleto traduzidas por alterações/deformidades ósseas.

> **Quadro 6.2 Consequências da maior produção de eritrócitos.**
>
> - Sangue periférico: reticulocitose, macrocitose, eritroblastos circulantes.
> - Medula óssea: Hiperplasia eritroide, deformidades ósseas.

Do ponto de vista fisiopatológico, as anemias hemolíticas podem ser secundárias a anormalidades eritrocitárias intrínsecas ou extrínsecas. Nas intrínsecas, os eritrócitos apresentam alguma anormalidade constitucional, enquanto nas extrínsecas as hemácias nascem normais, porém acabam apresentado hemólise exacerbada após associação com elementos externos.

ANEMIAS HEMOLÍTICAS CONSTITUCIONAIS (DEFEITOS INTRÍNSECOS DAS HEMÁCIAS)

Doenças da membrana eritrocitária

A membrana eritrocitária tem por funções conter a hemoglobina no interior da célula e promover a deformabilidade e a elasticidade eritrocitárias. Essas propriedades físicas são essenciais para que a hemácia, que mede em torno de 7 micras, circule através de pertuitos menores do que o seu diâmetro. As trocas entre os meios interno e externo são também efetuadas pela membrana eritrocitária, que contém inúmeros mecanismos de regulação do volume e do seu conteúdo iônico.

A membrana eritrocitária normal é composta por proporções semelhantes de lípides e de proteínas. Os lípides estão organizados em uma dupla camada de fosfolípides, com colesterol entre elas. Um esquema da estrutura da membrana eritrocitária está apresentado na Figura 6.1.

As proteínas podem fazer parte da membrana, transfixando-a e servindo de pontes de troca entre os meios interno e externo (proteínas integrais), ou formar uma trama que reveste a face interna da dupla camada lipídica, constituindo o citoesqueleto da membrana. As proteínas que formam esse citoesqueleto são chamadas proteínas periféricas. As principais proteínas integrais são a proteína Banda 3 (a principal proteína de troca iônica da célula), as glicoforinas (A,B,C,D e E), a proteína Rh e a proteína Piezo-1. Na parte externa da membrana essas proteínas podem ancorar antígenos eritrocitários e servir como receptores para uma série de moléculas. Na sua porção citoplasmática, vão servir como elementos de ligação com as proteínas do citoesqueleto. As proteínas periféricas mais importantes são as espectrinas (α e β), a anquirina, as proteínas 4.1, 4.2 e a actina.

Defeitos qualitativos e/ou quantitativos dos constituintes da membrana eritrocitária podem promover a sua instabilidade, levando à diminuição da vida média (estado hemolítico). São doenças secundárias a defeitos da membrana eritrocitária a esferocitose e a eliptocitose hereditárias, além da estomatocitose, com variantes hiper-hidratada (hidrocitose) e desidratada (xerocitose).

Esferocitose hereditária
Definição

A esferocitose hereditária é uma doença hemolítica familiar, clinicamente cursando com anemia, icterícia intermitente, esplenomegalia e apresentando boa resposta à esplenectomia. É a anemia hereditária mais comum no norte da Europa e nos Estados Unidos sua incidência é estimada em 1:5000. A sua herança é autossômica dominante em 75% dos casos e não dominante em 25%.

Patogênese

Anormalidades nas interações verticais entre as proteínas da membrana eritrocitária (ligações da espectrina, da anquirina e da proteína 4.2 com a proteína integral Banda 3) (Figura 6.1) levam à formação de esferócitos. Defeitos na anquirina são frequentes (30% a 60% dos casos), e uma diminuição proporcional da espectrina é achado frequente, devido à ligação estrutural que existe entre essas duas proteínas da membrana eritrocitária. O grau de deficiência de anquirina/espectrina está relacionada com a gravidade clínica da doença. Defeitos na proteína Banda 3 também são comuns (15% a 40% dos casos). Os defeitos na estrutura proteica da

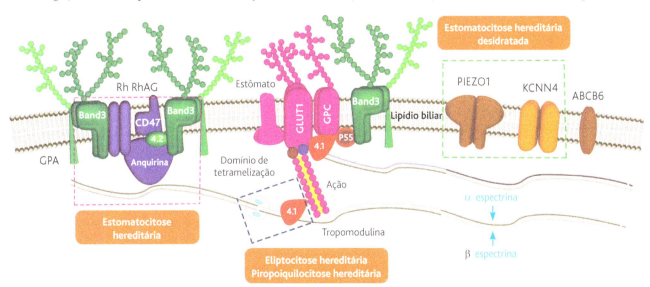

Figura 6.1 Esquema da membrana eritrocitária, evidenciando a dupla camada lipídica, as proteínas integrais, proteínas do citoesqueleto e localização de anormalidades associadas a doenças da membrana eritrocitária.
Fonte: Modificada de Kim Y, Park J, Kim M, 2017.

membrana levam a instabilidade nas ligações entre as proteínas e a dupla camada lipídica, com desestruturação da membrana, perda de lípides, e formação de esferócitos. A perda de lípides e de proteínas (anquirina, espectrina e Banda 3) da membrana eritrocitária ocorre mais acentuadamente no baço, onde, sob condições de hemoconcentração, estase e baixo pH, as hemácias se tornam desidratadas, esferocíticas e menos deformáveis, ficando retidas. A melhora clínica observada após a esplenectomia é uma evidência da importância desse condicionamento esplênico na esferocitose hereditária.

Quadro clínico

A esferocitose hereditária é caracterizada por graus variáveis de anemia, icterícia e esplenomegalia. A anemia em geral é de leve a moderada, mas ocasionalmente pode ser muito acentuada. Em recém-nascidos, a icterícia pode ser muito pronunciada, com necessidade de exsanguíneo-transfusão. Após o período neonatal, a icterícia torna-se em geral leve a moderada, podendo ser intermitente, com piora após esforços físicos, infecções e estresses. A esplenomegalia está presente em mais de 75% dos casos. Cálculos biliares são frequentes, aumentando com o passar do tempo. Agravamento agudo da anemia pode ocorrer nas chamadas crises aplástica e megaloblástica. Nas crises aplásticas, observam-se reticulocitopenia e agravamento da anemia, associados à ausência transitória de precursores eritroides na medula óssea. Estão relacionadas com a infecção pelo parvovírus B19, que tem tropismo pela *stem cell* eritroide e impede o seu desenvolvimento. Em geral, é transitória, havendo recuperação do quadro laboratorial e clínico em 7 a 10 dias. A crise megaloblástica é decorrente de deficiência de folatos, cujas necessidades estão aumentadas nas anemias hemolíticas crônicas. Nesses casos, além da anemia, pode existir também leucopenia e plaquetopenia. Hematopoiese extramedular, com formação de massas, principalmente paravertebrais e mediastinais, é uma complicação da esferocitose hereditária grave, em decorrência da hemólise acentuada.

Quadro laboratorial

A anemia pode estar presente ou não, porém a reticulocitose está sempre presente, o que reflete hemólise e tentativa de compensação medular. O aumento da bilirrubina indireta e do DHL também demonstram o estado hemolítico. O achado de esferócitos no sangue periférico é característico da doença (Figura 6.2A), embora possa ocorrer também nas anemias hemolíticas autoimunes com anticorpos quentes, que deve ser excluída pelo teste de Coombs direto. Existe aumento da concentração de hemoglobina corpuscular média (CHCM), reflexo de células desidratadas e que perderam material de membrana sem perder conteúdo de hemoglobina (Figura 6.2B). A fragilidade osmótica está aumentada, com hemólise mais próxima a soluções fisiológicas (desvio da curva de fragilidade osmótica para a direita). A expressão de Banda 3 na membrana eritrocitária está diminuída na maior parte dos casos de esferocitose e pode ser detectada através de citometria de fluxo, usando como marcador a eosina-5'-maleimida.

Tratamento

No período neonatal, casos graves com hemólise acentuada e hiperbilirrubinemia indireta podem levar ao *kernicterus*, sendo às vezes necessária exsanguíneo-transfusão. Como em todas as anemias hemolíticas crônicas, a necessidade de folatos está aumentada, assim é indicado suplementação com ácido fólico (1 a 5 mg/dia VO). As transfusões de sangue podem ser necessárias durante episódios de exacerbação de hemólise e nos episódios de crises aplásticas e megaloblásticas. A esplenectomia é considerada curativa, indicada nos pacientes que apresentam quadros graves (hemoglobina < 8 g/dL), nos casos com comprometimento físico e intelectual decorrentes da anemia, bem como nos casos com eritropoiese extramedular e com cálculos biliares. A esplenectomia pode ser realizada por técnica cirúrgica tradicional ou por laparoscopia. Em geral, a esplenectomia é feita após os 6 anos de idade, mas a esplenectomia parcial pode ser realizada, nos casos graves, em idades mais precoces. Todos os pacientes com indicação de esplenectomia devem receber vacinação antipneumocócica, preferencialmente algumas semanas antes da cirurgia. Vacinação anti-hemophilus influenza e anti-meningocócica, além de antibioticoterapia profilática após a esplenectomia, estão indicadas em crianças.

Eliptocitose hereditária

Introdução

A eliptocitose hereditária compreende um grupo de doenças constitucionais caracterizadas pela presença de hemácias elípticas no sangue periférico. A maioria dos casos não tem repercussão clínica, sendo o diagnóstico sugerido pelo achado de eliptócitos durante um exame laboratorial de rotina. Ocasionalmente, pode cursar com anemia hemolítica de graus variáveis, podendo necessitar de transfusões de sangue e esplenectomia. O amplo espectro de apresentação clínica e laboratorial é decorrente da grande variedade de anormalidades moleculares e genéticas associadas à eliptocitose. A eliptocitose hereditária pode ser encontrada em todos os grupos étnicos, com prevalência de 1:2500 em caucasianos e 1:150 em algumas partes da África.

Existem dois principais formas clínicas, a eliptocitose hereditária comum e a piropoiquilocitose hereditária.

Quadro clínico

Eliptocitose hereditária comum

É a forma de apresentação mais frequente, tendo como única alteração a morfologia eritrocitária elipto-

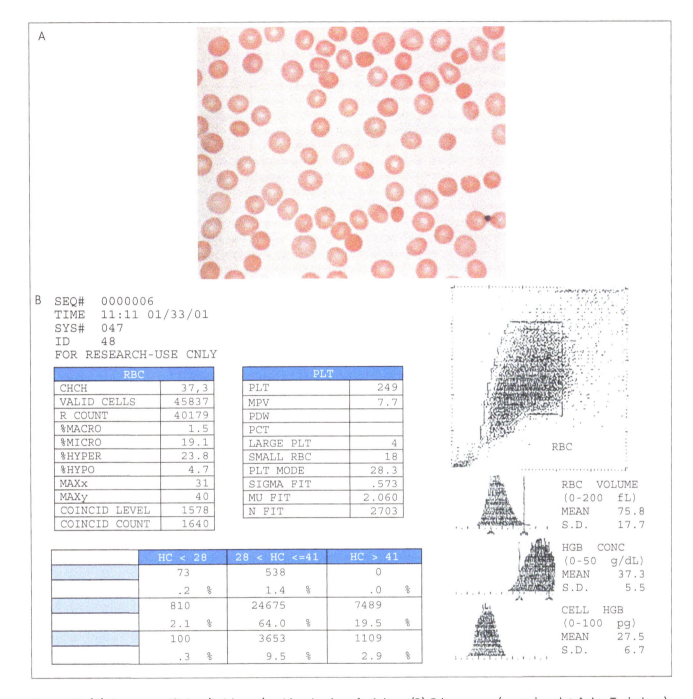

Figura 6.2 (A) Sangue periférico (Leishman) evidenciando esferócitos. (B) Eritrograma (contador eletrônico Technicon), mostrando histograma de volume e de conteúdo de hemoglobina característicos.
Fonte: acervo do autor.

cítica, com eliptócitos correspondendo a mais de 40% das células. Nas formas heterozigotas, não ocorre anemia, esplenomegalia ou reticulocitose. Nos casos homozigotos ou com dupla heterozigose, a hemólise pode ser proeminente, com anemia, reticulocitose e fragmentação celular, além de esplenomegalia.

Patogênese

A eliptocitose hereditária comum é causada por defeitos nas chamadas *interações horizontais* entre as proteínas da membrana eritrocitária (Figura 6.1). Defeitos na espectrina são as principais responsáveis, com mutações afetando o local de autoassociação entre as moléculas de α e β-espectrina, em 50% a 80% dos casos. Esses defeitos promovem instabilidade do citoesqueleto, com formação dos eliptócitos e, nos casos mais graves, severa fragmentação celular e hemólise. Mutações na proteína 4.1 (correspondendo a 20% a 40% dos casos) e na glicoforina C também podem ser responsáveis pela doença.

Piropoiquilocitose hereditária

A piropoiquilocitose hereditária (PPH) é uma forma rara de eliptocitose hereditária que se apresenta no período neonatal como grave anemia hemolítica, muitas vezes com risco de morte. Apresenta acentuada fragmentação celular, microcitose, poiquilocitose e sensibilidade térmica anormal, com fragmentação eritrocitária a 45°C a 46°C (normalmente ocorre apenas a partir de 49°C). A hemólise é melhorada pela esplenectomia, que muitas vezes requer indicação precoce. É causada por homozigoze para defeitos da espectrina, ou, mais frequentemente, é decorrente da associação de defeitos eliptocitogênicos graves da espectrina com o polimorfismo α-Lely da espectrina, no alelo em "trans". O estudo dos pais é fundamental para a investigação diagnóstica, sendo um, portador de eliptocitose assintomática e o outro portador do polimorfismo α-Lely. A presença desse polimorfismo em trans aumenta a expressão da mutação eliptocitogênica na membrana, tornando-a mais instável e sintomática.

Avaliação laboratorial

A avaliação morfológica das hemácias no esfregaço de sangue periférico é o principal elemento para a avaliação diagnóstica e da gravidade do quadro. Eliptócitos, marca registrada da doença, varia de 15% a quase 100% do total de células (Figura 6.3). Fragmentação celular e microcitose estão presentes nos quadros mais graves, em geral associados a anemia e reticulocitose. Na HPP, a fragmentação celular é extrema, dificultando o achado de eliptócitos no esfregaço de sangue (Figura 6.4). Isto torna difícil o diagnóstico desta variante de eliptocitose, que é muitas vezes erroneamente diagnosticada como esferocitose grave. Nos histogramas de volume eritrocitário dos contadores hematológicos automatizados, é evidente a presença de dupla população eritrocitária (Figura 6.5). A onda microcítica equivale às formas fragmentadas, sendo mais importante nas formas clínicas mais graves. O exame dos pais é imprescindível e mostra um deles com aspecto eliptocitário típico. Para a identificação do defeito eliptocítico de base são importantes os estudos das proteínas da membrana e dos padrões de proteólise da espectrina pela tripsina.

Tratamento

Como não há manifestações clínicas na maioria dos casos, em geral não há necessidade de tratamento. Pacientes que cursam com hemólise crônica e anemia podem se beneficiar da esplenectomia, mas os resultados não são bons, como na esferocitose. Na piropoiquilocitose hereditária a esplenectomia pode ser salvadora, tendo muitas vezes indicação precoce. Nestes casos, a esplenectomia parcial pode ser uma boa opção. O uso de ácido *fólico* está indicado nos casos com anemia hemolítica.

Estomatocitose hereditária

Introdução

O termo estomatocitose hereditária designa uma série de doenças do eritrócito, caracterizadas por anormalidades nos mecanismos de regulação do volume celular. A hemácia normal apresenta vários mecanismos de regulação iônica, o que permite que ela mantenha alto conteúdo de potássio e baixo conteúdo de sódio e cálcio, importante para a homeostase normal da célula. Na estomatocitose hereditária, ocorrem defeitos na permeabilidade da membrana até pouco tempo atrás relacionados com os chamados *leaks passivos* de sódio e de potássio, sem estrutura proteica conhecida. Dependendo do tipo de defeito, teríamos células hiper-hidratadas (hidrocitose hereditária), com defeito no *leak passivo do sódio*, ou desidratadas (xerocitose hereditária), com

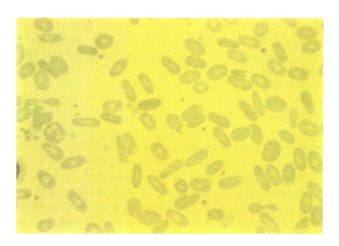

Figura 6.3 Sangue periférico (Leishman), hemácias eliptocíticas.
Fonte: acervo do autor.

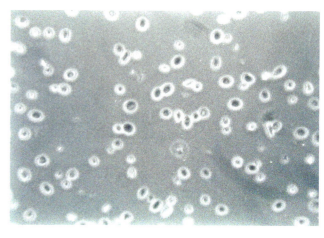

Figura 6.4 Sangue periférico (fixado em glutaraldeído, em microscopia de fase), fragmentação eritrocitária em Piropoiquilocitose Hereditária.
Fonte: acervo do autor.

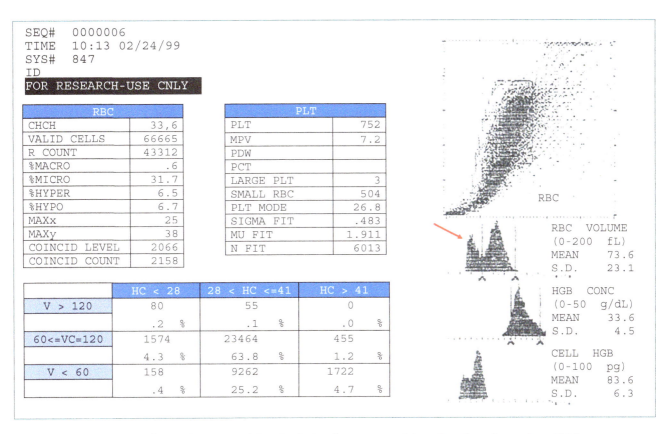

Figura 6.5 Eritrograma (contador automático Technicon), aspecto típico de eliptocitose hereditária grave, com fragmentação eritrocitária evidenciada pela dupla onda no histograma de volume.
Fonte: acervo do autor.

defeito no *leak passivo de potássio*, além de casos com fenótipos intermediários. São doenças raras, mas possivelmente subdiagnosticadas, muitas vezes com diagnósticos errôneos de esferocitose "atípica". A incidência estimada de xerocitose é de 1/10.000 e de hidrocitose de 1/100.000.

Quadro clínico-laboratorial

A estomatocitose hereditária apresenta anemia hemolítica leve a moderada, com níveis de hemoglobina ao redor de 10 g/dL, reticulocitose (5% a 10%), e macrocitose (VCM entre 100 e 115 fls). A CHCM está elevada na xerocitose e diminuída na hidrocitose. Estomatócitos são frequentemente visualizados, mas morfologicamente é impossível definir se estamos diante de hemácias hiper-hidratadas ou desidratadas. A eritrocitometria (Figuras 6.6A e 6.6B) auxilia na interpretação, mostrando células com maior ou menor conteúdo de hemoglobina por célula, respectivamente formas desidratadas ou hiper-hidratadas. A ectacitometria em gradiente osmótico (Figura 6.7), que simula *in vitro* as condições da circulação sanguínea, parece ser o teste diagnóstico mais importante na identificação das células desidratadas ou hiper-hidratadas, embora seja um exame disponível apenas em raros laboratórios especializados. Além dos sinais laboratoriais de hemólise, os pacientes com estomatocitose cursam com sobrecarga de ferro, apresentando aumento da saturação da transferrina e hiperferritinemia, independente da necessidade trasnfusional. Esplenomegalia e cálculos biliares são comuns. A descoberta de que mutações no gene Piezo-1 se associa com o fenótipo de xerocitose hereditária permite que o diagnóstico seja feito pelo estudo molecular, com o achado de mutações referenciadas no gene comprometido. O gene Piezo-1 produz uma proteína transmembrana, que fisiologicamente é um canal de cálcio, responsável por controlar a entrada deste elemento no interior da hemácia. Mutações no gene Piezo-1 faz com que a proteína mutada fique sem função e permite a entrada de cálcio na célula. Esse influxo aumentado de cálcio leva ao estímulo da proteína da membrana denominada canal de gardos (canal de potássio ativado pelo cálcio), que ao aumentar a saída de potássio da célula (acompanhada pela saída concomitante de água), torna a hemácia desidratada. Casos mais raros apontam mutações diretas no gene do canal de gardos, cuja hiperfunção gera maior extrusão de potássio e água, com consequente desidratação eritrocitária e fenótipo clínico de xerocitose. Na forma hiper-hidratada da estomatocitose hereditária (hidrocitose hereditária) ainda não se conhece a base molecular (Figuras 6.8).

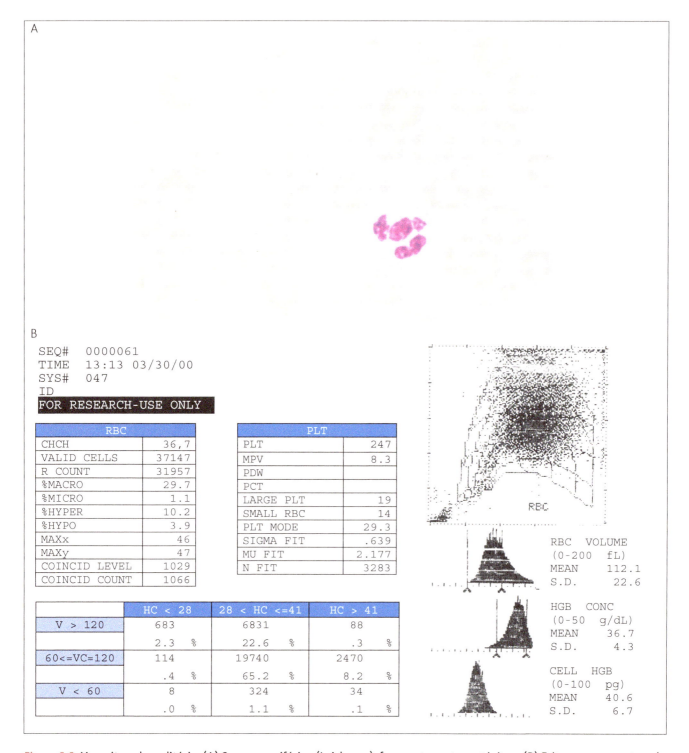

Figura 6.6 Xerocitose hereditária. (A) Sangue periférico (Leishman), frequentes estomatócitos; (B) Eritrograma mostrando histogramas característicos (células de maior volume e com maior conteúdo de Hb).
Fonte: acervo do autor.

Tratamento

Diferente da esferocitose, na qual a esplenectomia é frequentemente curativa, na estomatocitose hereditária a retirada do baço não melhora a anemia e por isso está contraindicada, em decorrência de frequentes complicações trombóticas que costumam ocorrer após a cirurgia.

Com o conhecimento atual sobre a etiopatogenia da xerocitose hereditária, o uso de bloqueadores de canais de cálcio pode ser uma alternativa terapêutica, todavia o assunto requer mais estudos.

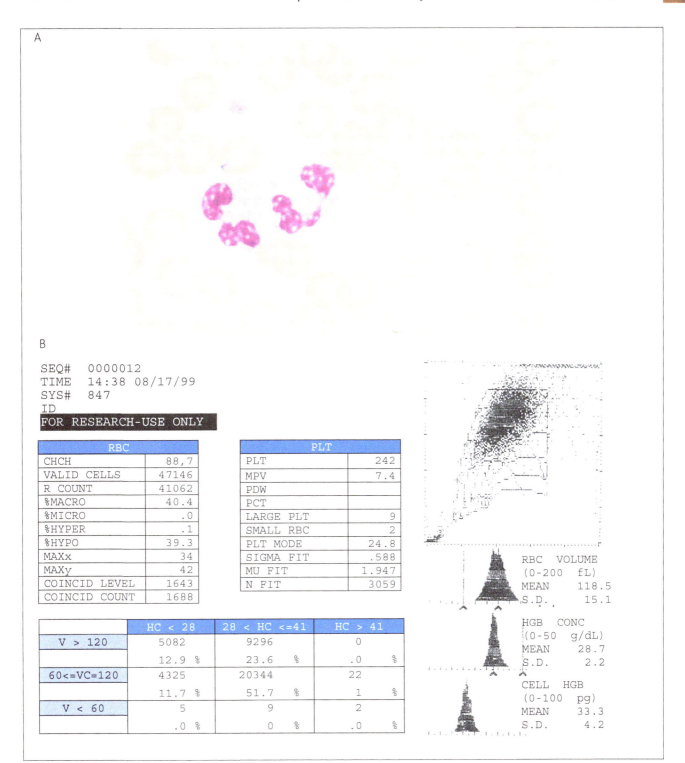

Figura 6.7 Hidrocitose Hereditária (A) Sangue periférico (Leishman) Raros estomatócitos (B) Eritrograma mostrando histogramas característicos de volume, evidenciando células maiores e de conteúdo de hemoglobina, células hipocrômicas.
Fonte: acervo do autor.

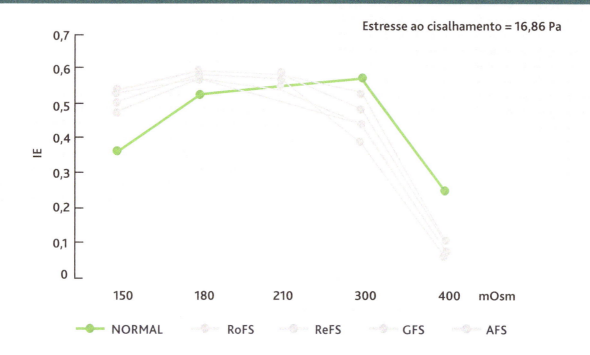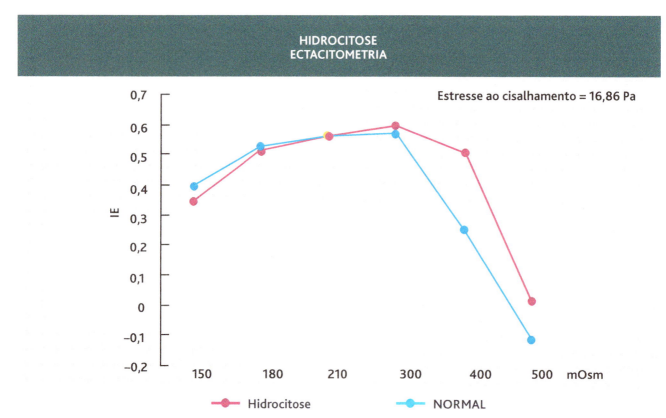

Figura 6.8 Ectacitometria na estomatocitose hereditária. Células desidratadas na xerocitose hereditária e hiperhidratadas na hidrocitose hereditária.
Fonte: acervo do autor.

ERITROENZIMOPATIAS

Introdução

Como a hemácia madura é uma célula anucleada, ela necessita de mecanismos que gerem energia e que a protejam de danos oxidativos. Para isso, ela conta com um arsenal de enzimas que geram energia a partir da glicólise (ciclo de Embden-Meyerhof) e que tem ação antioxidante (ciclo das pentoses ou via da hexosemonofosfato). Deficiências nas enzimas integrantes desses ciclos podem levar ao encurtamento da vida média eritrocitária (Figura 6.9).

As principais eritroenzimopatias de interesse clínico são a deficiência de Glicose-6-fosfato desidrogenase (G6PD) e da Piruvatoquinase (PK).

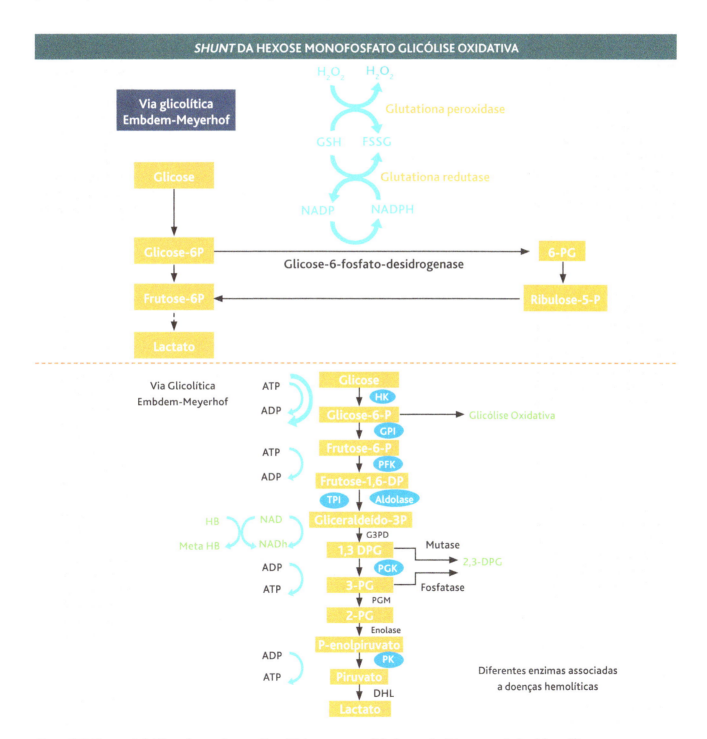

Figura 6.9 Vias metabólicas das enzimas eritrocitárias e anormalidades enzimáticas associadas à hemólise.
Fonte: acervo do autor.

Deficiência de Glicose-6-fosfato desidrogenase

Introdução

A G6PD é uma enzima integrante do *shunt* das pentoses ou via da hexose monofosfato. É uma enzima importante na manutenção dos níveis de glutationa reduzida, que protege a hemácia de danos oxidativos. A enzima G6PD age sobre o substrato glicose-6-fosfato, gerando NADPH, que age como cofator da glutationa-reductase na geração de glutationa reduzida. A glutationa reduzida detoxifica peróxido de hidrogênio, mantendo a célula protegida. Na deficiência de G6PD por bloqueio desse mecanismo protetor, a hemoglobina pode se tornar oxidada, se desnaturar e formar corpúsculos de Heinz, estes lesam a membrana eritrocitária levando à retirada das hemácias da circulação pelo baço.

A doença é herdada ligada ao cromossoma X, havendo mais de 400 mutações descritas. As enzimas mutantes apresentam diferentes graus de atividade enzimática, e o quadro clínico depende disso. Quanto menor for a atividade enzimática, maior será a intensidade do quadro clínico.

A deficiência de G6PD é a doença metabólica eritrocitária mais comum e afeta cerca de 400 milhões de pessoas no mundo. Embora sua distribuição seja universal, predomina em determinados grupos étnicos. No Brasil acomete 8% dos afrodescendentes.

Quadro clínico/laboratorial e tratamento

O quadro clínico mais observado na deficiência de G6PD é o de anemia hemolítica ocasional, episódica, aguda, relacionada com fatores precipitantes, tais como infecções, cetoacidose diabética ou ingestão de substâncias oxidantes. Mais raramente, pode provocar quadro de anemia hemolítica crônica. O quadro clínico vai depender do tipo de mutação presente no gene da G6PD.

A anemia hemolítica aguda pode ocorrer após contato com vários fármacos e substâncias que incluem derivados de sulfa, antimaláricos, antibióticos e analgésicos (Tabela 6.1). Alguns pacientes com deficiência de G6PD podem desenvolver hemólise após a ingestão do feijão de fava (*vicia fava*), pela presença de substâncias oxidantes nesta leguminosa. O quadro clínico, geralmente de início súbito, inclui palidez, icterícia e urina escura. Pode ser acompanhado por dor abdominal ou dorsal. O hemograma revela anemia (queda de hemoglobina de 3 a 4 g/dL), reticulocitose, células fragmentadas, células irregularmente contraídas, microesferócitos e células "mordidas" (*bite cells*) (Figura 6.10). Em colorações supravitais podem ser observados corpúsculos de Heinz. O quadro hemolítico é em geral autolimitado, melhorando com tratamento de suporte em alguns dias, mas alguns casos graves podem cursar com insuficiência renal. O agente causal deve ser retirado sempre que possível e o processo infeccioso, quando presente, deve ser tratado.

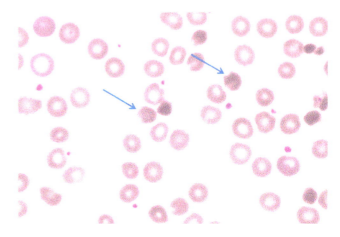

Figura 6.10 Sangue periférico (Leishman), hemácias mordidas (*bite cells*), típicas da deficiência de G-6PD.
Fonte: acervo do autor.

Quadro 6.1 Medicações e substâncias que devem ser evitadas em pacientes com deficiência de G6PD.

- Azul de metileno
- Acetanilida
- Dapsona
- Fenazopiridina
- Fenilidrazina
- Furazolidona
- Glibenclamida
- Henna
- Naftalina
- Niridazole
- Nitrofurantoína
- Primaquina
- Sulfacetamida
- Sulfanilamida
- Sulfapiridina
- Trinitrotolueno

Fonte: acervo do autor.

Anemia hemolítica não esferocítica congênita, é uma forma mais rara da deficiência de G6PD, relacionada com variantes com atividade enzimática muito baixa; não requer fator precipitante, cursando com hemólise constante e anemia. Nos casos graves de ocorrência neonatal, muitas vezes é necessária exsanguíneo-transfusão. Transfusões de sangue podem ser necessárias durante a vida do indivíduo. Suplementação com ácido fólico é indicada. A esplenectomia pode ser de utilidade, quando existe grande necessidade transfusional.

A icterícia neonatal é a manifestação mais grave da deficiência de G6PD, por ser potencialmente associado ao kernicterus. Apesar de associada à deficiência de G6PD, a icterícia não é exclusivamente resultante da hemólise, mas também à inabilidade do fígado do recém-nascido em conjugar a bilirrubina indireta.

O diagnóstico de deficiência de G6PD é efetuado por medida de atividade enzimática. Em pacientes masculinos, os níveis de atividade enzimática são bem definidos, porém em mulheres, o diagnóstico pode ser mais difícil, sendo eventualmente necessário o uso de testes citoquímicos ou moleculares para o diagnóstico. Após hemólise aguda, a presença de reticulocitose pode complicar o diagnóstico porque a atividade intrínseca de G6PD é mais elevada nos reticulócitos, o que pode gerar um resultado falso.

Deficiência de piruvatoquinase

Introdução

A deficiência de piruvatoquinase (PK) é a mais frequente enzimopatia do ciclo metabólico eritrocitário associado à glicólise, sendo a causa mais comum de anemia hemolítica não esferocítica congênita, com uma prevalência na população branca nos Estados Unidos de 1:20.000. A PK é a enzima necessária para a passagem de fosfoenolpiruvato a piruvato no ciclo de Embden-Meyerhof (Figura 6.11), responsável pela geração de energia para a hemácia, sob a forma de ATP. Na sua deficiência menos energia é formada, e a hemácia vai ter sua vida média encurtada, com consequente anemia hemolítica. Já foram descritas mais de 180 mutações na isoforma eritrocitária da PK. A doença é transmitida de modo autossômico recessivo.

Quadro clínico/laboratorial

A expressão clínica da deficiência de PK é muito variável, sendo observado desde hemólise grave neonatal, com hidropsia fetal, a quadros hemolíticos bem compensados. Nas formas graves neonatais a hemólise pode ser tão pronunciada que pode haver necessidade de exsanguineo-transfusão para evitar kernicterus. Durante a vida, os pacientes podem apresentar graus variáveis de anemia, icterícia e esplenomegalia. Cálculos biliares, úlceras perimaleolares, hematopoese extramedular e hipertensão pulmonar podem estar presentes, refletindo a severidade da hemólise constante. O quadro laboratorial é de anemia hemolítica, com o esfregaço de sangue periférico evidenciando anisocitose, poiquilocitose e graus variáveis de equinocitose (células espiculadas). Reticulocitose é comum, e caracteristicamente, pode aumentar muito após a esplenectomia. A persistência de grande reticulocitose mantida após a esplenectomia é um achado que pode ter significado diagnóstico. O diagnóstico pode ser feito com a dosagem sérica da PK ou de sua atividade funcional. Além disso, a investigação molecular, com o encontro de mutações no gene da Piruvatoquinase pode ter utilidade.

Tratamento

O tratamento inclui transfusões de sangue, necessárias nos primeiros anos de vida para um crescimento adequado. Nesses casos, a quelação de ferro deve ser instituída, para evitar hemossiderose. A esplenectomia pode ser útil nos casos em que a hemólise é constante e grave. Deve ser realizada após os 5 ou 6 anos de idade para evitar riscos de infecção pós-esplenectomia. O uso de vacinação antipneumocócica e anti-hemófilos está indicado. A esplenectomia em geral melhora o quadro clínico e a necessidade transfusional, embora possam persistir sinais laboratoriais de hemólise e o risco do desenvolvimento de cálculos biliares. Suplementação com ácido fólico também está indicada.

Outras enzimopatias menos comuns podem eventualmente representar problemas clínicos. A deficiência de pirimidina-5'-nucleotidase pode ser suspeitada pela presença de pontilhado basofílico pronunciado nas hemácias (Figura 6.12). Deve ser diferenciada da intoxicação por chumbo, que também apresenta ponteado basofílico evidente.

ANEMIAS HEMOLÍTICAS RELACIONADAS COM HEMOGLOBINOPATIAS

Hemoglobina

A hemoglobina, proteína responsável pelo transporte do O_2 do sangue aos tecidos, é uma molécula globular formada por quatro cadeias de globinas, iguais duas a

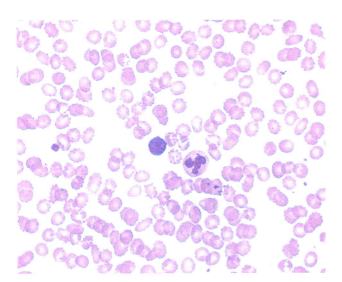

Figura 6.11 Sangue periférico (Leishman) – hemácias equinocíticas (espiculadas), observadas na deficiência de Piruvatoquinase.
Fonte: acervo do autor.

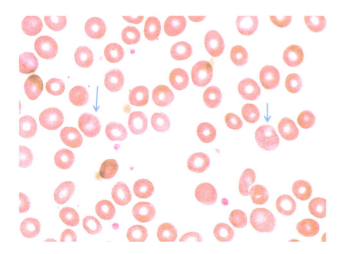

Figura 6.12 Sangue periférico (Leishman), ponteado basófilo em deficiência de Pirimidina 5´nucleotidase.
Fonte: acervo pessoal do autor.

O Heme é uma molécula plana formada pela condensação de quatro núcleos pirrólicos que contêm no seu centro um átomo de ferro na forma de Fe^{++}.

A disposição espacial da hemoglobina permite que ela funcione de forma integrada e cooperativa na oxigenação tecidual. Algumas moléculas, como o 2-3-DPG, diminuem a afinidade da hemoglobina pelo oxigênio, facilitando a sua liberação em algumas situações específicas, tais como nas anemias, nas quais a hemoglobina apesar de em menor quantidade, é capaz de liberar mais oxigênio aos tecidos.

Hemoglobinas embrionárias e fetais

São moléculas de Hb heterogêneas e produzidas apenas por curtos períodos da vida em formação. No início do desenvolvimento existem três hemoglobinas embrionárias: Hb Gower 1, Hb Gower 2 e Hb Portland.

A hemoglobina fetal (HbF) predomina durante a fase fetal, acompanhada de pequenas quantidades da hemoglobina do adulto (HbA), que aumenta progressivamente, com o crescimento do feto. Próximo ao nascimento esta relação é invertida, sendo completa a substituição por HbA entre o 3º e o 6° mês de vida pós-natal. A Hb fetal, por sua maior afinidade pelo oxigênio, é fisiologicamente adequada à situação de hipóxia que ocorre na vida intrauterina. Após o nascimento, com a disponibilidade de maior teor de oxigênio ambiental, a HbF deixa de ser essencial dando lugar à Hb normal do adulto, a HbA.

A principal hemoglobina dos adultos normais é a HbA (> 96%), acompanhada de pequenas quantidades de HbA2 (2,5%) e HbF (< 1%). Algumas famílias nor-

duas, ou seja, constituída por dois pares de globina. A forma mais comum e abundante da hemoglobina em adultos HbA (Hb do adulto) é constituída por duas cadeias de globina-α e duas cadeias de globina-β. As demais hemoglobinas normais humanas são formadas por combinações de duas cadeias de globina-α e duas não α.

A cadeia da globina exibe uma conformação helicoidal, que transforma a sequência linear em uma espiral, que mudando de direção e enovelando-se, dá a molécula uma forma globular. Esta conformação cria uma cavidade denominada "bolsa", onde fica a molécula de Heme, com o átomo de ferro no seu centro.

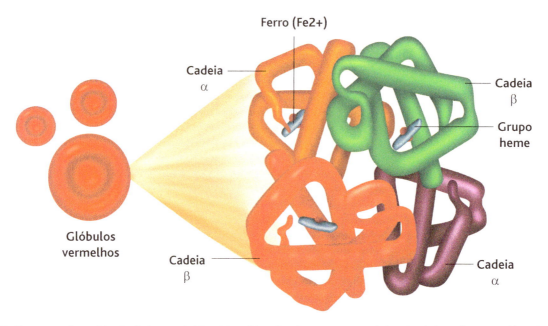

Figura 6.13 Esquema da molécula de hemoglobina A1, evidenciando as quatro cadeias de globina (2-α e 2-β) cada uma com um grupo prostético Heme.
Fonte: acervo do autor

mais têm níveis de HbF ligeiramente mais elevados. Em anemias hereditárias e doenças adquiridas, pode ocorrer elevação de HbA2, como nas β-talassemias.

Pode haver aumento de Hb fetal em pacientes com anemia aplástica, leucemias agudas, SMD, pós-quimioterapia. Na leucemia mieloide crônica, variante juvenil, pode haver ↑ HbF. A anemia falciforme é outro exemplo,

DINÂMICA POPULACIONAL DAS HEMOGLOBINOPATIAS NO BRASIL

As talassemias, as hemoglobinopatias estruturais (HbS, HbC, HbE) e a deficiência de G6PD são variações genéticas das hemácias que conferem aos heterozigotos proteção seletiva diante da malária por *Plasmodium falciparum*. Assim, mutações diversas que tiveram fator protetor se originaram e foram selecionadas em países mediterrâneos. Grandes correntes migratórias introduziram isso em outras regiões, como as Américas.

A OMS estima que 330 milhões de crianças nasçam com hemoglobinopatias, sendo cerca de 270 mil com falciforme. No Brasil as anormalidades hereditárias das hemoglobinas mais importantes são: HBS, HbC, talassemias. Regiões Norte, Nordeste, SP e Sul do Brasil são os locais de maior incidência.

1. HbS = Doença hereditária monogênica mais comum do Brasil. Introduzida no Brasil pelo tráfico de escravos africanos.
   - Predomina em negros e pardos.
   - Nascem cerca de 200 mil heterozigotos e 3500 homozigotos por ano.
   - Formas com manifestações clínicas são conhecidas como Doença Falciforme.
2. HbC = Introduzida no Brasil pelo tráfico de escravos africanos.
   - Prevalência em heterozigotos: ±1%.
   - Maior relevância clínica quando combinada com HbS.
3. Talassemias – Prevalência no Sul e Sudeste é cerca de 1% da população.
   - Introduzida por imigrantes originários da região do mar Mediterrâneo (italianos, espanhóis, gregos).
   - Se homozigoto = doença moderada ou grave.
   - Se associado à doença falciforme = Sβ talassemia.
   - α-talassemia sintomática é rara no Brasil.

HEMOGLOBINAS INSTÁVEIS

Precipitam no interior das hemácias, levando à sua destruição precoce. Observam-se duas apresentações clínicas:

- hemólise crônica com esplenomegalia;
- crise hemolítica, quando paciente assintomático é exposto à infecção, oxidantes, QT (Quimioterapia), ATB (Antibióticos).

Diagnóstico

- Exclusão de outras causas de hemólise.
- Demonstração de hemoglobina instável (precipitação térmica, positividade ao teste do isopropanol, eletroforese de hemoglobina).
- Achado de corpúsculos de Heinz nas hemácias durante hemólise aguda.

ANEMIA FALCIFORME

Introdução

O eritrócito tem estrutura e propriedades metabólicas complexas, e a sua vida normal necessita do equilíbrio entre seus constituintes, como a membrana, as enzimas e a hemoglobina.

A hemoglobina representa fator importante do controle da integridade do eritrócito, sendo que pequenas alterações na sua estrutura podem provocar drásticas reduções de solubilidade e da vida da hemácia.

Eritrócitos alongados e em forma de foice foram descritos por Herrick,, pela primeira vez em 1910, no sangue de um africano anêmico. No Brasil, a primeira referência à anemia falciforme se deve a Castro, em 1933.

Fisiopatologia

A alteração molecular primária da anemia falciforme é representada pela substituição de uma única base nitrogenada no códon 6 do gene da globina-β: a adenina (A) é substituída por uma timina (T), culminando na substituição de ácido glutâmico por valina, na posição 6 da cadeia-β de globina (hemoglobina S). Essa modificação pontual leva à polimerização anormal das moléculas de hemoglobina em situações de baixo teor de O_2, cursando com alterações da superfície eritrocitária, com repercussão na conformação da célula.

A polimerização da desoxi-hemoglobina S depende de vários fatores, que incluem o pH sanguíneo, a concentração de hemoglobina S, a temperatura, a pressão, a força iônica, e a presença de outras hemoglobinas. Somente a forma desoxigenada da HbS sofre polimerização, sendo este o evento fundamental da patogenia da anemia falciforme. Esse fato resulta em alteração morfológica do eritrócito, que toma a forma de foice, e diminui a sua deformabilidade, propriedade essencial para a sua passagem pela microcirculação.

A hemoglobina fetal inibe a polimerização da hemoglobina S, por diminuir a hipóxia intracelular, em vista da sua maior afinidade pelo oxigênio. Este é o fator responsável pela redução da sintomatologia clínica nos pacientes com doença falciforme que cursam com maior nível de HbF.

Cinética da falcização

Todas as hemácias que contém predominantemente HbS podem adquirir a forma de foice, em decorrência da polimerização intracelular da desoxi HbS, processo que normalmente é reversível após a reoxigenação da hemoglobina. Entretanto, a repetição frequente deste fenômeno, provoca lesão de membrana em algumas células, fazendo com que a rigidez e configuração em forma de foice persistam após a oxigenação. Essa são as células irreversivelmente falcizadas.

Em decorrência da rigidez, as células falcizadas têm vida média reduzida e contribuem de forma significativa para a anemia hemolítica e os fenômenos vasoclusivos característicos da doença. Na anemia falciforme, os sintomas dependem substancialmente das lesões orgânicas em decorrência da inflamação e obstrução vascular das chamadas crises de falcização. Isso contrasta com as demais anemias hemolíticas, cujos sintomas decorrem da anemia propriamente dita.

Processo vaso-oclusivo

Ocorre geralmente na microcirculação, embora artérias maiores também possam ser acometidas, principalmente nos pulmões e no cérebro.

Atualmente, compreende-se o processo vaso-oclusivo como algo em várias etapas, que envolvem interação das hemácias, de leucócitos ativados, das células endoteliais, das plaquetas e de proteínas do plasma.

A liberação intravascular de hemoglobina pelas hemácias falcizadas causa dano e ativação de células endoteliais da parede do vaso, além de vaso-oclusão recorrente e processos de isquemia e reperfusão.

Há indução de resposta inflamatória vascular e adesão de células brancas e vermelhas à parede dos vasos sanguíneos.

Vaso-oclusão: fatores implicados

- **Endotélio:** falcização repetida pode causar dano da membrana eritrocitária, com exposição de proteínas na superfície do eritrócito e produção de espécies reativas de oxigênio. Pode haver ativação de células endoteliais, culminando na liberação de fatores pró-coagulantes, como as endotelinas.
- **Inflamação:** a anemia falciforme está geralmente associada a um estado inflamatório crônico, que exerce um papel fundamental na ativação das células endoteliais e de células sanguíneas, em especial dos leucócitos. Diversas moléculas inflamatórias apresen-

tam níveis elevados na anemia falciforme, incluindo TNF-α, IL-1β, Proteína C reativa, fator de estimulação de colônia de macrófagos, IL-3, GM-CSF, IL6, IL8. Há também aumento de proteínas anti-inflamatórias, como a heme-oxigenase 1 e a IL10, que tentam impor limites à produção de moléculas inflamatórias e à ativação endotelial da doença.

- **Adesão celular:** resulta de um mecanismo complexo, que aparentemente culmina na adesão de células vermelhas, leucócitos e plaquetas ao endotélio e à parede vascular, promovendo inflamação.
- **Óxido nítrico:** o óxido nítrico (NO) é produzido pelas células endoteliais e regula o tônus vasomotor. A biodisponibilidade do óxido nítrico está reduzida na anemia falciforme, principalmente devido ao consumo dele pela hemoglobina livre, liberada na circulação após a destruição eritrocitária. Assim sendo, há inibição da vasodilatação dependente de NO, contribuindo para a vasoconstrição, participando da fisiopatogenia da vaso-oclusão, por exemplo na hipertensão pulmonar e no priapismo.
- **Plaquetas e coagulação:** na anemia falciforme, há níveis altos de marcadores de ativação de trombina, plaquetas e células endoteliais, tais como: dímero D, fator tecidual, fator ativador de plaquetas, fator de von Willebrand, entre outros. Há indícios de que a vaso-oclusão recorrente contribua para hipercoagulabilidade porque aumenta a ativação do endotélio e das plaquetas.
- **Estresse oxidativo:** na anemia falciforme, múltiplos mecanismos são responsáveis por aumentar a produção das espécies reativas de oxigênio. Por exemplo, lesões por isquemia e reperfusão, que ocorrem nos vasos sanguíneos devido à interrupção e subsequente restabelecimento do fluxo sanguíneo. Há também redução de mecanismos de defesa como: vitaminas A, C, E e atividade de enzimas como a glutationa peroxidase e o superóxido dismutase.

Padrões da herança na anemia falciforme

O termo "síndromes falciformes" identifica as condições nas quais o eritrócito sofre falcização após a redução na tensão de oxigênio, enquanto o termo "doenças falciformes" é reservado às situações em que a falcização das hemácias conduz a condições clínicas evidentes.

Assim, as doenças falciformes incluem:

- anemia falciforme (estado homozigoto da HbS);
- S β-Talassemia;
- hemoglobinopatia SC;
- hemoglobinopatia SD;
- hemoglobina S persistência hereditária de hemoglobina fetal.

Aspectos populacionais/ demográficos

A anemia falciforme prevalece na raça negra e sua maior incidência ocorre na África, embora seja também encontrada em países mediterrâneos, principalmente na Grécia, na Itália, em Israel, assim como na Arábia Saudita, na Índia e entre os negros americanos. No Brasil merecem destaques os estados da Bahia, do Rio de Janeiro e do Rio Grande do Sul.

Anemia falciforme/aspectos conceituais

Anemia falciforme corresponde à homozigose para o gene $\beta^{s\,(HS)}$ com genes mutados herdados do pai e da mãe. É a forma mais grave das síndromes falcêmicas.

Há ausência de HbA, predominando a produção de HbS, com quantidades normais de HbA2 (até 2,5%) e aumento variável de HbF (em geral < 8%, mas podendo chegar a 25%)

Heterozigose para Hemoglobina S

Os heterozigotos AS não apresentam nenhuma anormalidade hematológica significativa, embora possa ser observado muito raramente algum eritrócito falcizado no esfregaço do sangue periférico. O nível de hemoglobina é normal, bem como o número de leucócitos e de plaquetas. No mundo, estima-se que existam 30 milhões de indivíduos AS e no Brasil, 2 milhões.

As complicações clínicas relacionadas com a heterozigose de HbS são muito raras, porque a concentração de HbS nas hemácias desses indivíduos é inferior a 50%, tornando-as resistentes à falcização, em condições fisiológicas normais. Entretanto, o rim é apresenta ambiente metabólico propício à falcização, podendo haver hipostenúria (dificuldade para concentrar a urina) e hematúria – anormalidade mais frequente, assim como pode ocorrer aumento de infecções urinárias na gravidez.

Há raras complicações clínicas descritas nos indivíduos AS: falcização em grandes cirurgias, glaucoma agudo em sangramento intraocular, infarto esplênico em situações graves de hipóxia (viagem aérea em cabine não pressurizada, mergulho submarino, esportes em grandes altitudes), aumento do risco de TVP, maior incidência de carcinoma medular renal, casos anedóticos de priapismo, morte súbita após exercícios exaustivos. Na prática, em traço falciforme sintomático, devemos pesquisar associação com outras patologias, tais como a xerocitose hereditária, forma desidratada da estomatocitose hereditária ou eritroenzimopatias.

Os indivíduos AS não necessitam de tratamento médico, e esta situação não parece impactar na expectativa de vida. Esses indivíduos devem ser orientados no sentido de aconselhamento genético, uma vez que há possibilidade de terem filhos com formas mais graves de doenças falciformes.

Hemoglobinopatia SC

A hemoglobina C é uma variante estrutural de cadeia β da globina, resultante de mutação no mesmo códon da cadeia β afetada na gênese hemoglobina S. No caso da HbC, a substituição é GAG → AAG com consequente substituição de aminoácido lisina substituindo o ácido glutâmico.

A HbC não participa de maneira efetiva do polímero da desoxi-HbS e, por este motivo, os pacientes com hemoglobinopatia SC tem evolução mais benigna que pacientes SS. Entretanto, é necessário lembrar que esses pacientes também apresentam quase todas as complicações da anemia falciforme: maior suscetibilidade a infecções e fenômenos vaso-oclusivos. Em razão dos níveis de hemoglobina mais elevados e maior viscosidade sanguínea, algumas complicações como as oftalmológicas, osteonecrose de cabeça, de fêmur e úmero, são mais comuns na hemoglobinopatia SC do que na anemia falciforme.

S/β-Talassemia

Prevalentes em regiões do Brasil com grande aporte de imigrantes italianos: São Paulo, por exemplo. Indivíduos filhos de portadores de HbS e de β-talassemia, originam uma forma de doença derivada da herança concomitante de dois genes anormais, chegam a perfazer um terço do total de pacientes com doenças falciformes.

Pode haver:

- S/β⁰ Talassemia: HbA ausente (mais grave).
- S/β⁺ Talassemia: HbA presente em diminutas quantidades.
- Macrocitose, hipocromia e ↑HbA2.

Diagnóstico laboratorial/anemia falciforme

- Comprovar hemoglobina S pela eletroforese de hemoglobina.
- Triagem neonatal para detecção de doença falciforme.
- Hb costuma ficar entre 6 e 10 g/dL na fase estável da doença.
- Anemia normocítica/normocrômica.
- Reticulócitos elevados.
- Pode haver eritroblastos circulantes.
- Hemácias em forma de foice.
- Hemácias em alvo – mais comum na Sβ-talassemia e hemoglobinopatia SC.
- Corpúsculos de Howell-Jolly por redução da função esplênica.
- Perfil de hemólise presente: ↑BI (Aumento de bilirrubina indireta), redução da haptoglobina sérica,

elevação do urobilinogênio urinário, hiperplasia eritroide da medula óssea.
- Pode haver leucocitose sem relação nenhuma com processo infeccioso.
- Plaquetose pode ocorrer e chegar a contagens de até 1.000.000/mL.
- Leucocitose e plaquetose, muito provavelmente estão associadas a estado inflamatório crônico e hiperplasia da medula óssea (Figuras 6.14 a 6.18).

Fatores genéticos moduladores da gravidade da anemia falciforme

A anemia falciforme pode ter evoluções clínicas significativamente distintas a depender de alguns fatores. O mais conhecido e um dos mais importantes é o nível de hemoglobina fetal. Outros fatores seriam: haplótipos do gene da β-globina, mutações que causam persistência da hemoglobina fetal e talassemia-α. Os diversos polimorfismos do DNA-cis, ligados ao complexo do gene do β-globina definem os chamados haplótipos da anemia falciforme.

No Brasil, cerca de 20% dos negros são portadores da heterozigose para talassemia-α, consequente à deficiência de um gene de α-globina. Assim, é frequente a associação de talassemia-α e anemia falciforme. Esta associação tem como consequência: redução de VCM, CHCM, menor número de reticulócitos, menor grau de hemólise, maior concentração de hemoglobina, quando comparados a indivíduos que apresentam genótipo normal para os genes da globina.

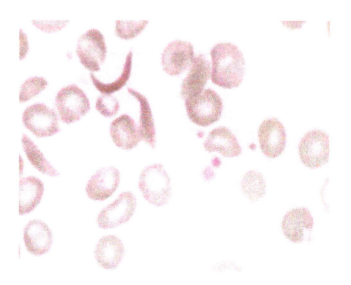

Figura 6.14 Sangue periférico (Leishman), hemácias falcizadas.
Fonte: acervo pessoal do autor.

Alguns eventos como úlceras de pernas, acidente vascular cerebral, anormalidades da retina são menos frequentes em pacientes que tem herança concomitante de talassemia-α.

Manifestações Clínicas

Derivadas primariamente da oclusão vascular e em, menor grau, da anemia. RN tem maiores níveis de HbF e por isto são oligossintomáticos.

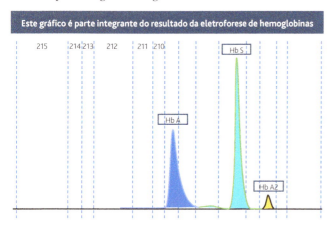

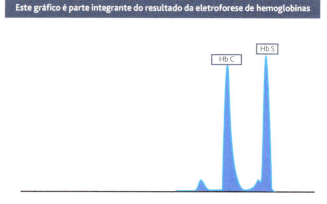

Figura 6.15 Padrões de eletroforese capilar em hemoglobinopatias.
Fonte: acervo do autor.

CAPÍTULO 6 — Anemias por Excesso de Destruição Eritrocitária: Anemias Hemolíticas

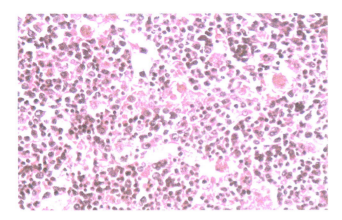
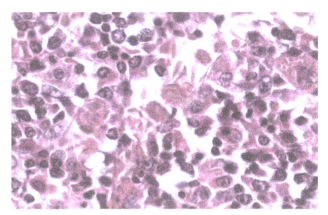

Figura 6.16 **Medula óssea (hematoxilina-eosina) na anemia falciforme, mostrando hiperplasia eritroide e hemácias falcizadas em sinusoides.**
Fonte: acervo do autor.

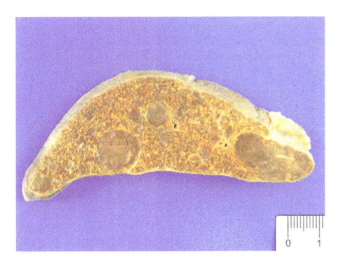
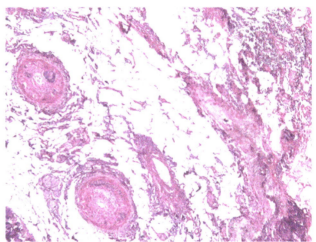

Figura 6.17 **Baço na Anemia Falciforme, diminuição do volume (macroscopia) e atrofia e fibrose (microscopia).**
Fonte: acervo do autor.

Crises de falcização = classificados em:

- Crises vaso-oclusivas ou episódios dolorosos.
- Crises aplásticas.
- Crises hemolíticas e de sequestro.

Crises vaso-oclusivas

- Episódios dolorosos agudos representam, as manifestações clínicas mais comuns e características das doenças falciformes.
- Fatores desencadeantes: infecção, desidratação, tensão emocional.
- Mais frequentes na 3º e 4º décadas de vida.

Oclusão microvascular, sobretudo na medula óssea, é o principal fator inicial do episódio doloroso. Essa oclusão, secundária à falcização das hemácias, causa isquemia dos tecidos, o que por sua vez leva a uma resposta inflamatória aguda. As crises dolorosas típicas atingem principalmente ossos longos, articulações e região lombar. Outras regiões também podem ser afetadas, como couro cabeludo, face, tórax e pelve.

Episódios agudos de dor e inchaço de mãos e pés (síndrome de mãos e pés) são frequentes em crianças entre seis meses e dois anos de idade, e muito raro após 7 anos de idade. O tratamento costuma ser sintomático e, se persistirem os sinais, devemos afastar osteomielite.

A crise dolorosa grave é aquela que exige tratamento hospitalar com analgésico parenteral por mais de 4 horas. A ocorrência de mais de três episódios graves em um mesmo ano caracteriza doença falciforme com evolução clínica grave.

Crises aplásticas

Caracterizados por: queda de hemoglobina, queda dos níveis de reticulócitos caracterizando insuficiência transitória de eritropoiese. Em geral, esse tipo de crise é desencadeado pela infecção por pavovírus B19 e ocorre em 69% dos casos, em crianças.

Em adultos, a presença de imunização natural por exposição prévia ao vírus torna mais frequente infecções por *Streptococcus pneumoniae*, Salmonella, EBV (Epstein Barr Virus), além da necrose medular óssea extensa, com febre, dor óssea, reticulocitopenia e reação leucoeritroblástica. Pode haver insuficiência medular por deficiência de ácido fólico, principalmente na gestação (também conhecido como crise megaloblástica).

Crises hemolíticas

Incremento brusco na taxa de hemólise. Precipitada por processos infecciosos, pode estar associada à concomitância com deficiência de G6PD ou esferocitose hereditária. Pode haver icterícia acentuada e agravamento da anemia. Deve-se afastar outras causas de aumento da bilirrubina; obstrução por cálculo biliar, hepatite ou falcização com colestase intra-hepática.

Crise de sequestro esplênico

- Acúmulo rápido de sangue no baço.
- Definida por queda nos níveis basais de hemoglobina pelo menos 2g/dL, hiperplasia compensatória da medula e aumento rápido do baço.
- Mais comum: até 6º mês de vida, raro após 2 anos de idade.
- Em adultos pode ocorrer em indivíduos com Sβ-talassemia ou hemoglobinopatia SC.
- Há porcentagem elevada de mortes.

Infecções

Principal causa de morbidade e mortalidade na anemia falciforme. Infecção bacteriana tem papel de destaque.

- Meningite bacteriana → Pneumococo (78%).
- Outras: pneumonia, osteomielite, septicemia, infecção urinária.
- Bactérias mais comuns = *Pneumococo, Haemophilus influenzae* β, *Neisseria meningitidis, E coli, Enterobacter, Klebsiella sp, Stafilococos aureus* e *Mycoplasma pneumoniae.*

A causa da maior suscetibilidade a infecções é multifatorial, relacionada com múltiplas lesões esplênicas orgânicas e funcionais, além de deficiência de opsoninas séricas, defeitos na via do complemento e de outros defeitos imunes.

Alterações histopatológicas do baço: no início ocorre esplenomegalia por congestão da polpa vermelha e nos corpúsculos de Malpighi, com muitas células falcizadas. As oclusões vasculares, com microinfartos repetidos, levam a fibrose e atrofia esplênica (Figura 6.22) configurando a esplenectomia funcional.

Pacientes com anemia falciforme e Sβ-talassemia tem função esplênica mais comprometida.

Pode haver osteomielite secundária por salmonela nos pacientes com doença falciforme ou ainda por estafilococos aureus. ITU costuma se associar à *E. Coli.*

Complicações cardíacas

Relacionadas com a circulação hiperdinâmica por mecanismos compensatórios da anemia ao Rx tórax: cardiomegalia global é comum, bem como artérias pulmonares proeminentes, aumento da trama vascular. Isquemia miocárdia é rara. Insuficiência cardíaca congestiva (ICC) após segunda década de vida.

Complicações pulmonares

Provocadas por fenômenos vaso-oclusivos e infecções. Os episódios agudos são chamados de síndrome torácica aguda e cursam com febre, dispneia, opacidade ao Rx, queda dos níveis de hemoglobina, podendo evoluir com hipóxia grave. Este tipo de complicação é a causa mais comum de morte e a principal causa de hospitalização nos Estados Unidos. É três vezes mais comum em crianças do que em adultos.

A síndrome torácica aguda (STA) pode ser causada por infarto de costela, ou esterno, pneumonia, embolia pulmonar após necrose de medula óssea ou infarto pulmonar devido a falcização.

A investigação da STA deve incluir radiografias de tórax seriadas, cultura de secreção pulmonar quando possível, hemoculturas, monitoramento da gasometria, checar níveis de hemoglobina, angio-TC para pesquisa de tromboembolismo pulmonar.

Comum haver hipertensão pulmonar em pacientes com anemia falciforme, podendo ser venosa, arterial ou mista. É recomendado monitorização com ecocardiograma transtorácico.

O tratamento do STA inclui analgesia com opioides, hidratação, antibióticos, suporte transfusional, oxigenoterapia e hospitalização.

Complicações Neurológicas

Acomete cerca de 25% dos pacientes com doença falciforme.

As complicações incluem: AVC, hemorragia cerebral, ataques isquêmicos transitórios. Os infartos cerebrais são mais frequentes em adultos entre 2ª e 3ª décadas de vida. Pode ocorrer novelos vasculares em território cerebral (conhecidos como Moya Moya) envolvendo vasos frágeis e dilatados que se desenvolvem como circulação colateral ao redor de área de infarto e aneurismas. São fatores causais de hemorragia em adultos. Vasos de grande calibre no SNC podem ser acometidos na vaso-oclusão. As complicações neurológicas são graves e podem ser fatais em 15% dos casos.

A terapêutica básica nas alterações vaso-oclusivas no SNC é a transfusão de concentrado de hemácias. O diagnóstico preciso e o início rápido da terapêutica transfusional impedem a progressão da doença e podem reverter manifestações clínicas. Deve-se manter HbS < 30% durante a terapêutica transfusional.

O exame com Doppler transcraniano detecta precocemente as lesões com base nas medidas da velocidade do fluxo sanguíneo dos vasos que irrigam o encéfalo. Esquemas de transfusão crônica, em pacientes com maior risco fornecido pelo Doppler, podem evitar AVC.

Complicações hepatobiliares

A excreção contínua e elevada de bilirrubina leva à formação de cálculos biliares. Esta complicação é comum em pacientes adultos. A colecistectomia está prevista, mesmo para pacientes assintomáticos.

Pode haver a síndrome do quadrante superior direito que inclui: dor aguda, febre, aumento rápido do tamanho do fígado, aumento extremo dos níveis de bilirrubina. O diagnóstico diferencial inclui: colecistite aguda, pancreatite, hepatite aguda, crise dolorosa e um possível sequestro hepático. A etiologia desta síndrome não é claro, o tratamento é transfusão de sangue, a fim de manter HbS < 10%. O quadro pode ser de difícil resolução em adultos.

Complicações genitourinárias

- Rim muito suscetível devido seu microambiente. A necrose de papila renal decorre de microinfartos renais.
- Pode haver infarto renal, hematúria, dificuldade de concentrar urina (hipostenúria).
- Pacientes com traço falciforme também pode ter hematúria.
- Tratamento da hematúria é conservador, em geral melhorando com repouso e hidratação.
- Pode haver excreção de potássio reduzida e hipercalemia, níveis elevados de ácido úrico por hiperplasia da medula óssea e consequente aumento da produção de urato em razão do metabolismo das purinas, além da redução da depuração de urato pelos túbulos renais.
- **Proteinúria:** ocorre em 26% dos pacientes com anemia falciforme; 7% podem ter aumento da creatinina sérica. O tratamento com IECA, por exemplo, o Enalapril, parece reduzir a proteinúria.
- **Priapismo:** complicação relativamente frequente, ocorre quando as células falcizadas obliteram corpos cavernosos e esponjosos e impedem esvaziamento do sangue do pênis. Pode ocorrer de duas formas: aguda ou intermitente.
- **Tratamento:** repouso, hidratação, analgesia e em casos mais graves, transfusão de substituição, man-

ter HbS < 30%. Pode haver necessidade de intervenção cirúrgica em casos graves, assim como disfunção erétil nestes pacientes.

Complicações oftalmológicas

Frequentes nas doenças falciformes. Costumam ocorrer anormalidades da conjuntiva, infartos orbitários, hemorragia retiniana, retinopatia proliferativa.

A retinopatia resulta de lesões oclusivas arteriolares que levam a microaneurismas e proliferação neovascular colateral. Essa alteração é mais frequente em pacientes com hemoglobinopatia SC do que em outras doenças falciformes. Há necessidade de seguimento regular com oftalmologista, para possível fotocoagulação e evitar cegueira.

Complicações osteoarticulares

Complicações mais comuns:

- Necrose asséptica da cabeça do fêmur (±10% dos pacientes). Parece estar associada à idade, frequência de episódios dolorosos, níveis de hemoglobina. O diagnóstico pode requerer ressonância magnética e o tratamento inclui: analgésicos, repouso e redução de carga naquele membro. Pode haver necessidade de intervenção cirúrgica.
- Osteoporose: em paciente com mais de 18 anos, vale a pena avaliar a densitometria óssea. Estimular ingesta de cálcio, banhos de sol, e controlar hipomagnesemia.

Manifestações cutâneas

- Icterícia, palidez.
- Úlceras de perna – terço inferior das pernas (5% a 10% dos pacientes).
- Tratamento com higiene, antibióticos, repouso. Em casos crônicos, pode haver necessidade de enxertia. Hidroxiureia parece não ser efetiva nesse caso.

Gravidez

Há risco de abortos espontâneos, retardo de crescimento intrauterino (RCIU), infecções, insuficiência cardíaca congestiva (ICC), fenômenos tromboembólicos e pré-eclâmpsia.

Contracepção: podem ser usados métodos de barreira, gel espermicida, DIU, acetato de medroxiprogesterona, anticoncepcionais orais. A hidroxiureia não pode ser usada no período gestacional.

Tratamento dos pacientes com doença falciforme

- Acompanhar os pacientes em centros especializados com equipe multiprofissional.

- Os cuidados gerais incluem acompanhar o crescimento, desenvolvimento, apoio psicológico e tratamento específico de lesões orgânicas.
- Tratar colecistopatia, úlceras de perna, osteomielite.
- Suplementar ácido fólico devido à hiperplasia eritropoiética.
- Medicamentos que provocam aumento da hemoglobina fetal (como a hidroxiureia).
- Profilaxia e tratamento de infecções
- Tratar crises dolorosas vaso-oclusivas.
- Tratar outras crises agudas aplásticas, sequestro esplênico, neurológicas, STA.

Aumento da síntese de hemoglobina fetal

- 5- Azacitidina.
- Hidroxiureia.

Crises vaso-oclusivas

As crises dolorosas são de difícil tratamento. A conduta depende da gravidade da dor e ou de complicações concomitantes. As regras básicas do tratamento são:

- procurar e tratar agressivamente o fator desencadeante, principalmente infecções.
- hidratação adequada EV ou VO.
- analgesia adequada para controle da dor.

Os analgésicos mais usados incluem: paracetamol, AAS, dipirona e ibuprofeno. Os opioides costumam ser necessários, por exemplor: codeína, tramadol e morfina. A gravidade da dor guia, norteia o analgésico a ser utilizado. A hidratação média para adultos com função renal normal é de 3 litros/dia.

Tratamento das infecções

- Imunização para prevenir infecções.
- Penicilina profilática.
- Tratamento adequado do paciente com febre.
- Crianças com doença falciforme devem receber penicilina profilática com início de 2 a 3 meses de idade, mantida continuamente até pelo menos 5 anos de idade. A penicilina pode ser via oral ou com penicilina benzatina a cada 21 dias.
- A febre deve ser encarada como algo grave e não como algo sem valor. Deve-se fazer uma avaliação clínica cuidadosa e exames diagnósticos precisos. Os antibióticos devem cobrir pneumococo e *H. influenzae*. Se não houver nenhum indício de infecção bacteriana, suspender o antibiótico em 3 dias, porém com cuidadosa observação clínica.
- A Síndrome Torácica Aguda (STA) prevê uso de antibióticos de amplo espectro que cubram germes Gram-positivos e Gram-negativos, por exemplo, penicilinas e macrolídeos ou fluoroquinolones.

Terapêutica Transfusional

Os pacientes costumam tolerar bem a anemia crônica. A transfusão é indicada em: crises de sequestro esplênico, AVC, crise aplástica, preparação para cirurgia, gravidez, hipóxia, STA, priapismo.

Indicações de transfusões simples

- Hb < 5 e sinais clínicos de anemia.
- Angina ou ICC.
- Hemorragia aguda.
- Sequestro esplênico ou hepático.
- Crise aplástica.
- Pré-operatório.

Transfusões de substituição

- AVC.
- STA.
- Insuficiência de múltiplos órgãos, embolia.
- Priapismo agudo.
- Cirurgia do SNC.
- Prevenção de AVC recorrente em criança com AVC agudo.

O objetivo das transfusões é manter a HbS menor que 30%. O acúmulo de ferro que ocorre devido ao suporte transfusional, é tratado com deferiprone ou outros quelantes do ferro, como deferasirox.

Conduta nas gestantes (transfusão é controversa) com anemia falciforme

- Pré-natal: visitas regulares, controlar PA, proteinúria, níveis de Hb, peso.
- Parto: via de parto obstétrica. Manter padrão hemodinâmico estável.

Observações gerais

- A transfusão de sangue na gestação é controversa, em caráter profilático.
- Principal agente causador de osteomielite em falciforme: salmonela, seguido de estáfilo.
- Agentes causadores de pneumonia: *Pneumococco, Haemophilus, Mycoplasma*.

- Principal causador de meningite: Strepto/pneumococo.
- *Pneumococco* e *Haemophilis Influenzae*, podem causar sepse fulminante.

Indicações de uso de hidroxiureia

- > 3 episódios dolorosos graves em 1 ano.
- Síndrome torácica aguda (STA).
- Anemia grave (Hb < 6,0).
- Priapismo.
- Hipertensão pulmonar.
- Dose inicial: 10 a 15 mg/kg/dia.
- Dose máxima: 35 mg/kg/dia/aceitáveis.
- Cuidado com teratogenicidade.
- Cuidado com toxicidade medular.
- Cuidado com toxicidade renal e hepática.

Único tratamento curativo para Anemia falciforme

- Transplante de medula óssea, de preferência alogênico, aparentado.
- Indicação: AVC na infância ou paciente com complicações graves da doença e difícil manejo clínico.
- Idade máxima até 16 anos (MS).

TALASSEMIAS

Introdução

Grupo heterogêneo de doenças genéticas, com redução ou ausência de um dos tipos de cadeias de globina que formam as hemoglobinas. De acordo com a cadeia afetada, as talassemias são classificadas em α e β. Há grande diversidade molecular nas talassemias, implicando diferentes gravidades da doença.

Há três formas clínicas:

- Talassemia maior: forma grave que se denomina Anemia de Cooley, dependente de transfusões, correspondente a homozigotos ou heterozigotos compostos.
- Talassemia intermédia: forma sintomática, menos grave, com níveis de hemoglobina entre 8-10 g/dL, em geral não depende de transfusão.
- Talassemia menor: heterozigotos, clinicamente assintomáticos podem ser detectados por alterações laboratoriais.

Fisiopatologia

Todas as manifestações clínicas e hematológicas derivam do desequilíbrio da síntese das cadeias de globina. Na β-talassemia homozigótica, a síntese de cadeias beta está ausente ou muito diminuída.

A reduzida disponibilidade de cadeias β limita o número de moléculas completas de hemoglobina por célula, causando microcitose e hipocromia; por outro lado, o excesso relativo de cadeias α precipita-se nos eritroblastos determinando sua destruição precoce na medula óssea; assim, apesar da hiperplasia eritroide da medula, a liberação de hemácias maduras é deficiente. Além disto, as hemácias contendo cadeias precipitadas são destruídas prematuramente no baço, resultando um quadro hemolítico. As cadeias precipitadas também alteram a membrana eritrocitária, contribuindo para destruição precoce das hemácias e para a poiquilocitose.

As lesões moleculares para explicar as β-talassemias são em sua maioria mutações pontuais, que afetam a qualidade ou a quantidade de RNA produzido. Por exemplo:

- Deleções são raras.
- RNA não funcional.
- Anormalidades no processamento do RNA.
- Outras anormalidades – Mutação nas regiões reguladoras que precedem os genes (CAT box, TATA box) diminuindo a eficácia da transcrição do RNA mensageiro.
- β-talassemias.
- $\gamma\Delta\beta$-talassemias.
- Persistência hereditárias da HbF.

Manifestações clínicas

Os heterozigotos costumam ser assintomáticos. Formas sintomáticas mais graves caracterizam-se por associação de graus variáveis de anemia hemolítica hipocrômica, hiperplasia eritroide da medula óssea, hepatomegalia, esplenomegalia, atraso no crescimento somático e sexual, deformidades ósseas evidentes.

Hiperplasia da medula óssea

- Hiperplasia eritroide exuberante.
- Há desvio de nutrientes e energia alimentar para a medula óssea.
- Há aumento da absorção intestinal do ferro.
- Alterações ósseas.
- A hiperplasia é ineficaz, muitos precursores são destruídos na própria medula óssea (eritropoiese ineficaz).
- Aumento do DHL, devido a intensa destruição celular intramedular; bem como do aumento da produção de catabólitos dos ácidos nucleicos e da hemoglobina (ácido úrico e bilirrubinas).

Alterações ósseas, dentárias, faciais e articulares

Em geral, a gravidade da doença é refletida pelo nível das alterações ósseas. Evidentes no crânio e rosto: protuberância da região frontal e malar, depressão da ponta do nariz, horizontalização dos orifícios nasais, hipertrofia dos maxilares, tendendo a expor dentes e gengivas superiores (fascies talassêmico). Há maior facilidade de ocorrer fraturas esqueléticas.

Esplenomegalia e hiperesplenismo

- O aumento do baço em pacientes que não são adequadamente transfundidos, pode chegar a provocar abaulamento do abdome.
- A esplenomegalia pode provocar plaquetopenia, leucopenia ou mesmo piorar a anemia por expansão de volume plasmático e redução da sobrevida das hemácias.
- O aumento moderado do baço pode regredir se houver suporte transfusional adequado. Entretanto, grandes esplenomegalias não regridem e pode haver necessidade de esplenectomia.

Sobrecarga de ferro

O excesso de ferro nos talassêmicos tem duas origens: maior absorção intestinal e o ferro liberado das hemácias recebidas nas transfusões. As principais manifestações clínicas de sobrecarga de ferro nos talassêmicos são: retardo no crescimento e na maturidade sexual, anormalidades endocrinológicas, especialmente DM (*diabetes mellitus*) escurecimento da pele e alterações cardíacas. As consequências do excesso de ferro são as causas de morte mais frequentes nos talassêmicos a partir da 2ª década de vida.

Alterações endocrinológicas

Pode haver *diabetes mellitus* e hipoparatireoidismo.

Alterações cardíacas

Estão sendo reduzidas com a correta terapia transfusional e de quelantes instituída atualmente. Havia incidência maior de: sopros, hipertrofia do ventrículo esquerdo, cardiomegalia, alterações de ritmo e condução do coração e até mesmo ICC muito grave. A ressonância magnética (RM) cardíaca em muito contribui para avaliar a sobrecarga de ferro no coração.

Alterações hepáticas

Relacionam-se com excesso de ferro e lesões associadas às hepatites virais nos pacientes politransfundidos. A terapêutica com quelantes impede ou retarda evolução das lesões hepáticas. O uso da RM hepática determina o grau de acometimento hepático pelo ferro.

Diagnóstico de talassemia

- Homozigoto:
  - Achados clínicos.
  - Heterozigose nos dois pais.
  - Anemia = Hb < 9,0g/dL, hipocromia, anisopoiquilocitose intensa, esquizócitos, hemácias e eritroblastos com granulações basófilas, hemácias em alvo, eritroblastos, desvio à esquerda dos granulócitos.
  - EFH: ↑HbF, ↑HbA2 pode ocorrer 20% a 100% do total.

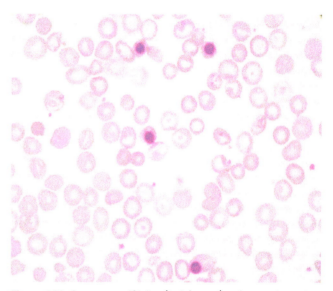

Figura 6.18 Sangue periférico (Leishman), talassemia maior: hipocromia, hemácias em alvo e eritroblastos circulantes.
Fonte: acervo pessoal do autor.

- Heterozigoto:
  - Pouco sintomáticos
  - Hb ligeiramente reduzido (10,5 a 13 g/dL), podendo ser mais baixos na gestação.
  - Microcitose, hipocromia com ferro sérico normal ou elevado discretamente.
  - EFH ↑ HbA2 (3,5% a 6,0%).
  - HbF normal ou elevada discretamente (< 5%).
  - Sβ-Talassemia:
  - HbA2 normal e HbF aumentado de 5% a 15%.

Tratamento das talassemias

O tratamento conservador da talassemia maior se fundamenta em transfusões de sangue, terapêutica quelante, esplenectomia e apoio psicológico.

Com as medidas descritas anteriormente, a talassemia passou a ser uma doença crônica, com desenvolvimento próximo ao normal e vida mediana superior a 25 anos.

Alternativamente, o transplante de medula óssea pode erradicar a doença, substituindo a medula anormal pelo tecido hematopoiético do doador saudável.

TMO: se feito antes do início das complicações da doença, pode implicar mortalidade < 10%, caso feito com doador HLA idêntico. As complicações descritas podem ser rejeição, doença do enxerto *versus* hospedeiro (GVHD) mais comum em adultos. Transplante de cordão parece ter menor risco de GVHD.

Transfusões

Programa regular de transfusões com concentrado de hemácias visa manter Hb > 10 g/dL.

Efeitos favoráveis sobre crescimento, atividade física, redução da hiperplasia da medula óssea, redução ou ausência de deformidades ósseas e esplenomegalia são alcançados com adequado suporte transfusional.

Terapêutica quelante

Devido à maior absorção intestinal e excessivas transfusões, é inevitável que os talassêmicos acumulem ferro. Assim, faz-se necessário uso de quelantes, parenteral ou VO.

Parenteral → Desferroxamina 20 a 40 mg/kg/dia, 5 a 6 dias por semana em BIC/SC. Efeitos colaterais incluem ototoxicidade e catarata. O momento do início de quelantes se justifica quando ferritina excede 1.000 a 1.500.

B- Oral → Deferiprone 75 mg/kg/peso/dia dividido em três doses. Pode haver agranulocitose como efeito colateral, bem como ocorrer intolerância do TGI.

Deferasirox (Exjade) 5 a 20 mg/kg/dia, 1×/dia, pode haver intolerância GI e quadro cutâneo.

Esplenectomia

- Indicações:
  - plaquetopenia;
  - esplenomegalia volumosa, causando dores e/ou compressões;
  - elevado consumo transfusional de sangue.

Complicação mais grave após esplenectomia: Sepse por germes Gram-positivos, de evolução fatal.

Realizar vacina contra pneumococo antes da esplenectomia e usar Benzetacil a cada 21 dias, por alguns anos após.

Se houver plaquetose: usar AAS. Outra complicação frequente é a hipertensão pulmonar.

Outras complicações dos talassêmicos

- Osteoporose.
- Sobrecarga de ferro.
- Tromboembolismo.

Tratamento talassemia intermédia → Hb entre 7 e 9

- Deve haver transfusão se queda do Hb em infecções ou gestação.
- Transfusão regular, se: deformidades ósseas, aumento progressivo do baço, úlceras de perna, insuficiência cardíaca.
- Suplementar ácido fólico, vitamina C.
- Monitorar ferritina: se ferritina > 1.000, usar quelantes.

Talassemia menor → assintomáticos

Não precisa de tratamento.

α-Talassemias

Indivíduos normais têm quatro genes α ativos.
As α-talassemias se classificam em quatro grupos:

A. Portador silencioso: três genes α ativos.
B. Traço α-talassêmico: 2 genes α ativos.
C. Enfermidade por HbH: 1 gene α ativo.
D. Hb Bart's: ausência de gene α.

Hidropsia fetal por Hb Bart's

- Homozigoto α-talassemia.
- Sem síntese de cadeia α.
- Não há HbA ou HbF.
- Há excesso de cadeias não α de globina: formação de tetrâmeros.
- Incompatível com a vida: morte intrauterina ou logo após nascimento.
- Vista na Ásia, África e não observado na América Latina.

Doença de HbH

- Há somente um gene α ativo.
- Anemia hemolítica crônica.
- Hipocromia, poiquilocitose.
- Espanha, América Latina, Portugal.

Traço α-talassêmico

- Heterozigotos, normais clinicamente.
- Hipocromia.
- Diagnóstico por métodos moleculares, assim como portadores silenciosos.

ANEMIAS HEMOLÍTICAS IMUNES

Introdução

Hemólise Imune: destruição precoce das hemácias devido à ação da resposta imunológica humoral. Ocorre anemia, caso a medula não apresente hiperplasia eritroide compensatória suficiente.

Classificação

- Anemia hemolítica autoimune.
- Anemia hemolítica imune induzida por droga.
- Anemia hemolítica aloimune.

Anemia hemolítica autoimune

A anemia hemolítica autoimune (AHAI) é causada pela destruição precoce das hemácias, por conta de imunoglobulinas ou complemento na superfície da membrana eritrocitária. É a citopenia imunológica mais frequente após a PTI. Incidência: 1 a 3/100.000 indivíduos, mais comum em mulheres > 40 anos.

Sintomas decorrem da hemólise, efeitos secundários do quadro hemolítico ou da doença primária que está causando a AHAI, tais como doenças linfoproliferativas.

Classificação

1. Classificação de maior utilidade clínica é baseada em testes imuno-hematológicos.

   a) Anemia hemolítica autoimune a quente:

   Primária ou idiopática.

   Secundária (linfoma. LLC, LES, drogas, carcinomas).

   b) Síndrome de aglutinina a frio:
      - Primária ou idiopática.
      - Secundária (linfomas, mycoplasma, mononucleose).

   c) Anemia hemolítica autoimune mista:
      - Primária ou idiopática.
      - Secundária (linfomas, LES).

   d) Hemoglobinúria paroxística a frio:
      - Primária ou idiopática.
      - Secundária (sífilis, infecções virais).

Anemia hemolítica induzida por drogas, mecanismos e exemplos

1. Adsorção da droga → penicilina, cefalosporina. Ocorre hemólise extravascular e não há ativação do complemento.

2. Formação de imunocomplexos → quinidina, cefalosporinas. A hemólise é mais expressiva no compartimento intravascular.

3. Adsorção não imunológica → cefalotina. Há formação de autoanticorpos e Coombs costuma ser positivo na ausência de hemólise.

4. Adsorção não imunologica: cefalotina. 4% dos pacientes que recebem cefalosporina de 1^a ou 2ª geração têm teste de Coombs direto positivo, mas só uma pequena parcela terá hemólise propriamente dita.

Anemia hemolítica induzida por drogas

- Antimaláricos = primaquina, pamaquina.
- Sulfonamidas e sulfonas = bactrim, dapsona.
- Nitrofurantoínas = ácido nalidíxico, cloranfenicol.
- Analgésicos = AAS, acetaminofen, paracetamol.
- Anti-helmínticos = β-Napthol, estibofen.
- Análogos de vitamina K.
- Naftalina, probenicid.
- Azul de metileno, arsênio, azul de toluidina, fenil-hidrazina, mepacrina.

A hemólise induzida por drogas pode ocorrer 24 a 72 horas após a administração da droga. Urina escura devido à hemoglobinúria é um sinal característico. A presença de corpúsculos de Heinz (precipitados de hemoglobina desnaturada) nas hemácias é um achado típico. Hemácias mordidas podem ser vistas no esfregaço de sangue periférico.

Anemia hemolítica aloimune

- Doença hemolítica perinatal.
- Reação transfusional hemolítica.

Classificação laboratorial dos AHAI

- Causados por anticorpos a quente (lgG) 60% -70%.
- Causados por anticorpos a frio (lgM) 20% - 30%.
- Hemoglobinúria paroxística a frio (lgG) 1%.
- Mista (AC a frio e a quente) 7% a 8%.

AHAI causado por anticorpos a quente

Primeiro, há necessidades de se definir se é um processo primário ou secundário. O teste da antiglobulina direta (Coombs direto) revela sensibilização eritrocitária *in vivo*, por lgG.

O teste da antiglobulina indireto (Coombs indireto) é positivo, tanto em quadros primários, quanto secundários. História e exame clínico podem auxiliar na diferenciação entre AHAI primária ou secundária. Cerca de 50% dos pacientes apresentam AHAI primária, 20%

dos indivíduos têm AHAI secundária a doenças linfoproliferativas e em 20% dos casos a AHAI se associa a colagenoses, por exemplo, LES ou artrite reumatoide.

A AHAI quente é causada por anticorpos eritrocitários da classe IgG que, em cerca de 98% dos casos são da subclasse IgG1, de natureza policlonal, reagem contra antígenos do sistema Rh, e em algumas vezes, simulam comportamento de aloanticorpos.

A patogênese da AHAI quente é um processo complexo em que muitos fatores desempenham um papel essencial. Os mecanismos propostos para explicar o surgimento de AHAI espontânea incluem: o papel dos próprios antígenos eritrocitários, o papel do sistema complemento, a perda da efetividade da apresentação de antígenos e anormalidades funcionais de células B e T.

Em geral, a destruição das hemácias é mediada por células do sistema retículo endotelial (macrófagos, monócitos). A maioria das hemácias sensibilizadas sofre fagocitose parcial e volta à circulação após perder a forma discoide e torna-se esferócito. A destruição extravascular das hemácias favorece o desenvolvimento de palidez, icterícia, esplenomegalia e hepatomegalia. Cerca de 80% dos pacientes com AHAI primária apresentam esplenomegalia, enquanto hepatomegalia isolada ou linfoadenomegalia sugere a possibilidade de doença linfoproliferativa associada.

Os pacientes com AHAI costumam ter no sangue periférico hemácias policromáticas, pontilhado basófilo, esferocitose, associado ao aumento absoluto de reticulócitos e hiperplasia do setor eritroblástico da medula óssea. Ocorre também aumento da bilirrubina total às custas de bilirrubina Indireta, aumento do DHL, haptoglobina reduzida.

A maioria dos pacientes com AHAI tem Coombs direto positivo, porém cerca de 5% a 10% dos pacientes com AHAI têm Coombs direto negativo. Técnicas imuno-hematológicas mais aprimoradas podem ser necessárias. A investigação do soro e do eluato das hemácias sensibilizadas auxilia a determinação da especificidade do anticorpo responsável pela hemólise.

A transfusão de concentrado de hemácias não é contraindicada na AHAI, mas deve se limitar a situações de risco extremo, como alto risco de eventos cardíacos ou cerebrais devido à anemia. Há relatos que indicam que 12% a 40% dos pacientes com AHAI apresentam aloanticorpo associado, que pode levar à reação hemolítica aguda ou tardia. Devem-se usar concentrados de hemácias aliquotados, lentamente e com monitorização.

O tratamento inicial com corticosteroides (1 a 2 mg/kg/dia) reduz a hemólise em cerca de 60% a 70% dos pacientes e aumenta o nível de hemoglobina em 1 a 2 semanas, na maioria dos pacientes com AHAI a quente, quando entre 30 e 120 dias, a dose deve ser reduzida de forma progressiva. Em alguns casos o desmame pode levar até 1 ano. Hemólise fulminante pode requerer metilprednisolona em pulsoterapia. Está recomendado suplementação de vitamina D e ácido fólico. Aos pacientes que não respondem ou ficam muito dependentes do corticoide, deve-se considerar esplenectomia.

Os resultados da esplenectomia são variáveis, mas podem ser de 60% a 75% e até 82% na AHAI primária. Antes do procedimento, recomenda-se vacina para pneumococo, *Haemophilus B, meningococo*. Os pacientes que não respondem a corticoide e a esplenectomia podem ser submetidos a: danazol (200 a 800 mg/dia).

Rituximab (375 mg/m² semana, por 4 semanas) é bom para casos refratários que não podem ser submetidos à esplenectomia, ou após falha da esplenectomia. Outras opções com imunossupressores podem ser consideradas: ciclofosfamida, azatioprina, ciclosporina.

AHAI causado por anticorpos a frio

Anticorpos da classe IgM reagem melhor a frio. A Hemólise ocorre com maior frequência em extremidades. Ocorre aparência cianótica nas extremidades como nariz, dedos, orelhas em pacientes com AHAI a frio.

A hemólise é primariamente intravascular e pode causar palidez, fadiga, insuficiência cardíaca, com esplenomegalia menos frequente que nos casos a quente.

Pesquisar infecção recente por: mycoplasma, mononucleose infecciosa, HIV, hepatites, doença linfoproliferativa e paraproteína monoclonal.

Os testes laboratoriais revelam anemia, pequeno número de esferócitos, policromasia e reticulocitose. Deve-se aquecer os hemocomponentes antes das transfusões para evitar a hemólise; bem como se recomenda aquecer extremidades.

Pacientes com AHAI a frio são candidatos potenciais a tratamento com plasmaferese. Corticoides são pouco efetivos. Esplenectomia também pode ser pouco efetiva.

Indicado o uso de Rituximab (375 mg/m² semana, por 4 semanas).

Doença da aglutinina a frio

Doença rara, ocorre mais em pacientes maiores ou iguais a 60 anos, acrocianose é comum. Hepatoespleno e adenomegalia sugerem doença linfoproliferativa concomitante. Gamopatia monoclonal IgM, pode lembrar macroglobulinemia de Waldenstrom. Os tratamentos podem ser: alquilantes (ciclofosfamida, clorambucil), rituximab.

AHAI por anticorpos a frio pós-infecção

- *Mycoplasma pneumoniae*.
- Natureza policlonal do Ac IgM.
- Tratamento de suporte.
- Corticoide ou plasmaferese para tratar quadros persistentes e graves.

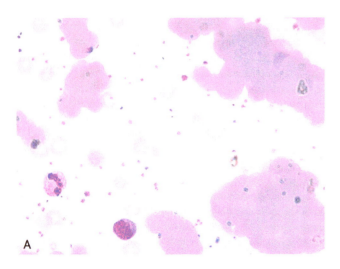
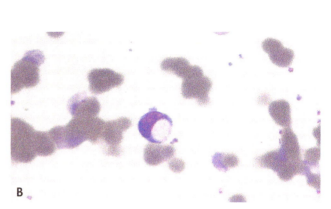

Figura 6.19 Sangue periférico (Leishman), aglutinação eritroide (A) e fagocitose de crioglobulina (B) na Anemia Hemolítica autoimune por anticorpos frios.
Fonte: acervo pessoal do autor.

Hemoglobinúria paroxística aguda a frio

Mediado por IgG, ocorre mais em crianças < 5 anos após IVAS, associada a viroses. Hemólise intravascular importante, o quadro clínico é caracterizado por: palidez, icterícia, hemoglobinúria, dor abdominal, sintomas de gripe.

- Sangue periférico: policromasia, esferocitose, eritrofagocitose. Autoanticorpo policlonal da classe IgG (achado típico).
- Diagnóstico: há especificidade para antígeno P eritrocitário. Teste de Donath Landsteiner, resfria o sangue e depois aquece para hemolisar.

Tratamento de suporte. Se alto risco de morte: transfusão com componente aquecido.

OUTRAS ANEMIAS HEMOLÍTICAS

Conceito

As anemias hemolíticas não imunes podem ocorrer devido à exposição de pacientes a agentes infecciosos, físicos ou químicos.

Anemias hemolíticas adquiridas não imunes: etiologias possíveis.

Agentes infecciosos

- Protozoários (malária, leishmaniose, toxoplasmose).
- Bactérias (bartonelose, clostridiose, cólera, febre tifoide).

Agentes químicos e venenos

- Drogas oxidantes: sulfanamidas, sulfanos, nitrofurantoína, fenacetina, nitrobenzeno, cloratos, hidroxilamina, anilina.
- Drogas não oxidantes – arsênio, cobre, água.
- Uremia.
- Venenos.

Agentes Físicos

- Lesão por calor.
- Radiação ionizante.

Anemia Hemolítica causada por protozoários

- A. Malária → *Plasmodium*: parasita intraeritrocitário, Hemólise.
  - Mais grave: *Plamodium falciparum* (parasita hemácias de todas as idades, desde reticulócitos a hemácias maduras). Outras formas de *Plasmodium* parasitam apenas hemácias jovens (gravidade clínica menor).
  - Hemólise → deposição de antígenos IgG na superfície das hemácias → eritrofagocitose.
  - Pode haver uma complicação grave com infecção pelo *Plasmodium falciparum* como hemólise intravascular aguda e que pode levar a insuficiência renal aguda fulminante. O tratamento com eritrocitoaferese está indicado se houver anemia profunda e elevação no grau da parasitemia (Figura 6.20).
- B. Calazar → Leishmaniose visceral (Kala-azar) é uma doença potencialmente fatal causada pelo protozoário *Leishmania Donovani*. Clínica: febre, perda de peso, diarreia, hepatoesplenomegalia, alterações hematológicas. Pode haver anemia hemolítica por IgG.
  - Tratamento: antimonial com medidas de suporte nutricional, revertendo anemia (no caso do calazar).

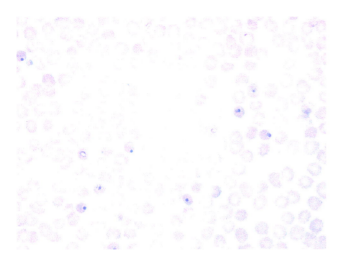

Figura 6.20 Sangue periférico (Leishman), malária: hemácias afetadas por *Plasmodium falciparum*.
Fonte: acervo pessoal do autor.

Anemia hemolítica causada por bactérias

Bartonelose = causado por *Bartonella Bacilliformis* cursa com febre, leucocitose, hemólise extravascular. Sangue periférico → hemácias com bacilos únicos ou em pares na forma de V ou Y. Na fase crônica há lesões cutâneas. As duas fases constituem do chamado Doença de Carrion. Tratamento: penicilina.

Clostrídium = septicemia causada por *Clostridium perfringens* após aborto infectado, doença de vias biliares, leucemia aguda. Há hemólise intravascular aguda. O tratamento requer antibioticoterapia.

Outras bactérias: estafilococos, estreptococos, pacientes com cólera, febre tifoide, *E. coli*.

Hemólise associada a causas outras

- **Venenos** → Aranhas, loxosceles, aranha marrom. Pode haver necrose e gangrena, anemia hemolítica intravascular até 5 dias após acidente. Ocorre esferocitose, poiquilocitose, alteração de fragilidade osmótica, hemoglobinúria. Pode haver CIVD, IRA e plaquetopenia.
- **Tratamento**: suporte e corticoide.
- Picadas de cobras e de abelhas também podem causar hemólise.
- **Queimaduras extensas**: pode ocorrer hemólise intra e extravascular.
- **Hipofosfatemia**: pode levar à hemólise, fraqueza, anorexia, alterações neurológicas e musculares. Ocorre diminuição do ATP e 2,3 DPG eritrocitário, promovendo alteração da deformabilidade celular e hemólise. Pode haver anemia multifatorial com deficiência de ferro, vitaminas, sequestro esplênico, ação de citocinas pró-inflamatórias que inibem eritropoiese; podem ter relação com etiopatogenia. Na doença de Wilson, a liberação de cobre inorgânico na circulação pode causar anemia hemolítica aguda, podendo haver insuficiência renal associada.

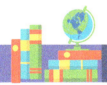

REFERÊNCIAS BIBLIOGRÁFICAS

1. Arnold DM et al. Thrombotic microangiopathies: a general approach to diagnosis and management. CMAJ: Canadian Medical Association journal = journal de l'Association medicale canadienne. 2017; 189,4: E153-E159. doi:10.1503/cmaj.160142.
2. Arnold DM, Patriquin CJ, Nazy I. Thrombotic microangiopathies: a general approach to diagnosis and management. CMAJ. 2017;189(4):E153-E159. doi:10.1503/cmaj.160142.
3. Arnold DM, Patriquin CJ, Nazy I. Thrombotic microangiopathies: a general approach to diagnosis and management. CMAJ. 2017 Jan 30;189(4):E153--E159. doi: 10.1503/cmaj.160142. Epub 2016 Oct 17. PMID: 27754896; PMCID: PMC5266569.
4. Arnold DM, Patriquin CJ, Nazy I. Thrombotic microangiopathies: a general approach to diagnosis and management. CMAJ: Canadian Medical Association journal = journal de l'Association medicale canadienne. 2017; 189(4), E153–E159. Disponível em: https://doi.org/10.1503/cmaj.160142.
5. Cappellini MD et al. Iron deficiency across chronic inflammatory conditions: International expert opinion on definition, diagnosis, and management. American journal of hematology. 2017; 92,10: 1068-1078. doi:10.1002/ajh.24820.
6. Cappellini MD, Comin-Colet J, de Francisco A et al. Iron deficiency across chronic inflammatory conditions: International expert opinion on definition, diagnosis, and management. Am J Hematol. 2017; 92(10):1068-1078. doi:10.1002/ajh.24820.
7. Cappellini MD, Comin-Colet J, de Francisco A, Dignass A, Doehner W, Lam CS et al. IRON CORE Group. Iron deficiency across chronic inflammatory conditions: International expert opinion on definition, diagnosis, and management. Am J Hematol. 2017 Oct; 92(10):1068-1078. doi: 10.1002/ajh.24820. Epub 2017 Jul 7. PMID: 28612425; PMCID: PMC5599965.
8. Cappellini MD, Comin-Colet J., de Francisco A, Dignass A, Doehner W, Lam CS et al. IRON CORE

Group. Iron deficiency across chronic inflammatory conditions: International expert opinion on definition, diagnosis, and management. American journal of hematology. 2017; 92(10), 1068-1078. https://doi.org/10.1002/ajh.24820.

9. Galanello R, Origa R. Beta-thalassemia. Orphanet J Rare Dis. 2010 May 21; 5:11. doi: 10.1186/1750-1172-5-11. PMID: 20492708; PMCID: PMC2893117.

10. Galanello R, Origa R. Beta-thalassemia. Orphanet J Rare Dis. Published 2010 May 21; 5:11. doi:10.1186/1750-1172-5-11.

11. Galanello R, Origa R. Beta-thalassemia. Orphanet journal of rare diseases. 2010; 5, 11. Disponível em: https://doi.org/10.1186/1750-1172-5-11.

12. Galanello R, Origa R. Beta-thalassemia. Orphanet journal of rare diseases. May. 21 2010; 5:11. doi:10.1186/1750-1172-5-11.

13. Hill A., Hill Q. Autoimmune hemolytic anemia. Hematology Am Soc Hematol Educ Program. 2018 Nov 30; 2018(1): 382-389. doi: 10.1182/asheducation-2018.1.382.

14. Jimenez K et al. Management of Iron Deficiency Anemia. Gastroenterology & hepatology. 2015; 11(4): 241-50.

15. Jimenez K, Kulnigg-Dabsch S, Gasche C. Management of Iron Deficiency Anemia. Gastroenterol Hepatol (NY). 2015; 11(4):241-250.

16. Jimenez K, Kulnigg-Dabsch S, Gasche C. Management of Iron Deficiency Anemia. Gastroenterol Hepatol (NY). 2015 Apr; 11(4):241-50. PMID: 27099596; PMCID: PMC4836595.

17. Jimenez K, Kulnigg-Dabsch S, Gasche C. Management of Iron Deficiency Anemia. Gastroenterology & hepatology. 2015; 11(4): 241-250.

18. Kaushansky K. Williams Hematology. McGraw-Hill Education, 2016.

19. Kim Y et al. Diagnostic approaches for inherited hemolytic anemia in the genetic era. Blood research. 2017; 52(2): 84-94. doi:10.5045/br.2017.52.2.84.

20. Kim Y, Park J, Kim M. Diagnostic approaches for inherited hemolytic anemia in the genetic era. Blood Res. 2017; 52(2): 84-94. doi:10.5045/br.2017.52.2.84.

21. Kim Y, Park J, Kim M. Diagnostic approaches for inherited hemolytic anemia in the genetic era. Blood Res. 2017 Jun; 52(2):84-94. doi: 10.5045/br.2017.52.2.84. Epub 2017 Jun 22. PMID: 28698843; PMCID: PMC5503903.

22. Kim Y, Park J, Kim M. Diagnostic approaches for inherited hemolytic anemia in the genetic era. Blood research. 2017; 52(2): 84-94. https://doi.org/10.5045/br.2017.52.2.84.

23. Liang R, Ghaffari S. Advances in understanding the mechanisms of erythropoiesis in homeostasis

and disease. Br J Haematol. 2016; 174(5): 661-673. doi:10.1111/bjh.14194.

24. Liang R, Ghaffari S. Advances in understanding the mechanisms of erythropoiesis in homeostasis and disease. Br J Haematol. 2016 Sep; 174(5): 661-73. doi: 10.1111/bjh.14194. Epub 2016 Jul 21. PMID: 27442953; PMCID: PMC6204224.

25. Liang R, Ghaffari S. Advances in understanding the mechanisms of erythropoiesis in homeostasis and disease. British journal of haematology. 2016; 174(5): 661–673. Disponível em: https://doi.org/10.1111/bjh.14194.

26. Liang R, Ghaffari S. Advances in understanding the mechanisms of erythropoiesis in homeostasis and disease. British journal of haematology. 2016; 174(5): 661-73. doi:10.1111/bjh.14194.

27. Mohandas N. Inherited hemolytic anemia: a possessive beginner's guide. Hematology. American Society of Hematology. Education Program. 2018; (1): 377-381. Disponível em: https://doi.org/10.1182/asheducation-2018.1.377.

28. Mohandas N. Inherited hemolytic anemia: a possessive beginner's guide. Hematology Am Soc Hematol Educ Program. 2018; (1):377-381. doi:10.1182/asheducation-2018.1.377.

29. Mohandas N. Inherited hemolytic anemia: a possessive beginner's guide. Hematology Am Soc Hematol Educ Program. 2018 Nov 30; (1): 377-381. doi: 10.1182/asheducation-2018.1.377. PMID: 30504335; PMCID: PMC6245988.

30. Mohandas N. Inherited hemolytic anemia: a possessive beginner's guide. Hematology. American Society of Hematology. Education Program.2018; 1: 377-381. doi:10.1182/asheducation-2018.1.377.

31. Passetto A, Pasquini R. Tratado de Hematologia. São Paulo: Atheneu, p. 3-12, 2013.

32. Peslak SA et al. Diagnosis and Treatment of Aplastic Anemia. Current treatment options in oncology. Nov. 16 2017; 18(12): 70. doi:10.1007/s11864-017-0511-z.

33. Peslak SA, Olson T, Babushok DV. Diagnosis and Treatment of Aplastic Anemia. Curr Treat Options Oncol. 2017; 18(12):70. Published 2017 Nov 16. doi:10.1007/s11864-017-0511-z.

34. Peslak SA, Olson T, Babushok DV. Diagnosis and Treatment of Aplastic Anemia. Curr Treat Options Oncol. 2017 Nov 16; 18(12): 70. doi: 10.1007/s11864-017-0511-z. PMID: 29143887; PMCID: PMC5804354.

35. Peslak SA, Olson T, Babushok DV. Diagnosis and Treatment of Aplastic Anemia. Current treatment options in oncology. 2017; 18(12): 70. Disponível em: https://doi.org/10.1007/s11864-017-0511-z

36. Thein SL, Howard J. How I treat the older adult with sickle cell disease. Blood. 2018; 132(17):1750-1760. doi:10.1182/blood-2018-03-818161.

37. Thein SL, Howard J. How I treat the older adult with sickle cell disease. Blood. 2018 Oct 25; 132(17):1750-1760. doi: 10.1182/blood-2018-03-818161. Epub 2018 Sep 11. PMID: 30206116; PMCID: PMC6202910.

38. Thein SL, Howard J. How I treat the older adult with sickle cell disease. Blood. 2018; 132(17): 1750-1760. Disponível em: https://doi.org/10.1182/blood-2018-03-818161.

39. Thein SL, Jo H. "How I treat the older adult with sickle cell disease." Blood. 2018; 132(17): 1750-1760. doi:10.1182/blood-2018-03-818161.

40. Thein SL. Molecular basis of β thalassemia and potential therapeutic targets. Blood cells, molecules & diseases. 2018; 70: 54-65. Disponível em: https://doi.org/10.1016/j.bcmd.2017.06.001NLM.

41. Thein SL. Molecular basis of β thalassemia and potential therapeutic targets. Blood Cells Mol Dis. 2018; 70: 54-65. doi:10.1016/j.bcmd.2017.06.001MLA.

42. Thein SL. Molecular basis of β thalassemia and potential therapeutic targets. Blood Cells Mol Dis. 2018 May; 70:54-65. doi: 10.1016/j.bcmd.2017.06.001. Epub 2017 Jun 20. PMID: 28651846; PMCID: PMC 5738298.

43. Thein SL. Molecular basis of β thalassemia and potential therapeutic targets. Blood cells, molecules & diseases. 2018; 70: 54-65. doi:10.1016/j.bcmd.2017.06.001APA.

SEÇÃO 2

Hemostasia e Trombose

COORDENADORES DA SEÇÃO | MARJORIE PARIS COLOMBINI ■ PATRÍCIA NUNES BEZERRA PINHEIRO ■ JULIANO CÓRDOVA VARGAS

SUMÁRIO DA SEÇÃO

7 Hemostasia normal 69

8 Aspectos laboratoriais da hemostasia 75

9 Doenças hemorrágicas relacionadas com os defeitos na hemostasia primária .. 83

10 Doenças hemorrágicas: defeitos relacionados com a hemostasia secundária deficiência hereditária dos fatores de coagulação 99

11 Coagulopatias adquiridas 105

12 Trombofilias 111

13 Anticoagulação 131

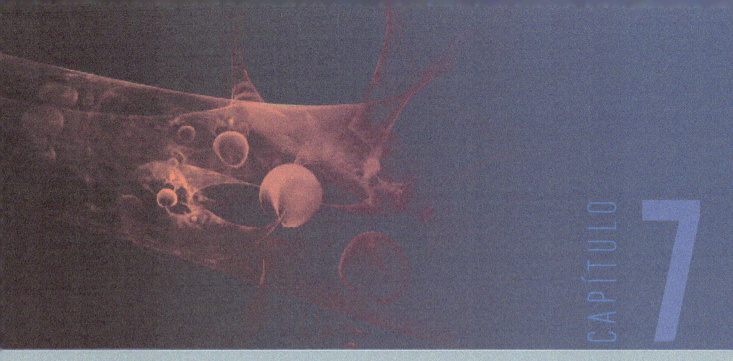

Marjorie Paris Colombini ■ Juliano Córdova Vargas

Hemostasia Normal

INTRODUÇÃO

A hemostasia é composta por uma sequência de eventos integrados que envolve os vasos sanguíneos, as plaquetas, os fatores de coagulação, os anticoagulantes naturais, as proteínas da fibrinólise e seus inibidores, e tem como principal objetivo interromper sangramentos provenientes de injúria vascular ou do desequilíbrio dessa interação.

Após ocorrida a lesão vascular, uma série de respostas é desencadeada, a começar pela resposta primária da hemostasia, a cargo das células endoteliais, das plaquetas e do fator de von Willebrand. A ação conjunta desses componentes dará origem à formação de um trombo plaquetário cujo efeito hemostático, embora transitório, é de grande importância, uma vez que permitirá localizar o processo e servirá como substrato para que alguns fatores de coagulação, componentes da hemostasia secundária, possam dar origem à geração de trombina.

A trombina é um componente vital para o processo por ter inúmeras funções e, interessantemente, algumas delas antagônicas entre si. Sua ação pró-coagulante se dá pela ativação das plaquetas, dos fatores XI, VIII, V, XIII e da clivagem do fibrinogênio, que resulta na formação de um coágulo de fibrina estável. E para conter a continuidade da formação desse coágulo e o seu crescimento é a trombina que servirá de estímulo para que as denominadas proteínas anticoagulantes naturais, como a antitrombina (AT), a proteína C (PC) e a proteína S (PS) possam participar e regular o processo.

Por fim, tem início a etapa da fibrinólise que tem como incumbência dissolver o coágulo formado e restaurar o pertuito vascular para que o fluxo sanguíneo se restabeleça de forma normal.

ELEMENTOS ENVOLVIDOS NA COAGULAÇÃO

A partir de agora, comentaremos os aspectos mais importantes dos principais componentes envolvidos no processo hemostático e suas principais funções. São eles: a célula endotelial, as plaquetas, o fator de von Willebrand e os fatores de coagulação. Também abordaremos o processo fisiológico com base celular, sua regulação via proteínas anticoagulantes naturais e a fibrinólise.

Células endoteliais

Estrutura

As células endoteliais fazem parte da túnica íntima dos vasos sanguíneos. São estruturas fusiformes, alongadas, cujo maior eixo encontra-se direcionado no sentido do fluxo sanguíneo para minimizar ao máximo o atrito em sua superfície, e constituem uma camada contínua que recobre os vasos internamente, promovendo assim, uma interface com os elementos figurados do sangue, o sangue propriamente dito.

Essa camada única de células se apoia ou recobre o subendotélio, matriz extracelular rica em tecido conjuntivo frouxo, constituída por uma série de proteínas de adesão, como o colágeno do tipo III, a fibronectina, a vitronectina e a trombospondina, entre outras. Ainda contém estruturas lisossômicas de formas oblongas, denominadas corpos de Weibel-Palade, as quais armazenam os longos polímeros do fator de Von Willebrand (FvW) e a P- Selectina.

Principais funções

O endotélio vascular é uma estrutura metabolicamente muito ativa que permite o intercâmbio entre os elementos do sangue e o extravascular. Quando íntegro, possui propriedades antitrombóticas em consequência da produção de substâncias como a prostaciclina, os glicosaminoglicanos e o óxido nítrico que impedem a adesão plaquetária em sua superfície, inibem a atividade das plaquetas e promovem a vasodilatação, e com isso, conseguem manter o sangue circulando em seu estado fluido.

Mas uma vez, havendo alteração nesse sistema, como na ocorrência de uma lesão de continuidade ou na presença de citocinas inflamatórias ou substâncias oxidantes, ou hipóxia, passa a ser possível a interação do endotélio com as plaquetas, a adesão das denominadas moléculas de adesão, a migração dos leucócitos para o tecido e a vasoconstrição, caracterizando, com isso, sua ação pró--coagulante.

Plaquetas

Estrutura

Plaquetas ou trombócitos são fragmentos citoplasmáticos dos megacariócitos, portanto, elementos anucleados. Apresentam forma discode, medem de 1 a 3 μm de diâmetro e de 0,5 a 1 μm de espessura, com um volume corpuscular médio de 7,6 a 8,3 fentolitros.

Têm uma vida média entre 8 a 12 dias, e após esse tempo são removidas da circulação, em especial, pelo baço, seguido do fígado e da medula óssea. Normalmente, sua contagem no sangue varia de 140.000 a 400.00 mil, sendo que aproximadamente um terço do total da massa plaquetária encontra-se no baço.

Embora anucleadas, apresentam grande complexidade morfológica e funcional, conforme será discutido adiante.

À microscopia eletrônica observam-se três zonas distintas:

1. Externamente são delimitadas por uma membrana constituída por lipídios e glicoproteínas, em especial, os fosfolípides podendo ser uma camada simples ou única, dupla ou hexagonal. Essa membrana apresenta um sistema canicular aberto que permite a comunicação do conteúdo interno com o meio exterior, e com isso, o transporte de substâncias. Formas neutras encontram-se na parte externa, enquanto formas mais aniônicas, como a fosfodilserina, estão situadas mais internamente. Também são expressos externamente nessa membrana as nove glicoproteínas (GP), com vital função no processo hemostático, com destaque para a GP Ib-IX-V que favorece a ligação com o FvW após lesão endotelial; a GPIIb-IIIa vital para a formação do tampão hemostático primário pela formação de pontes de fibrinogênio ou FvW plaqueta a plaqueta e a GPVI que possibilita a ancoragem ao subendotélio exposto. Além das glicoproteínas, existem também alguns receptores expressos na superfície, como os do ADP denominados P2Y, e P2Y12; o da trombina, colágeno, entre outros, que quando ligados a seus alvos específicos permitem a ativação das plaquetas, e por essa condição, quando inibidos farmacologicamente (fármacos antiagregantes plaquetários) minimizam a ação hemostática das plaquetas, tornando-as hipofuncionantes.

2. Em sua parte intermediária, apresenta um citoesqueleto constituído por microfilamentos e microtúbulos que permite a manutenção de sua forma discoide, atodavia, assim que ativadas, essas estruturas promoverão a contração plaquetária e a mudança de forma para espiculada.

3. E internamente encontram-se organelas, como mitocôndrias, ribossomos, complexo de Golgi, retículo endoplasmático rugoso, lisossomos, corpos densos, os grânulos-α e outros.

Já foram descritos mais de uma centena de componentes nos grânulos intraplaquetários, com especial destaque para os grânulos-α, como as proteínas de adesão: trombospondina, FvW, fibrinogênio, fibronectina, vitronectina, P-Selectina, entre outras. Outros constituintes, nos demais grânulos, são alguns dos fatores de coagulação (V, XI e XII), os inibidores da fibrinólise (PAI-1, α2-antiplasmina), os fatores de crescimento, as imunoglobulinas, entre outros.

Principais funções

Em condições fisiológicas, as plaquetas não interagem com a parede do vaso, entretanto, diante de lesão vascular que leve à exposição de elementos constituintes do subendotélio, passa a ser possível sua *adesão* ao colágeno subendotelial, o que leva à *ativação* plaquetária e, com isso, à *degranulação* de seu conteúdo interno, o que favorece o recrutamento de mais plaquetas para o sítio lesado e a formação de um *agregado plaquetário primário também denominado trombo plaquetário.*

Além do seu papel na hemostasia, participa da angiogênese e modula a resposta inflamatória por meio de alguns de seus componentes.

Fator de von Willebrand

O fator de von Willebrand é uma glicoproteína de alto peso molecular, constituído por grandes multímeros com subunidades monoméricas. É sintetizado pelas células endoteliais, megacariócitos e plaquetas, sendo a maior parte localizada no plasma na forma complexada ao F VIII:C e, também, encontra-se armazenado nos corpúsculos de Weibel-Palade nas células endoteliais e nos grânulos-α das plaquetas. Pessoas do grupo sanguíneo O possuem menores níveis plasmáticos do FvW.

É um dos componentes vitais para a hemostasia primária devido sua função de adesão às plaquetas quando o endotélio é lesado (via GPIIb), e porque atua fazendo pontes de ligação plaqueta a plaqueta, via glicoproteina IIb/IIIa (GP IIb/IIIa).

Outra principal função é sua capacidade de se ligar ao fator VIII para garantir a não ativação prematura e a degradação desse fator.

Fatores de coagulação

Os fatores de coagulação são representados por algarismos romanos, em número de I a XIII, excluindo-se os números III e o IV (cálcio), sendo a grande maioria de síntese hepática. Os fatores de coagulação produzidos no fígado são: I (Fibrinogênio), II (Protrombina), V (Lábil), VII (Pró-convertina), VIII (Anti-hemofílico A), IX (Anti-hemofílico B), X, XI, XII, XIII (Estabilizador da fibrina) e os cofatores, Pré-calicreína e Cininogênio de alto peso.

No entanto, alguns dos fatores, como os II, VII, IX e X, e os anticoagulantes naturais, a proteína C e S necessitam ter sua porção aminoterminal, normalmente constituída por 10 a 12 resíduos de ácido glutâmico, transformada em ácido gamacarboxiglutâmico para se tornarem funcionais. Isso é possível, porque essa região torna-se carregada com maior carga elétrica negativa e passa a ter capacidade de se ligar a superfícies fosfolipídicas na presença de íons de Ca^{++}, deixando a porção carboxiterminal disponível para proteólise. Como essa transformação só é possível na presença da vitamina K, esses fatores são denominados fatores vitamina K dependentes.

PROCESSO FISIOLÓGICO DA HEMOSTASIA

A formação do coágulo de fibrina pode tanto ocorrer na presença da solução de continuidade do vaso sanguíneo, como na sua ausência.

Iniciaremos com a descrição do processo de formação do coágulo na *presença da solução de continuidade do vaso*, situação em que a matriz subendotelial é exposta e permite que as plaquetas circulantes possam aderir ao colágeno exposto através da GPVI sem que haja ativação das plaquetas e, também, ao fator de von Willebrand liberado pelos corpos de Wabel Palade presentes no subendotélio através da GPIb-IX-V, mas agora com a *ativação plaquetária*.

Durante a ativação da plaqueta, ocorre o influxo do cálcio que gera a contração do sistema actina-miosina e resulta na mudança de sua forma de discóide para a espiculada e, consequentemente, à *degranulação* de seu conteúdo interno. Com isso, o processo não somente é localizado, como também permite o recrutamento e a ativação de demais plaquetas que agora passarão a ser ativadas não pela adesão e ligação ao FvW, mas pela ligação específica com as substâncias liberadas pelas primeiras plaquetas ativadas, como o ADP, por exemplo.

Uma vez ativadas, ocorre a exposição das GPIIb-IIIa e, com isso, há a formação de complexos plaqueta a plaqueta por meio de pontes de fibrinogênio ou FvW, resultando na formação do trombo hemostático primário, que serve de substrato para alguns fatores de coagulação se ancorarem, por ser sua superfície constituída por fosfolípides carregados negativamente, e é nessa superfície e por ação dos fatores de coagulação que a trombina será gerada.

Simultaneamente à formação do tampão hemostático primário, há a liberação do Fator Tecidual (FT) pelo endotélio lesado e, com isso, tem início a ativação da cascata da coagulação. Como já citado anteriormente, uma vez gerada trombina, esta atuará clivando o fibrinogênio, dando origem à monômeros de fibrina que serão estabilizados por ação do Fator XIII ativado através de pontes de ligação cruzada.

A outra possibilidade de geração de trombina para formação do coágulo, se dá na *ausência da solução de continuidade do vaso* ou da injúria endotelial, e tem como base um modelo celular da cascata da coagulação, muito mais fisiológico do que o modelo laboratorial, proposto há décadas, quando o conhecimento sobre o processo fisiológico da hemostasia era bem menor.

O modelo com base celular é dividido em três etapas ou fases, são elas: a iniciação, a propagação e a amplificação. A fase da iniciação se caracteriza pela expressão do FT na superfície de diferentes tipos celulares como macrófagos, monócitos, células neoplásicas ou até mesmo a célula endotelial (sem lesão prévia) e tem como finalidade a ativação dos fatores VII na superfície celular e do FIX, fora dela (Figura 7.1).

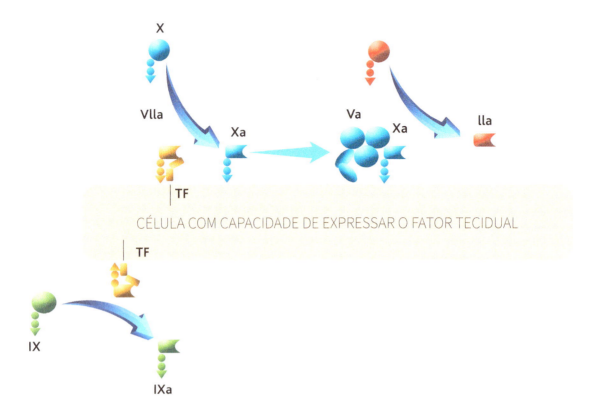

Figura 7.1 Modelo da coagulação com base celular – iniciação.
Fonte: Adaptada de Roberts MH, Monroe, DM. The Cell-Based Model of Coagulation. Division of Hematology University of North Carolina, Medical School Cleveland, OH, USA.

Uma vez ativado o fator VII, forma-se um complexo com o FT que ativará o fator X, formando agora um complexo terciário (FT+FVIIa+Xa) que terá como responsabilidade a geração de uma pequena quantidade de trombina (IIa). Uma vez gerada essa trombina, tem início a segunda etapa, a da *propagação* (Figura 7.2) caracterizada pelo recrutamento e ativação de plaquetas, ativação do fator V, dissociação do FvW do fator VIII para que este possa ser ativado (um importante cofator) e, por último, a ativação do fator XI.

Com a ativação plaquetária estabelecida, uma superfície fosfolipídica ativada é gerada e juntamente com os cofatores ativados, o Va e o VIIIa, será possível a ocorrência da terceira fase do processo, a *amplificação* (Figura 7.3), aonde o fator IX, previamente ativado pelo FT (IXa), agora nas condições ideais poderá dar origem à maciças quantidades de trombina para a geração de um coágulo estável.

REGULAÇÃO DO PROCESSO – ANTICOAGULANTES NATURAIS E FIBRINÓLISE

Uma vez iniciado o estímulo para geração do coágulo de fibrina será a própria célula endotelial que irá regular e impedir o crescimento patológico desse coágulo (propriedade anticoagulante) por meio da expressão de uma série de reguladores do processo, com destaque para *a antitrombina (AT) e os componentes da via da proteína C e S ativada, e inibidor da via do fator tecidual (TPFI)*.

Durante a fase de iniciação, tão logo o complexo FT + fator VIIa + fator Xa é formado e tenha início a geração de trombina, haverá a inativação desse complexo por ação do inibidor da via do fator tecidual (TPFI).

Posteriormente, o inibidor antitrombina, de síntese hepática, será expresso formando complexos com a trombina (TAT) por meio de ligações estequiométricas e, com isso, impossibilitando a ação ativadora da trombina sobre as plaquetas, fator XIII, XI, X, VIII, V e sua atuação sobre o fibrinogênio. A antitrombina fisiologicamente é de ação lenta, precisando ser potencializada por substâncias com características heparinoides, liberadas pelo endotélio. Na prática clínica quem assume esse papel é a heparina, que acelera em até mil vezes sua ação.

Mesmo a antitrombina conseguindo neutralizar aproximadamente 60% da trombina gerada, os 40% restantes ainda têm potencial para a formação de mais fibrina. E é a expressão da trombomodulina (TM) pela célula endotelial, que ao se ligar à trombina formada,

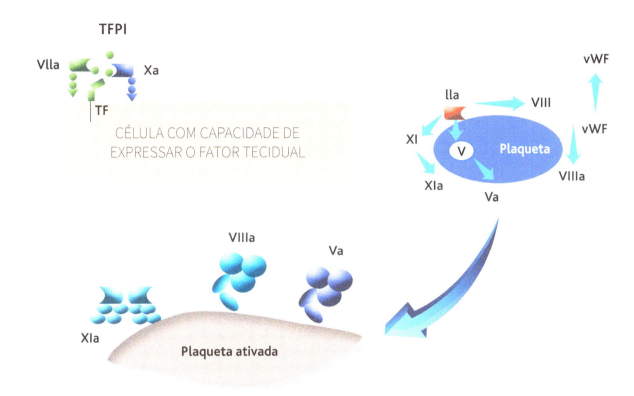

Figura 7.2 Modelo da coagulação com base celular – amplificação.
Fonte: Adaptada de Roberts MH, Monroe, DM. The Cell-Based Model of Coagulation. Division of Hematology University of North Carolina, Medical School Cleveland, OH, USA.

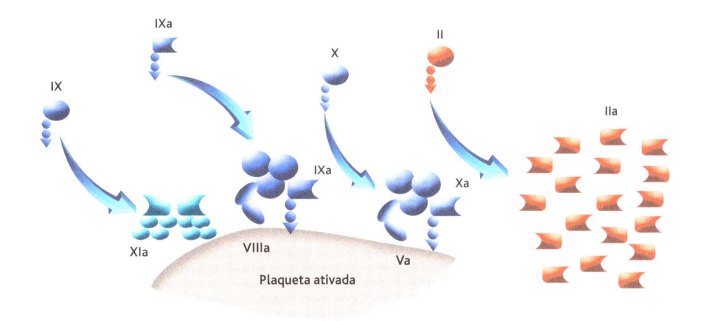

Figura 7.3 Modelo da coagulação com base celular – propagação.
Fonte: Adaptada de Roberts MH, Monroe, DM. The Cell-Based Model of Coagulation. Division of Hematology University of North Carolina, Medical School Cleveland, OH, USA.

ativará a Proteína C, tanto na sua forma livre, como ligada ao seu receptor específico, promovendo a inativação dos fatores Va e VIIIa, impedindo dessa forma a continuidade de geração de trombina e, consequentemente, a formação do coágulo. Para que a proteína C ativada possa atuar é imprescindível sua associação com seu cofator, a proteína S.

Vale lembrar que tanto a proteína C, como a S são de síntese hepática e vitamina K dependentes, condição importante para a abordagem terapêutica.

Uma vez finalizada a formação do coágulo e este na condição estável, ainda será a célula endotelial que promoverá a expressão de algumas proteínas fibrinolíticas, por exemplo, o ativador do plasminogênio tecidual (tPA) que clivará o plasminogênio, agora ligado ao coágulo (intracoágulo) gerando a plasmina, um potente agente que irá degradar esse coágulo de dentro para fora e liberar vários produtos de degradação de fibrina, com destaque para o dímero D, um importante marcador da ativação da coagulação, muito útil na prática clínica para a exclusão dos processos tromboembólicos.

Assim como todo o processo hemostático, o sistema fibrinolítico também possui seus reguladores, representados pelo inibidor do ativador do plasminogênio (PAI-1, PAI-2), pela α2-antiplasmina e o inibidor fibrinolítico ativado pela trombina (TAFI).

As distorções no processo descrito, como a disfunção de algum de seus componentes ou a deficiência de um ou mais deles favorece a ocorrência dos quadros patológicos tanto hemorrágicos, como trombóticos. Por exemplo, a disfunção ou deficiência das plaquetas, do fator de von Willebrand resulta em sangramento com características específicas (cutâneo mucoso); da mesma forma, quando se dá a deficiência ou a disfunção dos fatores de coagulação ou das proteínas reguladoras da fibrinólise (sangramento articular e em grandes grupos musculares).

Já as mesmas alterações nas proteínas anticoagulantes naturais ou nas de ativação do sistema fibrinolítico favorecerão o aparecimento de quadros trombóticos. E o conhecimento desses aspectos é de grande importância tanto para nortear a investigação laboratorial, como para a interpretação dos resultados obtidos.

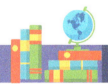

BIBLIOGRAFIA CONSULTADA

1. Roberts M. H., Monroe, D.M..The Cell-Based Model of Coagulation. Division of Hematology University of North Carolina, Medical School Cleveland, OH, USA.

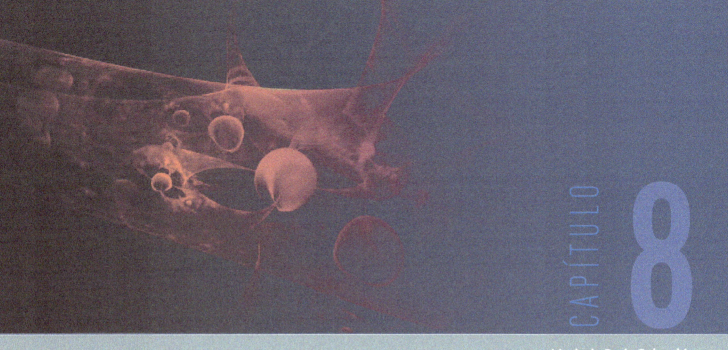

Marjorie Paris Colombin

Aspectos Laboratoriais na Hemostasia

GENERALIDADES

Toda investigação laboratorial tem como objetivo auxiliar na elucidação diagnóstica da disfunção ou alteração que se deseja investigar, permitir inferir a intensidade da condição estudada, predizer prognóstico e monitorar a terapêutica, quando aplicável.

Para cumprir com esses objetivos na área laboratorial da coagulação, foram desenvolvidas inúmeras metodologias que permitem avaliar tanto a função da grande maioria dos diferentes componentes por meio dos testes funcionais, como determinar sua concentração (antígeno) via testes quantitativos. Destaca-se que muitas vezes em coagulação é mais importante saber se o que se tem funciona, do que saber o quanto se tem.

O processo laboratorial é dividido em três etapas: a pré-analítica, a analítica e a pós-analítica. A primeira compreende desde a solicitação médica, o preparo do paciente, a coleta adequada da amostra, seu transporte e armazenamento até o momento do processamento. Já a fase analítica diz respeito ao processamento propriamente dito, no qual os equipamentos e os diferentes tipos de testes são validados, padronizados, controlados por diretrizes nacionais e internacionais, com o objetivo de garantir a qualidade do resultado. E, por último, a etapa pós-analítica, que corresponde à realização da análise de consistência do resultado obtido frente a história clínica, gênero e idade do paciente, medicamentos em uso e doenças de base ou motivos da investigação diagnóstica.

Todas as etapas são de igual importância para a obtenção de resultados confiáveis, mas os cuidados na fase pré-analítica para os exames de coagulação são vitais para consolidar esse objetivo e a literatura tem sido bastante enfática em apontar essa etapa como a responsável pela ocorrência da grande maioria dos erros laboratoriais, seguida de perto pela fase pós-analítica.[1]

Atualmente, as amostras são processadas em equipamentos automatizados ou semiautomatizados que variam de pequeno porte, como os *point of care tests* (POCTs) aos de grande porte, estes últimos mais modernamente podem estar conectados em uma linha de automação com capacidade de gerenciar toda a rotina, embora alguns testes de execução manual ainda sejam realizados, como o de tempo de sangramento (TS) e a prova do laço (PL).

Esses equipamentos dispõem de diferentes metodologias: a coagulométrica cinética que se baseia na cinética de formação do coágulo, ou a coagulométrica óptica, analisada por filtros de diferentes comprimentos de onda, baseada no tempo de formação do coágulo; a imunológica com possibilidade de pesquisar antígeno e anticorpo; e a cromogênica ou amidolítica que utiliza substratos que mimetizam a sequência de aminoácidos específicos, alvos da clivagem de determinada proteína ou fator de coagulação. Esse substrato é ligado a um agrupamento cromógeno e, quando sofre a ação de clivagem, há liberação de cor que é lida pelo equipamento e permite inferir direta ou indiretamente de forma proporcional a função ou concentração do componente que se quer estudar.

Existem ainda os equipamentos específicos para algumas rotinas típicas, por exemplo, os da agregação plaquetária e os de avaliação global da hemostasia, como a tromboelastometria.

INVESTIGAÇÃO LABORATORIAL

Devido à complexidade fisiológica do processo hemostático e à limitação laboratorial em refletir essa complexidade, é imprescindível que a investigação laboratorial seja feita à luz de uma história pessoal e familiar bastante detalhada e de um exame físico muito minucioso.

Desse modo, pacientes com história de sangramento cutâneo mucoso, como epistaxe, gengivorragia, hematúria, menorragia, presença de petéquias e equimoses, com ou sem história familiar, sangramento imediato após pequenas lesões ou traumas deverão ser investigados com relação à hemostasia primária, enquanto aqueles com sangramentos mais tardios, em articulações ou grande grupos musculares, com ou sem história familiar, merecem estudo do sistema hemostático secundário.

Para o estudo de risco ou da história hemorrágica, inicia-se pelos testes de triagem, que contemplam a hemostasia primária com a contagem plaquetária e o tempo de sangramento, e a hemostasia secundária pelo tempo de protrombina (TP) e o tempo de tromboplastina parcial ativada (TTPa). Os resultados obtidos nesses testes nortearão a continuidade da investigação por meio de testes específicos.

Já na investigação dos pacientes com trombose não há testes triadores, porém há um perfil de exames que visam identificar condições de trombofilia e deverão ser solicitados de acordo com a história pessoal e, em especial, das informações dos familiares. Os detalhes laboratoriais relacionados com a pesquisa de trombofilia serão abordados posteriormente, por ocasião da discussão sobre trombose.

Investigação laboratorial da hemostasia primária

Como visto anteriormente, os componentes envolvidos nessa etapa são o endotélio, as plaquetas e o fator de von Willebrand. No laboratório de medicina diagnóstica não é possível avaliar o endotélio, salvo de forma indireta e inespecífica, sendo somente possível o estudo dos demais elementos.

Plaquetas

As plaquetas podem ser avaliadas quanto ao número e função.

Contagem plaquetária

A contagem plaquetária pode ser realizada em amostra coletada em EDTA potássico, EDTA magnésio ou em citrato de sódio a 3,2%, preferencialmente, e serem contadas de forma manual em câmaras de Neubauer ou automatizada, em equipamentos de porte variável.

A contagem manual em lâmina, denominada fônio, não tem mais aplicabilidade diante da precisão e exatidão da automação, mas ainda pode ser utilizada como recurso de confirmação.

As metodologias automatizadas mais comuns são a impedância elétrica e a óptica ou imunológica. A impedância permite inferir a contagem global das plaquetas e avaliar o volume plaquetário médio (VPM), no entanto, apresenta o inconveniente de levar a falsas contagens tanto para mais, como na presença de amostras com esquizócitos, como para menos, quando circulam no sangue periférico plaquetas gigantes ou fragmentos de megacariócitos.

Já a metodologia imunológica ou óptica é muito mais específica, uma vez que utiliza anticorpos monoclonais típicos para identificação somente das plaquetas, como o CD61, preferencialmente, e permite inferir a fração de plaquetas imaturas (IPF).

Algumas condições podem levar a falsas trombocitopenias ou plaquetopenia, como na punção difícil que favorece a formação de fibrina na amostra; ou na presença de agrupamentos plaquetários induzidos pelo EDTA potássico em algumas amostras devido à ação de anticorpos da classe IgG, fenômeno conhecido como trombocitopenia induzida pelo EDTA (Figura 8.1); e ainda, numa situação existente somente *in vitro* e sem significado clínica, o satelitismo plaquetário (Figura 8.2).

Nessas condições, os equipamentos mais sensíveis apontam a presença dos agrupamentos plaquetários obrigando o laboratório a validar a contagem global fornecida através de outra metodologia mais específica, a imunológica ou óptica, mas no caso dos laboratórios

CAPÍTULO 8 — Aspectos Laboratoriais na Hemostasia

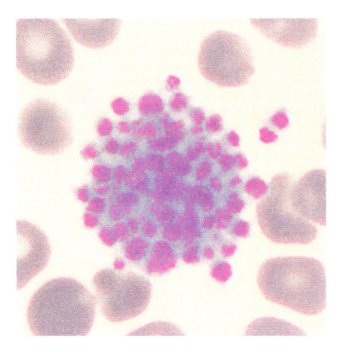

Figura 8.1 **Presença de agrupamento em plaquetário induzido pelo EDTA.**
Fonte: acervo da autora

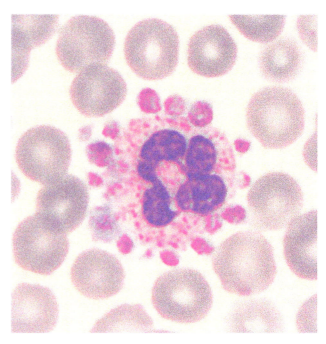

Figura 8.2 **Satelitismo plaquetário leucócito polimorfonuclear.**
Fonte: acervo da autora

que não a possuem deverá ser feita a revisão microscópica em lâmina por microscopista experiente para que os agrupamentos plaquetários ou o satelitismo possam ser confirmados.

Uma forma de minimizar a trombocitopenia induzida pelo EDTA potássico, uma condição observada apenas *in vitro*, é a recoleta da amostra com o EDTA magnésio, preferencialmente.

Avaliação da função plaquetária

As diferentes fases da função plaquetária como a adesão, a ativação, sua degranulação e a agregação são possíveis de serem inferidas laboratorialmente.

Tempo de Sangramento (TS) é a avaliação da função plaquetária *in vivo*. Existem duas possibilidades: o TS de Duke no qual se faz uma incisão no lóbulo da orelha com lanceta específica e cronometra-se o tempo de parada do sangramento usando papel de filtro, pouco utilizada na atualidade, e o TS de Ivy, realizado no antebraço com lanceta padronizada e um manguito insuflado na pressão arterial média com tempo cronometrado.

Ambas as formas são inespecíficas, pois uma vez havendo prolongamento dos tempos não é possível inferir em qual etapa se dá a alteração, se no vaso sanguíneo, se no número ou na função das plaquetas ou, ainda, se na quantidade ou função do fator de von Willebrand. Além disso, são imprecisas, pois sofrem bastante variação de um executor para outro. Os testes têm sensibilidade diferentes sendo prolongado no TS de Duke na presença de plaquetopenia inferior a 50.000 plaquetas/mm^3 e, no de Ivy com contagens inferiores a 100.000 plaquetas/mm^3 e, em ambos, na anemia severa.

Diante do exposto, a avaliação automatizada passa a ser muito mais vantajosa pela possibilidade de melhor controlar o processo, conferindo maior precisão e exatidão ao resultado.

As possibilidades de metodologias automatizadas serão resumidas a seguir:

a. PFA-100 (Platelet Function Analyzer) é uma metodologia de rápida execução, um POCT que mimetiza as condições fisiológicas de *shear stress* presente nos vasos sanguíneos de pequeno calibre, nos quais o fator de von Willebrand tem maior papel na garantia da hemostasia primária, sendo considerada, portanto, mais sensível para as alterações do FvW.

Essa metodologia consiste na aspiração do sangue em alta velocidade e na sua passagem por um orifício em uma membrana embebida em colágeno e epinefrina em um cartucho, e colágeno e ADP, em outro.

Um resultado prolongado em ambos os cartuchos sugere comprometimento da hemostasia primária, mais especificamente da doença de von Willebrand ou plaquetopatias outras; enquanto o resultado normal no cartucho coláge-

78 Práticas em Hematologia Seção 2

no/epinefrina exclui a necessidade de realização do segundo cartucho.

Esse teste foi idealizado para triar pacientes com risco hemorrágico nos serviços de emergência e centros cirúrgicos. Mais recentemente, tem sido utilizado também para inferir a presença de resistência aos antiagregantes plaquetários que agem nos receptores do ADP, como o clopidogrel, por exemplo.

b. **Agregação plaquetária por turbidimetria** metodologia clássica em uso há várias décadas para o estudo da função plaquetária, utiliza o plasma rico em plaquetas (PRP) para medir o

percentual de agregação após a estimulação com diferentes agonistas ou agregantes plaquetários (substâncias capazes de ativar vias específicas plaquetárias) e, de acordo, com o tipo de resposta obtida nas diferentes concentrações, permite diferenciar as plaquetopatias e a ação de diferentes antiagregantes plaquetários (Tabela 8.1) e, até mesmo, inferir a necessidade da continuidade da investigação por outras técnicas.

Os agonistas mais usados são o colágeno, o ADP, o ácido araquidônico, a adrenalina, a trombina e a ristocetina, esse último um aglutinante plaquetário por sua ação em favorecer a ligação entre a GPIb e o FvW, útil

Tabela 8.1 Resposta plaquetária a diferentes agonistas nas diferentes condições clínicas e a possibilidade da continuidade diagnóstica através de testes específicos.

Plaquetopatias	ADP	Ácido Araquidônico	Colágeno	Ristocetina	Continuidade diagnóstica testes específicos
Trombastenia de Glanzmann	Diminuída ou ausente	Diminuído ou ausente	Diminuído ou ausente	Normal	Investigar a deficiência da GP IIb e/ou IIIa por citometria de fluxo
Síndrome de Bernard-Soulier	Normal	Normal	Normal	Diminuída ou ausente	Investigar a deficiência da GP Ib/IX/V por citometria de fluxo; Verificar macrotrombocitopenia
Doença do pool de Estoque - grânulo denso (δ-SPD)	Normal	Normal	Normal ou diminuído	Normal	Investigar liberação de ATP por lumiagregação
Doença do pool de estoque – grânulo alfa (α-SPD)	Variável	Normal	Variável ou diminuída	Normal	Verificar palidez das plaquetas no esfregaço periférico, dosar P-selectina
Aspirina ou Defeitos síntese do tromboxane	Normal	Diminuída ou ausente	Diminuído ou ausente	Normal	Determinação da prostaglandina G_2 (diminuída ou ausente)
Tienopiridinas - Ticlopidina ou Clopidogrel	Diminuída	Normal	Normal	Normal	Checar história de uso de ticlopidina ou clopidogrel
Antoganistas Ib/IIIa	Diminuída ou ausente	Diminuído ou ausente	Diminuído ou ausente	Normal	Checar história de tratamento com abciximab, tirofiban ou eptifibatide. Analisar aumento da ocupação do receptor por citometria de fluxo
Doenças Mieloproliferativas	Normal	Normal	Normal	Normal	Estudar anormalidades da ciclo-oxigenase e/ou α- ou δ-SPD, Verificar agregação espontânea

Fonte: Colombini, MP., 2011

no diagnóstico da doença de von Willebrand e Bernard Soulier.

Atualmente, também é possível avaliar de forma mais fisiológica a função das plaquetas por meio da impedância elétrica, que utiliza sangue total citratado como amostra, com a vantagem de permitir estudar pacientes com contagens a partir de 50.000 plaquetas/mm^3. E por meio da luminescência pode-se avaliar a reação de liberação de ATP intraplaquetária no mesmo agregômetro.

Fator de von Willebrand

O FvW é uma glicoproteína plasmática de alto peso molecular, variando de 500 a 20.000 kDa sintetizada pelos megacariócitos e células endoteliais que circula na forma de multímeros com uma estrutura representada por domínios denominados de A a D.

Apresenta diferentes sítios de ligação, sendo um deles com o colágeno que favorece a adesão plaquetária; outro com a glicoproteína GPIb/IX/V que propicia a ativação da plaqueta e sua consequente agregação quando ocorre a exposição da GPIIb-IIIa com a qual também pode se ligar; e ainda, um sítio de ligação com o FVIII, o que garante a maior sobrevida desse fator, uma vez que inibe sua proteólise precoce. Fica claro seu importante papel na hemostasia.

Laboratorialmente, seu estudo é complexo e compreende a realização de testes triadores, diagnósticos e classificatórios. Para triagem, são realizados testes não específicos, como o TS, o TTPa, a agregação plaquetária incluindo a ristocetina e a determinação do fator VIII por diferentes metodologias; enquanto para o estudo específico faz-se a quantificação do antígeno (FvW:Ag) por método imunológico e a avaliação das suas diferentes funções: ligação com o colágeno pelo ensaio de ligação com o colágeno (FvW:CB), ligação com a glicoproteína plaquetária Ib por meio da atividade cofatora da ristocetina (FvW:Rco) e a ligação com o FVIII pelo ensaio de ligação (FvW:FVIII). Para classificação da doença poderá ser avaliada ainda, a presença dos multímeros e a agregação plaquetária com ristocetina em baixa concentração, essa última, específica para o tipo 2B.

As alterações funcionais e quantitativas do FvW levam ao quadro de Doença de von Willebrand.

Investigação laboratorial da hemostasia secundária

A tradicional cascata da coagulação nasceu da necessidade laboratorial de estudar pacientes com quadros hemorrágicos e foi idealizada há mais de 60 anos à luz do conhecimento da época, diferindo, portanto, do processo fisiológico como conhecido atualmente, o que explica a ocorrência de alguns paradoxos na prática clínica.

Classicamente, a cascata divide o processo em três vias: a intrínseca, a extrínseca e a comum, e o conjunto dos exames que possibilitam avaliar essas vias denomina-se coagulograma. Compõem o coagulograma:

Tempo de tromboplastina parcial ativada (TTPa)

A via intrínseca denominada tempo de tromboplastina parcial ativada (TTPa) caracteriza-se pela ativação do fator XII *in vitro*, na presença de seus cofatores cininogênio de alto peso molecular e pré-calicreína (PK), seguido pela ativação do fator XI, do fator IX na presença do seu cofator, o fator VIII, levando à ativação do fator X.

In vitro os ativadores dessa via podem ser o caolin, a sílica e o ácido elágico. Cada um desses reagentes impõe uma sensibilidade específica ao teste, como a maior sensibilidade à deficiência de um fator de coagulação ou ao monitoramento dos pacientes em uso da heparina, ou ainda, para a presença de inibidores, como a anticoagulante lúpico. Um segundo reagente também é usado, a cefalina, que devolve à amostra os fosfolípides retirados durante a centrifugação do plasma citratado, uma vez, que para esses testes trabalha-se com o plasma pobre em plaquetas (PPP).

O TTPa possibilita avaliar alterações nos fatores que compõe essa via: FXII, FXI, FIX, FVIII e os cofatores PK e cininogênio de alto peso molecular, quer sejam elas quantitativas (deficiência do fator) ou qualitativas em função da presença de inibidores específicos ou inespecíficos, e ainda, monitorar o uso da anticoagulação com a heparina não fracionada. Seu resultado pode ser expresso em segundos ou por uma relação entre o tempo do paciente e o normal do laboratório (média geométrica dos normais).

Tempo de protrombina (TP)

Já a via extrínseca conhecida como tempo de protrombina (TP) é ativada pela tromboplastina (similar ao fator tecidual - FIII) que tem a capacidade de se ligar e ativar o fator VII (um fator vitamina K dependente) e, este complexo (FT+VIIa) por sua vez, ativará o fator X.

Seu prolongamento, da mesma forma que o TTPa, sugere a presença de alterações quantitativas ou qualitativas do fator FVII, e reflete o uso dos anticoagulantes orais dicumarínicos exatamente pelo motivo de ser iniciada por um fator vitamina K dependente (FVII). Seu resultado pode ser expresso em segundos (já em desuso), pela atividade da protrombina (AP) em % e também por meio da Razão Normatizada Internacional (RNI), índice usado para o monitoramento da terapêutica com os anticoagulantes orais.

Uma vez tendo sido ativado o fator X por ambas as vias (TP e TTPa), tem início a via comum cujo objetivo é a geração de trombina para que o coágulo de fibrina estável possa ser formado. Essa via tem o fator V ativado como cofator do FX ativado para que a protrombina (FII) seja clivada e se transforme em trombina (IIa).

Tempo de trombina

Esse teste pode ou não fazer parte do coagulograma, mas por ser de rápida execução e fornecer informações relevantes, recomendamos a sua inclusão nos testes de triagem.

Tem como ativador o reagente trombina em concentração específica para permitir demonstrar estados de hipofibrinogenemia ou afibrinogenemia (deficiência do fibrinogênio) ou de disfibrinogenemias (disfunção do fibrinogênio). Permite demonstrar também a presença dos produtos de degradação de fibrina nos quadros de coagulação intravascular disseminada (CIVD). Por ser extremamente sensível à presença da heparina, podendo ser usado para demonstrar a contaminação da amostra com esse anticoagulante nos casos de prolongamentos no coagulograma não justificáveis pela clínica ou uso de medicamentos outros. Seu resultado é expresso em segundos.

Os resultados obtidos nos testes que compõem o coagulograma possibilitam inferir possíveis condições clínicas (Tabela 8.2) e, com isso, orientar qual ou quais exames específicos deverão ser realizados para auxiliar na elucidação diagnóstica.

Tabela 8.2 Possíveis condições clínicas adquiridas e congênitas refletidas pelo prolongamento do TP, TTPa e TT.

TP	TTPA	TT	Adquiridas	Hereditárias
Prolongado	Normal	Normal	Deficiência fator VII adquirida Deficiência leve de vitamina K Doença hepática Uso do anticoagulante oral (ACO) Inibidor fator VII Anticoagulante lúpico (mais raramente)	Deficiência do fator VII
Normal	Prolongado	Normal	Uso de heparina Inibidor dos fatores VIII, IX, XI ou XII Doença de von Willebrand adquirida Anticoagulante lúpico (não associado com sangramento)	Deficiência dos fatores VIII, IX ou XI Deficiência de fator XII, precalicreína ou cininogênio de alto peso molecular Doença de von Willebrand (variável)
Normal	Normal	Prolongado	Presença de heparina Hipofibrinogenemias adquiridas (fibrinogênio < 50 mg/dL) Disfibrinogenemias adquiridas Níveis elevados de PDF – CIVD e hepatopatias)	Disfibrinogenemias Afibrinogenemias
Prolongado	Prolongado	Normal	Doença hepática CIVD Altas doses de heparina ou ACO Administração combinada heparina e ACO Severa deficiência de vitamina K Inibidor de protrombina, fibrinogênio ou fatores V ou X Deficiência fator X associada a amiloidose primária	Deficiência de protrombina, fibrinogênio ou fatores V ou X Deficiência combinada de fatores
Normal	Normal	Normal		Deficiência fator XIII

Fonte: Colombini, MP., 2011

Fibrinogênio

Também o reagente trombina é usado nesse teste em concentração adequada para avaliar sua função, embora seu resultado seja universalmente expresso em mg/dL. Para tal, uma curva de calibração é feita com calibrador específico, de modo, a permitir dosagens, variando desde níveis bem baixos (inferiores a 80 mg/dL, para a maioria dos laboratórios) até os estados de hiperfibrinogenemia (valores maiores que o limite superior de normalidade, em geral, 450 mg/dL, para a maioria dos laboratórios).

Em resumo, as alterações observadas nos testes de triagem nas principais desordens hemorrágicas são:

1. Para as vasculopatias e doenças do colágeno que afetam a pele e tecido conectivo – fibrinogênio normal ou aumentado, demais testes do coagulograma normais;
2. Para disfunção plaquetária – contagem plaquetária normal ou diminuída, demais testes normais;
3. Hemofilia A, hemofilia B e deficiência do fator XI -TTPA prolongado, demais testes normais;
4. Doença de von willebrand – contagem plaquetária baixa para o tipo 2B, demais tipos normal e TTPA prolongado ou normal, com demais testes preservados;
5. CIVD (coagulação intravascular disseminada) - contagem plaquetária baixa, TP, TTPA e TT prolongados, com fibrinogênio baixo.

Teste da mistura

Quando os resultados de um ou mais testes do coagulograma estão prolongados sem causa clínica ou medicamentosa que justifique essa alteração, em paciente sem histórico conhecido pelo laboratório, poderá ser realizado o teste da mistura (50/50) que consiste na mistura em partes iguais da amostra do paciente com um *pool* de plasma normal e no reprocessamento imediato do teste afetado, podendo ser tanto o $TP_{50/50}$ como o $TTPa_{50/50}$ ou o $TT_{50/50}$.

Se o resultado do teste após a mistura permanecer alterado, aponta para a presença de um inibidor que pode ser específico ou não. Já se há normalização dos tempos é provável trata-se de deficiência de algum fator que compõe a via em investigação, embora, não possa ser excluído um inibidor pouco potente tempo e temperatura dependente. Nesse caso, havendo interesse, poderá ser repetido o teste da mistura incubando-se a amostra a 37°C por uma ou duas horas.

Se após a incubação os tempos permanecerem corrigidos, a deficiência de fator deverá ser investigada, caso contrário, sugere a presença de um inibidor podendo ser este específico ou não.

Fatores de coagulação

Os fatores de coagulação I, II, V, VII, VIII, IX, X, XI, XII e XIII podem ser avaliados quanto ao percentual de atividade por metodologia coagulométrica, na grande maioria, tipo estágio único, diante de uma curva de calibração com linearidade variável de acordo com o equipamento e o *kit* utilizado. Em alguns casos, curvas com sensibilidade diferentes podem ser confeccionadas para o mesmo fator, por exemplo, curva baixa para o fator VIII que permitirá classificar os quadros de hemofilia a partir de valores inferiores a 1% (severa), curvas normais e curvas altas com valores acima de 150% de fator.

Como a metodologia coagulométrica é mais suscetível à presença de interferentes e condições outras que não apenas as alterações no fator que se quer estudar, outra opção é a determinação por metodologia cromogênica muito mais específica. O limitante é seu alto custo e o fato de não estar disponível na grande maioria dos laboratórios, nem para os demais fatores de coagulação.

Quando resultados abaixo dos valores mínimos de normalidade para os fatores de coagulação são observados, com exceção do fibrinogênio (fator I), o laboratório deverá realizar o *teste do paralelismo*, ou seja, promover diluições seriadas na amostra para verificar se os níveis do fator em questão, normalizam ou não. No caso de ser alcançado valores acima de 50% diz-se que houve perda do paralelismo, sugerindo a presença de um inibidor.

Vale relembrar a importância de se analisar os resultados obtidos em face dos dados do paciente, pois muitas condições podem levar à uma alteração no resultado, e mais recentemente, o uso dos anticoagulantes orais de ação direta têm sido problemáticos para os laboratórios, pois podem produzir falsos resultados e mimetizarem até a presença de inibidores em testes específicos. Quando a informação dos medicamentos em uso não estiver disponível, o contato com o médico solicitante do exame e com o próprio paciente se impõe para que seja evitado a liberação de um falso resultado que induzirá a condutas clínicas e terapêuticas inadequadas.

Tromboelastometria

Ainda, no que diz respeito ao estudo da hemostasia secundária, uma metodologia tradicional utilizada há muitas décadas, a tromboelastometria, que permite avaliar globalmente o processo de formação do coágulo, ainda é bastante útil na prática clínica. Ela inclui o estudo da cinética de formação do coágulo, sua estrutura e lise, em amostra de sangue total, portanto, muito mais fisiológica.

Tem grande aplicabilidade em cirurgias de grande porte, como as cardíacas e, em especial, nos transplantes hepáticos monitorando em sala cirúrgica, momento a momento, a dinâmica do processo hemostático, permitindo inferir causas hemorrágicas de forma objetiva (hipofibrinogenemia, deficiência de fatores) e por exclusão, causas plaquetárias para conduta terapêutica imediata.

Com o auxílio de modernos *softwares*, os equipamentos passaram a possibilitar o estudo das vias intrínseca, extrínseca e do fibrinogênio à semelhança do coagulograma convencional, assim como a pesquisa de heparina residual pós-cirurgia e estados de hiperfibrinólise, o que fez com que essa metodologia "atualizada" fosse incorporada às unidades de terapia intensiva, centros obstétricos, assim como nos laboratórios clínicos convencionais.

Investigação laboratorial dos reguladores da hemostasia

Infelizmente, nem todos os marcadores relacionados com os reguladores do processo hemostático, os anticoagulantes naturais, estão disponíveis para investigação laboratorial dos pacientes com quadros tromboembólicos. Isto é devido, em especial, à burocracia de órgãos federais para a liberação de novos testes e metodologias para uso clínico, ou mesmo pela baixa demanda, o que eleva em muito o custo do teste limitando a pesquisa de alguns desses marcadores, como o inibidor da via do fator tecidual, por exemplo.

Mas o estudo dos mais importantes, como antitrombina, proteína C e proteína S é viável, e quando demonstrando a deficiência de algum desses parâmetros, possibilita diferenciar formas quantitativas e funcionais, adquiridas ou congênitas.

A metodologia cromogênica é a de eleição para a investigação funcional da antitrombina e proteína C por ser muito mais específica, enquanto para a proteína S, por não estar disponível o teste cromogênico, deverá ser priorizada a investigação de sua forma livre, a ativa, através de testes imunológicos.

Outro marcador imprescindível para a investigação de trombose adquirida é a pesquisa do anticorpo anticoagulante lúpico que avalia a presença de anticorpos direcionados à membrana fosfolipídica ou a proteínas ancoradas nessas membranas. Seu estudo laboratorial é complexo e inclui testes triadores dependentes dos fosfolípides e testes confirmatórios ou neutralizadores.

Os detalhes dessa pesquisa serão discutidos no Capítulo 12 – Trombofilias, no item trombofilia adquirida – síndrome antifosfolípide em critérios laboratoriais.

Avaliação laboratorial da fibrinólise

Infelizmente, ainda hoje muito poucos testes que refletem a fibrinólise estão disponíveis nos laboratórios clínicos, em nosso meio. Os marcadores como o ativador do plasminogênio tecidual (tPA), o plasminogênio, o inibidor do ativador do plasminogênio tecidual (PAI-1); $\alpha 2$-antiplasmina; entre outros, são em sua maioria, realizados por metodologias imunológicas, tipo ELISA, aglutinação em látex automatizada ou quimiluminescência em raros centros especializados.

Os parâmetros frequentemente disponíveis pelos laboratórios são apenas o produto de degradação da fibrina (PDF) ou do fibrinogênio e a determinação do dímero-D, que para cumprir com o papel de exclusão do processo tromboembólico deverá obrigatoriamente ter um alto valor preditivo negativo (VPN) como característica principal e, ter sido validado pelo laboratório para o tipo de população atendida.

Mais adiante, na discussão das principais patologias, poderá ser abordado a complementação diagnóstica para cada entidade, se pertinente.

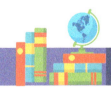

BIBLIOGRAFIA CONSULTADA

1. Colombini MP. Investigação Laboratorial das Doenças Hemorrágicas, Capitulo 20, Pag 189 a 194. In: Clinica e Laboraório. Prof Dr Celso Carlos de Campos Guerra. João Carlos de Campos Guerra, Carlos Eduardo dos Santos Ferreira, Cristóvão Luis Pitangueira Mangueira. Editora Sarvier, 2011.

2. Lippi G et al. Quality Improvement in Laboratory Medicine: Analytical Issues. Clin lab Med 2008;285-294; Kalra J. Medical errors: impact on clinical laboratories and other critical areas. Clinical Biochemistry. 2001; (37): 1052-62.

CAPÍTULO 9

Marjorie Paris Colombini ■ Patrícia Nunes Bezerra Pinheiro

Doenças Hemorrágicas Relacionadas com os Defeitos na Hemostasia Primária

As manifestações clínicas decorrentes de defeitos na hemostasia primária, como já citado anteriormente, estão relacionadas com as alterações no vaso sanguíneo, nas plaquetas e/ou no fator de von Willebrand e compreendem um grupo bastante heterogêneo de doenças. A seguir abordaremos os principais aspectos das principais patologias.

DEFEITOS VASCULARES

As manifestações hemorrágicas relacionadas com os defeitos vasculares são em geral de menor gravidade, e, na grande maioria dos casos, o comprometimento se dá na pele e nas mucosas, sendo expressos clinicamente como petéquias, equimoses, hematomas ou na mistura desses sinais.

Esses defeitos envolvem tanto o vaso sanguíneo, como o tecido conjuntivo perivascular e podem ser congênitos ou adquiridos. Infelizmente, a investigação laboratorial quase sempre resulta normal, quando a etiologia envolve o vaso.

Alterações vasculares congênitas
Hemangiomas

Os angiomas são tumores vasculares benignos e, na grande maioria dos casos, não causam danos, salvo os de grande dimensão, como na síndrome de Kassabach-Merritt ou quando são alvo de algum ferimento ou trauma. Caracterizam-se por uma proliferação anormal dos vasos sanguíneos, sendo mais comuns na pele, especialmente na região da cabeça e pescoço, mas outras regiões e, também, alguns órgãos podem ser afetados, como o fígado, o baço, o pâncreas, entre outros.

Por vezes, pode ocorrer uma coagulopatia de consumo caracterizada pela presença de plaquetopenia, baixos níveis de fatores de coagulação e níveis elevados de produto de degradação da fibrina (PDF). A estase sanguínea nos vasos malformados parece ser a causa etiológica, assim como o rápido crescimento desses tumores.

Telangiectasia hemorrágica hereditária ou doença de Osler-Weber-Rendu

A telangiectasia hemorrágica hereditária (THH) ou doença de Osler-Weber-Rendu apresenta caráter autossômico dominante devido a defeitos nos genes que codificam proteínas do endotélio vascular e é a causa mais comum de sangramento, com incidência na população de 1 a 2/100.000 e distribuição homogênea entre raça e sexo.

Caracteriza-se pela presença de telangiectasia em pele, cavidade oral, cavidade nasal, língua e leito ungueal e as malformações arteriovenosas (MAV) nos pulmões, cérebro e trato gastrointestinal, com manifestações clínicas variando desde a epistaxe recorrente até a hemorragia gastrointestinal, sendo esta última, por vezes bastante severa, podendo levar à morte.

Não existe um tratamento específico, o importante é limitar a ocorrência de hemorragias. Nas crises agudas, como tratamento paliativo pode ser usado a cauterização, a pressão local ou os tamponamentos. Outras opções terapêuticas são as farmacológicas, como o uso de corticosteroides, terapia estrogênica, interferon ou as ações cirúrgicas, como a ressecção das MAV, a embolização arterial dirigida por cateter ou a radiação do local afetado. O prognóstico em geral, é bom e dependerá da severidade dos sintomas. E os exames laboratoriais de hemostasia são normais.

Síndrome de Erlos-Danlos

Caracteriza-se por alterações no tecido conjuntivo, devido a um defeito na síntese do colágeno dos tipos I, III ou V, com consequente osteogênese imperfeita e calcificação das fibras elásticas, condição denominada de pseudoxantoma elástico. Cursa com lesões de pele, alterações da retina e comprometimento cardiovascular, afetando 1 em 5.000 indivíduos.

O sangramento, quando ocorre, se dá pela fragilidade do vaso devido ao enfraquecimento da parede e sua intensidade é variável, sendo grave nos casos de ruptura do vaso e na dependência do órgão afetado. Os exames laboratoriais de hemostasia são normais.

Alterações vasculares adquiridas

Púrpura de Henoch-Schönlein (PHS)

A púrpura de Henoch-Schönlein é uma vasculite sistêmica de hipersensibilidade, caracterizada pela presença de púrpuras simétricas e palpáveis devido à deposição de imunocomplexos (complemento e imunoglobulina A), geralmente associada a quadros infecciosos por estreptococos, hepatite B, citomegalovírus e Epstein–Barr vírus; ou ao uso de medicações como sulfa, iodeto, alopurinol, penicilinas e cimetidina ou, ainda, relacionada com o uso de corantes e conservantes. Sua ocorrência é mais rara em adultos.

Acomete preferencialmente pele, sendo de caráter ascendente, envolvendo mais frequentemente a face extensora de membros inferiores e a região das nádegas, podendo haver áreas de necrose por isquemia. Alguns pacientes podem apresentar dor abdominal acompanhada de melena, ou apresentar hematúria, artralgias, hipertensão, sendo a glomerulonefrite, o comprometimento renal mais temido devido a possibilidade, embora rara, de evolução para insuficiência renal.

O diagnóstico confirmatório é obtido por meio da biópsia das lesões quando demonstrado a presença de vasculite leucocitoclástica. Exames laboratoriais de hemostasia são normais.

Em geral são condições autolimitadas, com remissão espontânea entre 1 a 2 meses, e o tratamento é o sintomático, sendo o corticoide usado para alívio dos sintomas nos casos de dor abdominal refratária e para prevenção da evolução do quadro renal.

Outras condições de púrpuras adquiridas

Várias condições podem favorecer a ocorrência das púrpuras, por exemplo, na:

Amiloidose: doença caracterizada pela deposição de substância amiloide de forma sistêmica, pode ser observado sangramento anormal em pele e tecido subcutâneo devido à fragilidade vascular.

- **Crioglobulinemia e hiperglobulinemia benigna (púrpura de Waldenström)**: ocorre obstrução do fluxo vascular devido à formação de crioprecipitados, podendo haver sangramento.
- **Deficiência de vitamina C ou escorbuto**: existe má formação do colágeno, o que favorece a ocorrência de sangramento em qualquer tecido, mais frequentemente na pele dos membros inferiores, gengiva, subperiósteo e músculos.
- **Púrpura psicogênica**: observada em pacientes do sexo feminino com quadro de melancolia ou estresse, ou durante a menstruação.
- **Púrpura senil**: acometendo indivíduos com idade avançada que cursam com fragilidade capilar ou pele friável devido à baixa elasticidade. Acomete mais comumente a região dos antebraços. Pele pouco elástica, melhora com hidratação, antebraços mais comuns.
- **Corticoide:** seu uso prolongado e em altas doses como indicado na Síndrome de Cushing pode induzir a defeito na matriz perivascular, com consequente sangramento, mais comum em pele de extremidades.

DEFEITOS PLAQUETÁRIOS QUANTITATIVOS

Generalidades

Os defeitos plaquetários por diminuição na contagem, ditos quantitativos e na função plaquetária, ditos qualitativos, podem estar associados a diversas manifestações clínicas, desde quadros assintomáticos até quadros hemorrágicos graves, por vezes fatais. Eles estão associados a causas adquiridas (p. ex. trombocitopenia imune) e causas hereditárias (p. ex. trombastenia de Glazmann). Como já comentado anteriormente, é de suma importância para a avaliação diagnóstica uma anamnese com vasto interrogatório sobre medicamentos em uso e antecedentes pessoais de sangramento, exposição prévia à intervenção cirúrgica e história familiar, além de um exame clínico minucioso.

Trombocitopenia

Plaquetopenia ou trombocitopenia é definida como contagem inferior ao limite mínimo estabelecido pelo laboratório, para a população estudada, geralmente inferior a 150.000 plaquetas/mm^3. Os valores de referência das plaquetas são contagens no intervalo de 150.000 a 450.000 plaquetas/mm^3.

O quadro clínico é bastante heterogêneo e depende do número de plaquetas. O risco de sangramento espontâneo cutâneo mucoso, sangramentos em sistema nervoso central e gastrointestinal se eleva com contagem plaquetária abaixo de 20.000 plaquetas/mm^3, em especial abaixo de 10.000 plaquetas/mm^3. Em casos assintomáticos, deve-se sempre excluir causas espúrias, como interferentes pré-analíticos e trombocitopenia dependente de EDTA.

Causas de trombocitopenia

Existem diversas causas de trombocitopenia distribuídas em três principais mecanismos fisiopatológicos: diminuição da produção, aumento da destruição e modificação na sua distribuição.

A seguir estão descritas as principais causas de trombocitopenia.

Trombocitopenia imune

A trombocitopenia imune, anteriormente conhecida como púrpura trombocitopênica idiopática (PTI) é uma doença autoimune, relacionada com a plaquetopenia isolada.

É considerada uma doença frequente e seu diagnóstico é de exclusão, uma vez que não existe um teste laboratorial específico para sua detecção, apesar do *status* da doença ser avaliado pela contagem plaquetária abaixo de 100.000 plaquetas/mm^3.

A ideia inicial de que a baixa contagem era resultado da destruição das plaquetas por anticorpos foi ampliada e atualmente aceita-se que os anticorpos além de mediarem essa destruição também comprometem a produção dos megacariócitos e sua capacidade de liberar das plaquetas. No entanto, a fisiopatologia da doença ainda não está totalmente elucidada, inclusive, alguns estudos sugerem também a atuação direta de linfócitos T citotóxicos na sua destruição e produção.

Apresentação clínica

Pode acometer adultos e crianças, com dois picos de incidência: entre 20 e 30 anos e em maiores de 60 anos.

Boa parte dos indivíduos encontra-se assintomática, mas, quando sintomática, apresenta como manifestação clínica mais comum o sangramento cutâneo mucoso caracterizado pela presença de petéquias, equimoses, epistaxe e gengivorragia e, mais raramente, por sangramentos mais graves, como sangramento em sistema nervoso central e sistema digestivo. A fadiga é uma queixa comum entre os indivíduos com trombocitopenia imune, mas sua causa não é bem elucidada.

Vale lembrar que geralmente as outras linhagens observadas no hemograma estão normais, bem como o tempo de protrombina (TP) e tempo de tromboplastina parcial ativada (TTPA).

São reconhecidas três fases distintas da trombocitopenia imune: a aguda, a persistente (presente após 3 meses do diagnóstico) e a crônica (presente após 12 meses do diagnóstico).

Classificação

A trombocitopenia imune pode ser classificada em primária, termo atualmente preferido ao idiopático, ou secundária. Trombocitopenia primária é o termo utilizado para designar a plaquetopenia imunomediada na ausência de causa coexistente ou associada. Por sua vez, o termo trombocitopenia imune secundário é utilizado para designar praticamente todas as outras condições de plaquetopenia imunomediada, salvo raras exceções, como a púrpura neonatal, a púrpura pós-transfusional e a trombocitopenia induzida pela heparina, que mantiveram suas antigas denominações. A distinção de quadros primários e secundários é de relevância clínica, visto que a evolução e o tratamento de condições secundárias podem ser distintos.

A forma secundária associa-se a infecções específicas, algumas drogas (antibióticos, anti-inflamatórios não hormonais e antivirais), vacinas e anormalidades imunológicas (imunodeficiência, doença autoimune como o lúpus eritematoso sistêmico, Síndrome Antifosfolípide e a Síndrome de Sjogren's), além de neoplasias, especialmente as linfoproliferativas, destacando-se a associação com a leucemia linfocítica crônica (LLC). Dentre as infecções estão o HIV, a hepatite C, o Helicobacter pylori.

Diagnóstico

Conforme comentado anteriormente, o diagnóstico da trombocitopenia imune é de exclusão de outras causas de trombocitopenia e, para a trombocitopenia imune primária, também de exclusão de causas associadas à esta, mediante plaquetopenia abaixo de 100.000 plaquetas/mm³.

Laboratorialmente, é importante ter a certeza de que a plaquetopenia é real (vide "Aspectos Laboratoriais da Hemostasia" neste capítulo). Outro aspecto relevante na avaliação laboratorial são os achados morfológicos do sangue periférico que podem auxiliar, ou definir a etiologia das baixas contagens, como na presença de blastos nos casos de leucemias ou dos esquizócitos na púrpura trombocitopênica trombótica (PTT) ou síndrome hemolítica urêmica (SHU).

Nos casos de sangramento agudo, a abordagem diagnóstica deve excluir outras coagulopatias. Estão indicados, além do hemograma completo, o TP e o TTPA, Dímero-d, testes de função hepática e exames de imagem envolvendo o sítio com sangramento.

Entre as informações fornecidas pelos equipamentos de última geração, estão a determinação do volume plaquetário médio (VPM) e o IPF (frações reticuladas ou imaturas das plaquetas). O parâmetro VPM demonstra alterações no volume plaquetário apontando condições de aumento, por exemplo, nas plaquetopenias hereditárias, como na Síndrome de Bernard Soulier e May Hegglin (MYH-9) e, nas condições de solicitação medular, ou seja, quando há destruição periférica das plaquetas numa medula óssea responsiva. Já VPM baixos estão associados com condições de comprometimento da produção devido a várias condições, entre elas, infiltração medular, toxicidade por droga ou álcool.

O IPF é capaz de demonstrar a presença de plaquetas mais funcionantes por conterem resíduos de RNA, como por exemplo, nas respostas de "pega" de transplantes de medula óssea e, ainda, inferir estados de hipoprodução.

Na trombocitopenia imune não é recomendada rotineiramente a pesquisa de anticorpos antiplaquetas devido à baixa sensibilidade desse teste.

A avaliação medular não se faz necessária na maioria dos casos e só é solicitada quando existem outras alterações hematológicas ou quando não há resposta ao tratamento padrão.

Tratamento

Os principais objetivos do tratamento na trombocitopenia imune são: interromper sangramentos ativos e prevenir sangramentos futuros.

A estimativa do risco de sangramento nos pacientes assintomáticos não é uma tarefa simples e a decisão do tratamento dependerá sobretudo na avaliação individual do risco e da fase da doença. De forma geral, o risco de sangramento aumenta com contagem plaquetária abaixo de 20.000-30.000 plaquetas/mm³, desta forma, o tratamento raramente é indicado em indivíduos as-

sintomáticos com plaquetometria acima desses valores. No entanto, existem outras variáveis que aumentam o risco de sangramentos graves e que podem influenciar a decisão de tratar, como idade acima de 65 anos, uso de anticoagulantes ou antiagregantes plaquetários, insuficiência renal e risco maior de trauma associado a atividades (exposição).

Tratamento inicial – primeira linha terapêutica

Os corticosteroides permanecem como tratamento-padrão para trombocitopenia imune no adulto recém-diagnosticada. Em pacientes sem contraindicações ao uso de corticosteroides, esquemas com prednisona ou prednisolona 1 mg/kg por 2 até 3 semanas ou dexametasona 40 mg/dia por quatro dias (podendo ser repetido por até 3 ciclos a cada 2 a 3 semanas) estão indicados. Deve-se evitar o uso prolongado de corticosteroide, na presença de resposta ao tratamento, deve-se programar a diminuição progressiva da dose após 2 a 3 semanas, e suspensão dela após 6 a 8 semanas de tratamento. Na ausência de resposta após 2 semanas, deve-se programar retirada com diminuição progressiva da droga em 1 semana.

O uso da imunoglobulina intravenosa e imunoglobulina anti-D − também é considerado tratamento-padrão para a trombocitopenia imune. Ambas são eficazes em promover o aumento da contagem plaquetária em até 80% dos pacientes, embora transitória, com retorno aos valores plaquetários prévios ao tratamento em torno de 2 a 4 semanas após o uso.

Segunda linha terapêutica

Existem diversos esquemas descritos para o tratamento dos pacientes que não responderam ao tratamento inicial. Entre os que apresentaram evidências mais robustas estão os agonistas dos receptores da trombopoetina (TPO-RAS), o rituximab e o fosfamatinib. Outros esquemas descritos são imunossupressores (ciclosporina A, micofenolato mofetil, azatioprina), danazol e alcaloides da vinca (vincristina).

O eltrombopag, o romiplostim e, mais recentemente, o avatrombopag são os representantes dos TPO-RAS e estão indicados em pacientes com trombocitopenia imune refratária a pelo menos um esquema de tratamento. Estudos mostram boa resposta, com até 60% de resposta duradoura no decorrer do uso. Sua atuação se dá por aumento da produção de plaquetas e por isso, são considerados tratamento de manutenção.

A esplenectomia é associada a uma ótima resposta (taxa de resposta em torno de 80%), com resposta duradoura em cerca de 60% a 70% dos pacientes. No entanto, nas últimas décadas houve uma redução substancial da esplenectomia para tratamento da trombocitopenia imune devido ao surgimento de novas modalidades te-

CAPÍTULO 9 — Doenças Hemorrágicas Relacionadas com os Defeitos na Hemostasia Primária

rapêuticas. Atualmente a indicação de esplenectomia geralmente é limitada aos pacientes que não responderam ou não podem receber os esquemas-padrão de tratamento inicial. É recomendado que se postergue a esplenectomia de 12 a 24 meses após o diagnóstico devido a chance de estabilização ou remissão do quadro nesse período.

A necessidade de tratamento de emergência é rara. A taxa de mortalidade por sangramento é inferior a 5%. O sangramento em sistema nervoso central ou trato gastrointestinal pode ocorrer em pacientes refratários, em especial com contagens de plaquetas inferior a 10.000 plaquetas/mm^3.

Nesses casos, visto a necessidade urgente de incremento plaquetário, uma combinação de tratamentos, incluindo corticosteroides, inclusive com esquema intravenoso, e imunoglobulina intravenosa deve ser utilizada. A transfusão de plaquetas deve ser considerada e não deve ser postergada em casos de risco à vida.

Trombocitopenia induzida por drogas

Essa condição tem início após o uso de alguns tipos de medicamentos e observa-se sua reversão com a suspensão da droga. Entre as drogas que podem levar à trombocitopenia estão: os diuréticos tiazídicos, a quinidina, a rifampicina, as sulfas, os betalactâmicos, o interferon, o ácido valproico, o álcool que leva à trombopoiese ineficaz, a cocaína, o antiagregantes abiximab, os antipsicóticos.

Os mecanismos envolvidos são: (a) formação de imunocomplexos nos quais o anticorpo se liga à droga que será absorvida à superfície da plaqueta ou (b) a produção de anticorpos contra a plaqueta.

Trombocitopenia induzida por heparina

A trombocitopenia induzida por heparina (HIT) é a condição de maior importância e é observada após 7 a 10 dias do uso da heparina não fracionada muito mais frequentemente do que a heparina de baixo peso molecular, sendo uma reação imunomediada às custas de anticorpos IgG direcionados contra a heparina e o fator 4 plaquetário.

Apresenta duas formas: a HIT tipo I, menos severa, que ocorre em cerca de 20% a 25% dos pacientes tratados com heparina e a HIT tipo II, mais severa, que ocorre em 2% a 5% dos pacientes que recebem heparina. A HIT tipo II está relacionada com os eventos trombóticos com potencial risco de vida. Complicações mais raras são a trombose cutânea, o infarto adrenal e a gangrena de membros.

A ação terapêutica é a suspensão do anticoagulante heparina com substituição por demais anticoagulantes não afins.

Púrpura pós-transfusional

Alguns pacientes que já foram submetidos a múltiplas transfusões plaquetárias podem apresentar um quadro de plaquetopenia severa associado à hemorragia devido a causas imunes e não imunes.

Isso se dá pela formação de anticorpos que podem ficar quiescentes por anos, até que ocorra uma nova exposição, tornando esses pacientes refratários às transfusões. Normalmente, os antígenos de alo imunização leucocitários humanos (HLA) são a maior causa dessa refratariedade.

Felizmente, com o advento da tecnologia LUMINEX, plaquetas compatíveis podem agora ser selecionadas para esses pacientes evitando a necessidade de plasmaferese ou o uso de imunoglobulinas.

Hiperesplenismo

Hiperesplenismo é uma condição de esplenomegalia associada à citopenia periférica de uma ou mais linhagens (anemia, leucopenia e plaquetopenia), com hiperplasia de medula óssea compensatória, reversíveis com a esplenectomia.

Entre os vários mecanismos envolvidos na patogênese do hiperesplenismo, destacam-se a retenção de maior quantidade de hemácias, leucócitos e plaquetas pelo aumento do componente sanguíneo no baço, secundário à esplenomegalia congestiva por hipertensão portal e o aumento da atividade fagocítica.

As anormalidades do baço que levam ao hiperesplenismo são, em sua maioria, secundárias a outras condições. As principais são:

- Infecções, como hepatites virais, brucelose, malária, mononucleose;
- Hipertensão portal por cirrose hepática e outras condições;
- Inflamação granulomatosa, que pode estar associada a tuberculose, sarcoidose, e outras condições;
- Neoplasias linfoproliferativas e mieloproliferativas, metástases de tumores spolidos;
- Anemia hemolítica crônica, como a esferocitose hereditária;
- Doenças de depósito, como Gaucher e Niemann Pick.

Púrpura trombocitopênica trombótica

A púrpura trombocitopênica trombótica (PTT) é uma condição rara, que apresenta-se clinicamente como anemia hemolítica microangiopática, plaquetopenia e dano à alguns órgãos nobres como cérebro, rins, miocárdio (mais raramente) e mesentério. É considerada emergência hematológica devido sua alta taxa de mortalidade (10% a 20%) e acomete mais indivíduos afrodescendentes, obesos e mulheres, sendo sua incidência global de 1,5 a 4 por milhão indivíduos/ano.

Fisiopatologia

Na maioria dos casos a PTT é secundária à deficiência severa da ADAMTS-13, uma metaloproteinase produzida pelos hepatócitos, células endoteliais e plaquetas que apresenta habilidade em clivar grandes multímeros do fator de von Willebrand (FvW) resultando na formação de pequenos multímeros, cuja característica é a de se ligarem menos às plaquetas e, consequentemente, apresentarem menor poder trombogênico.

A deficiência dessa enzima se dá na maioria dos casos devido à ação de autoanticorpos conforme evidenciado na fase aguda da doença, em que são encontrados altos níveis de anticorpos anti-ADAMTS-13 da classe IgG4, anticorpos esses, denominados de inibidores da atividade proteolítica da ADAMTS-13. Com seu bloqueio, passa a circular no sangue periférico os multímeros de maior tamanho que são desdobrados após o cisalhamento, levando à formação de moléculas alongadas, mais ativas que predispõe à agregação plaquetária e à trombose.

No entanto, em 10% a 25% dos casos os anticorpos podem não ter ação inibitória e, em 25% dos pacientes os autoanticorpos não são observados (ausência de deficiência), e nesses casos, o mecanismo fisiopatológico permanece não estabelecido.

São ainda descritos na literatura mais de 150 diferentes mutações da enzima ADAMTS13, caracterizando a PTT congênita, forma rara conhecida como Síndrome de Upshaw-Schulman com prevalência de 1 por milhão na população.

A forma aguda ocorre em 90% dos casos e, geralmente, um quadro infeccioso precede essa forma em dias ou semanas, embora a forma aguda adquirida possa ser secundária à alguma outra condição como em associação ao HIV, à eclampsia, a drogas como quinino, ticlopidina, interferon, estrógeno na reposição hormonal, agentes quimioterápicos (bleomicina, gencitabina, entre outras), hipertensão maligna, pancreatite, quadros oncológicos avançados. Quando não é possível identificar uma causa a PTT é considerada idiopática.

Quadro clínico

Os achados iniciais de fraqueza, cefaleia, náusea, vômitos e diarreia são muito inespecíficos, o que faz com que seja necessário alta suspeição para que a PTT seja diagnosticada. Já os achados clínicos que auxiliam são febre (50% dos casos), confusão mental, anemia, trombocitopenia e falência renal, sendo essa última, presente em apenas 10% dos casos.

O SNC é afetado em 60% dos casos com sintomas variando de cefaleia à convulsão, confusão mental, AVC e coma, enquanto o acometimento cardíaco (dor torácica, troponina I elevada, arritmias, insuficiência cardíaca congestiva e infarto agudo do miocárdio) é mais raro.

Achados laboratoriais

Os achados mais comuns são trombocitopenia severa (inferior a 30.000 plaquetas/mm^3) e anemia hemolítica microangiopática representada pela presença de esquizócitos no sangue periférico (Figura 9.1) maior que 1%. Outras alterações incluem, em especial, a reticulocitose, DHL aumentado, bilirrubinemia às custas da fração indireta e haptoglobina reduzida.

A determinação da atividade da ADAMTS13 inferior a 10% com ou sem a detecção de anticorpos inibitórios (Figura 9.2) é específico para o diagnóstico de PTT tanto na forma congênita, como na adquirida e devem ser obtidos antes do início do tratamento. Quando avaliação laboratorial não auxilia no diagnóstico da PTT, um extenso painel para condições diferenciais se impõe, sendo as mais importantes: síndrome de Evans, síndrome antifosfólipide (SAF), síndrome hemolítica urêmica (SHU) e a aíndrome HELLP na paciente grávida.

Tratamento

Nos pacientes com PTT congênita, os episódios agudos são tratados com transfusão de plasma fresco contendo fator VIII e ADAMTS13.

Nos casos mediados por anticorpos, o tratamento de escolha é a retirada dos anticorpos da circulação pela plasmaferese e terapia de suporte para as condições relacionadas ao envolvimento dos diferentes órgãos. A melhora da contagem plaquetária é indicativo da eficácia do tratamento.

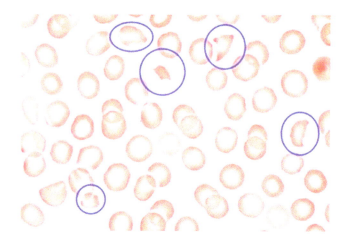

Figura 9.1 Presença de esquizócitos (circulados) no sangue periférico

Fonte: acervo da autora.

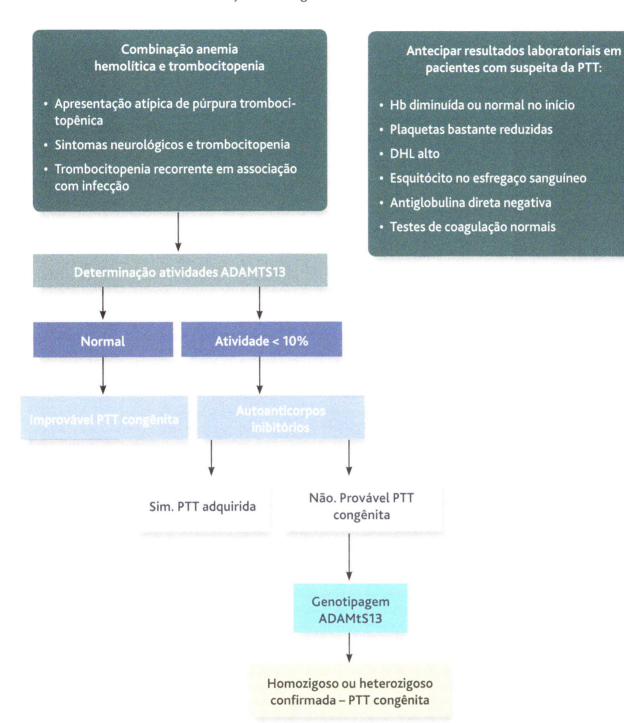

Figura 9.2 Algoritmo para avaliação da PTT.
Fonte: Reproduzida de Krogh AS *et al*. Congenital thrombotic thrombocytopenic purpura. Tidsskr Nor Laegeforen. 2016 Sep 27;136(17):1452-7.

Tratamento profilático deve ser considerado nos casos de recorrência e com danos repetidos nos órgãos-alvos.

Na falta de resposta aos tratamentos citados, devem ser considerados a esplenectomia, o uso de imunossupressores, como a vincristina, a azatioprina, a ciclofosfamida ou da rituximab para redução dos títulos dos anticorpos anti-ADAMTS13.

CAUSAS NÃO IMUNOLÓGICAS

Síndrome hemolítica urêmica

A síndrome hemolítica urêmica (SHU) é caracterizada pela ocorrência de anemia hemolítica não imune, trombocitopenia e falência renal aguda. São formados microtrombos na microvasculatura que direta ou indiretamente resultam na trombose microvascular e são os responsáveis pelas disfunções observadas nos órgãos e sistemas quando afetados.

Uma série de agentes apresentam a capacidade de desencadear a SHU, como veremos adiante, mas a principal causa é a infecção produzida pela *Escherichia coli* produtora de toxina Shiga também denominada como *E. Coli* entero-hemorrágica (EHEC), tendo os seguintes sorotipos envolvidos: O157, O26, O104, O111, O103, O145, O121, O45, caracterizando a SHU clássica. Cerca de 2% a 4% dos doentes com colite entero-hemorrágica por este agente desenvolverão esse tipo de SHU e, aparentemente, aqueles tratados com antibióticos ou agentes antiespasmódicos durante a fase da infecção podem ter o risco de desenvolver SHU aumentado.

A incidência do SHU na criança é de 2,1/100.000/ano sendo uma das etiologias mais comuns de insuficiência renal aguda durante a infância.

O mecanismo de ação é mediado pela liberação das exotoxinas da família veratoxina (shigatoxina, veratoxina 1, veratoxina 2 e veratoxina 2c) que uma vez na circulação, ligam-se a receptores das células sanguíneas, por exemplo, o Gb3 (globotriaosilceramide) nas plaquetas e, dessa forma são internalizadas, o que leva à ativação da célula e, consequente, à liberação de uma vesícula contendo a toxina que quando na circulação e em contato com o endotélio capilar glomerular e peritubular, passa para seu interior liberando a toxina, ocasionando a lesão endotelial primária. A fisiopatologia da lesão renal está esquematizada na Figura 9.3.

Outras condições também estão relacionadas à SHU. São elas:

a. Infecciosas: *Shigella dysenteriae* tipo 1, *Citrobacter freundii*, *Streptococcus pneumonie* produtora de neuraminidase, *Influenza A H1N1* produtora de neuraminidase, *Enterovirus Coxsackie* A e B, HIV, Pseudomonas aeruginosa produtora da neuraminidase;

b. Mutações nos genes codificadores do complemento: fator H, fator I, C3, fator B, trombomodulina que comprometem a via alternativa;

c. Doenças autoimunes: lúpus eritematoso sistêmico, síndrome antifosfolípide, esclerodermia;

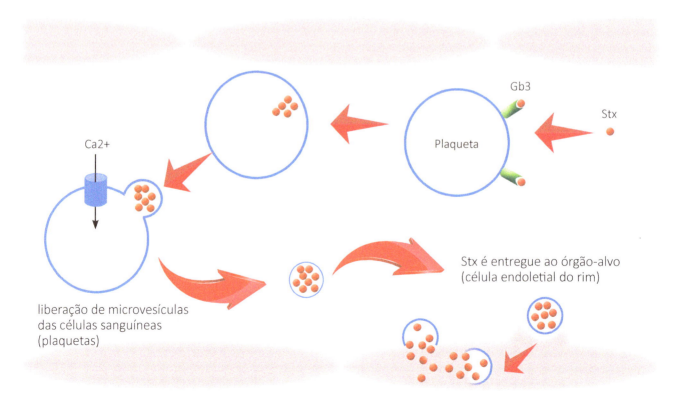

Figura 9.3 Representação esquemática da fisiopatologia da lesão renal pela toxina Shiga na SHU clássica.
Fonte: Adaptada de Karpman D *et al*. Haemolytic uraemic syndrome. Journal of Internal Medicine.

d. Relacionada com a gravidez: síndrome HELLP, *pospartum*;

e. Relacionada com o transplante de órgão sólido e de medula óssea;

f. Viremia por citomegalovírus;

g. Quimioterapia relacionada com doença maligna: bleomicina, radiação ionizante;

h. Outras drogas: quinino, contraceptivos, clopidogrel, ticlopidina;

i. Hipertensão maligna, entre outras.

Classificação: relacionada com EHEC ou clássica

- A SHU relacionada com EHEC manifesta-se em aproximadamente 15% dos casos, entre 2 a 12 dias após a ocorrência de quadro diarreico sanguinolento ou não, ou após à colite hemorrágica. São mais susceptíveis crianças abaixo de 5 anos e idosos.

- Outros órgãos como o coração, o pâncreas, o SNC e os pulmões podem ser acometidos além dos rins, embora menos comum.

Síndrome hemolítica urêmica atípica

Já a síndrome hemolítica urêmica atípica (SHUa) resulta da desregulação do sistema complemento levando ao dano celular e tecidual. Ela ocorre devido mutações nos genes que codificam as proteínas do complemento ou nos fatores regulatórios do complemento, ou ainda, devido a presença de anticorpos direcionados aos fatores do complemento quando em associação com algum tipo de fator desencadeante, como infecção ou cirurgia. Em apenas 60% dos pacientes com SHUa identifica-se algum tipo de mutação.

A apresentação clínica de anemia hemolítica autoimune, trombocitopenia e falência renal oligúrica é a mais comum. Diferente da SHU clássica, não apresenta pródromo de diarreia com sangue e, frequentemente, o quadro diarreico é recorrente.

Pode ocorrer em qualquer faixa etária, sendo mais comum em crianças, em especial, antes dos 2 anos de idade e acometer mais de um membro da mesma família. Pacientes que não têm acometimento renal no primeiro episódio podem mais comumente apresentar recaída da SHUa.

A clínica e os achados laboratoriais podem se sobrepor entre a SHU e PTT, e até mesmo, a coagulação intravascular disseminada (CIVD).

Diagnóstico laboratorial

Os pacientes com hipótese diagnóstica de SHU aonde a diferenciação clínica não está clara, se clássica ou atípica, deverão ter uma avaliação laboratorial mais abrangente.

Os achados de importância diagnóstica são hemólise, trombocitopenia alterações relacionadas com o comprometimento dos órgãos ou dos sistemas acometidos, em especial, o renal e a comprovação do agente infeccioso, portanto, vários testes compõe o panorama laboratorial da SHU.

Na área de hematologia, a hemólise é evidenciada pela queda de hemoglobina, presença de esquizócitos no esfregaço periférico, reticulocitose, DHL aumentado, bilirrubina alterada às custas da fração indireta, teste de Coombs positivo para a SHU clássica e negativo para a atípica. Pode ou não ter leucocitose acompanhada de neutrofilia, a contagem plaquetária está diminuída e os testes de coagulação são normais.

Já nos testes bioquímicos, os achados são ureia e creatinina elevados nos casos de falência renal, hipercalcemia, acidose; a hiponatremia e a hipoalbunemia podem ocorrer devido perda gastrointestinal; hiperglicemia no acometimento pancreático e enzimas hepáticas elevadas nos casos de envolvimento hepático.

O laboratório de microbiologia contribui disponibilizando a cultura de fezes, o teste da *Escherichia coli* entero-hemorrágica por PCR (biologia molecular) e a pesquisa da toxina livre Shiga por metodologia ELISA.

As hemoculturas são negativas. Nos casos de bacteremia que pode ocorrer por translocação do intestino para a circulação, a realização de hemocultura é importante, assim como o estudo do líquor.

A urinálise pode demonstrar a presença de hematúria e proteinúria secundárias à presença da glomerulonefrite.

Tratamento

Não existe um tratamento específico para a SHU, sendo a abordagem direcionada às causas da doença e para os órgãos acometidos, sendo que a resolução da SHU costuma ser espontânea entre 1 a 3 semanas.

Quando há envolvimento renal observa-se que a recuperação da função se dá em 80% a 90% dos casos, mas evitar componente pré-renal é vital com a adequada hidratação. Outros cuidados abrangem adequada nutrição, correção dos distúrbios eletrolíticos, da acidose e da hipertensão e, quando necessário, diálise peritoneal ou hemodiálise continua caso o paciente esteja instável e especial atenção para os quadros convulsivos.

Nos pacientes pediátricos, quando com níveis de hemoglobina abaixo de 6,0 mg/dL, poderá ser considerada a transfusão sanguínea. Já nos adultos, essa decisão dependerá dos tipos de comorbidades associadas.

Transfusão plaquetária somente quando a contagem for inferior a 10.000 plaquetas/mm^3 ou houver necessidade de cirurgia de urgência ou diante de quadros hemorrágicos.

A antibioticoterapia deverá ser evitada na pré-fase da SHU, pois aumenta o risco de sua instalação, e após ter se desenvolvido, também não existe evidências de sua utilidade.

Para a SHU clássica vem sendo testada por alguns centros o uso de anticorpos contra a toxina da toxina Shiga Gb3. A administração oral da primeira geração do análogo Gb3-Synsorb-Pk quando iniciado após o diagnóstico de SHU falhou na tentativa de melhorar o curso da doença em um estudo randomizado Outra possibilidade que também vêm sendo considerada é o uso de vacinas ou neutralizadores da toxina, como o manganês, por exemplo.

A maioria dos pacientes com a SHU clássica tem remissão completa, mas aqueles com sintomas neurológicos, anúria prolongada, plaquetopenia e neutrofilia persistentes apresentam pior prognóstico.

Para a forma atípica da SHU que sabidamente tem um pior prognóstico, após a introdução de terapia com plasma, a taxa de mortalidade caiu de 50% para 25%.

Quando há a presença do anti-fator H na SHUa, por ser mediada pelo complemento, a plasmaferese é considerada a primeira linha de tratamento associada à terapia imunossupressora, como a prednisolona, pulsos de ciclofosfamida ou Rituximab, na fase aguda da doença.

DEFEITOS FUNCIONAIS DAS PLAQUETAS – PLAQUETOPATIAS OU TROMBOPATIAS

Conforme comentado anteriormente, no tópico *Hemostasia Normal*, as plaquetas têm um importante papel na fisiologia da coagulação, apresentando diferentes funções. Quando o vaso está íntegro não há contato entre a célula endotelial e a plaqueta, no entanto, diante de qualquer alteração do vaso ou na presença de fatores indutores de lesão, como hipóxia, fluxo lentificado, presença de alguns produtos bacterianos, entre outros, esse contato passa a ser possível e, com ele, a possibilidade de ativação da coagulação e, consequente, da formação do coágulo sanguíneo.

Alguns mecanismos funcionais permitem esses acontecimentos, como o da adesão plaquetária às glicoproteínas presentes no subendotélio exposto e ao fator de von Willebrand, quando há solução de continuidade do vaso, o que leva à ativação plaquetária e, consequente, degranulação (função de secreção) do conteúdo plaquetário. Com isso passa ser possível a formação de um agregado plaquetário e, finalmente, a expressão de sua atividade pró coagulante que irá determinar a ativação dos fatores de coagulação na superfície fosfolipídica plaquetária ativada.

Classificação

Na presença de algum tipo de comprometimento na integridade dos componentes plaquetários, quer sejam internos (grânulos e organelas) ou externos (glicoproteínas e receptores), à despeito da contagem plaquetária ser ou não normal, estamos frente à uma condição de alteração funcional, também denominada plaquetopatia. As plaquetopatias, portanto, estão relacionadas com as alterações funcionais e são elas:

1. Síndrome de Bernard Soulier e doença de von Willebrand tipo Plaquetário, quando há envolvimento da GPIb/GPIX/V, com consequente disfunção na *adesão*;

2. Sem denominação específica quando há o comprometimento dos receptores do ADP (P2Y12 e P2Y1) levando à disfunção da *ativação*;

3. Síndrome da plaqueta cinzenta (doença do pool de estoque), Síndrome de Hermansky-Pudlak, síndrome de Chidiak- Higashi na disfunção da *secreção*;

4. Trombastenia de Glazmann relacionada com a disfunção na *agregação*;

5. Síndrome de Scott quando a *atividade pró-coagulante* está alterada.

Quadro clínico

As trombopatias favorecem a ocorrência de quadros hemorrágicos, primariamente, em pele e mucosa (epistaxe, gengivorragia, hematúria, trato gastrointestinal e menorragia). As condições hereditárias, na sua maioria, autossômicas recessivas, são infrequentes e algumas vezes ficam sem identificação ou são confundidas com alterações adquiridas, como o uso de medicamentos, em especial, os antiagregantes plaquetários e os anti–inflamatórios não hormonais; as doenças mieloproliferativas, a coagulação intravascular disseminada (CIVD), uremia e circulação extracorpórea, entre outros. Quando necessário, a investigação familiar auxilia nessa diferenciação.

O diagnóstico das plaquetopatias exige a obtenção de uma história pessoal e familiar detalhada no que diz respeito ao tipo de sangramento, se se dá após algum tipo de injúria ou não, sítio anatômico acometido, sua frequência e um exame físico minucioso. A diferenciação entre causa congênita e adquirida é difícil, complexa e, muitas vezes, exige abordagem em centros especializados.

Diagnóstico laboratorial

O estudo laboratorial das plaquetas já foi abordado anteriormente (vide *Avaliação Laboratorial da Hemostasia*) e compreende averiguar:

1. A contagem plaquetária (automatizada e/ou manual) com atenção para a avaliação do volume plaquetário médio (VPM);

2. A função plaquetária *in vivo* pelo tempo de sangramento (TS) de Ivy, lembrando que o teste de

Duke está em desuso por ser bastante impreciso e inespecífico;

3. A função plaquetária *in vitro* por meio do PFA-100, da agregação plaquetária por tubidimetria ou impedância (sangue total) com diferentes agonistas plaquetários em diferentes concentrações; o estudo da secreção de ATP do conteúdo plaquetário por agregação plaquetária;
4. A quantificação dos receptores por citometria de fluxo, mais comumente, para a determinação da síndrome de Bernard Soulier e Trombastenia de Glazmann;
5. A microscopia eletrônica, embora útil na identificação da doença do *pool* de estoque, não está disponível em todos os centros, mesmo os especializados;
6. A pesquisa da mutação nas condições congênitas, embora disponível, não é realizado de rotina na prática clínica;
7. Muitas vezes é necessário a repetição dos testes laboratoriais para se definir a disfunção plaquetária.

Em resumo, em face de condições hemorrágicas sugestivas de disfunção plaquetária, com contagem de plaquetas normais e considerando o tamanho das plaquetas (VPM), sugerimos o seguinte algoritmo diagnóstico (Figura 9.4):

Tratamento

Não existe um tratamento específico para as plaquetopatias congênitas, sendo indicado somente quando a

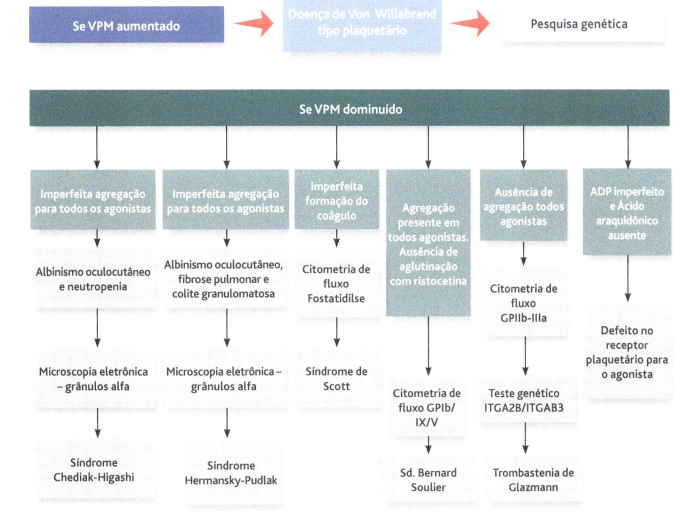

Figura 9.4 **Algoritmo para avaliação do VPM alterado.**
Fonte: Adaptada de Carubbia C *et al*. Laboratory diagnostics of inherited platelet disorders. Clin Chem Lab Med 2014; 52(8): 1091–1106.

clínica hemorrágica é severa, felizmente, condição não frequente. Quando necessário, a transfusão plaquetária poderá ser indicada, tomando-se o cuidado com a aloimunização, condição mais rara, embora possível na trombastenia de Glazmann e síndrome de Bernard Soulier. A indicação da transfusão plaquetária preventiva, em paciente estável, é controversa.

Em condições de sangramento espontâneo ou de risco hemorrágico, como no pós-trauma, a correção das plaquetas deverá ser feita com contagens abaixo de 20.000/mm.

Para pacientes que adquiriram anticorpos devido a múltiplas transfusões, o uso do fator VII recombinante pode ser uma opção, embora não possa ser desconsiderada a possibilidade da ocorrência de tromboembolismo venoso e isquemia arterial com o seu uso.

Famílias que sabem serem portadoras de uma condição herdada que impõe maior risco de sangramento precisam ser orientados para evitarem o uso de medicamentos que potencializam esse risco, como os anti-inflamatórios não hormonais e/ou antiagregantes plaquetários.

Medidas preventivas, como o uso de contraceptivo oral para minimizar sangramento durante o período menstrual podem ser adotadas em mulheres em idade fértil.

Dependendo do tipo de condição congênita, por exemplo, síndrome de Bernard Soulier, Trombastenia de Glasmann's, doença do *pool* de estoque, o uso da Desmopressina (DDAVP) parece ser benéfico por promover o encurtamento do tempo de sangramento e, na dependência do tipo de resposta de cada paciente, ser até mesmo utilizado de forma preventiva para evitar futuros eventos hemorrágicos.

A esplenectomia não está indicada nas plaquetopatias congênitas. Dados da literatura mostram que o transplante alogênico de medula óssea, em especial, nos casos de Trombastenia de Glazmann e síndrome Aldrich-Wiskott, tem dado bons resultados, apesar dos riscos desse procedimento poderem exceder o do risco hemorrágico, ficando, portanto, indicado nos casos nos quais o sangramento compromete a qualidade de vida e a transfusão é impossibilitada devido presença de aloimunização.

DOENÇA DE VON WILLEBRAND

Introdução

A doença de von Willebrand (DvW) é a doença hereditária hemorrágica mais comum, encontrada em 1% da população, apesar de seu diagnóstico definitivo ser dificultado, em parte, por sua variabilidade clínica e, também, pela complexidade observada em seu diagnóstico laboratorial.

Como já comentado anteriormente, o fator de von Willebrand (FvW) é uma glicoproteína multimérica de alto peso molecular, complexa, constituída por multímeros de diferentes pesos, com múltiplas funções. É sintetizada pelos megacariócitos e célula endotelial, secretada para o plasma tendo seu tamanho regulado pela proteína de clivagem ADAMTS13.

São funções de responsabilidade do FvW: (1) possibilitar a ancoragem da plaqueta ao subendotélio exposto devido lesão do vaso através da ligação a GPIb; (2) ligar-se à GPIIb/IIIa visando formar pontes de ligação plaqueta a plaqueta, e com isso, estabelecer um agregado plaquetário; (3) impedir a degradação precoce do fator VIII por se unir a ele através de sítio específico e, com isso, conferir uma sobrevida aproximada de 12 a 20 horas a esse fator; e (4) ligar-se ao colágeno da matriz subendotelial.

Em virtude de suas múltiplas funções, alterações quantitativas e funcionais da proteína de von Willebrand, podem ser observadas em decorrência de diferentes tipos de mutações, com curso clínico variando de sangramentos leves, cutâneo-mucosos até quadros hemorrágicos similares aos encontrados na hemofilia A, quando da presença de severa deficiência desse fator.

Classificação

A DvW é classificada de acordo com o tipo de defeito que apresenta, podendo ser deficiência quantitativa ou qualitativa, também denominada funcional. A deficiência quantitativa se subdivide nos tipos parcial ou DvW tipo 1 e total ou DvW tipo 3, na qual há severa diminuição dos níveis do fator de von Willebrand.

A deficiência funcional ou DvW tipo 2, se subdivide nos tipos 2A em que há diminuição da função dependente da plaqueta devido ausência dos multímeros de alto peso molecular; 2B em que observa-se aumento da afinidade pela GPIb plaquetária, podendo cursar com trombocitopenia leve em virtude dessa maior afinidade; 2M também com diminuição da função dependente da plaqueta, mas só que na presença dos multímeros de alto peso molecular e 2N com diminuição da afinidade do FvW pelo fator VIII.

A distribuição entre os diferentes tipos também varia, sendo a deficiência mais comum a do tipo 1 (maior que 50% dos casos), seguida pelo tipo 2 (até 30%) e por fim, a menos comum, a tipo 3 (ao redor de 20%).

Existem diferenças também na forma de transmissão genética, sendo autossômica dominante para os tipos DvW tipo 1, 2A e 2B e, recessiva para os tipos DvW tipo 2N e 3.

A DvW pode ser adquirida e relaciona-se mais frequentemente com gamopatias monoclonais, mieloma múltiplo, doenças linfoproliferativas, doenças mieloproliferativas, doenças autoimunes, cardiopatia congênita, valvulopatias cardíacas, tumores em geral, hipotireoidismo, entre outras condições.

Quadro clínico

O quadro clínico varia de acordo com o tipo de defeito, sendo predominantemente caracterizado pelo sangramento cutâneo representado por petéquias e equimoses, mais raramente, hematomas e sangramento mucoso representado pela epistaxe, gengivorragia, hematúria, menorragia, sangramento do trato gastrointestinal, pós-exodontia e no pós-operatório. No tipo 3 com deficiência severa do FvW pode ser observado além do sangramento cutâneo mucoso, hemartrose e sangramentos em grandes músculos, condição característica da ausência ou deficiência significativa do fator VIII.

Normalmente a severidade da clínica é proporcional aos níveis dos fatores de von Willebrand e VIII.

Diagnóstico clínico laboratorial

A anamnese bem detalhada é imprescindível, devendo ser dado ênfase ao tipo de sangramento, se espontâneo ou desencadeado por algum fator, quais são esses fatores, tempo de duração do sangramento, em que locais ocorrem, uso de medicamentos capazes de potencializar o sangramento, detalhes sobre fluxo menstrual nas mulheres em idade fértil, entre outros. Deverão ser descartadas outras causas possíveis de sangramento.

A história familiar precisa ser obtida também de forma detalhada, pois irá fortalecer a hipótese diagnóstica, da mesma forma, que o exame físico deverá ser bem minucioso, com atenção para a localização, tamanho e características do sangramento.

O diagnóstico laboratorial é complexo e constitui a realização de testes que avaliam o antígeno, ou seja, o FvW do ponto de vista quantitativo e de testes funcionais que, como o próprio nome diz, avaliam as diferentes funções do FvW.

Os testes para esse diagnóstico são subdivididos em testes triadores, testes diagnósticos e testes classificatórios. Devido à grande variabilidade das concentrações do FvW e FVIII ao longo do tempo, nas condições clínicas inflamatórias, infecciosas, durante o período menstrual e de gestação, por exemplo, muitos autores recomendam a repetição desses testes para confirmação diagnóstica da DvW ou sua exclusão.

- São testes de triagem: contagem plaquetária, tempo de sangramento (TS) e *o tempo de tromboplastina parcial ativado (TTPa);*
- Testes diagnósticos ou confirmatórios (quantitativos e funcionais): atividade do fator VIII (FVIII:C), antígeno do fator de von Willebrand (FvW:Ag), atividade do cofator de ristocetina (FvW:Rco), capacidade de ligação ao colágeno (FvW:CB);

- Testes especiais ou classificatórios: aglutinação plaquetária induzida pela ristocetina (RIPA) em diferentes concentrações, padrão multimérico do FVW, capacidade de ligação ao FVIII (FvW:FVIIIB), estudo do FvW intraplaquetário, subunidades do FvW, entre outros.

São considerados testes obrigatórios por serem os de maior utilidade o estudo da atividade de cofator da ristocetina (FvW:RCo), o teste imunológico para o FvW (FvW:Ag) e o que avalia a função do FVIII (FVIII:C).

Quanto aos resultados dos distúrbios quantitativos, observa-se no tipo 1 uma deficiência leve do FvW, no máximo moderada, com função preservada e não há alteração nos multímeros. Já no tipo 3, os níveis do FvW são muito baixos (inferior a 1%) ou indetectáveis, e consequentemente, os valores do FVIII são também muito reduzidos, assim como a função (FvW:RCo).

As deficiências qualitativas tipo 2 tem diferenças quanto à presença dos multímeros de alto peso molecular, podendo ser normal nos subtipos 2M onde o problema está na ligação com o colágeno e 2N, também denominado *tipo Normandy*, com alteração na ligação com o FVIII; e com multímeros de alto peso molecular ausentes no 2A, o que leva à maior alteração da função de ligação com as plaquetas. No subtipo 2B, diferentemente, a afinidade pela plaqueta é aumentada o que favorece a presença de plaquetopenia.

A relação FvW:RCo/FvW:Ag tem papel relevante no diagnóstico tendo sido adotada por diferentes autores.

Os padrões de resultados para os diferentes tipos da DvW estão demonstrados na Tabela 9.1.

Em face de alterações laboratoriais que apontem para DvW, como um FvW muito baixo, por exemplo, a investigação nos parentes de primeiro grau poderá ser feita, com ou sem história familiar, para que possa ser presumido a condição de hereditariedade.

Tratamento

O tratamento visa aumentar os níveis do FvW para correção da adesão e agregação plaquetárias e do FVIII para correção da hemostasia secundária, podendo ser uma ação preventiva (pré-procedimentos invasivos) ou quando há manifestação hemorrágica. O tratamento poderá ser feito com:

1. **Desmopressina (DDAVP)**, um análogo sintético do hormônio antidiurético vasopressina que estimula a liberação do FvW e FVIII das células endoteliais promovendo a elevação transitória dos fatores VIII e de von Willebrand, sendo portanto, a terapêutica de maior utilidade. Essa terapêutica deverá ser considerada para os tipos 1, 2A, 2M e 2N que não tenham contraindicação para seu uso, como IAM e AVC prévios e crianças abaixo de 2 anos. Alguns dos efeitos colaterais observados são:

Tabela 9.1 Padrões de resultados nos diferentes tipos da doença de von Willebrand.[42]

Tipos	FvW:Ag	FvW:Rco	FVIII	FvW:RCo/FvW:Ag	FvW:CB	RIPA	Multímeros
Tipo 1	↓	↓	↓	>0,7	↓	N	N
Tipo 2 A	↓	↓↓	↓ou N	<0,7	↓	↓	Ausência Multímeros Alto Peso
Tipo 2 B	↓	↓↓	↓ou N	<0,7	↓	↑	Ausência Multímeros Alto Peso
Tipo 2 M	↓	↓↓	↓ ou N	<0,7	ou N	↓	N
Tipo 2 N	N	N	5%-30%	>0,7	N	N	N
Tipo 3	↓↓↓	↓↓↓	1%-10%	-----	↓↓↓	↓↓↓	Ausentes

rubor, cefaleia, elevação da frequência cardíaca, hipotensão, fadiga, náuseas, dor abdominal, risco de hiponatremia e retenção hídrica.

Seu uso não é indicado para o tipo 2B aonde uma trombocitopenia transitória costuma ocorrer após o DDAVP. Pacientes com DvW tipo 3 que apresentam pouco ou nenhum FvW não são responsivos à administração da desmopressina uma vez que não têm FvW endógeno para mobilização.

2. **Concentrado dos fatores FvW-FVIII:** para pacientes que têm mais de um tipo severo de DvW, assim como, os que não respondem bem à desmopressina ou àqueles com clínica hemorrágica mais exuberante ou, mesmo, para os que serão submetidos a grandes cirurgias, opta-se pela reposição ou substituição com composições multiméricas de FvW ou pela combinação dos fatores VIII e FvW altamente purificados nos quais o efeito sobre o sangramento agudo é muito bom.

As doses recomendadas para os concentrados dos fatores são:

- Cirurgias de grande porte: 50 UI/kg em dias consecutivos ou alternados, para obter níveis de FVIII:C > 50% por pelo menos por 7 dias;
- Cirurgia de pequeno porte: 30 UI/kg em dias alternados ou diários, para obtenção de níveis de FVIII:C > 30% pelo menos por 5 a 7 dias;
- Procedimentos odontológicos, como exodontia: 20 a 40 UI/kg dose única, para obter FVIII: C > 30% por 6 horas.

3. **Ácido tranexâmico (Transamin)**, um clássico antifibrinolítico também poderá ser usado devido sua ação na prevenção da quebra dos coágulos de fibrina. É muito útil nos casos de sangramento cutâneo mucoso, podendo ser administrado na apresentação oral ou intravenosa, desde que se respeite algumas contraindicações, como na hematúria, por exemplo. Diarreia, náuseas, hipotensão e tontura são alguns dos efeitos colaterais observados.

Preventivamente, o uso tópico poderá ser feito para evitar sangramentos, inclusive durante as cirurgias da cavidade oral, como nos procedimentos odontológicos.

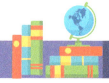

BIBLIOGRAFIA CONSULTADA

1. Bauer A, Loos S, Wehrmann C et al. Neurological involvement in children with E. coli O104:H4-induced hemolytic uremic syndrome. Pediatr Nephrol 2014; 29: 1607-15.
2. Bellucci S. et al. Bone marrow transplantation in severe Glanzmann's thrombasthenia with antiplatelet alloimmunization. Bone Marrow Transplant 2000; 25:327-30.
3. Casonato A et al. 1-Desamino-8-d-arginine vasopressin (DDAVP) infusion in type IIB von Willebrand's disease: Shortening of bleeding time and induction of a variable pseudothrombocytopenia. Thromb Haemost. 1990;64(1):117-120.

4. Cines DB, Bussel JB, Liebman HA, Luning Prak ET. The ITP syndrome: pathogenic and clinical diversity. Blood. 2009;113(26):6511–21.

5. Cooper N, Ghanima W. Immune Thrombocytopenia. N Engl J Med. 2019;381(10):945-55.

6. Córdoba RS et al. Genetics of atypical hemolytic uremic syndrome (aHUS). Semin Thromb Haemost, 2014:40(4):422-30.

7. D'Andrea G et al. Inherited Platelet disorders: thrombocytopenias and throbocytopathies. Blood Transfs 2009;7:278-92.

8. Despotis, GJ. Transfusion Risks and Transfusion-related Pro-inflammatory Responses. Hematol Oncol Clin North Am 2007; 21(1):147-61.

9. Federici AB. The safety of plasma-derived von Willebrand/factor VIII concentrates in the management of inherited von Willebrand disease. Expert Opin Drug Saf. 2009;8(2):203-210.

10. Fernanda Longhi et al. Trombocitopenia Induzida por Heparina. Rev bras hematol hemoter. 2001;23(2):93-99.

11. Franchini M. The use of desmopressin as a hemostatic agente: a concise review. Am J Hematol 2007;82:731-5.

12. Freedman SB et al. Alberta Provincial Pediatric Enteric Infection Team. Shiga toxin-producing Escherichia coli infection, antibiotics, and risk of developing hemolytic uremic syndrome: a meta analysis. Clin Infect Dis 2016; 62: 1251–8.

13. Garcia AR et al. Hepatic Angiosarcoma Masquerading as Hemangioma: A Challenging Differential Diagnosis. Acta Med Port. 2017. Oct 31;30(10):750-753.

14. Groot E et al. Arapid and predictive tool for thrombotic thrombocytopenic purpura. J Thromb Haemost 2006;4:698-9].

15. Hanae Echahdi et al. Von Willebrand's disease: case report and review of literature. Pan African Medical Journal. 2017;27:147.

16. Heijdra JM et al. Current and Emerging Options for the Management of Inherited von Willebrand Disease. Drugs. 2017; 77(14): 1531-1547

17. Jau-Ren Mao and James Bristow. The Ehlers-Danlos syndrome: on beyond colagens. J Clin Invest. 2001;107(9):1063-69.

18. Karpman D et al. Haemolytic uraemic syndrome. J Inter Medicine, 2016; 1-26.

19. Karpman D. Management of Shiga toxin-associated Escherichia coli-induced hemolytic uremic syndrome: randomized clinical trials are needed. Nephrol Dial Transplant 2012; 27: 3669-74.

20. Kinoshita S et al. Upshaw-Schulman syndrome revisited: a concept of congenital thrombotic thrombocytopenic purpura. Int J Hematol. 2001; 74(1):101-8.

21. Krishnegowda M, Rajashekaraiah V. Platelet disorders: an overview. Blood Coagul Fibrinolysis. 2015;26(5):479-91.

22. Kubisz P, Stasko J. Recombinant activated fator VII in patients at high risk of bleeding. Hematol 2004;9:317-32.

23. Laurence J. Atypical hemolytic uremic syndrome (aHUS): making the diagnosis. Clin Adv Hematol Oncol. 2012 Oct;10 (10 Suppl 17):1-12.

24. Leung AK, Chan KW. Evaluating the child with purpura. Am Farm Physician. 2001;64(3):419.

25. Lotta LA et al. ADAMTS13 mutations and polymorphisms in congenital thrombotic thrombocitopenic purpura. Hum Mutat 2010;31:11-9.

26. LV,Y. et al. Hypersplenism: History and current status (Review). Experimental and Therapeutic medicine 12: 2377-2382, 2016.

27. Ministério da Saúde da Secretaria de Atenção à Saúde Departamento de Atenção Especializada Série A. Normas e Manuais Técnicos Brasília (DF) 2008. Manual de diagnóstico e tratamento da doença de von Willebrand. 1ª ed.

28. Moake J. Thrombotic thrombocytopenic purpura (TTP) and other thrombotic microangiopathies. Best Pract Res Clin Haematol 2009 Dec;22(4):567-76].

29. Moura R et al. Síndrome de Kasabach-Merritt: tratamento clínico versus cirúrgico. J Vasc Bras. 2014 Out.-Dez; 13(4):330–335.

30. Nagalla S and Sarode R. Recent advances in understanding and management of acquired thrombocytopenia. FICCO Research 2018; (7):68 1-9.

31. Pau H, Carney AS, Murty GE. Hereditary hemorrhagic telangiectasia (Osler-Weber-Rendu syndrome): otorhinolaryngological manifestation. Clin Otolaryngol 2001; 26:93-8.

32. Pessegueiro P, Pires C. Síndrome hemolítico urémica / Púrpura trombocitopênica trombótica. Artigos de Revisão Medicina Interna. PUBLICAÇÃO TRIMESTRAL VOL.12 | Nº 2 | ABR/JUN 2005.

33. Pillebout E et al. Henoch-Schönlein Purpura in Adults: Outcome and Prognostic Factors. JASN 2002; vol. 13: 1271-78.

34. Provan D, Arnold DM, Bussel JB, Chong BH, Cooper N, Gernsheimer T et al. Updated international consensus report on the investigation and management of primary immune thrombocytopenia. Blood Adv. 2019;3(22):3780-817.

35. Provan D, Stasi R, Newland AC, Blanchette VS, Bolton-Maggs P, Bussel JB et al. International consensus report on the investigation and management of primary immune thrombocytopenia. Blood. 2010;115(2):168-86.

36. Rapoport PG et al. Síndrome de Rendu-Osler-Weber: tratamento clínico e cirúrgico. Rev Bras Otorrinolaringol 2003;694: 577-80.

37. Reese JA et al. Children and adults with thrombotic thrombocytopenic purpura associated with severe, acquired Adamts13 deficiency: comparison of incidence, demographic, and clinical features. Pediatric Blood Cancer 2013;60:1676-82.

38. Rodeghiero F, Castaman G. Textbook of Hemophilia. Oxford, UK: Blackwell Publishing; von Willebrand disease: epidemiology. 2005; 265-71. Google Scholar.

39. Rodeghiero F, Stasi R, Gernsheimer T, Michel M, Provan D, Arnold DM et al. Standardization of terminology, definitions and outcome criteria in immune thrombocytopenic purpura of adults and children: report from an international working group. Blood. 2009;113(11):2386-93.

40. Ruggenenti P et al. Thrombotic microangiopathy, hemolytic uremic syndrome, and thrombotic thrombocytopenic purpura. Kidney Int 2001; 60:831-6.

41. Siegel MB et al. Control of epistaxis in patients with Hereditary Hemorragic Telangiectasia. Otol Head Neck Surg 1991; 105: 675-9.

42. Tarr PI et al. Shiga-toxin-producing Escherichia coli and hemolytic uremic syndrome. Lancet 2005; 365: 1073-86.

43. Thayu M et al. Cardiac ischemia during hemolytic uremic syndrome. Pediatr Nephrol 2003; 18: 286-9.

44. Trachtman H, Cnaan A, Christen E et al. Effect of an oral Shiga toxin binding agent on diarrhea–associated hemolytic uremic syndrome in children: a randomized controlled trial. JAMA 2003; 290:1337-44.

45. van Galen KP et al. Antifibrinolytic therapy for preventing oral bleeding in patients with hemophilia or Von Willebrand disease undergoing minor oral surgery or dental extractions. Cochrane Database Syst Rev. 2015;12: CD011385.

46. Zuno JAN and Bhimji S. Thrombotic Thrombocytopenic Purpura. Last Uptodate: Dec 12, 2017

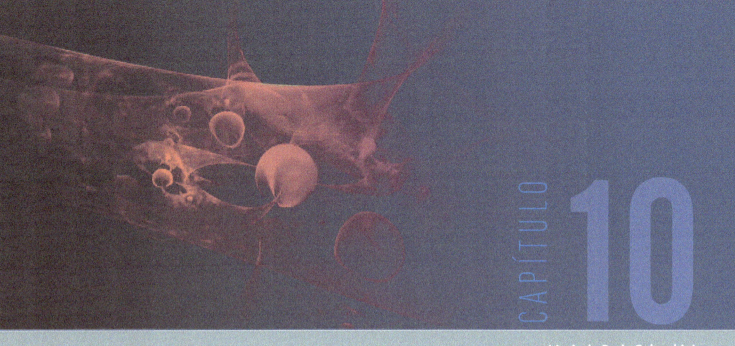

Marjorie Paris Colombini

Doenças Hemorrágicas – Defeitos Relacionados com a Hemostasia Secundária

Deficiência Hereditária dos Fatores de Coagulação

INTRODUÇÃO

Hemofilias

As hemofilias compreendem alterações congênitas nos fatores VIII (hemofilia A) e IX (hemofilia B) da coagulação, com diferentes níveis de deficiência desses fatores, permitindo que sejam classificadas em deficiência leve, moderada e severa (discutido adiante). Podem cursar com clínica hemorrágica espontânea ou secundária ao trauma. A forma adquirida mais rara é associada a doenças autoimunes, câncer, gravidez, entre outras, sendo, mais frequentemente, de origem idiopática.

A hemofilia A tem como característica ser uma herança ligada ao cromossomo X recessivo que se manifesta como ausência congênita ou diminuição plasmática do fator VIII, um cofator pró-coagulante, essencial para a geração de trombina e, consequentemente, com comprometimento da formação de fibrina. Os defeitos genéticos incluem deleções, inserções, mutações e inversão do intron 22. Em aproximadamente 30% dos casos, não há presença de história familiar da doença, ou seja, são casos denominados mutação "de novo".

Indivíduos do sexo feminino são portadoras da mutação, portanto assintomáticas, e transmitirão a doença para 50% dos seus descendentes do sexo masculino, mas estes, não transmitirão para seus descendentes masculinos. Resumindo, homens afetados terão filhos homens normais e mulheres portadoras.

Epidemiologia

A hemofilia A ocorre em 1/5.000 homens, acomete mais de 400.000 homens em todo mundo, sendo que muitos casos não são notificados e responde por 80% dos casos de hemofilia. Enquanto a hemofilia B acomete 1/30.000 dos nascidos-vivos do sexo masculino. Não se observa predileção por grupo étnico nas hemofilias. No Brasil até 2010 mais de 10.000 casos já haviam sido cadastrados.

Classificação

A classificação das hemofilias A e B está relacionada com a concentração plasmática dos fatores VIII e IX, respectivamente, sendo essa classificação feita pela análise da atividade dos fatores envolvidos. Sendo considerada leve com níveis de fatores entre 5% e 40%; moderado entre 1% e 5% e severa com níveis de fatores inferiores a 1%.

QUADRO CLÍNICO

A clínica varia de acordo com a classificação, sendo observado nos casos severos manifestações hemorrágicas desde o nascimento, enquanto nos casos moderados e leves podem ocorrer mais tardiamente na infância ou na adolescência de forma secundária a algum tipo de trauma, como pós-cirurgias, por exemplo.

As características hemorrágicas em ambas as hemofilias são semelhantes e as mais comuns são o sangramento intracraniano espontâneo em recém-nascidos com risco de vida ou podendo levar a sequelas neurológicas, o excessivo sangramento pós-circuncisão; os hematomas inexplicáveis na infância ao engatinhar ou na criança ao caminhar ou cair; a hemartrose atraumática dolorosa mais comum na adolescência e em adultos, sendo que quando de repetição induz à artropatia dolorosa hemofílica; a hemorragia em grandes grupos musculares (íleopsoas, retroperitoneal) ou mesmo pós-vacina intramuscular; a hematúria, comum nos pacientes hemofílicos, entre outras.

Entre as complicações observadas nos pacientes hemofílicos, além da artropatia crônica, há o pseudotumor hemofílico ou cistos hemorrágicos, menos comum, embora de maior gravidade, caracterizada pela presença de hematomas extensos que são reabsorvidos de forma incompleta, fazendo com que haja persistência do hematoma como lesão cística encapsulada. As localizações mais comuns são a pelve, fêmur e a tíbia.

O diagnóstico diferencial das hemofilias inclui: a doença de von Willebrand; a deficiência dos demais fatores que compõe a via intrínseca, como o fator XII que não cursa com clínica hemorrágica e a do fator XI, cuja sintomatologia é mais branda do que a das hemofilias A e B, sendo encontrada mais na população judaica; a hepatopatia severa; a deficiência combinada dos fatores VIII e V, e a deficiência de vitamina K levando ao comprometimento dos fatores II, VII, IX e X, por serem esses, vitamina K dependentes.

Diagnóstico laboratorial das hemofilias A e B

A investigação laboratorial inicia-se pelos *testes triadores* para o risco hemorrágico por meio do coagulograma, em especial, o TP, TTPa e a contagem plaquetária. Na hemofilia A, poderá ser observado prolongamento dos tempos do TTPa variável de acordo com os níveis plasmáticos do fator VIII e da sensibilidade do reagente utilizado pelo laboratório para essa investigação. O TP e a contagem plaquetária não deverão sofrer alteração.

Para verificar se o prolongamento observado é devido à deficiência do fator ou à presença de algum inibidor, deverá ser realizado o *teste da mistura (TTPa$_{50/50}$)* que nos casos secundários à presença do inibidor terá o prolongamento mantido, salvo se em baixo título (inibidor fraco) condição em que a incubação a 37°C por pelo menos por 2 horas, dará condição de expressão para esse inibidor, por ser este, tempo e temperatura dependente (ver *Aspectos laboratoriais na hemostasia – investigação laboratorial da hemostasia secundária*).

Uma vez confirmada a hipótese de deficiência de um fator devido à correção dos tempos no teste da mistura ou, mesmo, se a investigação apontar para a presença de um inibidor, deverá ser realizada a *determinação funcional dos fatores que compõe a via intrínseca*, ou seja, do TTPa. No caso de suspeita clínica de hemofilia A (história pessoal, familiar e exame clínico sugestivos) deverá ser solicitada a atividade do fator VIII por metodologia coagulométrica automatizada (estágio único ou duplo) ou por metodologia cromogênica, essa última muito mais específica, embora com alto custo, o que dificulta sua utilização pela grande maioria dos laboratórios. Já na suspeita da hemofilia B deverá ser investigado o FIX da coagulação.

Se verificados níveis dos fatores FVIII e IX abaixo de 50%, deverá ser realizada a pesquisa do inibidor, ou seja, o *teste do paralelismo,* que consiste na diluição seriada da amostra e na verificação da normalização dos níveis plasmáticos do fator pesquisado. Por exemplo, se na amostra pura o resultado obtido foi de 18% (hemofilia leve) e após a diluição da amostra até 1/32, foi observado a correção dos níveis do fator (superior a 50%), considera-se que o título do inibidor inespecífico é de 1/32. O cálculo é feito multiplicando-se o resultado obtido na amostra diluída pelo fator de diluição, no nosso exemplo, 32.

Tendo sido detectada a presença do inibidor pelo teste do paralelismo, a próxima etapa é a da quantificação desse inibidor e, para isso, deverá ser realizado o teste de Bethesda, inicialmente descrito por Kasper *et al.* e modificado pelo protocolo de Nijmegen (Figura 10.1).

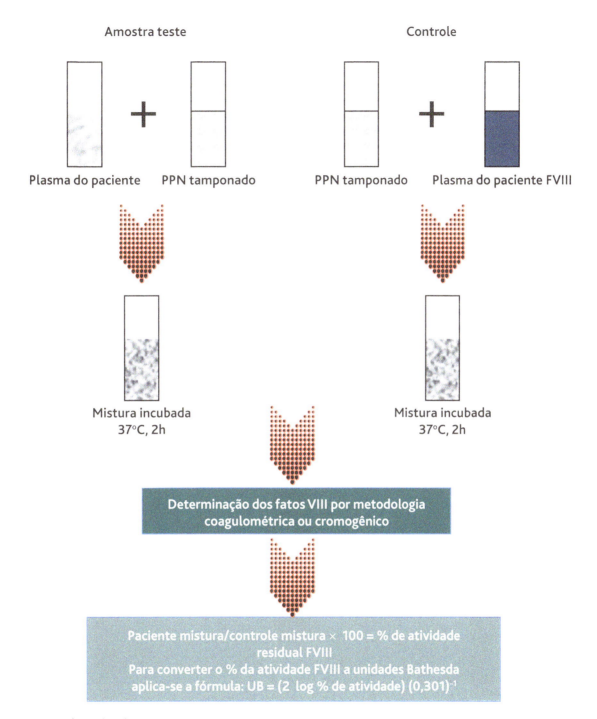

Figura 10.1 Teste de Bethesda.
Fonte: Adaptada de Nijmegen para quantificação do inibidor relacionado ao FVIII.

Tratamento

O tratamento preventivo ou profilático deve ser iniciado precocemente, ainda na infância, embora a idade exata para esse início não esteja bem estabelecida na literatura, nem quando interromper esse tratamento. Segundo a Federação Mundial de Hemofilia, a profilaxia deverá ser iniciada em crianças após o primeiro ou o segundo episódio de hemartrose. O importante é que seja feita antes de se estabelecerem as lesões articulares, no sentido de prevenir danos irreversíveis.

Na prevenção do quadro hemorrágico, assim como, no tratamento do sangramento agudo pós-trauma ou procedimentos cirúrgicos o uso dos concentrados recombinantes dos fatores VIII e IX oferece bons resultados aos pacientes com hemofilia, sendo considerado o tratamento ideal. No entanto, uma séria complicação dessa prática é o desenvolvimento de inibidores direcionados aos fatores repostos. Esse risco varia de 10% a 20% para a hemofilia A e de 1% a 5% para a hemofilia B, sendo sua ocorrência maior nos primeiros 50 dias de tratamento.

A reposição dos fatores deverá respeitar a meia vida de cada fator, a saber, 8 a 12 horas para o FVIII e de 18 a 24 horas para o FIX, podendo ser em bolus ou infusão contínua. O cálculo para a dose de reposição do FVIII no sangramento severo da hemofilia A é igual ao percentual do FVIII desejado × peso corpóreo (kg) × 0,5.

Quando há a formação de anticorpos o uso profilático de agentes *by-pass* têm demonstrado resultados favoráveis, embora com um custo mais elevado. Os agentes *by-pass* possíveis de uso são: o concentrado do complexo protrombínico ativado (CCPa) na dose de 75 a 100 U/kg, com dose máxima de 200 U/kg e fator VII ativado recombinante (FVIIa-R) nas doses de 90 a 120 mg/kg a cada 2 a 3 horas.

O uso do complexo protrombínico fica impossibilitado para os pacientes com hemofilia B devido conter FIX nesse preparado.

Outras opções terapêuticas são a desmopressina (DDAVP), agentes fibrinolíticos como o ácido tranexâmico e o ácido épsilon aminocapróico.

DEFICIÊNCIAS HEREDITÁRIAS DOS DEMAIS FATORES DE COAGULAÇÃO

Introdução

As deficiências dos demais fatores de coagulação, como do fibrinogênio, FII, FV, FVII, FX, FXI, FXIII e as combinadas dos fatores vitamina K dependentes, a FV + FVIII e a FVII + FX são formas bem mais raras de deficiência congênitas, representando de 3% a 5% dos casos e, geralmente, transmitidas em ambos os sexos, de forma autossômica recessiva.

Essas desordens apresentam uma grande variedade de sintomas, de quadro hemorrágico leve a severo, mesmo entre pacientes com o mesmo tipo de deficiência. O que torna muitas vezes difícil seu reconhecimento e, consequentemente, a correta abordagem terapêutica.

Por outro lado, a deficiência de fator XII é inteiramente assintomática, assim como os cofatores de contato (pré-calicreína e cininogênio de alto peso molecular).

Quadro clínico

Pela variedade de sintomas fica difícil caracterizar a clínica dessas raras condições, mesmo porque muitas vezes o sangramento pode ser subestimado pelos pacientes, ou mesmo, muito valorizado. Como confirmar com precisão a perda sanguínea no fluxo menstrual, ou no epistaxe, após eventos traumáticos, pós-operatório de amidalectomia ou extração dentária, por exemplo.

Muitos escores já foram criados no sentido de auxiliar, servir de guia na estimativa dos episódios hemorrágicos descritos pelos pacientes, entre eles o de Higham *et al.*, em 1990, o PBAC (Pictorial Bleeding Assessment Chart); o de Sramek *et al.* (1995) que utiliza um questionário que é aplicado aos pacientes, e mais recentemente, o enfoque dado é para a quantificação desses sangramentos.

Posteriormente, Peyvandi *et al.* fizeram uma classificação baseada na atividade dos fatores de coagulação e correlacionaram com a clínica, de tal modo, que evidenciaram uma forte correlação para a deficiência dos fatores X, XIII, V+VIII; uma fraca correlação para os FV e FVII, e nenhuma correlação para a deficiência do FXI. Inúmeros outros autores têm publicado trabalhos no sentido de inferir com acurácia o sangramento descrito pelos pacientes.

Deficiência do fator XI

É uma condição rara, cujo sangramento geralmente ocorre após algum trauma ou cirurgia e, até o momento, sem definição de um escore que avalie e quantifique o sangramento devido à deficiência desse fator. Como já demonstrado na literatura, não existe uma correlação entre o sangramento e os níveis plasmáticos desse fator, com o agravante de que sua reposição poder induzir a um maior risco trombótico.

Atualmente utiliza-se o plasma fresco (15 mg/kg) para a obtenção de pelo menos uma atividade do FXI ao redor de 40%, durante uma semana, sendo proscrito seu uso nos pacientes que têm inibidores contra esse fator. Lembrando que pacientes com níveis indetectáveis do FXI são de potencial risco para desenvolverem inibidores quando expostos ao concentrado.

Deficiência do fator X

A deficiência congênita do fator X é extremamente rara sendo sua prevalência de aproximadamente 1/1.000.000. As manifestações clínicas correlacionam-se fortemente com os níveis da atividade desse fator, de modo que deficiências abaixo de 10%, frequentemente, estão associadas a eventos hemorrágicos severos em SNC e trato gastrointestinal, enquanto níveis acima de 40% costumam ser assintomáticos.

Laboratorialmente, apesar do fator X ser um dos componentes da via comum, prolongamentos no TP costumam ser mais expressivos do que no TTPa, e muitas vezes a única alteração observada.

Deficiência combinada dos fatores VII e X

A deficiência combinada dos fatores VII e X, também uma rara condição, é observada quando há baixa atividade de ambos os fatores tendo como causa a presença de grandes deleções compreendendo o mesmo loco, em ambos os genes que se localizam no braço longo do cromossomo 13 ou, ainda, por outra causa independente e coincidente.

Na maioria dos casos o defeito genético é heterozigótico, com clínica hemorrágica leve ou mesmo assintomática. Laboratorialmente, observa-se o prolongamento do TP e, muito mais raramente, associado ao prolongamento do TTPa. Para se evitar que o diagnóstico da deficiência combinada seja perdido, diante de uma forte suspeição clínica, deverá ser solicitado a determinação da atividade de todos os fatores que compõe a via extrínseca incluindo a via comum, independente da normalidade do TTPa normal. Nesses casos, o estudo genético é imprescindível para a caracterização desse tipo de desordem.

Deficiência do fator V

A deficiência congênita do FV compreende 8% das deficiências raras dos fatores de coagulação, com prevalência de 1/1.000.000 de habitantes. Sua transmissão se dá de forma autossômica recessiva e tem grande importância no processo hemostático, atuando como cofator do FVIII na conversão da protrombina em trombina. Na ausência ou diminuição significativa desse fator, a geração de fibrina é prejudicada e, como consequência, ocorre o sangramento. Pode ocorrer isoladamente ou associada ao FVIII.

As manifestações clínicas dessa deficiência são bastante variáveis, indo do risco à vida até estados assintomáticos, mesmo entre pacientes com severa deficiência. Essa condição tem sido explicada por alguns autores pela ausência de correlação com a atividade do FV observada no laboratório e, também, pela influência do FV intraplaquetário.

Na investigação laboratorial, observa-se no coagulograma o prolongamento do TP e do TTPa, por ser esse fator componente da via comum. O teste da mistura de ambos os testes com a correção dos tempos reforça a hipótese de deficiência de fator e indica a determinação da atividade de todos os fatores que compõe a via comum (FX, FV, FII e fibrinogênio).

Quando demonstrado a diminuição dos níveis plasmáticos do FV confirma a condição da deficiência desse fator, mas para relacionar com a condição da hereditariedade, é necessário ter a positividade da história familiar. A pesquisa da mutação por meio do estudo molecular não é necessária para o diagnóstico.

Para demonstrar a deficiência combinada do FV e FVIII, é preciso evidenciar a diminuição dos níveis plasmáticos de ambos os fatores.

Como não existe o concentrado do FV disponível, o tratamento deve se basear na utilização do plasma fresco congelado (PFC).

Deficiência combinada dos fatores vitamina K dependentes

A deficiência congênita dos fatores vitamina K dependentes − fatores II, VII, IX, X e proteína C, proteína S e proteína Z é uma condição rara, autossômica recessiva, causada por mutações nos genes da gama glutamil- carboxilase da vitamina K complexo 2-3 epoxi reductase.

Apresenta clínica hemorrágica variável, com sangramento de leve a moderado, podendo se expressar já no período pré-natal, ocorrendo de forma espontânea ou em sítios cirúrgicos, envolvendo pele e mucosa, mais comumente. Anomalias esqueléticas não raramente acompanham esse tipo de deficiência.

Diagnóstico diferencial se impõe com outras condições, congênitas e adquiridas, sendo necessário para seu diagnóstico laboratorial a determinação da atividade de todos os fatores envolvidos e o estudo genotípico.

Alguns autores obtiveram aumento dos níveis de FII, FVII e FIX em resposta à terapêutica de plasma associado à vitamina K durante procedimentos cirúrgicos ou episódios de sangramento, talvez pelo defeito ser possivelmente devido a uma anormalidade no mecanismo de gama carboxilização das proteínas dependentes da vitamina K.

Adicionalmente, concentrado do complexo protrombínico associado à terapia com FVII ativado recombinante e suplementação da vitamina K possa ser uma opção alternativa.

Deficiência congênita da protrombina

A deficiência da protrombina (fator II) é bastante rara. Para seu diagnóstico são realizados testes coagulométricos, como os que compõe o coagulograma; testes cromogênicos e imunológicos.

A deficiência desse fator é expressa pelo prolongamento de todos os testes e níveis de protrombina inferiores a 10% são encontrados nos casos de homozigose, e entre 40% e 60% na heterozigose.

Alterações qualitativas podem ocorrer envolvendo esse fator e são denominadas disprotrombinemias, com níveis variando de 1% a 50%, podendo ser afetado tanto a atividade como o antígeno. O quadro hemorrágico pode ser severo quando na homozigose, como envolvimento de articulações e SNC, e assintomático na forma heterozigótica da disprotrombinemias.

A terapêutica baseia-se na administração do concentrado do complexo protrombínico que tem uma meia vida de aproximadamente 70 horas, ou faz-se a reposição com o plasma.

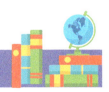

BIBLIOGRAFIA CONSULTADA

1. Bolton-Maggs PH, Pasi KJ. Hemophilias A and B. Lancet. 2003; 361:1801-1809. doi: 10.1016/S0140-6736(03)13405-8.
2. Boujrad S et al. Déficit congénital en facteur V: à propos d'un cas. Pan African Medical Journal. 2017; 27:182.
3. Chang-Hun P et al. Genetic Confirmation of Congenital. Factor V Deficiency in Korean Patients. Ann Lab Med. 2016; 36:182-184.
4. Duckers C et al. Residual platelet factor V ensures thrombin generation in patients with severe congenital factor V deficiency and mild bleeding symptoms. Blood. 2010; 115: 879-86.
5. Duga S, Salomon O. Congenital factor XI deficiency: an update. Semin Thromb Haemost. 2013; 39:621-31.
6. Flora Peyvandi et al. Rare Bleeding Disorders. Hemophilia. 2014 May; 20(0 4): 71-75.
7. Girolami A et al. Congenital deficiencies and abnormalities of prothrombin. Blood Coagul Fibrinolysis. 1998; (7):557-69.
8. Girolami RA et al. Congenital Bleeding Disorders of the Vitamin K Dependent Clotting Factors. Vitamins & Hormones. Elsevier. 2008; 78: 281-374.
9. Higham JM, O'Brien PM, Shaw RW. Assessment of menstrual blood loss using a pictorial chart. Br J Obstet Gynaec. 1990; 97:734-9.
10. James P et al. Rare bleeding disorders-bleeding assessment tools, laboratory aspects and phenotype and therapy of FXI deficiency. Hemophilia. 2014; 20(S4): S71-5.
11. Kasper CK et al. A more uniform measurement of factor VIII inhibitors. Thrombosis Diathesis Hemorrhagy. 1975, 34: 869-72
12. Maia VR et al. Congenital Deficiency of Vitamin K--Dependent Coagulation Factors and Protein C. Thromb Haemostas. 1984; 51(3):343-4.
13. Mannucci PM, Duga S, Peyvandi F. Recessively inherited coagulation disorders. Blood. 2004; 104:1243-52.
14. Mannucci PM, Tuddenham EGD. The hemophiliac: from royal genes to gene therapy. N Engl J Med. 2001; 344:1773-1779.
15. Miller CH et al. Validation of Nijmegen-Bethesda assay modifications to allow inhibitor measurement during replacement therapy and facilitate inhibitor surveillance. Hemophilia Inhibitor Research Study Investigators. J Thromb Haemost. 2012 Jun; 10(6):1055-61.
16. Napolitano M et al. Hereditary combined deficiency of the vitamin K-dependent clotting factors. Orphanet J Rare Dis. 2010 Jul 14; 5: 21.
17. Pavlova A et al. Congenital combined deficiency of coagulation factors VII and X-different genetic mechanisms. Hemophilia. 2015 May;21(3):386-91.
18. Peyvandi F, Di Michele D, Bolton-Maggs PH et al. Classification of rare bleeding disorders (RBDs) based on the association between coagulant factor activity and clinical bleeding severity. J Thromb Haemost. 2012; 10:1938-43.
19. Peyvandi F et al. Classification of rare bleeding disorders (RBDs) based on the association between coagulant factor activity and clinical bleeding severity. J Thromb Haemost. 2012; 10:1938-43.
20. Peyvandi F et al. Coagulation factor activity and clinical bleeding severity in rare bleeding disorders: results from the European Network of Rare Bleeding Disorders. J Thromb Haemost. 2012; 10: 615-21.
21. Peyvandi F et al. Rare Bleeding Disorders: General Aspects of Clinical Features, Diagnosis, and Management. Semin Thromb Haemost. 2009; 35:349-355.
22. Quélin F et al. Molecular basis of severe factor XI deficiency in seven families from the west of France. Seven novel mutations, including an ancient Q88X mutation. J Thromb Haemost. 2004; 2:71-626.
23. Sanklecha MU et al. Factor V Deficiency: a Subtle Presentation. Indian J Pediatr. 2014 Mar;81(3):283-4.
24. Srámek A, Eikenboom JC, Briët E et al. Usefulness of patient interview in bleeding disorders. Arch Inter Med. 1995; 155:1409-15.
25. Verbruggen B et al. The Nijmegen modification of the Bethesda assay for factor VIII: C inhibitors: improved specificity and reliability. Thromb. Haemost. 1995; 73:2 2, 247-51.
26. Zimmerman B, Valentino LA. Hemophilia: in review. Pediatr Rev. 2013 Jul;34(7):289-94.

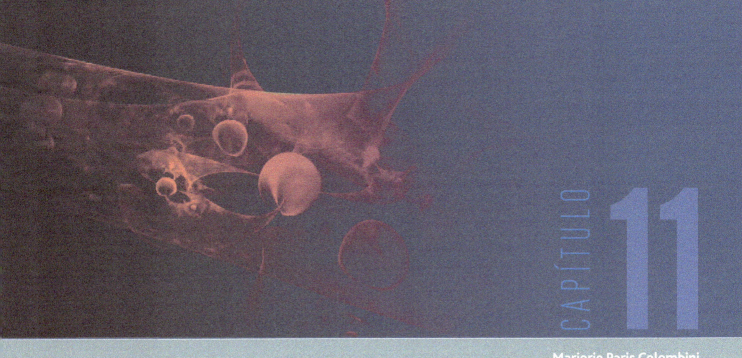

Marjorie Paris Colombini

Coagulopatias Adquiridas

INTRODUÇÃO

As alterações adquiridas relacionadas com os fatores de coagulação apresentam padrão clínico heterogêneo, sendo as condições mais frequentes as associadas com: (1) inadequação de produção, como na doença hepática, na deficiência da vitamina K /intoxicação por vitamina K ou; (2) alterações no consumo, como observado na coagulação intravascular disseminada (CIVD) e na transfusão maciça ou, ainda; (3) relacionada com a presença de autoanticorpos direcionados contra os fatores de coagulação.

Relacionada com a inadequação de produção

Disfunção hepática

Indivíduos com doença hepática aguda e crônica apresentam uma variedade de anormalidades hemostáticas que aumentam tanto o risco hemorrágico, como o trombótico.

Inúmeras proteínas envolvidas no sistema hemostático são sintetizadas pelo fígado, sendo coerente o comprometimento de sua produção devido à presença de lesão hepática, favorecendo dessa forma o surgimento de quadros hemorrágicos, mas ao mesmo tempo, a disfunção hepática reduz a capacidade de clarear da circulação as proteínas ativadas da coagulação fazendo com que o risco trombótico seja maior.

O comprometimento observado na *hemostasia primária* envolve a contagem plaquetária, com variação de 50.000 a 150.000/mm^3 e a função desse componente e se dá tanto nos quadros agudos, como crônicos da doença hepática.

A trombocitopenia parece ter inúmeras causas como o comprometimento da produção da trombopoietina, a esplenomegalia, mecanismos autoimunes reduzindo a meia vida das plaquetas, a toxicidade medular na medula óssea provocada pelo álcool nos pacientes com cirrose hepática secundária ao alcoolismo que afeta os tanto os megacariócitos, como leva à deficiência do ácido fólico.

Os níveis do FvW aumentam nos pacientes com falência hepática e observa-se também a redução da proteína de clivagem dos grandes multímeros pela ADAMTS13, favorecendo o risco trombótico.

Com relação à *hemostasia secundária* as alterações observadas nos pacientes com doença hepática são a diminuição dos fatores de coagulação de síntese hepática associada à disfunção desses fatores. A exceção é o FVIII que por ser produzido em outros tecidos, como nos sinusoides das células endoteliais, além do fígado, permite a manutenção de níveis circulantes desse fator.

Os níveis de fator V na falência hepática aguda é correlacionado com a sobrevida dos pacientes.

Na doença hepática crônica, os níveis de fibrinogênio encontram-se dentro do range de normalidade, exceto na doença avançada ou na falência aguda. A disfunção do fibrinogênio pode se dar devido excessiva presença de resíduos do ácido siálico na proteína, com consequente imperfeição da polimerização da fibrina. Quando há consumo pode ser observado hipofibrinogenemia.

O comprometimento dos *anticoagulantes naturais* também é observado, como a diminuição da síntese da antitrombina, proteína C e S, o que pode, até certo ponto, compensar o fato da redução da geração de trombina, por falta de produção dos fatores de coagulação, mas por outro lado, favorecer a ocorrência dos quadros trombóticos.

As proteínas envolvidas na *fibrinólise* também são sintetizados pelo fígado, com exceção do ativador do plasminogênio tecidual (tPA) e o inibidor do ativador do plasminogênio tipo 1 (PAI-1). Portanto, observa-se redução dos níveis plasmáticos do plasminogênio, α2-antiplasmina, fator XIII e o inibidor da via do fator tecidual, com consequente estado de hiperfibrinólise na falência crônica hepática e de hipofibrinólise na falência aguda, muito possivelmente pela elevação dos níveis do PAI-1.

Em resumo, apesar da falência hepática levar a uma tendência hemorrágica, complicações trombóticas como a trombose de veia porta, por exemplo, podem ocorrer nesses pacientes.

A seguir, listamos as principais alterações observadas na disfunção hepática:

- Trombocitopenia;
- Alteração da função plaquetária;
- Diminuição dos níveis plasmáticos dos fatores II, V, VII, IX, X e XI;
- Anormalidades quantitativa e qualitativa do fibrinogênio;
- Elevação dos níveis plasmáticos dos fatores VIII e von Willebrand;
- Diminuição dos níveis da proteína C, S e antitrombina;

- Redução dos níveis de plasminogênio, α2-antiplasmina e inibidor da via do fator tecidual;
- Elevação dos níveis do tPA e PAI-1.

Deficiência da vitamina K

Os fatores II, VII, IX e X, assim como a proteína C e S necessitam serem gamacarboxilados pela vitamina K nos seus resíduos terminais de ácido γ-carboxiglutâmico para se tornarem funcionantes. Na doença hepática há perda desses resíduos com consequente comprometimento funcional desses fatores e, a mesma condição, pode ser encontrada na deficiência de vitamina K no indivíduo não hepatopata, por falta de ingesta, ou por má absorção.

A intoxicação pelo anticoagulante oral antagonista da vitamina K (AVK), os cumarínicos, se dá quando ultrapassado o range terapêutico proposto, normalmente, INR acima de 4, com aumento do risco hemorrágico. O tratamento consiste na suspensão do medicamento ou, dependendo do valor do INR, geralmente acima de 6, opta-se pela reposição da vitamina K, ou mesmo, se com clínica hemorrágica instalada, pode ser considerada a transfusão de plasma fresco.

Relacionada com alterações de consumo
Coagulação intravascular disseminada
Introdução

A coagulação intravascular disseminada (CIVD) é uma condição adquirida que se desenvolve em resposta a uma lesão celular sustentada e sistêmica que induz a perda da regulação do processo fisiológico da hemostasia, representando a maior geração de trombina *in vivo*, com consequências adversas graves.

Apresenta alta mortalidade, em especial, no trauma e nas sepses severas devido ser difícil seu reconhecimento de forma precoce, em virtude da alta complexidade das interações que ocorrem entre os componentes inflamatórios, da coagulação e da fibrinólise.

Patogênese da CIVD

A CIVD representa o desequilíbrio hemostático entre sangramento e trombose, sendo a liberação do fator tecidual (FT) para a circulação um dos componentes de destaque. Ela ocorre por ocasião da lesão do endotélio vascular, no trauma, por exemplo, ou no quadro séptico severo devido à liberação dos produtos bacterianos, como as endotoxinas ou pela exposição das citoxinas, ou ainda, nos pacientes com adenocarcinomas metastático, doenças linfoproliferativas, nas complicações obstétricas, como na síndrome HELLP e aborto retido.

Uma vez liberado, o FT promoverá a ativação do FVII (FVIIa) com consequente formação de trombina e fibrina (via extrínseca da coagulação) que se perpetuará pela disfunção do sistema de regulação da hemostasia – a antitrombina (AT) e a proteína C ativada. Além disso, ocorre o aumento nos níveis do PAI-1, fazendo com que a fibrinólise seja inibida, o que favorece a permanência do coágulo formado. A presença dos microtrombos na circulação causa hipóxia tecidual e, como consequência, a falência de múltiplos órgãos.

A permanência da condição descrita acima tem como consequência, o consumo dos fatores de coagulação e das plaquetas, justificando o quadro hemorrágico presente na CIVD.

Diagnóstico laboratorial da CIVD

O diagnóstico laboratorial da CIVD tem início com a determinação da contagem plaquetária, do TP, TTPa, fibrinogênio, produtos de degradação da fibrina (PDF) ou dímero-D. As alterações nesses parâmetros podem ocorrer em tempos diferentes, dificultando a suspeição diagnóstica da CIVD.

Normalmente, espera-se a diminuição da contagem plaquetária, o prolongamento dos tempos do TP e TTPa, a diminuição dos níveis do fibrinogênio e o aumento dos níveis do dímero-D. No entanto, dependendo da patologia desencadeante (quadro séptico), poderá haver aumento dos níveis plasmáticos das proteínas de fase aguda da coagulação, por exemplo, o FVIII, FvW e fibrinogênio, o que poderá retardar a confirmação diagnóstica.

Outro marcador que tem seus níveis diminuídos na CIVD induzida pelas sepses é a AT devido seu consumo pela excessiva geração de trombina, o aumento da permeabilidade vascular e a imperfeita síntese hepática, entre outras causas.

Tratamento da CIVD

O tratamento da CIVD está relacionado à resolução da patologia desencadeante, como antibióticos para o quadro séptico, antecipação do parto na síndrome HELLP ou a retirada do feto morto, cirurgia exploratória para o trauma etc.

A transfusão plaquetária, do plasma fresco congelado ou crioprecipitado só deverá ser cogitada nos casos de sangramento ativo ou previamente à procedimentos invasivos.

Para a CIVD secundária à sepse, alguns autores sugerem o uso de terapias coadjuvantes, como o de anticoagulantes para profilaxia da trombose, sendo a indicação para o uso da heparina controverso entre os diferentes estudos. Além disso, em estudo de meta análise, Freeman *et al.*, demonstraram que vários anticoagulantes fisiológicos, como a AT e a trombomodulina solúvel humana recombinante (rhTM), isoladamente, não melhoravam o resultado do tratamento, mas sim aumentavam significativamente

o risco de complicações hemorrágicas. Posteriormente, Umemura *et al.* também em estudo de meta-análise, demonstraram melhora na sobrevida desses pacientes, sem o aumento no risco hemorrágico autorizando o uso dessa terapêutica nesses pacientes a partir de então.

Coagulopatia associada à transfusão maciça
Introdução

Transfusão maciça (TM) é definida como a reposição de sangue correspondente a uma volemia (75 mL/kg), ou superior em 24 horas a 10U-12U de CH em indivíduo adulto; ou ainda, à reposição equivalente a 50% da volemia corporal em 3 horas; ou à perda de 1,5 mL de sangue por kg/min por pelo menos 20 minutos.

Esse tipo de transfusão é requerido nos quadros de sangramentos severos que impõe risco de vida, que podem ocorrer numa variedade de contextos clínicos, como no politrauma, nos pacientes submetidos a grandes e graves cirurgias, nas complicações obstétricas, na CIVD, na hemorragia gastrointestinal, por exemplo, e estão associados a alta morbimortalidade.

Estima-se que no trauma, 3% a 5% dos pacientes civis e 10% dos militares necessitem receber transfusão maciça.

Esse tipo de transfusão tem como objetivo limitar as complicações graves do quadro hemorrágico, como a hipoperfusão tecidual, as alterações da hemostasia e do desequilíbrio hidroeletrolítico.

Podem ser utilizados também o plasma fresco congelado, plaquetas, o crioprecipitado, concentrado de fibrinogênio, complexo protrombínico e fator VII recombinante (rFVII).

Investigação laboratorial

A abordagem laboratorial deve considerar, em especial, a realização da determinação da hemoglobina e hematócrito, a contagem plaquetária, o coagulograma completo, o estudo gasométrico arterial e venoso, dos eletrólitos, dímero-D e a realização da tromboelastometria.

A tromboelastometria é uma metodologia que permite inferir a cinética e estrutura de formação do coágulo, momento a momento, direcionando de forma muito adequada a reposição dos derivados sanguíneos.

Tratamento

A coagulopatia relacionada à TM, historicamente, era considerada ser somente pela diluição dos fatores de coagulação. Mais recentemente, porém, muitas evidências indicam ser um processo multifatorial associado às consequências da hipoperfusão (acidose), ao consumo dos fatores de coagulação e à hiperfibrinólise.

Portanto, é necessário que sejam restaurados vários parâmetros como o *status* volumétrico do paciente, a oxigenação tecidual, a parada da hemorragia, das anormalidades da coagulação e do desequilíbrio ácido básico para que a eficácia terapêutica seja alcançada.

Alguns autores têm proposto que a reposição em igual proporção do concentrado de hemácias, plasma fresco e plaquetas pode minimizar a ocorrência desse tipo de coagulopatia.

Relacionada com a presença de autoanticorpos direcionados contra fatores de coagulação

Autoanticorpos direcionados contra os fatores de coagulação alteram a capacidade funcional ou promoverem o rápido clearence dos fatores afetados. Normalmente, associam-se a doenças autoimunes, malignidade, a gravidez, a idade avançada ou quadros infecciosos, como os que envolvem trato urinário nos idosos, a cabeça e pescoço na população pediátrica, nos quadros de amidalite e otite de repetição, por exemplo.

A suspeita clínica pode ser feita nos pacientes com quadro hemorrágico sem antecedente pessoal prévio quando submetidos a algum tipo de estresse hemostático.

Todos os fatores podem ser alvo dos autoanticorpos, mas os mais acometidos são o FVIII, o FvW (doença de von Willebrand adquirida) e o FXIII.

O envolvimento do FVIII também denominado hemofilia A adquirida é caracterizado pela presença de hemorragia envolvendo os tecidos de partes moles, os músculos e a pele, diferentemente da hemofilia A clássica (congênita) que acomete predominantemente as articulações – hemartrose, sendo mais frequente nos idosos e raro na população pediátrica.

O envolvimento dos demais fatores não é tão frequente e a clínica varia de sangramentos leves até os que comprometem a vida.

A avaliação laboratorial tem início com o coagulograma demonstrando prolongamento dos tempos do TP e/ou TTPa que persistem ou não corrigem com o teste da mistura ($TP_{50/50}$ e/ou $TTPa_{50/50}$). Posteriormente, deverá ser feita a determinação da atividade dos fatores que compõe as vias comprometidas e, de acordo com o resultado, prosseguir com a pesquisa do inibidor específico para a indicação da correta terapêutica.

O tratamento para a hemofilia A adquirida consiste na administração do FVIII recombinante, no uso de ciclofosfamida, corticoide e complexo protrombínico, enquanto para a doença de von Willebrand adquirida as opções são: complexo protrombínico, prednisona 1 a 2 mg/kg e ciclofosfamida.

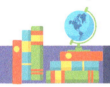

BIBLIOGRAFIA CONSULTADA

1. Bernuau J et al. Multivariate analysis of prognostic factors in fulminant hepatitis B. Hepatology. 1986;6: 648-651.
2. Bonequini P Jr., Garcia PC. Manual de Transfusão Sanguínea para Médicos. Hospital das Clínicas da Faculdade de Medicina de Botucatu. Botucatu, 2017.
3. Bonequini P Jr; Garcia PC. Manual de Transfusão Sanguínea para Médicos. Hospital das Clínicas da Faculdade de Medicina de Botucatu. Botucatu, 2017.
4. Carson JL et al. Red blood cell transfusion: a clinical practice guideline from the AABB. Ann Internal Med. 2012; 157: 49-58.
5. Cugno M et al. Autoantibodies to coagulation factors: from pathophysiology to diagnosis and therapy.2015; Autoimmun Rev. 2014 Jan; 13(1): 40-8.
6. Federici AB et al. Degradation of von Willebrand factor in patients with acquired clinical conditions in which there is heightened proteolysis. Blood. 1993; 81:720-725.
7. Fourrier F et al. Septic shock, multiple organ failure, and disseminated intravascular coagulation. Compared patterns of antithrombin III, protein C, and protein S deficiencies. Chest. 1992; 101(3): 816–23.
8. Freeman BD et al. A meta-analysis of controlled trials of anticoagulant therapies in patients with sepsis. Shock. 2003;20(1):5-9.
9. Hayakawa M et al. Characteristics, treatments, and outcomes of severe sepsis of 3195 ICU-treated adult patients throughout Japan during 2011-2013. J Intensive Care. 2016;4:44.
10. Hayakawa M. Management of disseminated intravascular coagulation: current insights on antithrombin and thrombomodulin treatments. Open Access Emergency Medicine. 2018:10 25–29.
11. Jennings LK, Watson S. Transfusion, Massive. StatPearls [Internet]. Treasure Island (FL): StatPearls Publishing. 2018, Apr 28.
12. Lisman T et al. Haemostatic abnormalities in patients with liver disease. Journal of Hepatology. 2002; 37: 280-287.
13. Lisman T et al. Thrombin-activatable fibrinolysis inhibitor deficiency in cirrhosis is not associated with increased plasma fibrinolysis. Gastroenterology. 2001; 121:131-139.
14. McDaniel LM et al. State of the art: massive transfusion. Transfus Med. 2014 Jun; 24(3):138-44.

15. McQuilten ZK et al. Transfusion interventions in critical bleeding requiring massive transfusion: a systematic review. Transf Med Rev. 2015 Apr; 29(2):127-37.

16. McQuilten ZK et al. Transfusion interventions in critical bleeding requiring massive transfusion: a systematic review. Transfus Med Rev. 2015 Apr; 29(2): 127-37.

17. Murata A et al. Recent change in treatment of disseminated intravascular coagulation in Japan: an epidemiological study based on a national administrative database. Clin Appl Thromb Hemost. 2016;22(1):21-27.

18. Okamoto K. Tamura T, Sawatsubashi Y. Sepsis and disseminated intravascular coagulation. J. Intensive Care. 2016; 4: 23.

19. Ryan A, Costello SM. Nehring. Disseminated Intravascular Coagulation (DIC). Last Update: October 10, 2017.

20. Taylor FB Jr et al.: Towards definition, clinical and laboratory criteria, and a scoring system for disseminated intravascular coagulation. Thromb Haemost. 2001; 86(5): 1327-30.

21. Umemura Y, Yamakawa K, Ogura H et al. Efficacy and safety of anticoagulant therapy in three specific populations with sepsis: a meta-analysis of randomized controlled trials. J Thromb Haemost. 2016;14(3):518-530.

22. Yasir A., Cheng-Hock T. Recent advances in pathophysiology of disseminated intravascular coagulation: the role of circulating histones and neutrophil extracellular traps. F1000 Research 2017, 6:2143 Last updated: 18 DEC 2017.

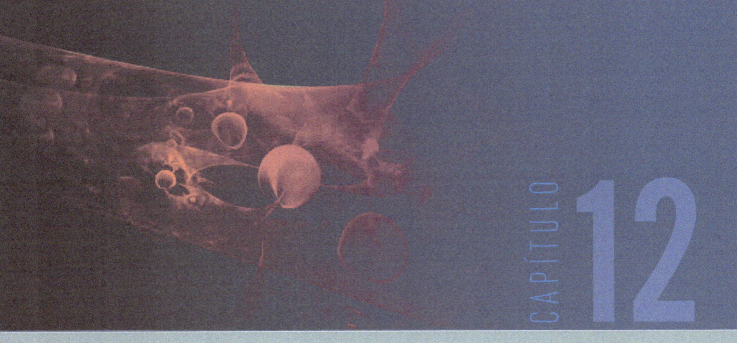

CAPÍTULO 12

Marjorie Paris Colombini

Trombofilias

INTRODUÇÃO

Trombofilia é definida como a maior propensão à ocorrência de eventos tromboembólicos. A primeira menção que se tem registro sobre um possível quadro clínico de trombose é de Aretaeus, médico notório da Grécia antiga, que descreveu no primeiro século depois de Cristo um quadro de flebite em veia cava sem, no entanto, ser suficientemente completo para ser definida como tromboflebite de acordo com o conceito atual.

Na mesma época, o conceito de trombose foi expresso por Claudio Galeno, médico e filósofo romano, de origem grega, quando citou: "Esse 'humor' imediatamente congela (coagula) não somente fora do corpo, mas na verdade, contido em seu próprio ambiente, e esse congelamento de si mesmo, vemos terminar no trombo" – termo adotado pelos gregos para sangue "congelado". Esse conceito, portanto, é bastante similar ao expresso posteriormente de que trombose é a formação de uma massa dentro da árvore venosa ou arterial de um animal vivo, a partir de constituintes do sangue.

Muitos séculos depois, em 1856, Virchow postulou o conceito de uma tríade relacionada com o tromboembolismo venoso, tendo como componentes responsáveis pela formação do trombo venoso a estase do sangue, a lesão endotelial e o estado de hipercoagulabilidade relacionado com os componentes sanguíneos. Essas diretrizes são mantidas até hoje e relacionam-se com a trombofilia de causa adquirida.

Já a possibilidade de uma tendência hereditária para a trombose foi sugerida pela primeira vez somente em 1932, pelo dr. E. Liberman, professor de Clínica Médica de Boston, nos Estados Unidos, durante um encontro entre médicos da Sociedade Médica de Boston e do Hospital Beth de Israel, momento em que também propôs o uso do termo trombofilia para essa condição.

Posteriormente, trombofilia passou a ser definida como um estado de hipercoagulabilidade associado a uma variedade de condições hereditárias, assim como adquiridas da coagulação ou da fibrinólise que conferem maior propensão ao desenvolvimento de trombos venosos, arteriais ou ambos.

A incidência anual da trombose venosa é 1 a 3 indivíduos por 1000 por ano, sendo as maiores manifestações clínicas a trombose venosa profunda (TVP) e o tromboembolismo pulmonar (TEP), podendo haver, no entanto, ocorrência em outros sítios, como nas extremidades superiores, fígado, sistema nervoso central, retina, mesentério, embora de forma mais rara.

Sua incidência é idade dependente, sendo extremamente incomum na infância (1/100.000/ano) e aumentando para próximo de 1% na idade avançada.

As principais complicações são a síndrome pós-trombótica que acomete ao redor de 20% dos pacientes e a morte aguda pelo TEP que afeta de 1% a 2% dos pacientes.

TROMBOFILIA ADQUIRIDA

Fatores de risco

Com base na tríade postulada por Virchow, a trombofilia adquirida apresenta vários fatores de risco reconhecidos, sendo os mais importantes a idade avançada, a imobilização prolongada, grandes cirurgias, cirurgia ortopédica, doenças oncológicas, a ocorrência de trombose prévia, o uso de contraceptivo oral, a reposição hormonal na mulher de meia idade e as alterações dos componentes sanguíneos, como na trombocitemia essencial, policitemia vera, hemoglobinúria paroxística noturna (HPN) e na síndrome antifosfolípide (SAF).

No estudo populacional baseado em caso controle, o Leiden Thrombophilia Study (LETS), foram avaliados 474 pacientes não selecionados entre 18 e 70 anos visando diagnosticar a TVP. O risco trombótico foi avaliado segundo o tempo de janela para cirurgia, tempo de hospitalização sem cirurgia, imobilização maior que 13 dias fora do ambiente hospitalar. Os controles (n = 474) foram cruzados por idade e sexo, e pacientes com doença oncológica foram excluídos.

No mesmo estudo, os maiores *odds ratio* (OR) observados para risco trombótico nas situações adquiridas foram: 14,1 (CI 95 = 1,8-109) no puerpério, 11,1 (CI 95 = 4,7-25,9) para hospitalização, 8,9 (CI 95 = 2,0-38,2) para imobilização, 5,9 (CI 95 = 3,4-10,1) para cirurgia, 4,2 para gravidez (CI 95 = 0,9-19,9), e 3,8 para uso do contraceptivo oral (CI 95 = 2,4-6,0).

Posteriormente, em 2005, Mannucci demonstrou o risco relativo (RR) das causas adquiridas para tromboembolismo venoso (TEV) tendo obtido resultados muito similares aos do LETS. Na verdade, o valor de sua contribuição foi o acréscimo da condição relacionada com a presença dos anticorpos antifosfolípides e a avaliação das prevalências nas condições estudadas, conforme Tabela 12.1.

Tabela 12.1 Trombofilia adquirida - RR TEV (OR) e prevalência em casos não selecionados de TEV.

Condição	RR TEV (OR)	Prevalência de casos não selecionados TEV (%)
Cirurgia	6	12-70
Imobilização ou hospitalização	11	16
Gestação	4	5
Puerpério	14	8
Contraceptivo oral	5	30-60
Terapia de reposição hormonal	2-4	15-43
Anticorpos antifosfolípides	10	5-15
Aumento dos fatores de coagulação	2-3	15-25
Hiperhomocisteinemia	2	15-20

Fonte: Mannucci PM. Semin Thromb Hemost, 2005.

Com relação à paciente gestante, há um aumento fisiológico dos fatores pró-coagulantes que associado à diminuição da concentração dos anticoagulantes naturais, favorece o estado de hipercoagulabilidade que impõe um risco para o TEV quatro vezes maior do que a mulher não grávida e esse risco permanece alto nas primeiras 6 semanas pós–parto.

Entre os fatores de risco adquiridos, abordaremos com mais detalhes a SAF e a trombose secundária à doença oncológica.

Síndrome antifosfolípide

A SAF é definida como uma doença autoimune, caracterizada pela ocorrência de tromboses venosas e arteriais, podendo ser múltiplas, por perdas fetais recorrentes, frequentemente acompanhada por moderada trombocitopenia e pela presença de anticorpos antifosfolípides de diferentes tipos.

Os autoanticorpos têm como alvos os fosfolípides das membranas celulares, quer sejam em configuração simples, bilaminar, hexagonal ou contra proteínas ancoradas a essas membranas, como a β2-glicoproteína I e a protrombina. Complexos formados por fosfolípides e proteínas expressos ou ligados à superfície de células endoteliais, das plaquetas e monócitos também podem ser alvos desses anticorpos.

Os anticorpos presentes na SAF são o anticoagulante lúpico, a anticardiolipina e o anti- β2-glicoproteína I.

Sua incidência, segundo estimativas, é de aproximadamente 5 novos casos por 100.000 pessoas por ano, e sua prevalência é de 40 a 50 casos por 100.000 pessoas. Os anticorpos estão presentes em 11% dos pacientes com acidente vascular cerebral, 9,5% em pacientes com TVP e 6% nos pacientes com morbidade na gravidez.

A SAF é uma das condições adquiridas que impõe grande risco para a trombose em diferentes territórios devido à capacidade que os anticorpos têm de comprometerem vários componentes da hemostasia, e com isso, favorecem: a hiperreatividade plaquetária, o aumento da expressão do FT pelo endotélio, a persistência dos fatores V e VIII ativados por interferirem com a ativação do sistema PC ativado e, ainda, comprometem a fibrinólise pelo aumento dos níveis do PAI-1, com consequente redução da fibrinólise.

Sua classificação inclui critérios clínicos (no mínimo uma trombose vascular ou complicação na gravidez) e laboratoriais (presença de um dos tipos de anticorpos), tendo sido a primeira classificação a de Sapporo (1998) com posterior revisão (2004).

A SAF é considerada primária quando ocorre na ausência de doenças autoimunes e secundária quando na presença de uma condição autoimune, como o LES, presente em 50% dos casos da SAF.

Quadro clínico da SAF

Como mencionado anteriormente, o quadro clínico é caracterizado por eventos trombóticos venosos e arteriais, podendo envolver:

- SNC: resultando em isquemia e ataques isquêmicos transitórios;
- Coração: acometendo as válvulas cardíacas, como vegetações e estenoses, trombose intracardíaca e infarto agudo do miocárdio;
- Rins: com consequente hipertensão arterial, perda da função e dor abdominal devido infarto da veia renal;
- Pele: com úlceras cutâneas de membros inferiores, piodermites, gangrena digital, cianose distal dos dedos, necrose cutânea generalizada e tromboflebites superficiais;
- Perdas fetais recorrentes.

Formas severas ou formas catastróficas: ao redor de 1% dos pacientes com SAF desenvolvem trombose em pequenos vasos, em múltiplos órgãos, com consequente disfunção dos órgãos acometidos. Caracteriza-se pelo início rápido, associação com outras microangiopatias, presença de resposta inflamatória sistêmica (SIRS), alto risco de acometimento de órgãos não usuais e alta taxa de mortalidade à despeito da instituição terapêutica.

Ao redor de 20% dos pacientes com acidente vascular cerebral com menos de 50 anos têm positividade para anticorpos antifosfolípides, assim como, 24% dos casos confirmados de TEV e 10% a 50% das mulheres com perda gestacional recorrente.

Uma das teorias que tentam explicar a perda gestacional é a de que os anticorpos antifosfolípides levam ao impedimento da implantação do embrião, ao infarto placentário, à secreção hormonal placentária alterada e à redução dos níveis séricos de IL-3.

Critérios de classificação para SAF

Os critérios para classificação da SAF foram formulados primeiramente por Sapporo, durante o 8º Congresso Internacional Antifosfolípide, realizado no Japão, em 1998. Posteriormente, foram revisados durante o 11º Congresso Internacional Antifosfolípide, em Sydney, na Austrália, em 2004. E para que a SAF seja reconhecida tem que serem encontrados pelo menos um critério clínico e um laboratorial, conforme descritos nas seções adiante.

Critérios clínicos

- **Trombose vascular venosa ou arterial**: um ou mais episódios comprovados por imagem ou exame histopatológico, especialmente em pacientes jovens sem, no entanto, ter inflamação da parede do vaso;
- **Morbidade gestacional**: um ou mais eventos adversos na gestação, incluindo óbitos inexplicáveis do feto com mais de 10 semanas, ou presença de partos prematuros sem causa, ou três ou mais abortamentos espontâneos consecutivos com menos de 10 semanas, excluindo causas cromossômicas maternas ou paternas, excluindo anormalidades anatômicas e hormonais materna.

Critérios laboratoriais

Presença de pelo menos um dos anticorpos:

- Anticorpo anticardiolipina IgG ou IgM positivos em títulos maiores que 40 GPL, em dois exames por metodologia ELISA, com intervalo de 12 semanas;
- Anticoagulante Lúpico (aCL) positivo em dois exames com intervalo de pelo menos 12 semanas;
- Anti-β2-glicoproteína I IgG ou IgM positivos em dois exames com intervalo de 12 semanas.

Diagnóstico da SAF: anamnese, exame físico e investigação laboratorial

Nos pacientes com suspeita de SAF, o diagnóstico como em qualquer outra situação clínica inicia-se por uma ananmese e exames físicos detalhados direcionando para um assertivo diagnóstico laboratorial.

A história deverá excluir as condições clássicas de trombofilia adquirida, como a imobilização prolongada, se foi submetido ou não a grandes cirurgias, presença ou não de doenças oncológicas, uso do contraceptivo oral ou da reposição hormonal nas mulheres, antecedentes pessoais e familiares de trombose e, ainda, ser focada na natureza e frequência dos eventos trombóticos, presença ou não de trombocitopenia e nas pacientes femininas, a ocorrência de perdas fetais ou morbidade gestacional.

Para confirmar ou excluir doenças autoimunes, como o LES, a anamnese deverá incluir ainda o questionamento sobre a presença de fotossensibilidade, úlceras orais, perda de cabelo em *patches* e fenômeno de Raynaud.

Não existem sinais físicos específicos da SAF, mas alguns achados são úteis, por exemplo, alterações na pele, como o livedo reticular, a isquemia digital, a gangrena; episódios de TVP; anormalidades cardíacas, como sopros valvares ou histórico de AVC, envolvendo o SNC.

Quanto ao diagnóstico laboratorial, há a necessidade da realização de mais de um teste, uma vez que são vários os tipos de anticorpos. Para a investigação dos anticorpos anticardiolipina e anti-β2-glicoproteína I estão disponíveis testes imunológicos por metodologia ELISA que detectam anticorpos classe IgG e IgM. Já para a pesquisa do aCL são necessários um conjunto de testes, alguns deles denominados triadores, outros, confirmatórios ou neutralizadores.

Os testes triadores são testes que possuem fosfolípides na composição de seus reagentes sendo denominados testes fosfolípides dependentes. Segundo o *guideline* atualizado para o diagnóstico da SAF deverão ser incluídos na triagem pelo menos dois testes com baixa concentração de fosfolípides, com diferentes princípios, sendo os de escolha o veneno de víbora de Russell diluído (dVRRT) e o TTPa tendo a sílica como ativador.

O teste dVVRT consiste na ativação do fator X pelo veneno de víbora de Russell (apenas a via comum é considerada), sendo um triador bastante sensível à presença dos anticorpos antifosfólípides e, importante, por não sofrer a interferência das possíveis alterações dos fatores que compõem a via intrínseca.

As amostras precisam ter dupla centrifugação, à alta rotação, para que o plasma pobre em plaquetas tenha menos que 10.000 plaquetas/mm³ (ideal 5.000 plaquetas/mm³) visando sensibilizar ao máximo a pesquisa, caso haja baixo título de anticorpos. Não sendo possível o processamento imediato, a amostra deverá ser congelada, idealmente a −80 °C.

O anticoagulante lúpico será interpretado como negativo quando os testes triadores resultarem em tempos normais e positivo quando um ou ambos os testes tiverem tempos prolongados e, após a execução de todas as etapas laboratoriais, sejam finalizados como positivo, conforme explicação a seguir.

No caso de prolongamento dos tempos de um ou ambos os testes triadores (validação laboratorial obrigatória para definição do valor de normalidade), deverá ser realizado o teste da mistura para o teste alterado, TTPa50/50 e/ou dVVRT50/50, seguindo o princípio já discutido em "Investigação Laboratorial da Hemostasia Secundária".

A manutenção do prolongamento no teste da mistura (TTPa50/50 e/ou dVVRT50/50) aponta para a presença de um anticorpo, possivelmente, o anticorpo antifosfólípide. Para confirmar essa positividade, deverão ser realizados os testes neutralizadores ou confirmatórios que consistem principalmente na execução do teste dVVRT com alta concentração de fosfolípides na configuração bilaminar, visando neutralizar a ação do anticorpo achado e, com isso, normalizar os tempos da amostra para esse teste.

No caso da mistura do TTPa (TTPa50/50) manter o prolongamento, deverá ser realizado o TTPa com excesso de fosfolípide na configuração hexagonal. A normalização dos tempos nos testes confirmatórios confirma a positividade para o aCL, uma vez que demonstra a neutralização do anticorpo encontrado (Figura 12.1).

Vale lembrar que os anticoagulantes orais antivitamina K que atuam nos fatores II, V, IX e X irão comprometer o desempenho do dVVRT, quando em *range* terapêutico, assim como, as heparinas para o TTPa, na mesma condição.

Os novos anticoagulantes orais, por agirem de forma direta contra os fatores Xa e a antitrombina, comprometem ambos os testes, com o agravante de poderem mimetizar a presença do aCL.

Durante o uso desses medicamentos poderão ser realizados os testes imunológicos por ELISA que determinam os anticorpos anticardiolipina e anti-β2-glicoproteína I pois não sofrem esse tipo de interferência.

Tratamento da SAF

A principal terapêutica para os eventos trombóticos da SAF é a anticoagulação com os antagonistas da vitamina K, em especial, no primeiro evento, sendo precedida numa fase de transição pela heparina não fracionada ou a de baixo peso molecular. O alvo terapêutico recomendado é INR de 2,5, podendo variar entre 2,0 e 3,0. Devido à alta taxa de recorrência da trombose entre

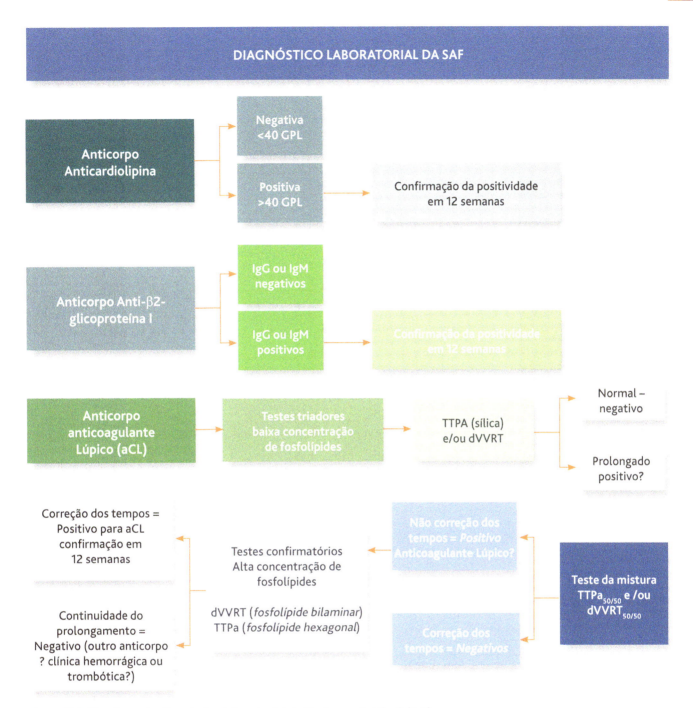

Figura 12.1 Algoritmo do diagnóstico laboratorial da Síndrome Antifosfolípide.
Fonte::acervo do autor.

esses pacientes, muitos autores recomendam um *range* terapêutico entre 3,0 e 4,0 para o INR.

A duração ideal da anticoagulação não está bem estabelecida, mas devido à alta taxa de recorrência, aceita-se o uso de forma indefinida, sendo prudente a avaliação caso a caso para que o risco hemorrágico não se sobreponha ao risco trombótico. Middelpor S. em sua publicação demonstra que o risco de recorrência da TEV na presença dos anticorpos anticoagulante lúpico e anticardiolipina varia de 1% a 6%, sendo maior do que a das condições hereditárias (deficiências da AT, PC, PS, FVL e PM).

Uma menor duração poderá ser considerada nos pacientes que revertem a positividade dos anticorpos antifosfolípides ao longo do tratamento, assim como nos pacientes pediátricos.

O uso dos anticoagulantes orais de ação direta ainda está em avaliação na SAF e, até o momento, não existem dados prospectivos, portanto, seu uso nesses pacientes requer cautela e deverá ser limitado aos pacientes com falha no tratamento com os antagonistas da vitamina K e heparinas ou que tenham intolerância a essas medicações.

Não existe consenso quanto à alta intensidade de anticoagulação para profilaxia secundária da trombose arterial, mas esta poderá ser considerada nos pacientes com fatores de risco cardiovasculares associados à presença dos anticorpos antifosfolípides. Muitos autores orientam a associação dos antiagregantes plaquetários, como a aspirina.

Com relação às complicações obstétricas existe muita controvérsia quanto à terapêutica ideal, alguns defendem o uso da aspirina isoladamente, apesar de já ter sido comprovado sua limitação e o *guideline* ACCP recomenda o uso de baixas doses de aspirina como profilática ou baixas doses de heparina não fracionada, ou ainda, o uso de heparina de baixo peso molecular em pacientes com anticorpos antifosfolípides e mais de três perdas gestacionais.

O tratamento da síndrome catastrófica dependerá do rápido diagnóstico para que seja eficaz e como primeira linha deverá ser instituído a anticoagulação com heparina e altas doses de esteroides, como a metilprednisolona. A plasmaferese é uma opção valiosa a ser considerada. Nos casos de síndrome catastrófica refratária com microangiopatia trombótica pós-transplante renal, o uso do Eculizumab parece ter sido útil.

CÂNCER E TROMBOSE

Introdução

Pacientes com câncer têm um risco quatro vezes maior de apresentarem um evento tromboembólico, quando comparado à população em geral e maior morbimortalidade. Esse risco depende do tipo e do estágio do câncer, por exemplo, o câncer pancreático e do SNC têm um risco maior do que os de mama e próstata, embora a doença metastática apresente maior risco.

Não é incomum a neoplasia ser um achado durante a investigação etiológica de um quadro trombótico primário.

Patogênese

Os fatores pró-coagulantes derivados dos tumores e os fatores de crescimento podem potencializar de forma direta ou indireta o TEV. Em modelos experimentais em animais com câncer de ovário, a IL-6 derivada do tumor e a trombopoietina hepática têm sido associadas ao aumento da produção plaquetária e da trombose, assim como, nos tumores de mama e pulmão, nos quais há a liberação do fator estimulante da colônia dos granulócitos com consequente neutrofilia e ativação dos neutrófilos, o que potencializa a trombose por liberação dos NETs (*traps* extracelulares de neutrófilos).

Os diferentes estudos demonstram serem vários mecanismos envolvidos na trombose dos pacientes oncológicos e quando associados às condições relacionadas com a trombofilia adquirida, por exemplo a idade, a imobilidade prolongada, o risco trombótico se agrava.

A clínica é variável podendo ocorrer também a tromboflebite migratória (Síndrome de Trousseau), a endocardite trombótica não bacteriana, a CIVD crônica ou aguda e a microangiopatia trombótica grave que pode levar à insuficiência renal.

Diagnóstico laboratorial – biomarcadores da hipercoagulabilidade

O laboratório clínico dispõe de alguns marcadores para o estado de hipercoagulabilidade que permitem avaliar a ativação do sistema da coagulação. São eles o complexo trombina-antitrombina (TAT), o fragmento da protrombina 1+2 (F1+2), o fator VIII e o dímero--D. Esse último demonstra a degradação do coágulo da fibrina pós-ativação da coagulação, ou seja, só tem dímero-D circulante, quem teve ativação da coagulação.

A correlação do dímero-D com os diferentes tipos de câncer tem sido estudada para avaliar sua capacidade em predizer o TEV, mas seu maior problema é a existência de uma grande variabilidade de testes com diferentes sensibilidade e especificidade o que dificulta um consenso entre os diferentes estudos.

Tratamento

O tratamento vem sendo modificado ao longo do tempo, mas a prevenção é de extrema importância para esses pacientes e deve ser realizada com a heparina de baixo peso molecular. Nos quadros estabelecidos de trombose aguda, deverá ser realizada a associação da heparina de baixo peso molecular com os antagonistas de vitamina K (AVK) e tão logo o *range* terapêutico seja alcançado, a heparina poderá ser interrompida. Mais recentemente, foi demonstrado que os diferentes tipos de heparina de baixo peso molecular mostraram ser mais eficazes na prevenção e no tratamento do TEV dos paciente oncológicos, embora a razão dessa melhor resposta ainda não esteja clara.

Os anticoagulantes orais de ação direta podem ser utilizados de forma isolada e mostram ter uma ação similar aos AVKs na prevenção da recorrência do TEV. No entanto, estudos prospectivos ou *trials* controlados randomizados são necessários para determinar a real efetividade e segurança desses anticoagulantes nessas condições.

Para o paciente oncológico, a duração da anticoagulação deverá ser estendida até o controle da doença.

A escolha terapêutica para a paciente gestante é a heparina de baixo peso molecular, no regime terapêutico de

2×/dia, especialmente no primeiro mês quando a recorrência é maior. Os AVKs são considerados somente em circunstâncias excepcionais. Nenhum estudo avaliou a duração ideal da anticoagulação nessas pacientes. Com relação aos anticoagulantes orais de ação direta, não devem ser usados na paciente gestante, no puerpério ou na mulher que amamenta, uma vez que essas medicações não foram incluídos nos *trials* relacionados com esse tipo de paciente.

TROMBOFILIA HEREDITÁRIA

A trombofilia congênita (TH), definida como uma anormalidade herdada que predispõe à oclusão vascular, frequentemente requer a interação com outros componentes, hereditários ou não, para que o evento trombótico seja desencadeado. O que significa dizer que a trombofilia hereditária é uma condição multifatorial.

Etiologia

A TH é decorrente da ocorrência de mutações nos genes que estão associadas às proteínas da coagulação, como os anticoagulantes naturais, fatores de coagulação ou, ainda, os componentes do sistema fibrinolítico, condições que levam à deficiência qualitativa ou quantitativa desses componentes, com ganho ou perda de função deles, sendo essa última condição a mais rara, porém a que confere maior risco para a trombose.

As mutações com perda de função relacionam-se com a deficiência dos anticoagulantes naturais, por exemplo, proteína S, proteína C e antitrombina (AT – descoberta em 1965), são de maior gravidade e acometem pacientes com menor idade. Enquanto as condições que cursam com aumento das proteínas pró-trombóticas, conferem um ganho funcional, acometem indivíduos com idade mais avançada e cursam com menor morbidade. São elas: a mutação do fator V de Leiden (FVL), descoberta em 1993-1994, a protrombina mutante 20210A (PM) reconhecida logo após, em 1996, as disfibrinogenemias (bem menos comum), o aumento dos níveis dos fatores VIII, IX, XI, VII e FvW, a alteração no TAFI (inibidor da fibrinólise trombina ativável).

Até 1993, somente 10% dos pacientes sintomáticos com trombose tinham um fator de risco hereditário detectado, mas nas últimas duas décadas, com o aumento do conhecimento sobre os fatores de risco hereditários e a possibilidade do estudo laboratorial, aumentou em muito o diagnóstico dessa entidade clínica.

Fatores de risco

A interação entre as condições na TH é mais dinâmica do que estática, podendo ser idiopática (casos não provocados), que representa mais que 40% dos casos de TEV ou secundária à alguma condição. Há maior probabilidade de história familiar positiva, de recorrência do quadro trombótico, sendo a idade um importante fator com acometimento possível já ao nascimento, como na Púrpura Fulminans Neonatal, quando há deficiência homozigótica das PC e PS.

A importância dos diferentes fatores de risco para trombose hereditária é variável, sendo apontado no Leiden Thrombophilia Study como maior nos casos de comprometimento do FVL (OR = 7,9, 95% CI 4,4-14), seguido dos altos níveis do fator VIII, >150 U/dL (OR = 6,2 95%CI 3,4-11) e da AT (OR = 5,0 95%CI 0,7-34), entre outros.

Em 2004, Kamphuisen e Rosendaal propõe um modelo explicativo para o risco trombótico, no qual idealizam uma condição hipotética de um indivíduo heterozigótico para a mutação do FVL, ao longo da vida, sendo idealizado um determinado limiar para o risco trombótico. A partir de então, inferiram o potencial de trombose para cada fator de risco acrescentado ao longo da vida e a resultante dessa interação para os diferentes fatores de risco.

Por exemplo, no caso hipotético do paciente não ter nenhuma condição associada ao longo da vida, seu risco somente iria aumentar com o progredir da idade, podendo ou não ultrapassar o limiar idealizado, ou seja, ter ou não trombose.

Por outro lado, se a condição de base fosse associada à necessidade de uma internação com imobilização prolongada, ou ainda, com a colocação de um cateter intravenoso, ou no caso de indivíduo do sexo feminino, a associação do contraceptivo oral ou da gravidez, haveria a elevação do risco trombótico, mas não obrigatoriamente, a resultante ultrapassaria o limiar para o desencadeamento do evento tromboembólico.

Se mais de uma condição adquirida for associada à condição de base, a resultante do potencial ultrapassaria o limiar proposto e, consequentemente, o evento tromboembólico se expressaria (Figura 12.2).

Middeldorp em sua publicação mostra que a incidência estimada para o primeiro episódio de TEV em portadores com os diferentes defeitos trombofílicos e com pelo menos um parente de primeiro grau sintomático são diferentes, sendo:

1. Muito alta na gravidez para a homozigose FVL = 16,3% (dados estudos familiares) e no período pós-parto (9,3%) e muito mais baixa para as deficiências da AT, PC, PS, e heterozigose FVL e PM;

2. Maior para as deficiências da AT, PC e PS nas condições de cirurgia, trauma ou imobilização: 8,1% (95% CI 4,5-13,2) e bem menor para a heterozigose FVL e PM;

3. Moderada para o uso do contraceptivo oral: 4,3% (95%CI 1,4-9,7) e na gravidez: 4,1%

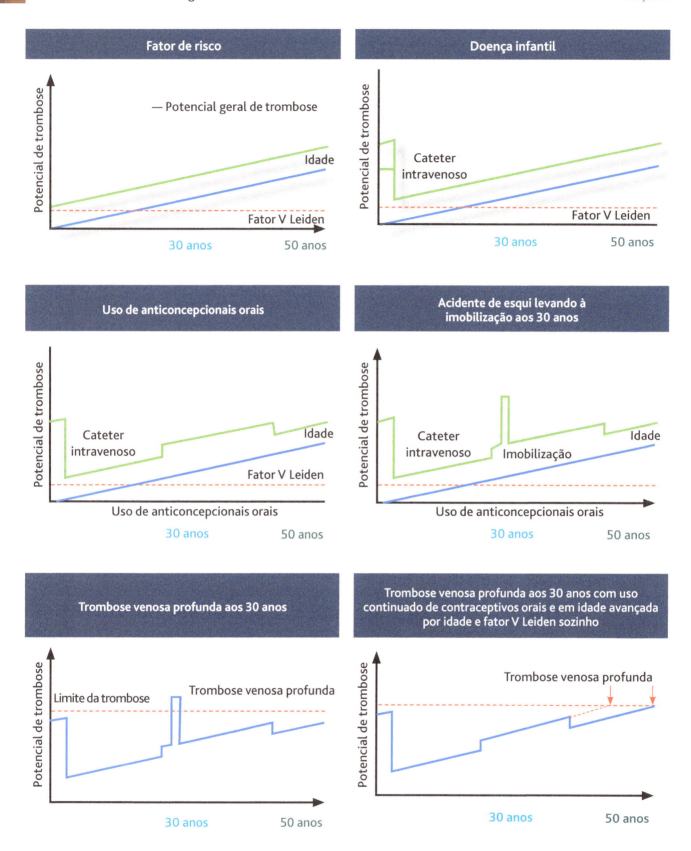

Figura 12.2 Modelo de risco trombótico mostrando em cada painel o potencial de cada fator de risco durante a vida e a resultante do potencial de trombose.

Fonte: Adaptada de Thrombophilia screening: a matter of debate. Netherlands The Journal of Medicine. 2004.

(95%CI 1,7-8,3) quando há deficiências da AT, PC e PS, mas aumentando muito na homozigose FVL, 7% e 9,3%, respectivamente.

Ainda nessa publicação, foi demonstrado que a prevalência da trombofilia e o risco relativo para o primeiro evento trombótico venoso estimado nas várias manifestações clínicas variaram bastante, sendo que os valores mais altos foram observados na deficiência dos anticoagulantes naturais (1% a 10%) e na presença do anticoagulante lúpico (3% a 10%), diminuindo para 2% a 5% nas mutações de Leiden e da Protrombina Mutante. Já o risco relativo para recorrência da trombose venosa foi baixo para todas as várias manifestações clínicas, variando de 1% a 2,6%, de igual forma que o risco para complicações na gravidez.

Com relação ao risco relativo de trombose arterial, não houve associação para a deficiência dos anticoagulantes naturais e foi bem alta para a presença do anticoagulante lúpico (10%).

Vale lembrar que na literatura existe um alerta referente a paciente feminina assintomática, mas sabidamente portadora de alguma condição trombofílica e que deseja fazer uso do contraceptivo oral. Ela, obrigatoriamente, deverá ser informada quanto ao aumento do risco trombótico em até 4,3 vezes pelo uso da pílula, mas se portadora da forma homozigótica para a mutação de Leiden esse risco que já é alto (até 7 vezes) associado ao uso da pílula aumentará para 34,7 vezes.

Manifestações clínicas

A expressão clínica mais frequente é a TVP dos membros inferiores e o TEP, embora o comprometimento de sítios pouco comuns possa ocorrer, conforme citado anteriormente. Outras manifestações são a púrpura neonatal fulminans (PNF), a necrose de pele induzida pela varfarina, a perda fetal recorrente e a tromboflebite ou a trombose migratória.

Acomete indivíduos mais jovens, com idade inferior a 45 anos, geralmente com história familiar positiva (mas não obrigatório), a recorrência não é infrequente e pode haver desproporção entre o estímulo desencadeante e o episódio trombótico.

Diagnóstico laboratorial

A avaliação laboratorial para o risco trombótico, diferentemente da do risco hemorrágico, não dispõe de testes triadores para seu estudo, tendo que ser realizado um oneroso e extenso painel de testes para o diagnóstico das trombofilias (Tabela 12.2).

Tabela 12.2 Parâmetros a serem investigados e tipos correspondentes de ensaios laboratoriais

Parâmetro a ser investigado	Tipo de ensaio indicado
AT	Funcional Cromogênico – Atividade do cofator da heparina contra fator Xa ou fator IIa
PC	Funcional Cromogênico ativado por veneno de cobra
Proteína S livre	Imunológico: ELISA ou Látex automatizado Antígeno livre
Resistência à proteína C ativada (RPCA)	Baseado no TTPa com e sem plasma deficiente para o fator V Se positivo ou *borderline* deverá ser realizado a genotipagem do FV para diagnóstico ou exclusão da mutação FVL
Protrombina mutante	Genotipagem da protrombina
Fator VIII	Teste funcional coagulométrico ou cromogênico ou pesquisa do antígeno
Disfibrinogenemias	Testes de triagem: tempo de trombina e tempo de repitlase, se positivo, realizar testes confirmatórios: fibrinogênio atividade e antígeno (R < ref.)
Anticorpos antifosfolípides	Anticoagulante lúpico – testes fosfolípides dependentes de triagem e confirmatórios: TTPa sílica e dVVRT Anticardiolipina e β2-glicoproteína I – imunoensaio (ELISA)
Hiper-homocisteinemia	Cromatografia líquida de alta performance (HPLC), genotipagem (C677T – MTHFR e β2-sintetase cistadiona – CBS)

As metodologias são variáveis, sendo as principais:

1. Testes funcionais coagulométricos e cromogênicos, esses últimos, mimetizam as sequências de aminoácidos no ponto de clivagem da proteína alvo relacionada com o componente que se quer estudar e são ligados a um agrupamento de cor. Por exemplo, a antitrombina tem como alvos principais o fator X ativado e a trombina, então os ensaios comerciais podem ser direcionados tanto ao Xa, como à trombina (IIa), com vantagens e desvantagens próprios de cada um e o resultado obtido é diretamente proporcional à concentração da AT presente na amostra;

2. Alguns parâmetros são estudados por metodologias imunológicas (ELISA, látex automatizado) devido a limitação das metodologias funcionais em reproduzir a alta complexidade funcional fisiológica do componente em questão.

   Por exemplo, a PS livre que atua como cofator da PC quando esta se liga à trombomodulina (TM) configurando o complexo da PC ativada (PCA) não tem um teste funcional específico e sensível bastante, sendo então optado pela avaliação imunológica;

3. Genotipagem para a investigação das mutações, por exemplo, a da protrombina mutante, FV Leiden e da hiper-homocisteínemia;

4. Cromatografia Líquida de Alta Performance (HPLC) para o estudo da hiper-homocisteínemia, entre outras.

Na Inglaterra, com 55 milhões de habitantes, segundo dados da National Control Quality são realizados aproximadamente 30.000 *screenings* por ano para a investigação de trombofilia, com um custo de cada painel aproximado de 500 euros, num total para o Serviço de Saúde Nacional de 15 milhões de euros. Como em nosso país, os valores também são altos, passa a ser de suma importância que o médico solicitante tenha conhecimento de quem realmente merece ser investigado e qual o melhor momento para essa investigação.

Quem investigar?

De acordo com a literatura, o *screening* populacional não se justifica, uma vez que, há alta prevalência, entre 3% e 11% para as mutações FVL (FV G1691A) e protrombina mutante (FII G20210A), respectivamente, e baixa prevalência (menor 1%) para as deficiências da PC, PS e AT.

Já na população com trombose, a prevalência para as deficiências da PC, PS, AT fica ao redor de 3% a 5% (ao

todo), enquanto para a mutação de Leiden é de 25% e para a protrombina mutante, ao redor de 10%.

Encontramos na literatura diferentes posições com relação à investigação dos pacientes com trombose. Aqueles que se posicionam a favor, o fazem quando há história inexplicável de TEV, idade inferior a 45 anos ou nem mesmo consideram idade e fator desencadeante.

Outros autores incluem familiares assintomáticos de pacientes com TEV inexplicável, que tenham sido diagnosticados com as deficiências da AT, PC, PS e homozigose para FVL, visando a profilaxia primária desses familiares, quando expostos às condições de risco. Da mesma forma, defendem a profilaxia por toda a gravidez e período pós-parto na mulher portadora de severa trombofilia, mesmo quando assintomática.

A possibilidade de investigação para o esclarecimento das complicações gestacionais deve ser considerada na dificuldade para engravidar, no retardo no crescimento fetal, nos abortamentos e perdas fetais, na trombose arterial, venosa ou microvascular e na trombocitopenia inexplicável. Essa investigação inclui também as causas de trombose arterial, por exemplo, a SAF, a hiper-homocisteínemia e as disfibrinogenemias.

Aqueles que são contrários à investigação laboratorial justificam essa posição com a afirmação de que: (1) ela não influencia o tratamento na fase aguda; (2) não é justificável para a mulher sem história pessoal e familiar de TEV que pretende fazer uso do contraceptivo oral, pois para prevenir um episódio de trombose ao ano seria necessário impedir o uso da pílula em 400 mulheres sabidamente portadoras assintomáticas da mutação de Leiden, e para achá-las teriam que ser testadas 10.000 mulheres assintomáticas, não sendo de forma alguma custo efetivo; (3) na mesma condição está a prevenção da morte por TEP na mulher de meia idade exposta à terapêutica de reposição hormonal, pois para impedir um evento teriam que ser testadas pelo menos 2 milhões de mulheres assintomáticas e (4) não é justificável o *screening* indiscriminado para FVL na paciente gestante.

Outra situação comum nos consultórios médicos e que encontra posição contrária à investigação é o questionamento sobre pacientes que farão longas viagens aéreas em classe econômica. Sabe-se que 7% dos viajantes portadores de mutação e 10% dos viajantes com idade superior a 50 anos têm TVP nos longos voos e que medidas simples, como o uso da meia compressiva e o deambular durante a viagem são eficazes na prevenção. Curiosamente, foi demonstrado que a TVP associada à mutação de Leiden é mais estável e aderida ao vaso, dificultando a extensão à iliofemoral. As explicações plausíveis são as de que há maior geração de trombina local, maior inflamação e menor ação fibrinolítica.

Sem consenso na literatura é a questão da investigação laboratorial após o término da anticoagulação para saber se esses pacientes apresentam risco aumentado de recorrência da trombose. O estudo LETS não conseguiu demonstrar o aumento desse risco para aqueles com heterozigose da mutação de Leiden e Protrombina Mutante.

QUANDO INVESTIGAR?

A pesquisa para trombofilia não deve ser realizada no evento trombótico agudo, momento em que há o consumo fisiológico, natural, dos anticoagulantes naturais, sendo necessário esperar pelo menos 3 meses para a investigação desses parâmetros, exceto, se de interesse a pesquisa dos marcadores genéticos. Mesmo, os anticorpos antifosfolípides poderão estar consumidos na formação do trombo (fase aguda).

Outra condição importante que não deve ser esquecida pelo médico solicitante é a de que a investigação só deverá ser feita na ausência da anticoagulação parenteral (heparina) devido interferência que provoca nos ensaios da AT e demais ensaios coagulométricos, como o da resistência à proteína C ativada (RPCA), o TTPa para a investigação do anticoagulante lúpico, entre outros. Da mesma forma, há interferência dos antagonistas da vitamina K (AVK) na determinação das PC, PS (dependentes da vitamina K) e do dVVRT, teste esse, coagulométrico triador e confirmatório para a pesquisa do anticoagulante lúpico, que somente deverão ser solicitados após duas semanas da descontinuidade dos AVKs.

Em uma carta dirigida ao editor do *International Journal Laboratory Hematology*, J. Ahluwalia *et al.* demonstraram claramente a interferência do uso da terapêutica anticoagulante nos testes direcionados para o diagnóstico da trombofilia (Tabela 12.3) e, após adotarem um questionário obrigatório a ser preenchido pelos médicos solicitantes, previamente à entrada das amostras no laboratório, os resultados falsos positivos (falsas deficiên-

Teste realizado	2000		2011		Significância (P < 0,05)
	Resultados anormais/ amostra testada		Resultados anormais/ amostra testada		
Deficiência PC	62/165	37,5%	14/170	8,2%	< 0,001
Deficiência PS	49/155	31,6%	25/176	14,2%	< 0,001
Deficiência PC + OS	21/155	13,5%	1/168*	0,02%	< 0,001
Deficiência AT	17/167	10,1%	13/168	7,7%	0,6
Fator V Leiden	8/197	4,2%	12/192	6,2%	0,6

Tabela 12.3 Resultados anormais para trombofilia obtidos antes (2000) e após (2011) introdução do questionário pelo laboratório.

* Na ausência de doença hepática.
Fonte: Ahluwalia J *et al.*, 2012

Tabela 12.4 Interferência dos diferentes anticoagulantes orais de ação direta nos testes para pesquisa da trombofilia.

Anticoagulantes orais de ação direta	Dabigatran (Anti-IIa)	Rivaroxaban (Anti-Xa)	Apixaban (Anti-Xa)
Determinação de fatores método coagulométrico	Diminuição	Diminuição	Diminuição
Fator VIII Método cromogênico	Não interfere	Diminuição	Desconhecido
AT- Xa Método cromogênico	Aumento falso negativo	Aumento falso negativo	Aumento falso negativo
AT – IIa Método cromogênico	Aumento falso negativo	Não interfere	Não interfere

Tabela 12.4 (Cont.) Interferência dos diferentes anticoagulantes orais de ação direta nos testes para pesquisa da trombofilia.

Anticoagulantes orais de ação direta	Dabigatran (Anti-IIa)	Rivaroxaban (Anti-Xa)	Apixaban (Anti-Xa)
AT sem Xa e sem IIa Método coagulométrico	Não interfere	Não interfere	Não interfere
Proteína C Método coagulométrico	Aumento falso negativo	Aumento falso negativo	Aumento falso negativo
Proteína S Método coagulométrico	Aumento falso negativo	Aumento falso negativo	Aumento falso negativo
Proteína S livre Imunoturbidimetria	Não interfere	Não interfere	Não interfere
RPCA Método coagulométrico	Aumento falso negativo	Aumento falso negativo	Aumento falso negativo
Anticoagulante lúpico	Falso positivo	Falso positivo	Falso positivo

Fonte: acervo da autora

cias) diminuíram consideravelmente. Os autores, ainda, orientam quanto à não solicitação de certos tipos de alterações não contempladas em determinadas etnias, como a do FVL, visando poupar recursos ao serviço de saúde, em especial, para os países mais pobres.

Por último, é de vital importância que seja conhecida a magnitude da interferência provocada pelos novos anticoagulantes orais de ação direta contra os fatores X ativado e a trombina (IIa) na quase totalidade dos ensaios no laboratório de hemostasia (Tabela 12.4). Eles chegam, até mesmo, a mimetizar a presença de anticorpos, sendo, portanto, proibitiva a investigação para trombofilia na vigência dessas medicações.

Tratamento

O tratamento do TEV tem como objetivo tratar o evento em sua fase aguda, visando impedir a progressão do trombo, minimizar as complicações e prevenir eventos futuros. Deverá ser instituído o mais breve possível nos pacientes com risco intermediário e com suspeita de TVP e TEP, mesmo antes da conclusão de todos os exames.

Classicamente, tem início com os anticoagulantes parenterais, como a heparina não fracionada (HNF) ou a heparina de baixo peso molecular, por um curto período (transição) sendo a terapêutica de duas vezes ao dia com a heparina de baixo peso molecular preferível à administração de dose única ou da HNF, por minimizar complicações hemorrágicas e a ocorrência da trombocitopenia induzida pela heparina. O *range* terapêutico para controle da HNF pelo TTPa é de 1,5 a 2,5 ou por meio

da atividade antifator X ativado calibrador específico para HNF, com *range* entre 0,3 e 0,7 U/mL.

Simultaneamente, ao início da anticoagulação parenteral deverá ser instituída a anticoagulação oral com os antagonistas da vitamina K e, somente, suspender a heparina quando o INR terapêutico for atingido, ou seja, entre 2,0 e 3,0 e mantido por pelo menos dois dias consecutivos. Vale lembrar que resultados abaixo do *range* recomendado estão associados à alta taxa de recorrência e de complicações pós-trombóticas.

Os chamados novos anticoagulantes orais de ação direta foram desenvolvidos com a promessa de serem mais cômodos para o paciente que, à princípio, não mais precisaria realizar controles periódicos para verificação do *range* terapêutico, também por serem de apresentação oral e por minimizarem as complicações hemorrágicas relacionadas com o uso dos antagonistas da vitamina K.

Atualmente, são representados pelo rivaroxaban, apixaban, edoxaban, dabigatran e o ximelagratan, sendo aprovados para o tratamento do TEV na fase aguda na América do Norte e na Europa, com exceção do ximelagratan.

Vários *trials* têm sido realizados para avaliação da performance dos anticoagulantes orais de ação direta no tratamento da TEV, tanto isoladamente (rivaroxaban ou apixaban), como associados à ponte de heparina, no caso do dabigatran ou edoxaban, tendo sido demonstrado serem tão eficazes quanto o tratamento convencional na recorrência do TEV. Com relação às complicações hemorrágicas, parecem ser mais seguras do que o tratamento convencional.

CAPÍTULO 12

Quanto à duração da anticoagulação, a recomendação dos *guidelines* atuais após a fase inicial mais intensa, para a maioria dos pacientes é de no mínimo 3 meses de anticoagulação oral. O prolongamento além desse tempo é dependente do equilíbrio entre o risco de recorrência e sangramento.

Para o evento não provocado, alguns *trials* orientam estender a anticoagulação por 1 ano ou mais, embora ainda não haja um consenso quanto à duração para os portadores de homozigose ou dupla heterozigose para as mutações que impõem maior risco trombótico, assim como para a deficiência quantitativa AT (tipo I).

Estudos epidemiológicos têm demonstrado que a taxa de recorrência a longo prazo é de 13% em um ano, 23% em 5 anos e 30% em 10 anos, independente do evento inicial ter sido TVP ou TEP. Para a recorrência precoce essa taxa varia de 1% a 2% dos pacientes.

Segundo levantamento feito por Middelpor S. o risco de recorrência da TEV para as mutações de Leiden e protrombina mutante é baixo (1,4%), se comparado com aqueles que apresentam deficiência da AT (1,9% a 2,6%) e das proteínas C e S (1% a 1,8%).

Entre as causas que favorecem a recorrência do evento trombótico na vigência da anticoagulação oral, destacam-se a imobilização, a doença oncológica e a pulmonar obstrutiva crônica, enquanto após o término da anticoagulação dependerá se o evento agudo foi ou não associado a uma outra condição, como câncer, sexo masculino, obesidade, a não recanalização da TVP ao ultrassom e presença do anticorpo antifosfolípide. Após o término da anticoagulação, a persistência de altos níveis do dímero-D poderá auxiliar na suspeita da recorrência trombótica.

Ainda não existe um sistema de escore amplamente aceito que possibilite predizer a recorrência do TEV na ausência da anticoagulação e o risco hemorrágico na vigência da anticoagulação.

A profilaxia para indivíduos que farão longas viagens aéreas, sempre é aventada nos consultórios médicos. Segundo um grande estudo de coorte que avaliou viajantes de empresas multinacionais que fazem longos voos internacionais de forma frequente, o risco trombótico aumenta com a duração da viagem e o número dos voos a que uma pessoa é exposta, mas mesmo assim, consideram perigoso o uso da anticoagulação profilática, salvo em alguns subgrupos de pessoas com muito alto risco, situação em que o risco benefício dessa terapêutica deverá ser considerado.

TROMBOFILIA DE CAUSA ADQUIRIDA E HEREDITÁRIA

Disfibrinogenemias

Disfibrinogenemia é o resultado de uma série de alterações estruturais no fibrinogênio, com consequente comprometimento funcional dessa proteína, podendo ser de causa adquirida ou herdada, variando de assintomática a quadros hemorrágicos, trombóticos ou ambos em um mesmo paciente. Quando há baixos níveis de fibrinogênio denominamos hipofibrinogenemia ou, na ausência deste, afibrinogenemia.

O fibrinogênio, sintetizado pelo fígado está presente no plasma em grande concentração, entre 1,5 e 3,5 g/L. É uma proteína dimérica de grande peso molecular, constituída por três cadeias distintas, Aα, Bβ ou γ, que por ação proteolítica da trombina em seus pares de fibrinopeptídios A e B (FpA e FpB) têm sua estrutura alterada para monômeros constituídos por um domínio central "E" e dois domínios laterais "D" que passam a se alinhar tocando-se pelos domínios D, permitindo que ligações cruzadas sejam estabelecidas por ação do FXIIIa para formação de uma fibrina estável (Figura 12.3).

Disfibrinogenemia congênita

As formas congênitas são causadas por mutações autossômicas dominantes ou codominantes que acometem os genes das cadeias Aα, Bβ ou γ do fibrinogênio, exceto por raros casos transmitidos de forma recessiva. São denominadas com o nome da cidade ou do hospital em que o paciente foi avaliado e números romanos são adicionados após o nome, caso haja mais de uma alteração, por exemplo, γ292 Gly, Val (Baltimore I), γ275 Arg His (Bergamo II), etc... Já foram descritas mais 245 anormalidades no gene fibrinogênio e o website, http://www.geht.org/databaseang/fibrinogen, mantém um arquivo atualizado dessas mutações e suas consequências funcionais.

Sua prevalência é desconhecida na população em geral, mas entre aqueles com trombose venosa é de 0,8%. A maioria dos indivíduos (55%) não tem história de sangramento ou trombose, apenas o TT anormal, portanto, um achado laboratorial; 25% dos acometidos têm manifestações hemorrágicas moderadas que incluem epistaxe, equimoses, hematomas, menorragia, sangramento peri e pós-parto, hemartrose e retardo na cicatrização das feridas; 20% desenvolvem trombose, podendo ser TVP, TEP, tromboflebites, trombose arterial e a combinação de ambos os territórios (venoso e arterial) e entre os com trombose, 27% apresentam associação com sangramento.

Disfibrinogenemia adquirida

As causas adquiridas mais frequentes são a doença hepática. Como a cirrose, doença hepática ativa crônica, falência hepática aguda, overdose de acetominofen que apresentam prevalência de 76% a 86%; o acometimento do trato biliar, como a presença de cisto no colédoco e outras causas de icterícia obstrutiva tem uma prevalência menor, ao redor de 8%. Também pode ocorrer no he-

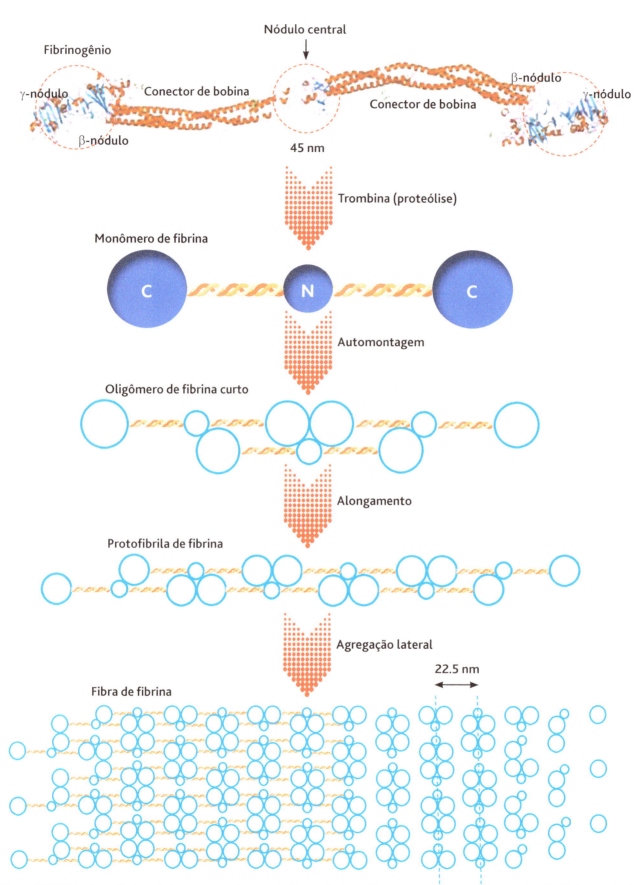

Figura 12.3 Estrutura fibrinogênio antes e após a proteólise pela trombina com consequente formação da fibrina estável.
Fonte: Modificada de Litvinov RI, John W., Weisel JW., 2016.

patoma e carcinoma da célula renal, sendo interessante observar que a alteração laboratorial do TT serve como um marcador paraneoplásico, pois se altera ao diagnóstico, desaparece na remissão e reaparece na recaída da doença.

Fisiopatologia das disfibrinogenemias

Congênita

As manifestações trombóticas são consequência da imperfeita função fibrinolítica que pode se dar por defeito da ligação do ativador do plasminogênio tecidual (t-PA) e do plasminogênio à fibrina ou pela resistência à digestão da fibrina pela plasmina, enquanto as manifestações hemorrágicas se dão por defeito na formação do coágulo devido imperfeição na liberação dos FpA e/ou FpB do fibrinogênio, com prejuízo da polimerização da fibrina.

Adquirida

Uma possível explicação para os quadros de sangramento é a de que a molécula de fibrinogênio passa a ter um aumento do seu resíduo de ácido siálico no lado do carboidrato (cadeias Bβ e γ), o que induz ao aumento da carga negativa nessas cadeias no fibrinogênio, com isso, levando à uma maior repulsão entre os monômeros de fibrina dificultando sua polimerização (condição rara).

Alguns estudos demonstram que o mecanismo de câncer associado às disfibrinogenemias envolve a síntese e secreção de fibrinogênio anormal pelas células tumorais, como a HepG2 do hepatoma humano, a ME-180 do carcinoma do cérvix uterino e a MCF-7 do carcinoma de mama humano aonde a cadeia Bβ se perde.

Outras patologias que cursam com aumento na produção das imunoglobulinas, como no mieloma múltiplo ou doenças autoimunes (LES), também se associam à uma polimerização anormal da fibrina devido à produção de anticorpos direcionados ao fibrinogênio e/ou fibrina que podem interferir na liberação dos fibrinopeptídeos, na polimerização da fibrina ou nas pontes de ligação cruzada mediada pelo FXIIIa.

Diagnóstico laboratorial

Para pacientes com quadros hemorrágicos e/ou trombóticos não explicados deverá ser realizada a investigação laboratorial segundo critérios estabelecidos pelo Subcommittee on Fibrinogen Scientific and Standardization Committee da Sociedade Internacional de Hemostasia e Trombose (ISTH) constituída por testes triadores e confirmatórios para apontar alterações qualitativas e quantitativas do fibrinogênio.

Testes triadores

Primeiramente deverão ser realizados os testes triadores que apresentam maior sensibilidade que inclui o tempo de trombina (TT) para verificação da taxa de formação do coágulo de fibrina após colocação na amostra de trombina em concentração padronizada. A trombina *in vitro* age igualmente *in vivo*, clivando o fibrinogênio e liberando os fibrinopeptídios A e B para a formação dos monômeros de fibrina e polimerização dela.

Nos quadros de disfibrinogenemia, o TT se prolonga pela inibição da liberação dos FpA e/ou FpB. O TT encurtado ocorre mais raramente. Diante de um resultado alterado do TT precisa que seja descartada a possibilidade de contaminação com heparina e observado alterações na concentração do fibrinogênio, baixa ou elevada, condições não infrequentes nos pacientes hospitalizados e que interferem na determinação do TT.

Uma vez confirmado o prolongamento, outro teste triador a ser realizado é o tempo da reptilase (TR). A reptilase é um veneno de cobra (*Bothrops* jararaca ou *Bothrops* atrox) que age de forma diferente da trombina, uma vez que cliva somente o FpA e não o FpB, com a vantagem de não sofrer a interferência da heparina. Seu prolongamento confirma alterações na clivagem do FpA. Alguns autores orientam a realização de ambos os testes na triagem.

Testes confirmatórios

O TT e/ou o TR prolongados autorizam a confirmação por meio dos testes confirmatórios que têm como característica principal apresentarem maior especificidade. São eles: atividade do fibrinogênio e determinação do antígeno do fibrinogênio para que seja estabelecido a relação atividade/antígeno que quando inferior ao valor de referência estabelecido pelo laboratório (teste dependente) é positivo para disfibrinogenemia.

A atividade do fibrinogênio é determinada pela clássica metodologia de Clauss onde trombina é usada em alta concentração em uma curva confeccionada com plasma padrão, enquanto o antígeno pode ser determinado por diferentes metodologias como ELISA, imunodifusão radial, imunoturbidimetria ou precipitação pelo calor que poderá levar à falsas diminuições do antígeno na presença dos produtos de degradação da fibrina (PDF), crioglobulinas ou alta viscosidade da amostra ou à falsas elevações do na presença dos PDF quando a precipitação é feita pelo sulfito.

Devido a possibilidade de alguns interferentes pré-analíticos ocorrerem é vital que ambos os testes confirmatórios sejam realizados no mesmo dia e momento, pois os níveis do fibrinogênio variam diariamente, e se possível, no mesmo laboratório, pois são metodologia dependentes.

Com o algoritmo diagnóstico descrito (Figura 12.4) é possível inferir a possibilidade de uma condição hereditária ou adquirida e dar seguimento à investigação.

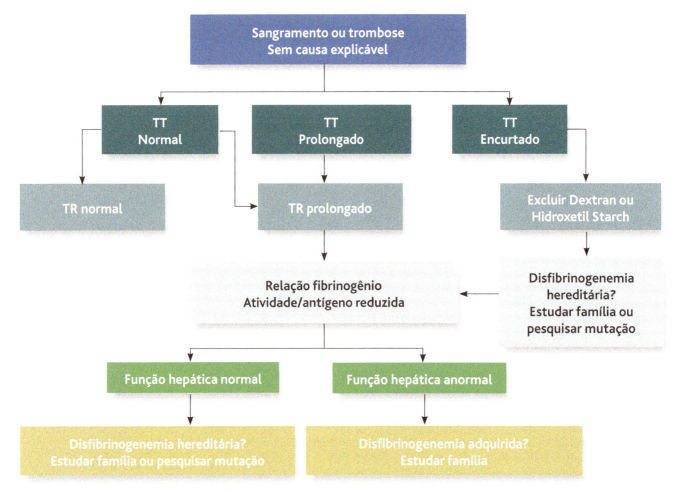

Figura 12.4 Algoritmo diagnóstico das disfibrinogenemias: testes triadores (tempo de trombina – TT e tempo de reptilase – TR) e testes confirmatórios (relação atividade do fibrinogênio/antígeno do fibrinogênio).
Fonte: acervo da autora.

Em face de uma relação atividade/antígeno do fibrinogênio reduzida, descartando-se antecedentes de comprometimento hepático ou doença oncológica, existe a possibilidade de ser uma condição herdada e, nesses casos, os testes triadores deverão ser realizados nos familiares de primeiro grau e, caso resultem alterados, segue-se com os confirmatórios. Se positivos, poderá ser feita a pesquisa das diferentes mutações em um dos três genes por biologia molecular ou eletroforese do fibrinogênio, mas o custo dessa pesquisa é maior.

Caso o paciente tenha antecedentes pessoais de doença hepática ou oncológica de risco para disfibrinogenemia, curse com TT prolongado, todavia caso tenha uma relação de atividade/antígeno do fibrinogênio normal, poderá ser realizado o teste da mistura do TT modificado, visando demonstrar um fibrinogênio defeituoso.

O teste da mistura do TT modificado consiste na realização das seguintes etapas:

- Parte 1: Mistura do plasma do paciente em partes iguais com um *pool* de plasma normal;
- Parte 2: Mistura do paciente em partes iguais com um *pool* de plasma normal encubada a 56°C por 10 minutos para que o fibrinogênio presente na amostra seja desfibrinado; e
- Parte 3: Mistura de salina com *pool* de plasma normal encubado a 56°C por 10 minutos para controle.

Um resultado prolongado mantido na Parte 1 significa que existe um "disfibrinogênio" que deve estar inibindo a formação do coágulo pelo fibrinogênio normal presente no *pool* de plasma normal.

Um resultado normal na Parte 2 confirma a existência de um "disfibrinogênio" que foi desnaturado pelo calor.

Na forma adquirida secundária ao comprometimento hepático, os testes de função e lesão hepática também auxiliam na elucidação etiológica, pois frequentemente resultam alterados (transaminase glutâmico oxalacética, TGO; transaminase glutâmico pirúvica, TGP; gama glutamil transpeptidase, Gama GT; fosfatase alcalina, FA; e bilirrubina total e frações, BTF). Vale lembrar que na

Tratamento

O tratamento das disfibrinogenemias de causa adquirida relaciona-se com a resolução ou controle da doença de base. Nos casos de clínica hemorrágica o tratamento clássico é o indicado e na clínica trombótica, a anticoagulação na fase aguda não difere das demais condições de trombofilia hereditária.

TROMBOSE ARTERIAL

Introdução

As doenças cardiovasculares são a principal causa de morte em nossos país, em especial, a isquemia miocárdica, acidentes vasculares cerebrais e obstrução arterial periférica. Nesse contexto clínico inserem-se as tromboses arteriais

Fisiopatologia

Na fisiopatologia destaca-se a aterosclerose como processo crônico que acomete as grandes e médias artérias. Nesse processo há a deposição do LDL na camada íntima dos vasos que, após sofrer oxidação, passa a ser endocitado pelos macrófagos originando as células espumosas e, com isso, ocorre a proliferação da musculatura lisa até que se forme a placa aterosclerótica madura. A ruptura dessa placa leva à trombose arterial constituída por uma rede compacta de plaquetas e fibrina, e consequentemente, à obstrução do fluxo sanguíneo arterial.

Outro componente com efeitos pró-aterogênicos e aterotrombóticos é a plaqueta devido sua interação com condições inflamatórias, como a da aterosclerose.

Fatores de risco para tromboses arteriais

Pacientes com múltiplos fatores de risco, a princípio, não têm necessidade de grandes investigações, porém em pacientes masculinos com idade inferior a 55 anos e mulheres com menos de 65 anos de idade sem fatores de risco, há a necessidade de uma investigação hematológica, uma vez que algumas alterações hematológicas associam-se à doença arterial oclusiva, como na aterosclerose, na qual o *status* inflamatório crônico induz ao aumento dos níveis das proteínas de fase aguda da hemostasia, o fator VIII, fator de von Willebrand e fibrinogênio, favorecendo a ocorrência de eventos trombóticos num território vascular já comprometido.

Outras alterações na hemostasia, como altos níveis do fator VII e fator tecidual, comprometimento da fibrinólise e geração aumentada da trombina têm sido apontadas como fatores de risco para a trombose arterial.

A hiperviscosidade sanguínea secundária à poliglobulia, à leucocitose e trombocitose nas doenças mieloproliferativas, a hemoglobinúria paroxística noturna, a doença falciforme, a síndrome nefrótica, a coagulação intravascular disseminada, a SAF, quadro séptico, neoplasias, a homocisteinúria, o uso de contraceptivo oral, reposição hormonal e deficiência da proteína C da coagulação têm sido apontados como fatores de risco para a trombose arterial.

Biomarcadores para trombose arterial

Faltam evidências para o uso da determinação dos fatores de coagulação ou dos marcadores da fibrinólise (PAI-1 e dímero-D) como biomarcadores da trombose arterial.

A proteína C reativa (PCR) ultrassensível tem sido utilizada como indicador de risco para doença cardiovascular devido sua alta sensibilidade (limite de detecção de 0,03 mg/dL). Sua dosagem serve para avaliar o risco cardiovascular de forma independente dos demais fatores de risco já conhecidos. Vários estudos têm mostrado que o risco aumentado se associa com níveis de PCR superiores a 0,11 mg/dL, o que está relacionado com as evidências recentes de que a aterosclerose é, em parte, uma doença inflamatória. De qualquer modo, quando combinada a outros exames, como a relação colesterol total/HDL-colesterol, a dosagem de PCR ganha um efeito aditivo, aumentando consideravelmente o valor preditivo do cálculo do risco. O fato é que a PCR é considerada atualmente o marcador independente mais forte, superando a apolipoproteína B-100 e a homocisteína, entre outros. O achado de valores elevados, acima de 0,3 mg/dL, quando usada para a finalidade de determinação de risco cardiovascular, deve ser confirmado por nova dosagem em três a seis semanas, para afastar a existência de um processo inflamatório ou infeccioso subjacente.

As apoproteínas A e B são as proteínas presentes nas apolipoproteínas HDL e LDL, respectivamente. Perfis bioquímicos com aumentos de apo B e/ou redução de apo A correspondem a fenótipos aterogênicos.

A homocistinúria é um erro inato do metabolismo da homocisteína (aminoácido sulfurado cujo metabolismo envolve diversas enzimas, assim como as vitaminas B6 e B12 e o ácido fólico), determinado por herança autossômica recessiva e tem, como causa mais frequente, a deficiência da enzima cistationina betassintetase. A condição se caracteriza por aumento da excreção urinária da metionina e da homocisteína e de seu dímero, a homocistina, e por acúmulo dessas substâncias em diversos tecidos. A clínica da homocistinúria inclui entre outras alterações, a tendência a acidentes vasculares cerebrais por tromboembolismo. Algumas formas de homocistinúria são responsivas à vitamina B6. Deve-se suspeitar de homocistinúria quando houver elevação dos valores de homocisteína plasmática pelo menos cinco vezes acima do limite superior de normalidade, na presença de quadro clínico compatível.

Tratamento

O tratamento baseia-se na utilização de agentes antiagregantes plaquetários para manejo da doença aterosclerótica. Utiliza-se a aspirina (75 a 100 mg/dia) para prevenção primária e/ou secundária, o clopidogrel, o prasugrel (nos pacientes com *stent*) e o ticagrelor (para alto risco).

A terapia trombolítica poderá ser uma opção na fase aguda para casos selecionados, considerando-se risco/benefício uma vez que aumenta o risco hemorrágico. Está indicado para o IAM, o AVC isquêmico até 3 horas após início do quadro e para doença arterial periférica. Seu uso está contraindicado no AVC hemorrágico, nas neoplasias do SNC, nas cirurgias do SNC ou trauma (nos últimos 10 dias), hipertensão arterial descontrolada, cirurgias de grande porte torácica e abdominal (últimos 10 dias) e sangramento ativo grave.

Havendo necessidade de reversão da ação fibrinolítica poderá ser utilizado o ácido épsilon-aminocaproico.

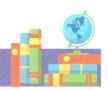

BIBLIOGRAFIA CONSULTADA

1. Ageno W, Samperiz A, Caballero R et al. Duration of anticoagulation after venous thromboembolism in real world clinical practice. Thromb Res 2015; 135: 666-72.
2. Aguiar CL, Erkan D. Catastrophic antiphospholipid syndrome: how to diagnose a rare but highly fatal disease. Terapeutic Advances in Musculoskeletal Disease. 2013; 5(6):305-314.
3. Ahluwalia J et al. Laboratory screening of thrombophilia testing requisitions for adequacy/appropriateness and reduced abnormal results. Int J Lab Hematol;2012 34(6): 661-2.
4. Anderson FA et al. A population-based perspective of the hospital incidence and case-fatality rates of deep vein thrombosis and pulmonary embolism. The Worcester DVT study. Arch Intern Med. 1991; 151:933-938.
5. Bates SM et al. VTE, thrombophilia, antithrombotic therapy, and pregnancy: Antithrombotic Therapy and Prevention of Thrombosis, 9th ed: American College of Chest Physicians Evidence-Based Clinical Practice Guidelines. Chest. 2012; 141(Suppl 2):e691S-736S.
6. Bjorgel O et al. Location and extent of deep vein thrombosis in patients with and without FV-R506Q mutation. Thromb Haemost 2000; 83:648-51.
7. Bonar R et al. The effect of dabigatran on haemostasis tests: a comprehensive assessment using in vitro and ex vivo samples. Pathology. 2015 Jun; 47(4):355-64.
8. Bonar R et al. The effect of the direct factor Xa inhibitors apixaban and rivaroxaban on haemostasis tests: a comprehensive assessment using in vitro and ex vivo samples. Pathology. 2016 Jan;48 (1):60-71.
9. Brandjes DP et al. Acenocoumarol and heparin compared with acenocoumarol alone in the initial treatment of proximal-vein thrombosis. N Engl J Med 1992; 327(21):1485-9. 132.
10. Brandjes DP et al. Randomised trial of effect of compression stockings in patients with symptomatic proximal-vein thrombosis. Lancet. 1997; 349:759-762.
11. Breen KA et al. Endothelial and platelet microparticles in patients with antiphospholipid antibodies. Thromb Res. 2015; 135(2):368-374.
12. Cattaneo M. Hyperhomocysteinemia, atherosclerosis and thrombosis. Thromb Haemost. 1999 Feb; 81(2):165-76. Review.
13. Cervera R, Espinosa G. Update on the catastrophic antiphospholipid syndrome and the "CAPS Registry". Semin Thromb Hemost. 2012; 38(4):333–338.
14. Chaturvedi S et al. Circulating microparticles in patients with antiphospholipid antibodies: characterization and associations. Thromb Res. 2015; 135(1):102–108.
15. Clark P. et al. Cost-effectiveness of screening for the factor V Leiden mutation in pregnant women. Lancet 2002; 359:1919-20.
16. Cossette B et al. Evaluation of bleeding risk in patients exposed to therapeutic unfractionated or low molecular-weight heparin: a cohort study in the context of a quality improvement initiative. Ann Pharmacother 2010; 44(6):994-1002.
17. Crowther MA et al. A comparison of two intensities of warfarin for the prevention of recurrent thrombosis in patients with the antiphospholipid antibody syndrome. N Engl J Med. 2003; 349(12):1133-1138.
18. de Moerloose P., Casini A., Neerman-Arbez M. Congenital fibrinogen disorders: an update. Semin Thromb Hemost. 2013; 39(6):585-595.
19. Dear A et al. Acquired dysfibrinogenemia caused by monoclonal production of immunoglobulin lambda light chain. Haematologica. 2007; 92(11):e111–e117.

20. Deitcher SR, Rodgers GM. Wintrobe's Clinical Hematology, 1st ed. Philadelphia: Lippincott Williams & Wilkins, 2004.

21. Devreese K, Hoylaerts MF. Challenges in the diagnosis of the antiphospholipid syndrome. Clin Chem. 2010; 56(6):930-40.

22. Empson M et al. Prevention of recurrent miscarriage for women with antiphospholipid antibody or lupus anticoagulant. Cochrane Database Syst Rev. 2005; (2):Cd002859.

23. Felix ÜM et al. The Leiden Thrombophilia Study (LETS). Thrombosis and Haemostasis, 1997; 78(1): 631-635.

24. Finazzi G et al. A randomized clinical trial of high-intensity warfarin vs. conventional antithrombotic therapy for the prevention of recurrent thrombosis in patients with the antiphospholipid syndrome (WAPS). J Thromb Haemost. 2005; 3(5):848-853.

25. Francis JL, Armstrong DJ. Acquired dysfibrinogenemia in liver disease. J Clin Pathol. 1982; 35:667–672.

26. George D, Erkan D. Antiphospholipid syndrome. Prog Cardiovasc dis 2009; 52(2):115-25.

27. George D, Erkan D. Antiphospholipid syndrome. Prog Cardiovasc dis 2009; 52(2):115-25.

28. Gómez-Puerta JA, Cervera R. Diagnosis and classification of the antiphospholipid syndrome. J Autoimmun. 2014; 48-49:20-5.

29. Gong Y et al. Aspirin enhances protective effect of fish oil against thrombosis and injury induced vascular remodeling. Br J Pharmacol. 2015 Dec; 172(23): 5647-5660,

30. Hanss M, Biot F. A database for human fibrinogen variants. Ann NY Acad Sci. 2001; 936:89–90.

31. Haverkate F, Samama M. Familial dysfibrinogenemia and thrombophilia: report on a study of the SSC Subcommittee of Fibrinogen. Thromb Haemost. 1995; 73:151-161.

32. Haverkate F, Samama M. Familial dysfibrinogenemia and thrombophilia. Report on a study of the SSC Subcommittee on Fibrinogen. Thromb Haemost 1995; 73(1):151-61.

33. Heit JA et al. Predictors of recurrence after deep vein thrombosis and pulmonary embolism: a population-based cohort study. Arch Intern Med. 2000; 160(6):761-8].

34. Heit JA et al. Trends in the incidence of venous thromboembolism during pregnancy or postpartum: a 30-year population-based study. Ann Intern Med 2005; 143(10):697-706.

35. Herbert JM, Bernat A, Chatenet-Duchene L. Effect of ciprofibrate on fibrinogen synthesis in vitro on hepatoma cells and in vivo in genetically obese Zucker rats. Blood Coagul Fibrinolysis. 1999; 10: 239–244.

36. Hisada Y et al. Venous Thrombosis and Cancer: from Mouse Models to Clinical Trials. J Thromb Haemost. 2015 Aug; 13(8): 1372-1382.

37. Hisada Y et al. Venous Thrombosis and Cancer: from Mouse Models to Clinical Trials. J Thromb Haemost. 2015 Aug; 13(8): 1372-1382.

38. Holzhauer et al. Thrombophilia screening: whom to test? Blood. 2012; 120 (7) 1353-55.

39. Kamphuisen PW, Rosendaal FR. Thrombophilia screening: a matter of debate. Netherlands The J of Med 2004; 62(6):180-7.

40. Kang-Ling Wang et al. Management of Venous Thromboembolisms: Part I. The Consensus for Deep Vein Thrombosis. Acta Cardiol Sin. 2016; 32:1-22.

41. Kang-Ling Wang et al. Management of Venous Thromboembolisms: Part I. The Consensus for Deep Vein Thrombosis. Acta Cardiol Sin. 2016; 32:1-22.

42. Kearon C et al. Antithrombotic therapy for VTE disease: Antithrombotic Therapy and Prevention of Thrombosis, 9th ed: American College of Chest Physicians Evidence-Based Clinical Practice Guidelines. Chest. 2012; 141(2 Suppl): e419S-94S.

43. Kearon C et al. Comparison of low-intensity warfarin therapy with conventional-intensity warfarin therapy for long-term prevention of recurrent venous thromboembolism. N Engl J Med. 2003; 349(7):631-9.

44. Kopec AK, Luyendyk JP. Role of fibrin(ogen) in progression of liver disease: guilt by association? Semin Thromb Hemost. 2016.

45. Kuipers S. et al. The Absolute Risk of Venous Thrombosis After Air Travel: A Cohort Study of 8,755 Employees of International Organisations. PLoS Med. 2007 Sep; 4(9):e290.

46. Laboratório Fleury -Acesso Gráfico- Instruções Gerais (IG) Exames Laboratoriais, sistema informatizado.

47. Lee AY, Peterson EA. Treatment of cancer-associated thrombosis. Blood. 2013; 122:2310-7.

48. Levine SR et al. Antiphospholipid antibodies and subsequent thrombo-occlusive events in patients with ischemic stroke. JAMA. 2004; 291(5):576–584.

49. Lonze BE et al. Eculizumab prevents recurrent antiphospholipid antibody syndrome and enables successful renal transplantation. Am J Transplant. 2014; 14(2): 459–465.

50. Louzada Jr. P et al. Síndrome do anticorpo antifosfolípide. Artigo especial Imunologia Clínica. Medicina, Ribeirão Preto, 1998; 31: 305-315.

51. Machin SJ. Pros and cons of thrombophilia testing: cons. Journal of Thrombosis and Haemostosis. 2003; 1:412-13.

52. Mannucci PM. Semin Thromb Hemost 2005; 31:5-10.

53. Mark T et al. Laboratory Diagnosis of Dysfibrinogenemia. Arch Pathol Lab Med. 2002; 126:499–505.

54. Martinelli I et al. Risk of pregnancy related venous thrombosis in carries of severe inheried thrombophilia. Thromb Haemost 2001; 86:800-3.

55. Martinelli I. Pros and cons of thrombophilia testing: pros. Journal of Thrombosis and Haemostasis. 2003; 1:410-11.

56. McDonagh J. Dysfibrinogenemia and other disorders of fibrinogen structure or function. In: Colman RW, Hirsh J, Marder VJ, Clowes AW, George JN, eds. Hemostasis and Thrombosis: Basic Principles and Clinical Practice. 4th ed. Philadelphia, Pa: Lippincott Williams & Wilkins; 2001: 877.

57. Middeldorp S. Evidence-based approach to thrombophilia testing. J Thromb Thrombolysis 2011; 31:275-81.

58. Middeldorp S. Is Thrombophilia Useful? Hematology Am Soc Educ Program 2011; 1:150.

59. Middelpor S. Is Thrombophilia Useful? Hematology Am Soc Hematol Educ Program. 2011:150-5.

60. Miyakis S et al. International consensus statement on an update of the classification criteria for definite antiphospholipid syndrome (APS). J Thromb Haemost. 2006 Feb; 4(2):295-306.

61. Myat Han Soe MH, Agarwal KA, Akough-Weir A. The Wolf Hidden behind the Clots: Catastrophic Antiphospholipid Antibody Syndrome. Hindawi Case Reports in Medicine. 2018; Article ID 4693037, 4 pages.

62. Nordström M et al. A prospective study of the incidence of deep-vein thrombosis within a defined urban population. J Intern Med. 1992; 232:155-160.

63. Pabinger I, Thaler J, Ay C. Biomarkers for prediction of venous thromboembolism in cancer. Blood. 2013; 122:2011-8.

64. Panzer S, Thaler E. An acquired cryoglobulinemia which inhibits fibrin polymerization in a patient with IgG kappa myeloma. Haemostasis. 1993; 23(1):69-76.

65. Pengo V et al. Update of the guidelines for lupus anticoagulant detection. J Thromb Haemost 2009; 7: 1737-40.

66. Pluta A et al. Coagulopathy in liver diseases. Adv Med Sci. 2010; 55(1):16–21.

67. Prandoni P et al. The incidence of heparin-induced thrombocytopenia in medical patients treated with low-molecular-weight heparin: a prospective cohort study. Blood 2005; 106(9):3049-54.

68. Prandoni P et al. The risk of recurrent venous thromboembolism after discontinuing anticoagulation in patients with acute proximal deep vein Thrombosis or pulmonary embolism. A prospective cohort study in 1,626 patients. Haematologica. 2007; 92(2):199-205.

69. Raschke RA et al. The weight-based heparin dosing nomogram compared with a "standard care" nomo-gram. A randomized controlled trial. Ann Intern Med 1993; 119(9):874-81.

70. Ridker PM et al. Long-term, low-intensity warfarin therapy for the prevention of recurrent venous thromboembolism. N Engl J Med. 2003; 348(15):1425-34.

71. Rosendaal FR. Thrombosis in Young: epidemiology and risk factors, a focus on venous thrombosis. Thromb Haemost. 1997; 78:1-5.

72. Schulman S, Lindmarker P, Holmstrom M, et al. Post-thrombotic syndrome, recurrence, and death 10 years after the first episode of venous thromboembolism treated with warfarin for 6 weeks or 6 months. J Thromb Haemost. 2006; 4(4):734-42.

73. Scurr JH et al. Frequency and prevention of symptomless deep vein thrombosis in long flights: a randomised trial. Lancet. 2001; 357:1485-9.

74. Shruti Chaturvedi S e Keith RM. The antiphospholipid syndrome: still an enigma. Hematology Am Soc Hematol Educ Program. 2015; 2015: 53-60.

75. Spronk HM, van der Voort D, Tem Cate H. Blood coagulation and the risk of atherothrombosis: a complex relationship. Thromb J. 2004 Dec 1:2(1):12.

76. Strauss RG, et al. Effects of hydroxyethyl starch on fibrinogen, fibrin clot formation, and fibrinolysis. Transfusion. 1985; 25: 230-234.

77. Sultan AA, Tata LJ, West J et al. Risk factors for first venous thromboembolism around pregnancy: a population-based cohort study from the United Kingdom. Blood. 2013; 121(19): 3953-61.

78. Tripodi A, Mannucci PM. Laboratory Investigation of Thrombophilia. Clinical Chemistry. 2001; 47:9 1597-1606.

79. van der Meer FJ, Koster T, Vandenbroucke JP, Briët E, Rosendaal FR. The Leiden Thrombophilia Study (LETS). Thromb Haemost. 1997; 78(1):631-5.

80. van der Meer FJ, Koster T, Vandenbroucke JP, Briët E, Rosendaal FR. The Leiden Thrombophilia Study (LETS). Thromb Haemost. 1997; 78(1):631-5.

81. van Dongen CJ et al. Relation between quality of anticoagulant treatment and the development of the postthrombotic syndrome. J Thromb Haemost 2005; 3(5):939- 42.

82. Vandenbroucke JP et al. Factor V Leiden should we screen oral contraceptive users and pregnant women? Br Med J. 1996; 313:1127-30.

83. Vandenbroucke JP et al. Increased risk of venous thrombosis in oral– contraceptive users who are carries of factor V Leiden mutation. Lancet 1994; 344:1453-7.

84. Warren R. Postoperative Thrombophilia. N Engl J Med 1953; 249:99-106.

85. Wong WH et A Practical Guide to Ordering and Interpreting Coagulation Tests for Patients on Direct Oral Anticoagulants in Singapore. Ann Acad Med Singapore 2016; 45:98-105.

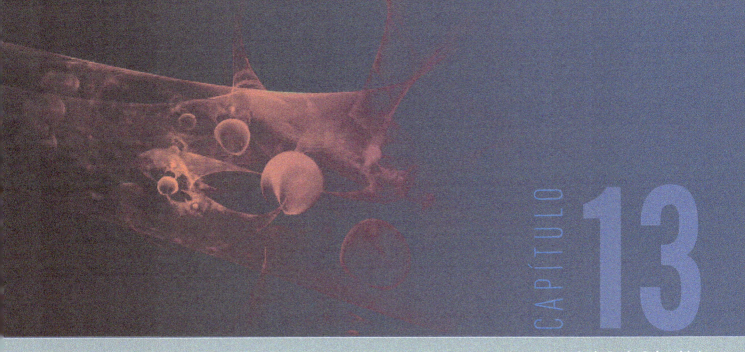

Marjorie Paris Colombini

Anticoagulação

INTRODUÇÃO

As ações terapêuticas na fase aguda e na prevenção de futuros eventos tromboembólicos venosos e/ou arteriais incluem diferentes categorias de medicamentos, representadas pelos anticoagulantes parenterais e orais, os antiagregantes plaquetários e os trombolíticos, indicados de acordo com a condição clínica, muitas delas já abordadas previamente.

Os anticoagulantes agem de forma direta e indireta, independente se de apresentação parenteral ou oral. Para os parenterais, a ação direta se dá contra a trombina (fator IIa) e tem como principais representantes o argatroban, a bivalirudina e a lepirudina, enquanto os de ação indireta atuam predominantemente contra os fatores IIa e Xa e têm como representantes as heparinas.

Entre os anticoagulantes orais, os de ação direta atuam contra os fatores Xa e a trombina e, os de ação indireta atuam nos fatores vitamina K dependentes (fatores II, VII, IX, X, proteína C e S) e são denominados antagonistas da vitamina K. A seguir descreveremos objetivamente cada tipo.

Anticoagulantes parenterais

Anticoagulantes parenterais de ação indireta – heparinas não fracionadas e de baixo peso molecular

Principais características

As heparinas são um grupo heterogêneo de mucopolissacarídeos aniônicos, os glicosaminoglicanos, que apresentam propriedades anticoagulantes. São preparados farmacêuticos derivados da mucosa intestinal do porco ou pulmão de boi, com a característica de apresentarem alto peso molecular variando de 3.000 a 30.000 daltons, com médias de 15.000 a 18.000 daltons e possuírem de 45-50 sacarides, aproximadamente.

Quanto maior o peso do composto, maior é sua capacidade de se ligar de forma inespecífica a inúmeras proteínas plasmáticas e componentes celulares, como células endoteliais, macrófagos ou mesmo fatores de coagulação, como o de von Willebrand. Essas múltiplas ligações inespecíficas comprometem seu desempenho como anticoagulante.

Por não serem bem absorvidas por via oral, sua administração é exclusivamente parenteral com maior biodisponibilidade quando usada via endovenosa. São metabolizadas pelos rins e sistema reticulo endotelial.

Produtos constituídos com menos de 18 sacarides não apresentam atividade anticoagulante (anti-IIa), como as heparinas de baixo peso molecular (HBPM); já os maiores, as heparinas não fracionadas (HNF) com no mínimo 24 sacarides são capazes de catalisar a inativação da trombina.

As HBPM são derivadas da HNF através do processo de despolimerização química ou enzimática, resultando em fragmentos com peso molecular entre 3.000 a 6.500 daltons. Os principais representantes das HBPM são a enoxaparina, dalteparina, certoparina, nadroparina e tinzaparina. Apresentam meia vida mais longa, de 3 a 6 horas.

Mecanismo de ação

As HNF têm como principal ação potencializar a antitrombina, fisiologicamente um inibidor muito lento, aumentando sua taxa de ligação com a trombina em até 1.000 vezes. Além da ação anti-IIa, agem inibindo os fatores X, IX, XI e XII ativados, embora de forma menos sensível e, indiretamente, comprometem a ativação plaquetária pela IIa. A AT em seu estado inativo não apresenta atividade contra a IIa e o fator Xa (Figura 13.1, Esquema 1).

A interação com a AT exige uma sequência de pentassacaride de alta afinidade para que a ligação se estabeleça e induza a mudança conformacional da AT e, dessa forma, potencializando sua ação (Figura 13.1, Esquema 2). A ligação com a IIa exige uma cadeia longa de sacarides, mas isso não é necessário para a ligação com fator Xa.

Com relação às HBPM, a interação via pentassacaride de alta afinidade também é imprescindível, mas não há necessidade de que a cadeia de sacarides seja longa para se ligarem ao fator Xa e desempenharem sua função anti-trombótica (Figura 13.1, Esquema 3). As novas gerações das HBPM, como a fondaparinux, por exemplo, apresentam apenas a sequência de pentassacaride para a ligação com a AT e agem como antitrombóticos (Figura 13.1, esquema 4).

Indicação clínica

As heparinas podem ser administradas em altas ou baixas doses para o tratamento e prevenção dos eventos tromboembólicos como TVP, TEP, acidente vascular cerebral, IAM, angina instável e alguns casos de CIVD, no *bypass* cardiopulmonar, na intervenção percutânea coronariana e no procedimento de oxigenação circulação extracorpórea (ECMO).

Algumas complicações com o uso das heparinas

São complicações possíveis com o uso das heparinas: sangramento, osteoporose devido a possibilidade de ativação dos osteoclastos, necrose cutânea no local da aplicação, reação anafilática após infusão em *bolus*, alopecia, a elevação (benigna e transitória) das transaminases hepáticas e a trombocitopenia induzida pela heparina.

Na ocorrência de sangramento deverá ser usado o antídoto sulfato de protamina, tendo em consideração que 1 mg de protamina neutraliza 100 UI da HNF e que sua meia vida é de 7 minutos.

A trombocitopenia induzida pela heparina (TIH) é mais frequente com o uso da HNF e é a mais importante das complicações, sendo causada pela presença de anticorpos da classe IgG direcionados aos complexos formados pelo fator 4 plaquetário e a heparina. As contagens geralmente são inferiores a 100.000 plaquetas /mm³.

Pacientes com antecedentes de uso prévio de heparina (até 2 semanas) que cursem com queda na contagem plaquetária de mais de 50% ou que tenham contagem inferior à 100.000 plaquetas/mm³, não justificável, podendo ter ou não ocorrência de eventos trombóticos pensar em trombocitopenia induzida pela heparina.

A conduta deverá ser: (1) suspensão imediata da heparina; (2) administração de anticoagulante não derivados de heparina, tipo argatroban, por exemplo, ou fondaparinux; (3) não utilizar varfarina; (4) não transfundir plaquetas, salvo se houver sangramento severo; (5) pesquisar anticorpos anticomplexo PF4-heparina; e (6) realizar ultrassom doppler dos membros inferiores, uma vez que a TVP é a principal complicação da TIH.

Anticoagulantes parenterais de ação direta

Os anticoagulantes parenterais de ação direta atuam inibindo a trombina de forma direta e bloqueiam sua interação com seus substratos, podendo ser de forma reversível ou irreversível. São as hirudinas recombinantes (lepirudina e desirudina), a argatrobana e a bivalirudina:

- **Argatrobana:** liga-se ao sítio catalítico ativo da trombina de forma reversível, apresenta meia vida plasmática ao redor de 45 minutos, apresenta metabolismo hepático, o que exige cautela no uso em pacientes hepatopatas. Não é excretada pelos rins, sendo mais seguro nos pacientes com comprometimento renal. Seu monitoramento é feito pelo TTPa, com range terapêutico adequado de 1,5 a 3 vezes o valor basal, não devendo exceder a 100 segundos e, nos procedimentos percutâneos, o tempo de caolin ativado (TCA) com valor de referência > 300 segundos pode ser uma opção.

  O INR sofre ação do argatroban o que pode complicar a transição para a varfarina, sendo uma opção o monitoramento com o fator X ou interromper a medicação 1 a 2 horas antes da determinação do TP.

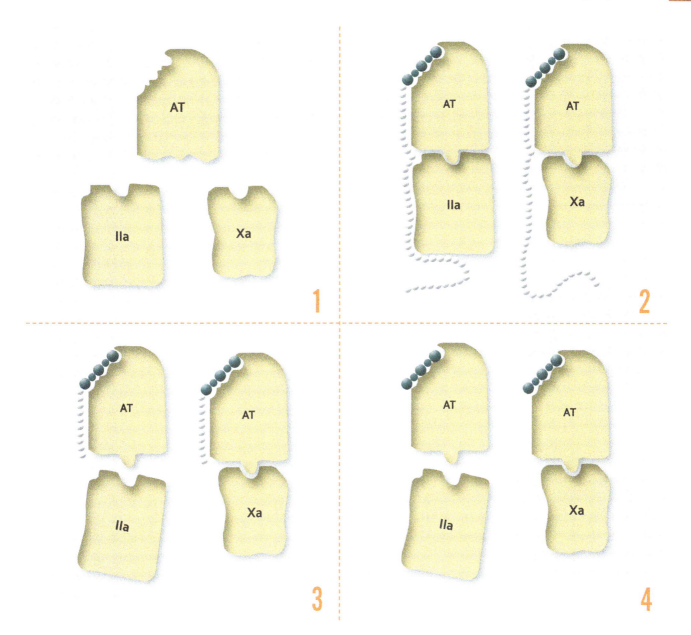

Figura 13.1 Representação esquemática da ação das diferentes heparinas. No quadrante 1 a Antitrombina (AT) encontra-se inativa, sem possibilidade de atuar na trombina e fator Xa; no esquema 2 a pentassacaride da HNF liga-se ao sítio de ligação específico da trombina induzindo a mudança conformacional da AT, possibilitando com isso, sua ligação à trombina e ao fator Xa. Esquema 3 mostra a HBPM se ligando à AT, mas pelo tamanho da heparina a ligação é possível apenas com o fator Xa, ou seja, uma ação antitrombótica e não anticoagulante. Por último, o esquema 4 representa a ação da fondaparinux que por apresentar apenas a sequência de sacarides específica ao sítio de ligação da trombina, atua somente como agente antitrombótico.
Fonte: Modificada de Bennett ST. Monitoring Anticoagulant Therapy. In: Bennett ST, Lehman CM, Rogers GM. Laboratory Hemostasis, 2007.

- **Bivalirudina:** é um inibidor divalente da trombina ligando-se ao sítio catalítico ativo de forma reversível e ao substrato de ligação – o exosítio 1. Apresenta meia-vida plasmática ao redor de 25 minutos, sendo parcialmente excretada pelos rins. Seu monitoramento não é indicado, embora possa ser usado o TTPa quando em baixas doses e o TCA quando em altas doses, tendo que ser adotado valor de referência específico para os diferentes tipos de procedimentos, por exemplo, para cateterismo cardíaco. Esse anticoagulante é uma alternativa à heparina nas intervenções coronarianas percutâneas e nos pacientes com HIT que serão submetidos à cirurgia de revascularização do miocárdio.

- **Lepirudina/Desirudina**: interagem com o sítio catalítico ativo e o exosítio 1, o local de ligação do substrato na trombina, de forma irreversível, sua meia vida plasmática é maior, ao redor de 60 minutos após infusão e é depurada pelos rins. A lepirudina é monitorada pelo TTPa com range terapêutico entre 1,5 a 2,5 quando comparado ao valor do controle (valor de referência), embora não seja o teste ideal, sendo o tempo de coagulação com ecarina o mais adequado. Sua administração é via endovenosa, tendo havido relatos de formação de anticorpos em alguns pacientes podendo ocasionar falha na depuração do anticoagulante e, consequentemente, um risco aumentado hemorrágico. Já a desirudina, de uso subcutâneo, raramente induz à formação de anticorpos, podendo ser indicada na profilaxia dos processos tromboembólicos.

Anticoagulantes orais

Anticoagulantes orais de ação indireta

Os anticoagulantes orais de ação indireta, os antagonistas da vitamina K, vêm sendo utilizados há mais de 60 anos em todo o mundo e apresentam a capacidade de interferir na síntese dos fatores vitamina K dependentes – os fatores II, VII, IX, X, proteína C e S, sendo seu principal representante a varfarina.

Todos os fatores de vitamina K dependentes têm moléculas de ácido glutâmico em suas extremidades N-terminais. Uma mudança pós-translacional acrescenta um grupo carboxila ao γ-carbono nessas moléculas, formando o ácido γ-carboxiglutâmico, essencial para que os fatores de coagulação expressem suas atividades de ligação dependente de cálcio com os fosfolípides de carga negativa e, com isso, desempenhem seu papel hemostático de forma adequada.

Esse processo é catalisado por uma carboxilase no qual a vitamina K da dieta é reduzida a vitamina K hidroquinona (vitamina k-H2) e, em seguida, se transforma na vitamina K epóxi por ação da enzima vitamina K epóxi reductase. A vitamina K-H2 age como cofator na transformação do glutamato em γ-carboxiglutamato capaz de agir para a ativação dos fatores vitamina K dependentes (Figura 13.2).

A varfarina inibe a vitamina K epóxi reductase (VKOR), bloqueando o processo de γ-carboxilação e, com isso, os fatores sintetizados serão parcialmente γ-carboxilados e terão ação reduzida ou nula.

A ação desse tipo de anticoagulante necessita que todos os fatores vitamina K dependentes sejam substituídos pelos parcialmente γ-carboxilados. A meia vida dos fatores é variável (Tabela 13.1) e a ação antitrombótica desses anticoagulantes se dá entre 24 e 72 horas, tempo em que a redução dos níveis dos fatores X e protrombina ocorre. Daí a necessidade do uso concomitante das heparinas (HNF, HBPM e Fondaparinux) nos pacientes com TEV agudo por pelo menos 5 dias.

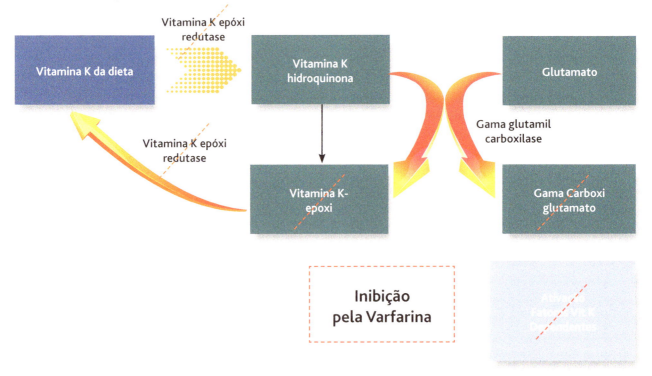

Figura 13.2 Ciclo da vitamina K e inibição das enzimas-chave pela varfarina.
Modificada de Bennett ST. Monitoring Anticoagulant Therapy. In: Bennett ST, Lehman CM, Rogers GM. Laboratory Hemostasis, 2007.

CAPÍTULO 13

Tabela 13.1 Meia-vida dos fatores Vitamina K dependentes.

Fatores de Coagulação Vitamina K dependentes	Meia-vida plasmática (horas)
Fator II	60
Fator VII	4-6
Fator IX	24
Fator X	48-72
Proteína C	8
Proteína S	30

Estudos sobre a resistência à varfarina na população brasileira são desconhecidos e sua frequência pode ser distinta da descrita em outras populações. A resistência verdadeira é muita rara, com frequência inferior a 0,1%, e mutações de sentido trocado no gene VKORC1 têm sido descritas como causas de resistência farmacodinâmica. Outras condições que podem comprometer a ação adequada desses anticoagulantes é a má absorção do fármaco, a ingestão aumentada da vitamina K, interações medicamentosas e *clearance* metabólico aumentado, que leva à resistência farmacocinética. Não menos importante é a não aderência ao tratamento.

Anticoagulantes orais de ação direta

Os anticoagulantes orais de ação direta conhecidos como novos anticoagulantes orais (DOACs), também denominados anticoagulantes orais-alvo específico (TSOACs), inibidores orais diretos (ODIs) e anticoagulantes orais não vitamina K antagonistas já estão em uso nos países mais desenvolvidos como na Europa e na América do Norte há uma década, um pouco mais.

Foram desenvolvidos com a comodidade da apresentação oral e a promessa da não necessidade do ajuste de dose com base laboratorial. São indicados para o tratamento e prevenção do tromboembolismo venoso, prevenção da recorrência dos TEVs, prevenção do AVC e embolia sistêmica em pacientes com FA não valvular. Até o momento, seu uso não foi liberado para pacientes gestantes, grupo pediátrico e pacientes com válvulas cardíacas prostéticas.

Mecanismo de ação e principais características

Esses anticoagulantes atuam inibindo de modo direto a ação da trombina, com um único representante liberado para uso no momento, o dabigatran etexilate (Pradaxa™), fazendo frente aos anticoagulantes parenterais de ação direta (já comentados anteriormente). Os que inibem a ação do fator X ativado, como o rivaro-

xaban (Xarelto™), o apixaban (Eliquis™) e edoxaban (Lixiana™, Savasya™), entre outros, vieram no sentido de substituir as heparinas (HNF e HBPM) e ambos os tipos de anticoagulantes visam substituir os antagonistas da vitamina K.

As principais características desse grupo de anticoagulantes estão sumarizadas na Tabela 13.2. De um modo geral não existem grandes diferenças nas características hemostáticas desses anticoagulantes, como pico de ação, meia vida plasmática e tempo hemostático pós-parada da droga similares, mas merece destaque o cuidado em não serem utilizados nos pacientes com *clearence* de creatinina abaixo de 15 mL/min e da obrigatoriedade de se reduzir a dose para aqueles com *clearence* entre 15 e 30 mL/min. A dabigatrana, por exemplo, tem sua ação potencializada em até 6 vezes, se usada em pacientes com o *clearance* de creatinina entre 15 e 30 mL/min, enquanto o rivaroxabana e o apixabana em 1,4 a 1,6 vezes.

Apesar de apresentarem metabolismo hepático, não impõem risco hemorrágico aos pacientes hepatopatas com classificação Child-Pugh A, aumentando esse risco em até 2,7 vezes para os Child-Pugh B.

Uma surpresa foi a possibilidade da interferência dos medicamentos inibidores ou indutores da glicoproteína P, os que utilizam o metabolismo Cytocromo P450 e até de alguns tipos de alimentos (Tabela 13.3) na ação dessa classe de anticoagulantes, por não diferirem dos antagonistas da vitamina K que sofrem ação de uma lista imensa de medicamentos e de alimentos ricos em vitamina k, tão criticados por esse fato.

Da mesma forma, medicamentos inibidores da glicoproteína P (GP-P) aumentam a concentração plasmática da dabigatrana, rivaroxabana e apixabana, potencializando seus efeitos, enquanto os indutores da GP-P, como a fenitoína, a carbamazepina, o fenobarbital e a rifampicina diminuem a concentração desses fármacos, podendo esse efeito persistir por mais de uma semana após a suspensão desses medicamentos.

Indicações clínicas

Segundo diretrizes da Sociedade Brasileira de Cardiologia, as principais indicações clínicas para o uso dos anticoagulantes orais de ação direta são:

1. Na síndrome coronariana aguda sem elevação do segmento ST: rivaroxabana 2,5 mg a cada 12 horas em adição à dupla agregação plaquetária com AAS e clopidogrel (classe de recomendação IIb e nível de evidência B).

2. Na fibrilação atrial não valvar: dabigatrana e rivaroxabana são recomendadas na substituição à varfarina (classe de recomendação I e nível de evidência B).

Tabela 13.2. Anticoagulantes orais de ação direta e suas principais características.

Características	Dabigatrana	Rivaroxabana	Apixabana	Edoxabana
Alvo	Fator IIa	Fator Xa	Fator Xa	Fator Xa
Biodisponibilidade	3%-7%	~100% (máxima na alimentação)	50%	45%
Metabolismo	Hepático	Hepático	Hepático	Hepático
Excreção renal	80%	35%	27%	35%
Pico de ação	2 horas	3 horas	3 horas	1-2 horas
Meia-vida plasmática	15 horas	10 horas	12 horas	10 horas
Tempo hemostático após parada do fármaco	12 horas	5-9 horas 11-13 (idoso)	8-15 horas	4-10 horas
Monitoramento	Não necessário	Não necessário	Não necessário	Não necessário
Inibidores ou indutores da glicoproteína P	Sim	Sim	Sim	Sim
Metabolismo Cytocromo P 450	Não	30%	15%	3%
Antídoto	Idarucizumab	Não	Não	Não
Reversão por hemodiálise	Sim	Não	Não	Não

Tabela 13.3 Exemplos de medicamentos inibidores da glicoproteína P que potencializam a ação dos anticoagulantes orais de ação direta.

Amiodarona	Nicardipina
Atorvastatina	Progesterona
Azitromicina	Propafenona
Carvedilol	Propanolol
Cetoconazol	Quinidina
Claritromicina	Ritonavir
Ciclosporina	Saquinavir
Eritromicina	Tamoxifeno
Grapefruit ou seco de grapefruit	Tacrolimus
Ibrutinibe	
Itraconazol	
Mefloquina	

Nos pacientes com baixo risco de sangramento e risco elevado de AVC e TEV, a dose preferencial da dabigatrana é de 150 mg 2 × dia e do rivaroxabana de 20 mg 1 × dia. Essas drogas não deverão serem usadas em pacientes com doença valvar hemodinamicamente grave, em próteses valvares e durante a gravidez (classe de recomendação III e nível de evidência B).

3. Na profilaxia do TEV em cirurgias de prótese de quadril e joelho: dabigatrana − 150 ou 220 mg/dia e rivaroxabana, 10 mg/dia (classe de recomendação IIa e nível de evidência A).

4. No tratamento do TEV agudo e crônico: dabigatrana 150 mg 2× dia, rivaroxabana 15 mg, 2× dia nos primeiros 21 dias, seguido de 20 mg 1 × dia durante 3, 6, 12 meses ou a critério médico (classe de recomendação IIa e nível de evidência B).

5. No pré-operatório de cirurgia cardíaca eletiva em pacientes com função renal normal: dabigatrana deverá ser suspenso 48 horas antes do procedimento e o rivaroxabana, 24 horas antes (classe de recomendação IIa e nível de evidência C).

CAPÍTULO 13

6. No pré-operatório de cirurgia cardíaca eletiva em pacientes com comprometimento da função renal (depuração de creatina < 50%) a dabigatrana deverá ser suspensa 4 a 6 dias antes do procedimento e o rivaroxabana, 4 dias antes (classe de recomendação IIa e nível de evidência C).

7. No pré-operatório de cirurgia não cardíaca, tanto a dabigatrana como o rivaroxabana deverão ser suspensos 24 horas antes da cirurgia (classe de recomendação I e nível de evidência C).

Avaliação laboratorial

A princípio, esses anticoagulantes foram concebidos com a intenção de não necessitarem de monitoramento laboratorial, sendo requisitado apenas exames padrão antes do início do tratamento, como o coagulograma completo (TP, TTPA, TT, fibrinogênio) para conhecimento do *status* hemostático basal; o hemograma completo, marcadores de função renal com *clearence* de creatinina que deverão ser repetidos periodicamente durante o tratamento; e os testes de função hepática, que em caso de histórico positivo, também deverão ser periodicamente realizados.

Mas no cotidiano, situações clínicas foram sendo observadas nas quais uma avaliação laboratorial seria extremamente útil, por exemplo, paciente em uso do dabigatrana ou rivaroxabana com necessidade de intervenção de urgência, qual o risco hemorrágico? Paciente com fibrilação atrial em uso de dabigatrana com deterioração da função renal durante o tratamento, houve acúmulo do medicamento? Existe risco hemorrágico? Paciente com TVP em MIE em uso rivaroxabana com novo evento trombótico, teria havido falha no tratamento ou não adesão do paciente ao tratamento?

E nos casos com extremos de peso < 45 kg ou > 120 kg, qual dosagem usar? Lembrando que na literatura os limites de peso não foram incluídos em número suficiente para um consenso, mas de maneira geral admite-se uma variação na dose de 25% para mais e para menos, de acordo com a condição, mas mesmo adotando essa variação, é uma dosagem segura? Há risco hemorrágico ou de retrombose?

Não há dúvida que para todos os exemplos de situações clínicas aventadas aqui seria muito adequado ter o apoio laboratorial para tomada de decisão clínica. Diante diss, o Subcomitê do Controle de Anticoagulação do Comitê Científico e de Padronização da Sociedade Internacional de Trombose e Hemostasia recomendou a realização de uma avaliação laboratorial em algumas condições. São elas:

- Na vigência de sangramento;
- Antes de cirurgia ou procedimento invasivo, caso tenha havido uso 24 horas antes ou em pacientes com *clearance* de creatinina < 50 mL/min;

- Na identificação de sub ou superterapêutica na associação de fármacos que alteram a farmacocinética;
- Para identificar sub ou superterapêutica em pacientes com extremos de peso;
- Na deterioração da função renal;
- Na reversão da anticoagulação;
- Na suspeita de overdose;
- Na avaliação de adesão em pacientes com eventos tromboembólicos durante o tratamento.

É importante enfatizar que até o momento não existe nenhum parâmetro que avalie atividade ou concentração do fármaco que estabeleça um *cut-off* para o risco de retrombose ou de sangramento, mesmo assim, é possível realizar a avaliação laboratorial baseado em duas características básicas:

1. Qualitativa que permite verificar a presença ou ausência do medicamento devendo ser usado para suspeita da falha de tratamento ou da não adesão pelo paciente; na urgência para cirurgias ou procedimentos invasivos e previamente a alguns tipos de anestesia;

2. Quantitativa no sentido de se conhecer a dosagem plasmática ou a atividade da droga, útil quando acúmulo da droga ou overdose e na avaliação do risco hemorrágico.

Como em qualquer outra investigação laboratorial, saber quando coletar é de vital importância. A determinação da concentração plasmática poderá ser realizada no pico de ação da droga (ao redor de 2 horas após a administração do medicamento) ou no vale, daí ser necessário que o laboratório obtenha a informação do último horário em que foi administrada a medicação, uma vez que os valores de referência são distintos.

Para avaliação dos pacientes com insuficiência renal o ideal é que a coleta seja feita no vale, enquanto para verificar a adesão deverá ser feita no pico. Outra condição em que poderá ser coletado no pico é para os usuários do rivaroxabana, que apresentam biodisponibilidade máxima (100%) ao ser ingerida com a alimentação.

A terapêutica poderá ser instituída em dose única ou no regime de 2 doses/dia com impacto na concentração plasmática, podendo variar em até 4 vezes, quando feita em 2 doses ou 10 a 20 vezes no regime dose única. Atualmente, existem estudos definindo o range terapêutico para cada droga e cada regime terapêutico.

Avaliação laboratorial qualitativa

A avaliação laboratorial qualitativa é indicada nos pacientes com história médica conhecida que necessitam de intervenção de emergência ou realização de procedimento invasivo ou na ausência de história, por exemplo, no trauma ou AVC, necessitando de intervenção de emergência.

Para esse tipo de análise são realizados testes-padrão do laboratório de hemostasia, como o TP e TTPa que têm sido avaliados para os dois tipos de anticoagulantes, sendo que para o dabigatrana, o TTPa parece ser o mais sensível, enquanto o TP (não podendo ser considerado o INR) o seria para o rivaroxabana (sem mais informações para os demais anticoagulantes de ação direta contra o fator Xa) e ambos os testes têm papel qualitativo na avaliação. Como existe uma grande variedade de marcas de reagente com sensibilidade bastante diferentes entre elas, uma performance-padrão para esses dois testes com relação aos DOACs não é encontrada na prática laboratorial.

Colombini *et al.* num estudo envolvendo pacientes usuários do rivaroxabana, com diferentes regimes terapêutico, demonstraram que a sensibilidade e a especificidade dos testes TP e TTPa variam de acordo com a concentração plasmática, ou seja, *threshold* de 30 ng/mL (ausência de risco hemorrágico), 50 ng/mL (baixo risco ou risco intermediário) e 100 ng/mL (alto risco hemorrágico), sendo que a sensibilidade dos testes aumenta de acordo com o aumento da concentração plasmática do fármaco, sendo 100% quando aplicado o *threshold* de 100 ng/mL, enquanto a especificidade diminui, e o número de falsos negativos é maior quanto menor for a concentração plasmática (< 30 ng/mL).

Em face dos resultados obtidos na realização do TP e TTPa, muitos autores avaliaram outros testes que pudessem ser mais sensíveis ou específicos. Um desses testes foi o veneno de víbora de Russell (dVVRT) devido a sua alta sensibilidade para avaliação da ação dos fármacos que inibem o FXa permitindo ter papel na exclusão do risco hemorrágico por apresentar um alto valor preditivo negativo (VPN) independente da concentração plasmática do rivaroxabana. Na prática laboratorial, esse teste é realizado para a pesquisa do anticoagulante lúpico, conforme discutido previamente no item Síndrome Antifosfolípide (SAF).

Uma outra opção de teste para exclusão do risco hemorrágico ou do uso do rivaroxabana é o da pesquisa da atividade antifator Xa calibrador não específico (HNF e HBPM) com resultados abaixo do valor de referência.

Com relação ao dabigatrana, um teste que apresenta a capacidade de excluir a ação da droga sobre a trombina, com alto VPN é o tempo de trombina (TT) podendo ser utilizado na urgência.

Resumindo, seguem adiante diferentes fluxos para a avaliação laboratorial qualitativa de pacientes em uso da dabigatrana e rivaroxabana com e sem história conhecida (Figuras 13.3, 13.4 e 13.5).

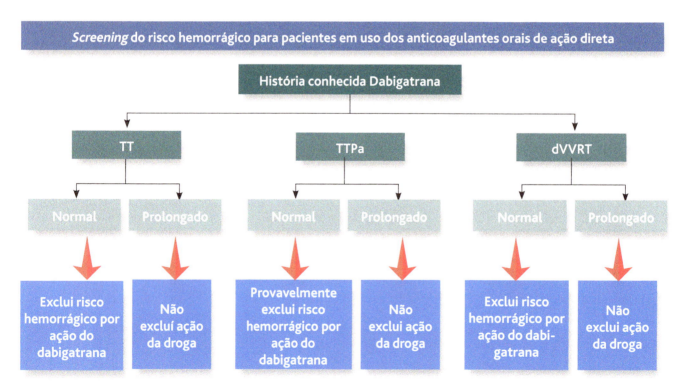

Figura 13.3 Sugestão de fluxo laboratorial para diagnóstico qualitativo do risco hemorrágico nos usuários do dabigatrana (história conhecida).

Legenda: TT: tempo de trombina; TTPa: tromboplastina parcial ativada; dVVRT: veneno de víbora de Russell diluído.
Fonte: Adaptada de Favaloro EJ, Lippi G., 2015.

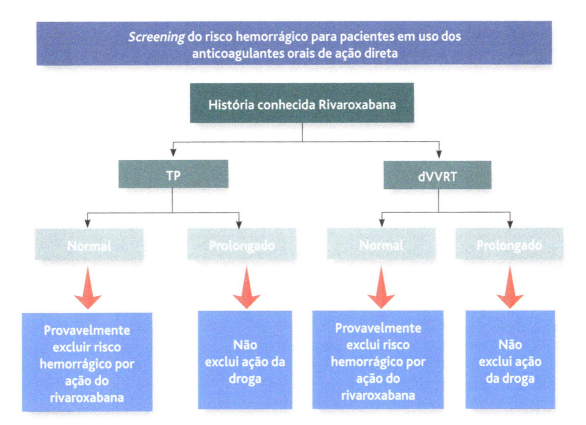

Figura 13.4 Sugestão de fluxo laboratorial para diagnóstico qualitativo do risco hemorrágico nos usuários do rivaroxabana (história conhecida).
Legenda: TP: tempo de protrombina; dVVRT: veneno de víbora de Russell diluído.
Fonte: Adaptada de Favaloro E. J., Lippi G., 2015.

Avaliação laboratorial quantitativa

Os testes disponíveis que permitem quantificar a concentração plasmática dos DOACs são a pesquisa da atividade antifator Xa calibrador específico do anticoagulante que se quer determinar, por exemplo, rivaroxabana, por metodologia cromogênica; pesquisa da atividade antifator IIa calibrador específico para dabigatrana por metodologia cromogênica e a determinação da concentração plasmática de ambos os anticoagulantes por cromatografia líquida de alta pressão (HPLC) e/ou espectrofotometria de massa - cromatografia líquida (LC-MS/MS) calibrador específico.

Derogis *et al.* demonstrou excelente correlação (Spearman r = 0,977) entre as metodologias HPLC-MS/MS e a atividade anti-Xa para o rivaroxabana, autorizando o uso da metodologia cromogênica, automatizada, nos serviços de urgência por ser menos dispendiosa que a HPLC-MS/MS e mais rápida.

Impacto dos anticoagulantes orais de ação direta nos testes especiais do laboratório de hemostasia

Importante alertar aos médicos solicitantes de exames de coagulação que falsos resultados poderão ocorrer na vigência da anticoagulação com os DOACs em quase a totalidade dos testes especiais e, também, aos laboratoristas quanto à necessidade de obter informação dos medicamentos em uso pelo paciente, assim como do horário da última dose administrada para que os resultados obtidos possam ser analisados à luz dessas informações.

A interferência da ação anti-IIa (dabigatrana) é observada nos seguintes testes especiais:

1. Fibrinogênio por metodologia de Clauss: falsa diminuição;
2. Testes da mistura TP e TTPA: correção incompleta;
3. Fatores II, V, VII e X - via TP (estágio único): falsas diminuições;
4. Fatores XII, XI, IX e VIII – via TTPa (estágio único): falsas diminuições;
5. Teste Bethesda: presença de falso inibidor;
6. Antitrombina, substrato trombina: falso aumento podendo mascarar deficiência da AT;
7. Proteína C, coagulométrico: falso aumento podendo mascarar deficiência da PC;

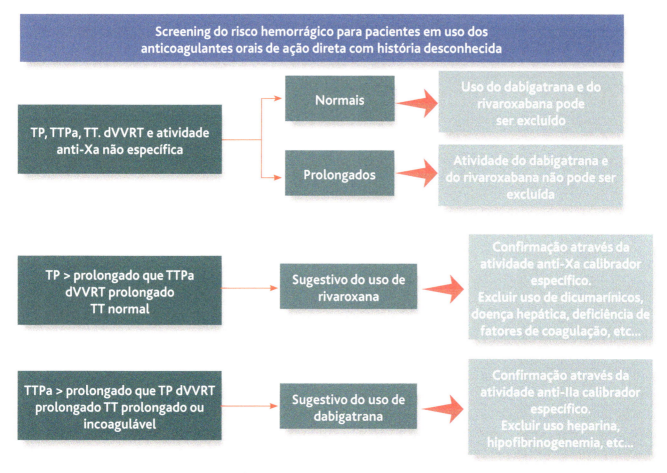

Figura 13.5 Sugestão de fluxo laboratorial para diagnóstico qualitativo do risco hemorrágico nos usuários dos anticoagulantes orais de ação direta (história desconhecida).
Legenda: TP: tempo de protrombina; TTPa: tempo de tromboplastina parcial ativada; dVVRT: veneno de víbora de Russell diluído.
Fonte: Adaptada de Favaloro J, Lippi G., 2015.

8. Proteína S, coagulométrico: falso aumento podendo mascarar deficiência da PS;
9. Anticoagulante lúpico: possível classificação incorreta;
10. Resistência à proteína C ativada: falso aumento da razão com consequente falsa ausência da mutação de Leiden.

A interferência da ação anti-Xa, em especial do rivaroxabana, é observada nos seguintes testes especiais:

1. Testes da mistura TP e TTPA: correção incompleta;
2. Fatores II, V, VII e X - via TP (estágio único): falsas diminuições;
3. Fatores XII, XI, IX e VIII – via TTPa (estágio único): falsas diminuições;
4. Fator VIII, cromogênico: falsa diminuição;
5. Teste Bethesda: presença de falso inibidor;
6. Antitrombina, substrato FXa: falso aumento podendo mascarar deficiência da AT;
7. Proteína C, coagulométrico: falso aumento podendo mascarar deficiência da PC;
8. Proteína S, coagulométrico: falso aumento podendo mascarar deficiência da PS;
9. Anticoagulante lúpico: possível classificação incorreta;
10. Resistência à proteína C ativada: falso aumento da razão com consequente falsa ausência da mutação de Leiden.

O melhor momento para o estudo dos testes especiais citados é na ausência da ação desses anticoagulantes. Na impossibilidade dessa condição, deverá ser respeitado pelo menos o tempo hemostático após parada do fármaco, que é de aproximadamente 12 horas para o dabigatrana; 5 a 9 horas para o rivaroxabana em pacientes mais jovens, de 11 a 13 horas para os idosos; 4 a 10 horas para o apixabana e de 8 a 15 horas para o edoxabana (vide Tabela 13.2).

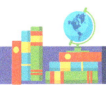

BIBLIOGRAFIA CONSULTADA

1. Altman R, Gonzalez CD. Simple and rapid assay for effect of the new oral anticoagulant (NOAC) rivaroxaban: preliminary results support further tests with all NOACs. Thromb J. 2014; 12(1):7.

2. Baglin T et al. Measuring oral direct inhibitors (ODIs) of thrombin and fator Xa: a recommendation from the Subcommittee on Control of Anticoagulation of the Scientific and Standardization Committee of International Society on Thrombosis and Hacmostasis. Journal of Thrombosis and Haemostasis, 11:756-60.

3. Colombini MP et al. Comparison of different laboratory tests of the evaluation of hemorrhagic risk of patients using rivaroxaban in the critical care setting: diagnostic accuracy study. Thrombosis Journal. 2017: 15-21.

4. Dager WE et al. Dabigatran effects on the international normalized ratio, actived partial thromboplastin time, thrombin time and fibrinogen: a multicenter, in vitro study. Ann Pharmacother. 2012; 46: 1627-36.

5. Denus et al. Summary of Products Characteristics informed by European Healthy Authority. Arch Int Med. 2005, 165: 258.

6. Derogis PBM et al. Determination of rivaroxaban in patient's plasma samples by anti-Xa chromogenic test associated to High Performance Liquid Chromatography tandem Mass Spectrometry (HPLC-MS/MS). PLOS one Published: February 7, 2017. Disponível em: https://doi.org/10.1371/journal.pone.0171272.

7. Diretrizes Brasileiras de Antiagregantes Plaquetários e Anticoagulantes em Cardiologia. Arquivos Brasileiros de Cardiologia. Sociedade Brasileira de Cardiologia. Set 2013; 101: 3(3). ISSN-0066-782X.

8. Douxfils J et al. Does the Russell viper venom time test provide a rapid estimation of the intensity of oral anticoagulation? A cohort study. Thromb Res. 2015; 135(5):852–60.

9. Exner T et al. Testing for new oral anticoagulants with LA-resistant Russells viper venom reagents. An in vitro study. Thromb Haemost. 2013; 109(4):762-5.

10. Favaloro EJ, Lippi G. Testing in the Era of Direct or Non–Vitamin K Antagonist Oral Anticoagulants: A Practical Guide to Measuring Their Activity and Avoiding Diagnostic Errors. Semin Thromb Hemost 2015; 41(02): 208-227.

11. Garcia et al. Summary of Products Characteristics informed by European Healthy Authority. J Thromb Haemost. 2013, 11:245.

12. Gosselin RC et al. Comparison of anti-Xa and dilute Russell viper venom time assays in quantifying drug levels in patients on therapeutic doses of rivaroxaban. Arch Pathol Lab Med. 2014;138(12):1680-40.

13. Gosselin RC et al. Heparin-calibrated chromogenic anti Xa activity measurements in patients receiving rivaroxaban: can this test be used to quantify drug level? Ann Pharmacother 2015; 49: 777-83.

14. Gosselin RC, Adcock DM. The laboratory's 2015 perspective on direct oral anticoagulant testing. J Thromb Haemost. 2016; 14(5):886-93.

15. Jeffrey IW. Anticoagulant and Fibrinolytic Drugs. In: Kasper DL, Hauser S, Jameson JL, Fauci AS, Longo D, Loscalzo J. Medicina Interna de Harrison. 2 v. 19.ed. Mc Graw Hill, 2016.

16. Leung L.L.K. Direct oral anticoagulants: dosing and adverse effects. UpToDate, Mar 17, 2016.

17. Lippi G, Favaloro EJ. Recent guidelines and recommendations for laboratory assessment of the direct oral anticoagulants (DOACs): is there consensus? Clin Chem lab Med 2015; 53: 185-97.

18. Tripodi A. The laboratory and the direct oral anticoagulants. Blood. 2013; 121(2):4032–5.

19. Tripodi A. The laboratory and the new oral anticoagulants. Clin Chem. 2013; 59 (2):353–62.

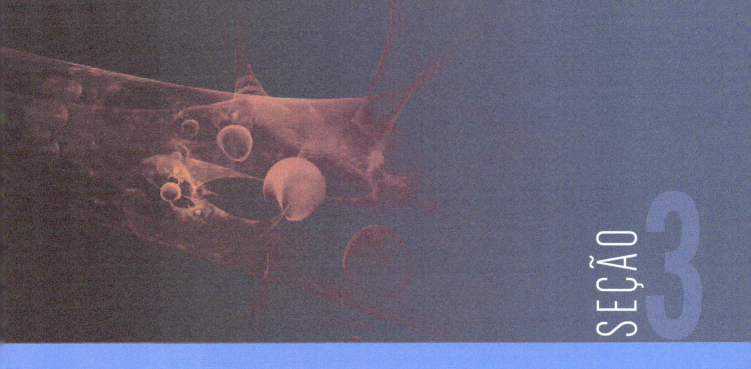

SEÇÃO 3

Oncohematologia

COORDENADORES DA SEÇÃO | JULIANO CÓRDOVA VARGAS ■ JULIANA PEREIRA
■ OTÁVIO BAIOCCHI

SEÇÃO 3.1 ■ Doenças Linfoproliferativas

SUMÁRIO DA SEÇÃO

14	Leucemia linfoblástica aguda	145
15	Leucemia linfoproliferativas crônicas	159
16	Tricoleucemia	165
17	Linfoma não Hodgkin	169
18	Linfoma de Hodgkin	191
19	Discrasias de células plasmáticas	199

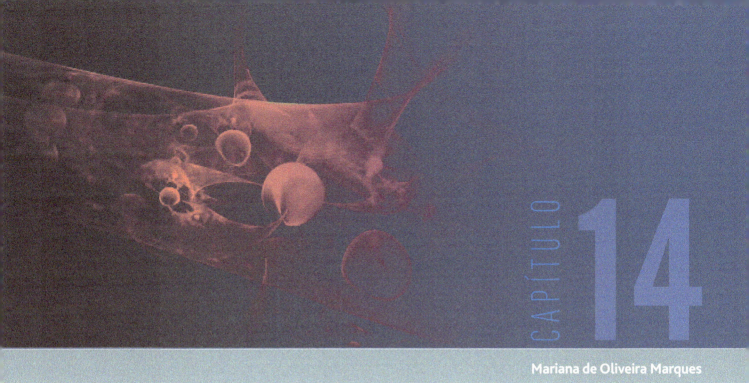

CAPÍTULO 14

Mariana de Oliveira Marques

Leucemia Linfoblástica Aguda

INTRODUÇÃO

A leucemia linfoblástica aguda (LLA) é uma doença maligna, caracterizada pela proliferação clonal e consequente acúmulo de células imaturas de linhagem linfoide, denominadas linfoblastos. Estes podem se encontrar no sangue periférico, na medula óssea e em outros tecidos do corpo humano; sua presença no microambiente medular impede o crescimento e a maturação normal dos demais precursores hematopoiéticos. São classificados juntamente com os linfomas linfoblásticos, sendo consideradas neoplasias de precursores linfoides.

É a neoplasia maligna mais comum na infância e é, historicamente, conhecida pelo prognóstico ruim em adultos. Nas últimas décadas, tem apresentado um incremento nas taxas de resposta com os novos esquemas quimioterápicos e transplantes de células-tronco hematopoiéticas; melhor conhecimento na biologia da doença e uma consequente introdução das terapias-alvo. Desta forma, possui taxas de sobrevida global de 5 anos em 30% a 40% nos adultos.

O pior prognóstico em adultos é atribuído às características de alto risco no diagnóstico, ao aumento de comorbidades e ao desenvolvimento de resistência à quimioterapia após uma recaída.

Apresenta-se com início agudo e o tratamento varia conforme a estratificação prognóstica e o risco de recaída.

EPIDEMIOLOGIA

- Incidência de 1,7 casos a cada 100.000 nos Estados Unidos, representando 0,3% dos casos novos de câncer no país.
- Idade do diagnóstico com pico entre 2 a 5 anos, com média aos 15 anos, após, há uma queda até os 50 anos, quando aumenta a incidência novamente. Cerca de um terço dos casos em adultos ocorrem acima dos 60 anos.
- Quando avaliada de forma global, 80% dos casos ocorrem na infância e apenas 20% correspondem à fase adulta.
- Mais frequente em brancos, com maiores taxas na América do Norte e na Europa, em relação a popu-

146 Práticas em Hematologia

lações da África e da Ásia. Sendo esta relação discretamente maior de homens para mulheres.

ETIOLOGIA

A predisposição genética associada a algumas síndromes é mais frequente na infância (p.ex.: Síndrome de Down, Síndrome de Klinefelter, Anemia de Fanconi e Síndrome de Bloom), sendo a etiologia nos adultos ainda desconhecida.

Alguns fatores mostraram o aumento do risco relativo de LLA ao longo dos anos, tais como:

- Exposição à explosão da bomba atômica;
- Exposição ocupacional à radiação ionizante e ao benzeno;
- Uso prévio de quimioterápicos;
- A explosão da bomba atômica em Hiroshima e Nagasaki aumentou o risco relativo em relação a população geral para 9.1, principalmente com a exposição na infância, sendo o pico de incidência da manifestação entre seis e sete anos depois. A exposição ocupacional à baixa dose de radiação ionizante demonstrou um discreto aumento do risco, apesar dos dados discrepantes entre as populações; o contato com o benzeno, na ausência do uso de equipamentos de proteção adequados, se associa à etiologia de aplasia, dano cromossômico e leucemias.

As leucemias secundárias desencadeadas pelo uso prévio de quimioterápicos são, mais frequentemente, de origem mieloide (Leucemia Mieloide Aguda), no entanto, há casos descritos de Leucemia Linfoblástica Aguda.

Estudos genéticos sugerem o aumento do risco de desenvolver a LLA quando são encontrados alguns polimorfismos de nucleotídeo único (SNPs – *single nucleotide polymorphisms*), de genes que incluem GATA3, ARID5B, IKZF1, CEBPE e CDKN2A/B.

Apesar da etiologia familiar da LLA ser rara, a presença de algumas mutações nos genes PAX5, ETV6 e TP53 se associa, diretamente, a um subtipo de LLA-B com hipodiploidia.

QUADRO CLÍNICO

A sintomatologia clínica é variável, podendo ser insidiosa, no entanto, mais frequentemente se apresenta com poucas semanas de evolução; é o reflexo da falência da medula óssea e/ou do envolvimento de sítios extramedulares.

Sinais e sintomas

- Fadiga, cansaço, palpitações e dispneia, devido à anemia.
- Dores ósseas e artralgias difusas, secundárias à infiltração medular maciça.

- Febre e infecções associadas à neutropenia, sendo mais severas se (neutrófilos < 500/mm³) – presente em até 50% dos casos – presente em até 50% dos casos.
- Sangramentos espontâneos, presença de petéquias e/ou equimoses, devido à plaquetopenia (plaquetas < 30.000/mm³).
- Tontura, visão turva, zumbidos e cefaleia podem constituir a síndrome de leucostase, decorrente de leucocitose > 100.000/mm³.
- Cefaleia, vômitos, turvação visual e alteração do nível de consciência, associados à hipertensão intracraniana; paralisia de pares cranianos (VII, III, VI), sendo infiltração de sistema nervoso central (SNC), presente em 10% dos casos.
- Dispneia como sintoma compressivo, na presença de massa mediastinal volumosa (demonstrada em até 15% dos casos) mais frequente na LLA-T.
- Linfonodomegalias, hepatomegalia e esplenomegalia.

Os sítios extramedulares mais frequentemente envolvidos são: sistema nervoso central, testículos, retina e pele, podendo infiltrar qualquer tecido; identificados no diagnóstico de 0,5 a 1% dos casos.

DIAGNÓSTICO

O diagnóstico consiste na análise de sangue periférico e da medula óssea, conforme critérios morfológicos, citoquímicos, imunofenotípicos, citogenéticos e moleculares.

Exames complementares associados à anamnese completa e ao exame físico

- Hemograma completo com esfregaço de sangue periférico
- Eletrólitos, função renal e hepática, ácido úrico, cálcio, fosfato, DHL, estudos de coagulação, incluindo fibrinogênio
- Punção lombar, se sintomas sugestivos à infiltração
- Tipagem ABO e Rh, tipagem HLA
- Teste de gravidez em mulheres. Orientações sobre fertilidade
- Rx do tórax (ideal Tomografia computadorizada de tórax, especialmente em LLA-T)
- Ecocardiograma transtorácico

Medula óssea: mielograma para análise morfológica, imunofenotipagem e análise citogenética.

Biópsia de medula óssea: Não é realizada de rotina, no entanto, por vezes, torna-se necessária, devido à punção de difícil realização (infiltração maciça ou fibrose) e, consequentemente, à aspiração inadequada para a análise.

A classificação da LLA, conforme a Organização Mundial de Saúde (OMS), atualizada em 2016, é definida pela combinação entre a morfologia, o imunofenótipo, os aspectos genético-moleculares e as síndromes clínicas. Conforme apresentada na Tabela 14.1.

Tabela 14.1 Classificação da Leucemia Linfoblástica Aguda, conforme a especificação da OMS.

- Leucemia/linfoma linfoblástico B, SOE (sem outra especificação)
- Leucemia/linfoma linfoblástico B, com anormalidades genéticas recorrentes:
- com t(9;22)(q34;q11.2); BCR-ABL1
- com t(v;11q23.3); rearranjo KMT2A (MLL)
- com t(12;21)(p13;q22.1); ETV6-RUNX1(TEL-AML1)
- com hiperdiploidia
- com hipodiploidia
- com t(5;14)(q31.1;q32.1); IGH/IL3
- com t(1;19)(q23;p13.3); TCF3-PBX1 (E2A-PBX1)
- BCR-ABL-1-like*
- com iAMP21
- Leucemia/linfoma linfoblástico T
- Leucemia/linfoma linfoblástico com precursor primitivo de célula T (*Early T-cell precursor - ETCP*)*
- Leucemia/linfoma linfoblástico NK*

Fonte: Adaptada de Swerdlow *et al*.
* Entidades provisórias.

Aspectos morfológicos

Considera-se ideal a avaliação de 200 células em sangue periférico e 500 células em medula óssea.

Na maioria dos casos, a medula encontra-se hipercelular e com intensa infiltração.

O diagnóstico de LLA consiste na presença de ≥ 20% de blastos de característica linfoide na medula óssea. Quando a manifestação primária envolver massas tumorais e menor infiltração de medula óssea, considera-se o diagnóstico como linfoma linfoblástico. No entanto, apesar da distinção na nomenclatura, possuem igual identidade patológica e, portanto, o mesmo tratamento.

Os blastos de origem linfoide são células de pequeno tamanho (8 a 12 μm), agranulares, com citoplasma escasso, que possuem cromatina condensada, e, infrequentemente, apresentam nucléolo (Figura 14.1). Além disso, os linfoblastos T podem apresentar o núcleo convoluto. Esta caracterização pode variar e, portanto, a realização da imunofenotipagem é fundamental.

O diagnóstico da LLA era baseado nos critérios da FAB (*French-American-British*, 1976), que a classificava

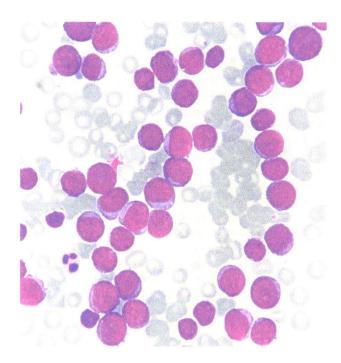

Figura 14.1 Esfregaço de sangue periférico com Leucemia Linfoblástica Aguda B. Blastos de pequeno a médio tamanho, com citoplasma escasso; alguns com 2-3 nucléolos, outros apenas com cromatina pouco condensada.
Fonte: acervo do autor.

conforme suas características morfológicas em 3 subtipos (L1, L2 e L3), porém esta divisão não tem valor prognóstico. E assim, em 1995, foi criada uma classificação conforme o exame de imunofenotipagem.

Imunofenotipagem

Exame realizado por citometria de fluxo, que identifica os antígenos de superfície, os intracitoplasmáticos e os nucleares, que caracterizam as células leucêmicas através do uso de anticorpos monoclonais conjugados a fluorocromos.

Exame essencial para a diferenciação da linhagem precursora, e, consequentemente, na divisão entre LLA B e T.

Em adultos, 70% das leucemias linfoblásticas são de células B e 25% de células T.

A célula-tronco linfoide possui expressão positiva de TdT (blastos linfoides), CD34 (blastos de qualquer linhagem) e HLA-DR.

Na realização de triagem para leucemias na citometria, quando na presença de blastos CD19+ e CD79a+, realiza-se o painel para LLA-B; se encontrados blastos CD3+/CD7+, executa-se o painel para LLA T.

Há uma classificação da LLA-B de acordo com a diferenciação celular dos linfócitos, realizada pelo Grupo Europeu de Classificação Imunológica de Leucemias (EGIL 1995), conforme a Tabela 14.2.

Tabela 14.2 Classificação da Leucemia Linfoblástica Aguda de linhagem B.

LLA pró-B (B-I)	LLA comum (B-II)	LLA pré-B (B-III)	LLA B madura (B-IV)
CD19 +	CD19+	CD19+	CD19+
CD22+	CD22+	CD22+	CD22+
CD79a +/-	CD79a +	CD79a +	CD79a +
TdT+	HLA-DR+	HLA-DR+	HLA-DR+
HLA-DR +	CD34+		TdT-
Cd34+		CD10+	CD34-
CD10 -	CD10 +	cIgM	sIg+

* A LLA-B IV, a variante do Linfoma de Burkitt nas novas classificações, está integrada às neoplasias maduras de células B.
Fonte: EGIL 1995.

A presença de marcadores mieloides nas leucemias linfoblásticas não altera o prognóstico, e ainda, pode auxiliar na análise da doença residual mínima. Alguns achados fenotípicos sugerem alterações citogenéticas específicas:

Características imunofenotípicas dos subtipos de LLA-B:

- LLA-B com t(9;22)(q34;q11.2); BCR-ABL1: Precursor da linhagem de célula B com expressão aberrante de: CD13, CD33, CD38 e CD25
- LLA-B com t(v;11q23.3); rearranjo KMT2A (MLL): CD10 negativa com expressão aberrante de CD15
- LLA-B com t(12;21)(p13;q22.1); ETV6-RUNX1 (TEL-AML1): Leucemia da infância com precursor CD34+, CD10 fraco e expressão aberrante de CD13
- LLA-B com t(5;14)(q31.1;q32.1); IGH/IL3: Presença de eosinofilia marcada
- LLA-B com t(1;19)(q23;p13.3);TCF3-PBX1 (E2A-PBX1): Precursor de células B sem a expressão de CD34

As leucemias linfoblásticas de linhagem T (TdT +; CD3 citoplasmático ou de membrana positivo) podem ser classificadas em 4 subgrupos, conforme os estágios de maturação tímica (Tabela 14.3); recentemente há a descrição de um novo subgrupo (LLA com precursor primitivo de célula T).

A LLA de células precursoras NK é considerada uma entidade provisória na classificação da OMS, podendo ser de difícil diferenciação com a LLA-T, e até com alguns casos de Leucemia Mieloide Aguda. O diagnóstico pode ser considerado no caso da expressão de CD56+ e marcadores T imaturos (CD7, CD2, cCD3), na ausência de marcadores de células B e mieloides.

Análise citogenética e molecular

- Cariótipo: exame para a análise cromossômica; apresenta alterações em 70% dos casos de LLA. Analisam-

Tabela 14.3 Classificação da LLA T.

Pró-T	Pré-T	Tímica	Madura
cCD3 +	cCD3 +	cCD3 +	cCD3 +
CD7 +	CD7 +	CD7 +	CD7 +
CD34 +/-	CD5+	CD5+/-	CD5+/-
	CD2+	CD2+/-	CD2+
	CD34 +/-	CD1a+	CD1a-
		sCD3+	sCD3+
		CD34-	CD34-

LLA com precursor primitivo de célula T (*Early T-cell precursor - ETCP*): cCD3+; CD7+; CD5 negativo/fraco; demais marcadores T negativos (CD1a-; sCD3-, CD8-), presença de ao menos um marcador mieloide (CD117, CD13, CD33, CD11b e CD65) ou de célula-tronco (CD34, HLA-DR). MPO-. Corresponde de 5% a 10% dos casos de LLA no adulto.

-se 20 metáfases. O resultado é usado, conforme os critérios da OMS, para a classificação prognóstica, a pesquisa de doença residual mínima e a avaliação da evolução clonal em casos de recaída.

- FISH (Hibridização por fluorescência *in situ*) – sonda com fluorocromo que se liga ao DNA sob estudo. Permite avaliar alterações cromossômicas e rearranjos gênicos.
- RT-PCR: Reação em cadeia de polimerase com transcrição reversa. Permite a análise de rearranjos gênicos e de algumas alterações cromossômicas.
- Análise molecular para rearranjos gênicos e padrões de expressão gênica.

O surgimento de alterações genéticas se relaciona com a leucemogênese da LLA, no entanto, não é responsável, isoladamente, pelo desenvolvimento da doença. Dentre eles, os principais genes envolvidos são: o BCR-ABL1, ETV6-RUNX1(especialmente em crianças) e

t(9;22)(q34;q11.2); BCR-ABL1 (LLA Philadelphia)

A ativação constitucional da proteína quinase ABL, adquirida pelo rearranjo com o gene BCR, é uma mutação que confere vantagem proliferativa, já que, ativa vias de transdução de sinal importantes na regulação do crescimento e da proliferação celular. Ocorre a translocação t(9;22)(q34;q11), que resulta no cromossomo Philadelphia (Ph).

É a anormalidade citogenética mais comum na LLA do adulto, ocorrendo em 15% a 30% destes pacientes e em 5% das LLA B na infância. Os casos que se associam a esta translocação são conhecidos como LLA cromossomo Philadelphia positivo (LLA Ph+).

A frequência da LLA Ph+ aumenta com a idade, sendo 50% dos casos acima de 60 anos.

A pesquisa molecular do rearranjo do gene BCR ABL, por técnica de PCR, é importante para a definição do tratamento e do prognóstico na leucemia linfoblástica. Devem ser pesquisados os dois principais locais de quebra, que incluem a proteína de fusão 210-kd (p210) e a 190-kd (p190).

A presença desta alteração citogenética é um fator de prognóstico adverso. Apresenta resposta terapêutica inicial similar aos outros, no entanto, as remissões tendem a ser menos prolongadas.

BCR-ABL1-like (LLA Philadelphia-like)

Nova categoria introduzida pela OMS em 2016, possuindo uma assinatura gênica similar à da LLA-B Philadelphia positiva, mas não possui a translocação característica t(9;22).

Corresponde a 10% dos casos da LLA-B na infância e 25% a 30% dos casos em adultos.

Tendência a maior leucocitose no diagnóstico, linfoblastos CD19+ e CD10+.

Para o diagnóstico é necessário a citometria de fluxo, citogenética, FISH, provas moleculares e estudos de deleção cromossômica.

Dentre as alterações genéticas encontradas, 80% dos casos apresentam deleções em fatores de transcrição envolvidos no desenvolvimento das células B, que incluem: o fator de transcrição 3 (E2A), o fator de célula B precoce 1 (EBF1), IKFZ1 e PAX5.

Em 90% dos casos há a presença de mutações envolvendo a tirosina quinases, dentre elas: JAK-2, ABL1, PDGFRB, EPOR e CRLF2. As translocações envolvendo CRLF2 (*cytokine receptor*-like *factor 2*) são encontradas em 50% dos casos de Ph-like e se associam às maiores taxas de doença residual mínima positiva após o tratamento de indução, conferindo o pior prognóstico.

Em estudo realizado por Jain *et al* (2017) em LLA B, contendo 148 pacientes tratados com quimioterapia padrão, a população estudada era constituída por: 31% de Ph+, 33% de Ph-like e 35,8% de outros subtipos de LLA-B. Dentre as Ph-like, 60% tinham a hiperexpressão de CRLF2. Ao avaliarem a resposta terapêutica, evidenciaram que os casos de Ph-like tinham mais, frequentemente, DRM+ após a indução, ocorrendo em 70% destes, 44% na Ph+ e 4% em outras LLAs. Além disso, a sobrevida global de 5 anos em Ph-like foi de 23% a 59% (outras LLA-B) e na presença da hiperexpressão de CRLF2, menos de 20%.

IKAROS

É um fator de transcrição necessário para a indução de genes responsáveis pela proliferação da linhagem linfoide. A deleção do IKZF1 (parte desta família) foi detectada em 76,2% das LLA B Philadelphia na infância e em 90% na fase adulta. E ainda, estudos viram que 58% das LLAs Ph negativas tinham o gene IKZF1 mutado, correspondendo à LLA Ph-like, conforme o seu padrão de expressão gênica.

t(v;11q23.3); rearranjo KMT2A (MLL)

Ocorre a translocação entre o gene KMT2A (MLL), que fica no cromossomo 11q23.3, e outro possível gene para fusão. É mais comum em crianças (60 a 80% das LLAs na infância), especialmente em menores de 1 ano. Em adultos, representa de 3% a 7% das LLAs, sendo as mais comuns a t(4;11)(q21.3;q23.3) e a t(11;19)(q23.3;p13.3), em ordem de frequência. O diagnóstico pode ser realizado por cariótipo convencional, FISH e por vezes, o auxílio de PCR torna-se necessário.

Associada à leucometria mais alta no diagnóstico, apresenta imunofenótipo de LLA imatura (CD10-, CD19+, HLA-DR+), e, frequentemente, possui co-expressão de genes mieloides (CD15+, CD65+).

t(12;21) (p13;q22.1); ETV6-RUNX1(TEL-AML1)

É o mais frequente rearranjo gênico encontrado em crianças; corresponde a 25% dos casos e se associa a um melhor prognóstico.

Hiperdiploidia

Blastos que possuem de 51 a 65 cromossomos na ausência de outras alterações estruturais cromossômicas. Corresponde de 6% a 7% dos casos em adultos.

Diagnóstico realizado via cariótipo convencional, FISH ou por análise de DNA na citometria de fluxo.

Hipodiploidia

Blastos contendo menos de 46 cromossomos.

Pode não ser evidenciada no cariótipo convencional, devendo ser suspeitada na presença de cariótipo e FISH com resultados discrepantes.

t(5;14)(q31.1;q32.1); IGH/IL3

Gene de fusão resultante IGH/IL3; associa-se à eosinofilia (reacional). É rara, < 1%. Não parece influenciar no prognóstico.

t(1;19)(q23;p13.3); TCF3-PBX1 (E2A-PBX1)

Mais comum em crianças; 6% dos casos.

iAMP21

Ocorre a amplificação de uma parte do cromossomo 21 detectada por FISH, utilizando a sonda para RUNX1. Presente em 2% dos casos de LLA-B na infância, com incidência desconhecida em adultos. Na infância, está associada ao pior prognóstico em casos que seriam considerados de risco padrão.

Leucemia linfoblástica aguda de células T

A LLA T possui um rearranjo clonal de genes receptores de células T e em 20% dos casos há, simultaneamente, o rearranjo no gene da IGH. Apresenta cariótipo anormal em 50% a 70% das ocorrências.

As principais alterações citogenéticas recorrentes envolvem os receptores de células T (TR), alfa e delta no 14q11,2; beta no 7q35 e gama no 7p14-15, com uma variedade de outros genes, como: o TXL1 no 10q24, TXL3 5q35, MYC no 8q24.1, TAL1 no 1p32, RBTN1 no 11p15 e RBTN2 no 11p13. A del (9p) resulta em perda do gene supressor tumoral CDKN2A.

Dentre as outras alterações genéticas, 50% dos casos associam-se às mutações na via do gene NOTCH.

Na LLA ETCP há um diferente padrão de expressão gênica, envolvendo genes mais associados às leucemias mieloides, como: FLT3 (presente em ~4% dos casos), DNMT3A, NRAS/KRAS, IDH1 e IDH2 (Tabela 14.4).

FATORES PROGNÓSTICOS

É de extrema importância definir o prognóstico dos pacientes para a avaliação de risco e a definição do tratamento, especialmente, quanto à realização de transplante alogênico de células-tronco hematopoiéticas em primeira linha.

Diversas classificações de risco foram definidas nos estudos clínicos ao longo dos anos, incluindo os aspectos clínicos, as alterações genéticas e a avaliação da resposta ao tratamento, especialmente, com a quantificação da Doença Residual Mínima (DRM).

Tabela 14.4 Alterações cromossômicas e moleculares na LLA no adulto.		
Citogenética	**Gene**	**Frequência**
Cariótipo normal		16%-34%
Hiperdiploidia (> 50 cromossomos)	—	7%
Hipodiploidia (< 44 cromossomos)		1%
t(9;22)(q34;q11)	BCR-ABL1	25%
t(12;21)(p13;q22)	ETV6-RUNX1 (TEL-AML1)	2%
t(4;11)	AFF1-MLL	3%-7%
t(1;19)(q23;p13)	TCF3-PBX1 (EA2-PBX1)	3%
t(8;14), t(2;8), t(8;22)	c-MYC	4%
t(5;14)(q31;q32)	IL3-IGH	< 1%
t(11;14)(q11)	TCRα e TCR β	20%-25%
BCR-ABL1-like	Diversos	25%-35%
Ikaros	IKZF1	25%-35%
t(1;14)(p32;q11)*	TAL-1	12%
t(10;14)(q24;q11)*	HOX11 (TXL1)	8%
t(5;14)(q35;q32)*	HOX11L2	1%

*Exclusivos de LLA-T.

Fonte: Modificada de NCCN Guidelines 2018.1.

Fatores clínicos de alto risco (conforme MRC/ECOG E2993)

Idade > 35 anos

Leucócitos > 30×10^9/L LLA-B

Leucócitos > 100×10^9/L LLA-T

Sobrevida global de 5 anos (5%) (Tabela 14.5)

Fatores desfavoráveis quanto à resposta terapêutica

- Ausência de remissão completa em 4 semanas
- Manutenção de blastos no 7º dia após o início da indução (corticorresistentes). Um estudo italiano fez uma pré-fase de 7 dias com prednisona; a ausência de diminuição dos blastos periféricos para $\leq 1 \times 10^9$/L, resultou na redução da sobrevida global
- Manutenção dos blastos no D21 da indução – resistentes à quimioterapia citotóxica
- A refratariedade da leucemia é definida quando > 1 $\times 10^9$/L de células blásticas no sangue periférico ou > 5% de blastos na medula óssea
- Persistência de DRM (Doença Residual Mínima) – permanência da leucemia após a remissão não detectada histomorfologicamente

Técnicas de avaliação de DRM: Citometria de fluxo; PCR de junção IGH e TCR; PCR de genes de fusão (p.ex.: BCR-ABL1; MLL); *Next-Generation sequencing*.

Sangue periférico tem sensibilidade de 1 $\log_{10}$ inferior à avaliação da medula óssea.

A avaliação da DRM além de ser um marcador prognóstico, o seu monitoramento permite o diagnóstico precoce de recaída.

O momento de realização da DRM é variável, conforme cada protocolo, mas a avaliação durante e após a indução, assim como, antes e após o transplante, é fundamental.

TRATAMENTO

Consiste em quatro etapas fundamentais:

- Indução
- Consolidação
- Intensificação/Reindução
- Manutenção

Estas etapas são associadas à profilaxia de infiltração do sistema nervoso central (SNC) e à avaliação constante do momento adequado para a indicação de transplante de células-tronco hematopoiéticas.

Alguns protocolos incluem uma pré-fase antes da indução, que consiste, principalmente, no uso de corticoide.

A indução com quimioterapia multidrogas induz ~ 85% de resposta completa (RC) na LLA; com a associação à terapia após a remissão e a profilaxia de recaída no SNC, em geral, aproximadamente 40% apresentarão uma sobrevida a longo prazo. Tem como objetivo a remissão hematológica completa (erradicação de blastos leucêmicos do sangue periférico e da medula óssea (< 5%) e o retorno da hematopoese normal). Os pilares do tratamento de indução incluem: glicocorticoides, vincristina, antracíclicos e, a mais recente, a adição da asparaginase em espelho a protocolos pediátricos. Estes, com taxas de RC de 72% a 92%.

A fase de consolidação tem como objetivo eliminar as células leucêmicas residuais e prevenir, portanto, a recaída.

A fase de manutenção, em geral, consiste no uso de 6-mercaptopurina diário e metotrexato semanal. Alguns protocolos adicionam a vincristina mensal e/ou blocos de prednisona. Todos com duração de 2 a 3 anos e menor taxa de recaída.

Profilaxia de sistema nervoso central

Menos de 10% com infiltração no diagnóstico.

Tabela 14.5 Prognóstico conforme critérios citogenéticos.

Risco Favorável	Risco Desfavorável
- Hiperdiploidia (51-65 cromossomos – especialmente em trissomia do 4,10 e 7)	- Hipodiploidia (< 44 cromossomos)
- t(12;21)(p13;q22): ETV6-RUNX1	- Rearranjo KMT2A t(4;11) ou outras
- del(9p)	- t(v;14q23)/IGH
- Mutação NOTCH1/FBXW7 (LLA-T)	- t(9;22)(q34;q11.2): BCR-ABL1 (era pré ITK)
	- Cariótipo complexo (> = 5 alterações cromossômicas)
	- LLA Ph-like
	- Amplificação intracromossomial do cromossomo 21 (iAMP21)
	- Deleção IKZF1 (LLA-B)
	- LLA Early T-cell precursor

Fonte: Adaptada de NCCN 2018. e Paul *et al.*, 2016.

Recaída em SNC ocorre em 35% a 75% dentro de 1 ano. No entanto, se realizada a profilaxia a frequência de recidiva reduz para 5%.

Fatores de risco para infiltração de SNC: LLA B madura, DHL alto (> 600 U/L) e a presença de alto índice proliferativo no diagnóstico.

Modalidades: Quimioterapia intratecal (metotrexato e/ou citarabina), irradiação craniana (disfunção cognitiva e neurológica, neoplasia secundária) ou drogas sistêmicas com biodisponibilidade no SNC (metotrexato e citarabina em altas doses). O uso é variável, conforme o protocolo.

Escolha do protocolo de tratamento

Os diferentes esquemas de tratamento apresentam taxas de remissão morfológica e sobrevida semelhantes.

Considerar:

- Estratificação de risco prognóstico
- Avaliar a idade, a performance, o status e as comorbidades
- Tratamentos em adultos embasados nos protocolos infantis (maiores doses de metotrexato e asparaginase): menores taxas de recidiva, especialmente, em adultos jovens; taxas de resposta completa de 65 a 95% e sobrevida global em 5 anos de 25 a 60%

- Avaliar o uso de terapias-alvo: Inibidores de tirosinaquinases; Anticorpos monoclonais
- Erradicar a Doença Residual Mínima
- Atentar para as indicações de transplante

A adição de asparaginase em protocolos adultos é um desafio, especialmente em maiores de 40 anos, em decorrência da toxicidade relacionada a droga. Os principais efeitos colaterais incluem coagulopatia, trombose, hipofibrinogenemia, pancreatite e hepatotoxicidade (Tabela 14.6).

Dentre os protocolos acima, os que realizaram os regimes conforme os esquemas pediátricos foram: o GRAAL, o GMALL e o BFM (estudo em adultos jovens). No GRAAL, foi evidenciada a menor tolerância ao esquema em maiores de 55 anos.

LLA Philadelphia positivo

Corresponde a 25% das Leucemias Linfoblásticas Agudas no adulto.

Esta subdivisão é a considerada de pior prognóstico, e em estudos prévios, o transplante alogênico aparentava permitir uma resposta mais duradoura. Na fase com pré-inibidores de tirosinaquinase (ITK), o tratamento padrão apresentava taxas de sobrevida livre de doença (SLD) de 30% e de sobrevida global em 5 anos de 5 a 20%; os transplantados apresentavam SLD de 35% a 55%.

Tabela 14.6 Protocolos para tratamento de primeira linha em LLA Ph-negativo em adultos.

Estudo	Ano	Idade (média)	Nº	RC (%)	SLD, anos	SG, anos	MRT
CALGB 8811	1995	16-80 (32)	197	85	46%, 3	50%, 3	—
GIMENA ALL0288	2002	12-60 (28)	778	82	33%, 9	27%, 9	7%
LALA 94	2004	15-55 (33)	922	84	30%, 5	33%, 5	5%
Hyper - CVAD	2004	15-92 (40)	288	92	38%, 5	38%, 5	5%
PETHEMA ALL-93	2005	15-50 (27)	222	82	35%, 5	34%, 5	—
GRAAL 2005*	2005	18-59 (36,1)	787	92	52%, 5	59%, 5	—
GMALL 07/03	2007	15-55 (34)	713	89	NR	54%, 5	—
BFM	2008	16-20 (19)	321	90	63%, 7	67%, 7	2,6%

RC: resposta completa; SLD: sobrevida livre de doença; SG: sobrevida global; MRT: mortalidade relacionada ao tratamento; NR: não atingida. *Adultos tratados com esquemas pediátricos.

Fonte: Adaptado de Greer, John P., et al., 2014; Kantarjian H, et al., 2004. Huguet F, et al., 2018. Stock W, et al., 2008.

A adição do Imatinibe, terapia de primeira linha, aumentou as taxas de sobrevida livre de doença (SLD) para 60% a 75%. É fundamental que a introdução do ITK seja precoce, sendo usado durante o tratamento de indução, consolidação e, na maioria dos protocolos, reiniciado em 6 a 8 semanas após o transplante alogênico.

Existem diversos ITKs, dentre eles, os inibidores de: primeira geração: Imatinibe, 2ª geração: Dasatinibe e Nilotinibe e 3ª geração: Ponatinibe (Tabela 14.7).

O GRAAPH-2005 foi um estudo multicêntrico que comparou o uso de Imatinibe alta dose + quimioterapia com intensidade reduzida (RIC) ao Imatinibe + Hyper-CVAD. Não houve diferença significativa entre a resposta molecular maior, SG e SLD entre os braços do estudo. A realização do transplante alogênico foi associada ao benefício na sobrevida livre de doença com *Hazard ratio* de 0,69.

O estudo GIMENA LAL1205 avaliou o uso de Dasatinibe e esteroides combinados com a quimioterapia intratecal por 84 dias, com boa resposta (conforme evidenciada na Tabela 14.7). No entanto, apresentou taxa de recaída de 80% após o término da indução e destes, 70% apresentavam a mutação T315i no domínio da quinase ABL. Na presença desta mutação, sabe-se que é necessário o uso de ITK de 3ª geração, como o Ponatinibe, que tem ação inibitória nos domínios de quinase BCR ABL.

O estudo de fase II do Ponatinibe em associação ao Hyper-CVAD incluiu 76 pacientes que receberam 8 ciclos de Hyper-CVAD associados ao Ponatinibe, sendo este último, mantido indefinidamente; incluindo a fase de manutenção nos pacientes com resposta. Os eventos adversos de toxicidade graus 3 e 4 incluíram: infecção em 86% (3 óbitos), hipertensão, sangramento (1 óbito) e *rash* cutâneo. Este estudo mostrou a efetividade do tratamento com Ponatinibe e quimioterapia, porém é necessário o estudo randomizado para a avaliação da eficácia.

Nas recaídas associadas às mutações no domínio quinase ABL (p.ex.: T315I), torna-se necessária a realização de mais estudos com o uso de ITK de terceira geração, incitando a discussão sobre qual seria o melhor inibidor de tirosinaquinase para o tratamento de primeira linha da LLA Ph+.

Um estudo de fase II, unicêntrico, realizado por Sasaki *et al*, comparou o uso de Dasatinibe com Hyper-CVAD versus Ponatinibe com Hyper-CVAD em 109 pacientes. Não houve diferença nas taxas de resposta completa e molecular, no entanto, as taxas de SLD e SG constataram em 3 anos: 83% *versus* 60% e 73% *versus* 50%, respectivamente. Estes achados sugerem a superioridade do Ponatinibe em relação ao Dasatinibe.

Tratamento da Leucemia Linfoblástica de células T

Os protocolos de tratamento se assemelham aos das Leucemias de células B, no entanto, com respostas variáveis, apresentando taxas de recaída em torno de 50% após o tratamento com quimioterapia convencional.

A *Early T-cell precursor leukemia* (ETCP) representa 10% dos casos de LLA-T e, conforme descrito anteriormente, tem mutações similares às da leucemia mieloide; associa-se ao pior prognóstico, com taxas de refratariedade ao tratamento de 72%. A presença de amplo perfil de alterações gênicas permite avaliar o uso de drogas-alvo.

A Nelarabina é um análogo nucleosídeo da purina, específico de células T. Tem o seu uso aprovado para os casos refratários; Estudo de fase II, sendo utilizada em monoterapia, com RC de 31%, SLD de 20 semanas e SG em 1 ano de 28%.

Há um estudo sendo realizado pelo *MD Anderson Cancer Center*, com 48 pacientes, para a incorporação da Nelarabina em primeira linha com HCVAD, no qual foram evidenciadas taxas de remissão completa de 93%,

Tabela 14.7 Demonstração de dados sobre alguns estudos com ITK.						
Estudo	**Tratamento**	**RC**	**RMM**	**SLD**	**SG**	**MRT**
GRAAPH-2005	Imatinibe + quimioterapia RIC	98,5%	66%	42%, 5a	48%, 5a	0,7%
	Imatinibe + H-CVAD	91%	64%	32%, 5a	43%, 5a	6,7%
GIMENA LAL 1205	Dasatinibe + esteroides + QT IT	100%	52,1%	51%, 20m	69%, 20m	—
Hyper-CVADx8 + Ponatinibe		100%	97%	70%, 3a	76%, 3a	5,2%

RC: Resposta completa; RMM: Resposta molecular maior; SLD: Sobrevida livre de doença; SG: Sobrevida global; MRT: Mortalidade relacionada ao tratamento de indução.

Fonte: Traduzido e adaptado de Chalandon Y, *et. al.*, 2015; Foà R, Vitale A, *et al.*, 2011; Jabbour E, *et al.*, 2018.

com seguimento de 41 meses e sobrevida global de 63% em 3 anos. Quando avaliados os casos de ETCP, as taxas de sobrevida global caíram para 45%.

Indicações a se considerar a realização do transplante alogênico após a primeira remissão:

- Leucócitos no diagnóstico > $100 \times 10^9/L$
- Idade entre 40 e 65 anos, especialmente, na ocorrência de atrasos no tratamento secundário à toxicidade
- LLA *Early T cell precursor*
- Alterações genéticas desfavoráveis
- Ausência de resposta completa após a indução
- DRM positiva após 2 ciclos de tratamento

Tratamento com drogas-alvo/novas drogas

- Rituximabe: O CD20 pode ser positivo em 47% dos casos em adultos com LLA-B e parece estar associado às piores taxas de sobrevida e maiores de recidiva.

  O GRAAL-R 2005 foi um estudo em 220 pacientes com LLA Ph negativa, randomizados para o uso de quimioterapia padrão, com ou sem associação do Rituximabe; em um seguimento de 30 meses, as taxas de SLD foram respectivamente, 65% × 52%. A avaliação do estudo após o transplante demonstrou melhor SG em quem recebeu o Rituximabe. Não houve diferença de toxicidade entre os grupos.

  Desta forma, nos casos CD20 positivos, há o benefício da associação desta medicação ao tratamento.

- Inotuzumabe Ozoganicina: anticorpo monoclonal conjugado com caliqueamicina anti-CD22, que induz a quebra na fita dupla de DNA e gera a apoptose. Um evento adverso preocupante é a ocorrência de VOD (Doença veno-oclusiva), reportada em 11% dos pacientes; atentar para antecedentes de hepatopatia.

- Blinatumomabe: é um anticorpo biespecífico de células T, que liga o receptor de célula T CD3 ao CD19 nas células B, desencadeando a liberação de citocinas inflamatórias, a produção de proteínas citolíticas e a proliferação de células T, com consequente apoptose das células B CD19. Apresenta meia-vida curta e, portanto, deve ser administrado em infusão contínua por 4 semanas. Os efeitos adversos mais frequentes associados incluem: febre, calafrios, neutropenia, anemia e hipogamaglobulinemia. É rara a sua apresentação com toxicidade grave, mas implica em: síndrome de liberação de citocinas, alteração do estado mental e convulsões.

- CAR-T (Receptor de antígeno quimérico de células T): são células T autólogas, geneticamente programadas, que expressam um domínio de ligação de imunoglobulina envolve a coleta de células T do paciente para a produção das células CAR e, após, a infusão destas no paciente, precedida por um preparo com imunossupressão. O objetivo é que estas células reconheçam as células leucêmicas e induzam a resposta imune antitumoral. Pode ser utilizado em pacientes com a doença avançada, não sendo necessária a remissão prévia ao tratamento.

- Limitações: recaída de 40% em 2 anos: expansão de clones CD19 negativos, perda da persistência das células CART a longo prazo, risco de síndrome de liberação de citocinas.

- Inibidores de JAK-2 (p.ex.: Ruxolitinibe): em particular na LLA Ph-like, na presença da mutação é uma opção, no entanto ainda em estudo.

Tratamento da LLA recaída

Os tratamentos para LLA permitem taxas de resposta em 85% a 90% dos pacientes, sendo 8% a 15% primariamente refratários, mas 40% a 50% irão apresentar recaída nos primeiros 2 anos de tratamento. Dos casos que atingem a remissão completa, só 20 a 40% apresentam resposta duradoura.

Se a recaída for precoce, período inferior a 6 meses, e em adultos com mais de 20 anos, a sobrevida mediana é de 4 a 5 meses, já a sobrevida global em 2 anos após recaída é de 5%.

O índice de remissão com tratamento quimioterápico após a recaída é inferior a 50% e, ainda, sem resposta duradoura. Apesar da resposta curta, de 3 a 6 meses, conforme o protocolo, esta permite ser a ponte para o transplante alogênico com potencial curativo (taxas aproximadas de 30%).

Estudos com o uso de novas drogas em monoterapia e a incorporação aos esquemas quimioterápicos, tem demonstrado melhores respostas do que na quimioterapia padrão, conforme mostra a Tabela 14.8, com o resultado dos trabalhos com Blinatumomabe e Inotuzumabe.

Sempre frente a um diagnóstico de recaída, avaliar a possibilidade de inclusão em estudos clínicos.

- Blinatumomabe: Estudos estão sendo realizados em pacientes com LLA Ph positiva, dentre eles o ALCANTRA, fase II, com taxas de resposta completa ou hematológica parcial depois de 2 ciclos de 36%, destes 86% com DRM positiva.

  Aprovado pelo FDA para LLA de células B Philadelphia positivo e negativo.

- Inotuzumabe Ozogamicina: Estudo fase II desenvolvido por Jabbour *et al;* foi avaliado o uso de Inotuzumabe ozogamicina associado á quimioterapia de baixa intensidade (mini–hyper-CVD), em 59 pacientes com LLA recaída/refratária. Taxas de

Tabela 14.8 Estudos de fase III com Blinatumomabe e Inotuzumabe, em monoterapia em LLA B recaída.

Tratamento	Nº de pacientes	Resposta completa %	DRM negativa %	Sobrevida global média (meses)
Blinatumomabe	271	44%	76%	7,7
Quimioterapia padrão	134	25%	48%	4,0
Inotuzumabe	109	80,7%	78,4%	7,7
Quimioterapia padrão	109	29,4%	28,1%	6,7

Fonte: Park JH, *et al.*, 2015; Paul S, Kantarjian H, Jabbour EJ. 2016

resposta de 78%, sendo 59% completa; nos quais a DRM foi negativa em 82%. Toxicidade graus 3 e 4: trombocitopenia, infecções (73%), hiperbilirrubinemia e VOD (15%). Em 2 anos, sobrevida global de 11 meses.

Aprovado pelo FDA em casos de LLA Ph negativa.

- *CAR-T cells*: Park *et al* em estudo de fase I, com 46 pacientes com LLA recaída/refratária, idade média de 45 anos, 30% com LLA-Ph e 39% transplante prévio; 50% destes com doença em atividade. Em resultados, observaram resposta completa em 84% e destes 83% com DRM negativa. Tempo de seguimento ainda curto, 4,2 meses, em 16 pacientes com ao menos seis meses. A DRM após o tratamento foi preditiva de sobrevida global, sendo a SG em 6 meses de 76% no grupo com DRM negativa e 14% nos pacientes com DRM positiva.

Em conclusão, as opções aprovadas para LLA recaída consistem em:

- Quimioterapia de resgate (p.ex.: FLAG IDA, Hyper--CVAD, HCVAD aumentado)
- LLA Ph+: ITK + Quimioterapia; Blinatumomabe
- LLA Ph-: Quimioterapia; Blinatumomabe; Inotuzumabe-ozogamicina; CAR-T
- LLA-T: Nelarabina
- Referenciar para estudos clínicos: Anticorpos monoclonais + quimioterapia; CAR-T
- Transplante alogênico após tratamento

Tratamento da LLA do idoso

A LLA no idoso (≥ 60 anos) tem elevadas taxas de mortalidade na indução (42%). Sobrevida média de 15 meses e sobrevida global de 20% em 3 anos, estas secundárias com baixa tolerância à quimioterapia intensiva.

Alguns protocolos menos intensivos foram desenvolvidos na tentativa de diminuir toxicidade.

Um estudo realizado pelo grupo do GRAALL em pacientes com idade mediana de 68 anos (55 a 77), avaliou o uso de doxorrubicina infusão contínua, vincristina e dexametasona em dois blocos de indução, seguidos por 4 blocos de consolidação (adicionada a citarabina em baixa dose e 6-mercaptopurina) e manutenção, em que comparou com uso de doxorrubicina lipossomal (pior resposta terapêutica). No grupo com a doxorrubicina infusão contínua atingiu-se a remissão completa de 90% após as 2 induções, com mortalidade de 7%. Em 2 anos, tanto as taxas de sobrevida livre de doença quanto de sobrevida global foram de 35%.

Um estudo realizado para o tratamento de idoso com LLA utilizou Mini-Hyper CVD e Inotuzumab Ozogamicina em 52 pacientes com idade mediana de 68 anos (64 a 72), apresentando excelentes taxas de resposta: Resposta completa de 85%, DRM negativa em 69% dos casos, sobrevida global e sobrevida livre de doença em 2 anos, de 66% e 59%, respectivamente. A mortalidade associada ao tratamento ocorreu em 12% dos casos (10% por sepse e 2% por VOD) e a taxa de infecção durante a indução foi de 52%.

Estudos randomizados devem ser realizados para confirmar a eficácia deste protocolo, mas a inclusão de novas drogas parece incrementar em resposta sem aumento de toxicidade, comparado aos demais estudos com idosos.

Em idosos com LLA PH+, estudos com o uso de ITK associado à vincristina e corticoides na indução, em paralelo com a profilaxia para SNC, seguido de consolidação com quimioterapia ou transplante alogênico de células--tronco hematopoiéticas, que apresentem o condicionamento de intensidade reduzida, parece ter bons resultados.

Transplante alogênico de células-tronco hematopoiéticas

O transplante alogênico faz parte do tratamento da Leucemia Linfoblástica Aguda.

A busca pelo doador é importante, não havendo definição de superioridade entre aparentado e não aparentado, no entanto, a maior experiência ainda é com transplante aparentado. A fonte de células pode ser: o sangue periférico, a medula ou o sangue de cordão umbilical.

A incorporação de regimes de intensidade reduzida tem permitido a realização de transplante alogênico em adultos, especialmente, aqueles acima de 40 anos.

Nos estudos que compararam o transplante com a quimioterapia, a escolha da terapia foi devido à disponibilidade de doador, portanto, não há estudos randomizados.

A resposta terapêutica relacionada ao transplante alogênico foi avaliada pelo grupo GRAALL com protocolo inspirado no pediátrico. Neste estudo, 522 pacientes com LLA foram submetidos ao protocolo GRAALL e estratificados conforme o risco. Aqueles, com um critério de alto risco, eram encaminhados para o transplante alogênico em primeira remissão, se doador disponível; 54% foram encaminhados para o transplante e destes, a resposta em 3 anos evidenciada, incluiu recaída após o transplante de 19,5%, sobrevida livre de doença de 64,7%, sobrevida global de 69,5% e mortalidade não relacionada à recaída de 15,5%. Neste estudo, houve uma diferença significativa em sobrevida, quando comparados os pacientes submetidos ao transplante com os não transplantados, no subgrupo que apresentou DRM positiva após a indução.

Indicações de transplante:

- Estratificação prognóstico de alto risco, indicado em primeira remissão.
- LLA Philadelphia.
- DRM positiva após a indução (*Hazard ratio* 5,22). Estudo mostrou que pacientes com DRM positiva depois da primeira consolidação (semana 16) que receberam transplante, tiveram RC de 66% e os não transplantados, RC de 12%

O PETHEMA ALL-AR-03 definiu como alto risco DRM 1×10^{-3} blastos ou mais, após a indução e 5×10^{-4} blastos ou mais, após a consolidação, definindo a diferença de SLD e SG.

- Estudos recentes sugerem que *Ph-like* e *Early T-cell* devem ser tratadas como alto risco e, portanto, devem realizar o transplante alogênico em primeira remissão.
- Leucemias recaídas/refratárias, idealmente, após atingirem remissão completa.

Cuidados durante o tratamento

- Atentar para o risco de *lise* tumoral – Baixo risco, manter a hidratação (alvo diurese 100 mL/h) e Alopurinol (200 a 300 mg/m²). Em alto risco, considerar rasburicase.
- Profilaxias infecciosas:
- *Pneumocystis jirovecii* com sulfametoxazol-trimetoprim, atovaquona, dapsona ou pentamidina inalatória.
- Antibacteriana, antiviral e antifúngica, conforme protocolo de tratamento; especialmente durante tratamento intensivo.
- O uso de fator de crescimento de colônias de granulócitos (GCSF) é seguro.
- Suporte hemoterápico: Hemocomponentes filtrados e irradiados. Irradiados para prevenir a doença do enxerto contra o hospedeiro transfusional e leucodepletados (filtrados), para a prevenção de aloimunização, reação febril não hemolítica e diminuir o risco de contaminação por vírus (CMV).
- É importante o controle de náuseas, analgesia e contínuo suporte psicológico para o paciente e familiares.

CONCLUSÃO

- A Leucemia Linfoblástica Aguda é uma doença rara no adulto, de apresentação clínica aguda.
- A evolução do conhecimento dos grupos de maior risco citogenético/molecular permite a estratificação de risco e consequente definição de tratamento.
- O prognóstico é definido pela idade, leucometria no diagnóstico, alterações citogenéticas e moleculares e resposta terapêutica (avaliação doença residual mínima).
- A incorporação de novas drogas-alvo no tratamento da LLA está aumentando as taxas de resposta terapêutica.
- É fundamental, desde o diagnóstico, avaliar a indicação e o momento do transplante alogênico, já que ainda é a única terapia curativa.

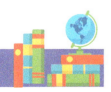

BIBLIOGRAFIA CONSULTADA

1. Bethesda, MD. Surveillance, Epidemiology, and End Results (SEER) Cancer Stat Facts: Acute Lymphocytic Leukemia. National Cancer Institute. Disponível em: https://seer.cancer.gov/statfacts/html/alyl.html.
2. Chalandon Y, Thomas X, Hayette S, Cayuela JM, Abbal C, Huguet F. Randomized study of reduced-intensity chemotherapy combined with imatinib in adults with Ph-positive acute lymphoblastic leukemia. Blood. 2015; 125(24):3711-3719.
3. Dhedin N, Huynh A, Maury S, Tabrizi R, Beldjord K, Asnafi V, et al. Role of allogeneic stem cell transplantation in adult patients with Ph-negative acute

lymphoblastic leukemia. Blood. 2015;125(16):2486-2496.

4. Foà R, Vitale A, Vignetti M, Meloni G, Guarini A, Propris MSD, et al. Dasatinib as first-line treatment for adult patients with Philadelphia chromosome–positive acute lymphoblastic leukemia. Blood. 2011;118:6521–6528.

5. Greer, John P., et al. Wintrobe's Clinical Hematology, 13th ed. Philadelphia: Wolters Kluwer Lippincott Williams and Wilkins, 2014.

6. Hayhoe FGJ, Flemans RJ. Atlas Colorido de Citologia Hematológica, 3ª ed. São Paulo: Artes Médicas, 2000.

7. Huguet F, Chevret S, Leguay T, Thomas X, Boissel N, Escoffre-Barbe M, et al. Intensified Therapy of Acute Lymphoblastic Leukemia in Adults: Report of the Randomized GRAALL-2005 Clinical Trial. J Clin Oncol. 2018;36(24):2514-2523. Epub, Jun. 4, 2018.

8. Hunault-Berger M, Leguay T, Thomas X, Legrand O, Huguet F, Bonmati C, et al. A randomized study of pegylated liposomal doxorubicin versus continuous--infusion doxorubicin in elderly patients with acute lymphoblastic leukemia: the GRAALL-SA1 study. Haematologica. 2011;96(2):245-252.

9. Jabbour E, Ravandi F, Kebriaei P, Huang X, Short NJ, Thomas D, et al. Salvage Chemoimmunotherapy with Inotuzumab Ozogamicin Combined with Mini–Hyper-CVD for patients with relapsed or refractory Philadelphia Chromosome–Negative Acute Lymphoblastic Leukemia. A Phase 2 Clinical Trial. Jama Oncology. 2017.

10. Jabbour E, Short NJ, Ravandi F, Huang X, Daver N, DiNardo CD, et al. Combination of hyper-CVAD with ponatinib as first-line therapy for patients with Philadelphia chromosome-positive acute lymphoblastic leukaemia: long-term follow-up of a single-centre, phase 2 study. Lancet Haematol. 2018;5:e618-627.

11. Jain N, et al. Ph-like acute lymphoblastic leukemia: a high-risk subtype in adults. Blood. 2017;129(5):572-581.

12. Kantarjian H, DeAngelo DJ, Stelljes M, et al. Inotuzumab ozogamicin versus standard therapy for acute lymphoblastic leukemia. N Engl J Med. 2016;375(8):740-753.

13. Kantarjian H, Stein A, Gökbuget N, Fielding A, Schuh A, Ribera JM, et al. Blinatumomab versus Chemotherapy for Advanced Acute Lymphoblastic Leukemia. N Engl J Med. 2017;376:836-847.

14. Kantarjian H, Thomas D, O'Brien S, Cortes J, Giles F, Jeha S, et al. Long-term follow-up results of hy-

perfractionated cyclophosphamide, vincristine, doxorubicin, and dexamethasone (Hyper-CVAD), a dose-intensive regimen, in adult acute lymphocytic leukemia. Cancer. 2004;101(12):2788-801.

15. Litzow M.R., Heyman M. Acute lymphoblastic leukemia and lymphoblastic lymphoma. American Society of Hematology-SAP, 6ª ed, 2016;19:531-546. (azul).

16. Marks D, Rowntree C. Management of adults with T-cell lymphoblastic leukemia. Blood. 2017;129(9):1134-1142.

17. Maury S, Chevret S, Thomas X, Heim D, Leguay T, Huguet F, et al. Rituximab in B-Lineage Adult Acute Lymphoblastic Leukemia. N Engl J Med. 2016;375:1044-1053.

18. NCCN – National Comprehensive Cancer Network. Acute lymphoid leukemia (version 1.2018). Acesso em: Fev. 2019.

19. Park JH, Riviere I, Wang X, et al. Implications of Minimal Residual Disease Negative Complete Remission (MRD-CR) and Allogeneic Stem Cell Transplant on Safety and Clinical Outcome of CD19-Targeted 19-28z CAR Modified T Cells in Adult Patients with Relapsed, Refractory B-Cell ALL [abstract]. Blood.2015;126(23):682.

20. Paul S, Kantarjian H, Jabbour EJ. Adult Acute Lymphoblastic Leukemia. Mayo Clin Proc. 2016;91:1645-1666.

21. Rowe JM, et al. Induction therapy for adults with acute lymphoblastic leukemia: results of more than 1500 patients from the international ALL trial: MRC UKALL XII/ECOG E2993. Blood. 2005;106:3760-3767.

22. Stock W, La M, Sanford B, Bloomfield CD, Vardiman JW, Gaynon P, Larson RA, et al. What determines the outcomes for adolescents and young adults with acute lymphoblastic leukemia treated on cooperative group protocols? A comparison of Children's Cancer Group and Cancer and Leukemia Group B studies. Blood. 2008;112(5):1646-1654. Epub. Acesso em: Maio 23, 2008.

23. Swerdlow SH, Campo E, Harris NL, Jaffe ES, Pileri SA, Stein H, Thiele J (editors). WHO Classification of Tumours of Haematopoietic and Lymphoid Tissues (Revised 4th edition). IARC: Lyon. 2017;12:199-214.

24. Terwilliger T, Abdul-Hay M. Acute lymphoblastic leukemia: a comprehensive review and 2017 update. Blood Cancer Journal. 2017;7,e577.

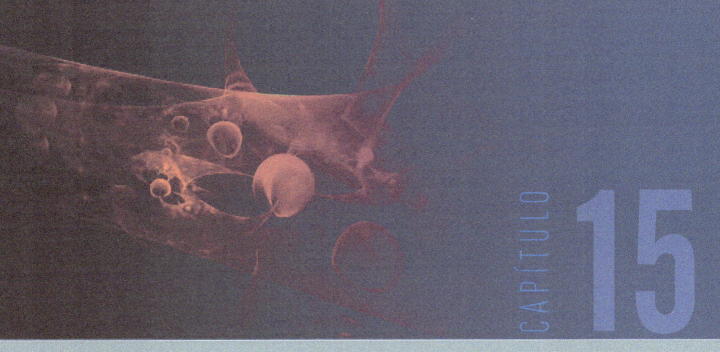

CAPÍTULO 15

Juliano Córdova Vargas ■ Juliana Pereira

Doenças Linfoproliferativas Crônicas

INTRODUÇÃO

As doenças linfoproliferativas crônicas constituem um grupo heterogêneo de neoplasias que tem em comum uma origem a partir de células linfoides maduras que costumam infiltrar órgãos linfoides, medula e sangue periférico. Podem ser de origem linfoide B, T ou *natural killer* (NK).

LEUCEMIA LINFOCÍTICA CRÔNICA (LLC)

Leucemia linfocítica crônica (LLC) é a mais comum das doenças leucêmicas. De fenótipo B maduro, ocorre mais frequentemente em indivíduos idosos, com média de idade de 65 anos. Sua incidência é de 2 a 6 casos para cada 100.000 habitantes, sendo esta crescente com o aumento da idade, chegando a 30 casos/100.000 habitantes acima dos 80 anos.

A LLC é mais comum em homens (2:1), tendo sua etiologia desconhecida. Entretanto, a exposição a agentes químicos derivados do petróleo e agrotóxicos parece estar associada ao incremento de risco para esta doença. A LLC corresponde a 30% de todas as leucemias nos países ocidentais.

Descrição Biológica da LLC

A LLC pode originar-se de linfócitos B que sofreram maturação antígeno dependente, podendo acometer células que sofreram hipermutação da região variável da cadeia pesada da imunoglobulina (IgVh) ou em células que ainda não sofreram essa fase de diferenciação ou não mutadas.

Características Imunofenotípicas

A LLC é uma neoplasia linfoide B e apresenta imunofenótipo bastante peculiar, sendo estes da linhagem B, a citar:

* CD19 (forte expressão)   * CD20 (fraca intensidade)
* CD21   * CD23
* CD24   * CD37
* CD79b (negativo ou fraco) * FMC7 ausente ou fraco
* Coexpressão do antígeno linfoide T CD5

* Imunoglobulinas de superfície/membrana de baixa densidade: usualmente IgM, IgM e IgD e monoclonalidade de cadeia leve de imunoglobulina Kappa ou Lambda.

Critérios Diagnósticos de LLC – Escore de Matutes

Existe um escore diagnóstico sugerido por Matutes et al. para LLC a partir de achados de imunofenótipo, conforme descrito a seguir:

LLC: 5 critérios

1. Imunoglobulina de superfície/membrana de baixa densidade - Fraco
2. CD5 positivo
3. CD23 positivo
4. FMC7 negativo
5. CD79b negativo ou fraco

Cada item vale 1 ponto: escores 4 ou 5 caracterizam LLC. Outras doenças linfoproliferativas crônicas em fase circulante estariam pontuadas com 0 e 1.

Marcadores de Citogenética Encontrados em LLC

Oitenta por cento dos pacientes apresentam anormalidades genéticas bem conhecidas, por exemplo:

- Deleção 13q- (melhor prognóstico)
- Deleção 11q-
- Trissomia do cromossoma 12
- Rearranjos 14q32
- Deleção 17p- (pior prognóstico)
- 11q- e 17p- estão associados a pior prognóstico, enquanto a trissomia do 12 costuma se associar a LLC atípica

Achados Clínicos

Muitos pacientes serão assintomáticos ao diagnóstico, porém em pacientes sintomáticos costuma haver: adenomegalias, astenia e perda ponderal, além de febre ocasional, sudorese noturna profusa e infecções de repetição.

Os linfonodos costumam estar aumentados, indolores e móveis, havendo: hepatomegalia em até 50% dos pacientes e/ou esplenomegalia. Esta última não costuma ser acentuada.

Raramente ocorre infiltração de pele, tonsilas e meninges. Cerca de 3% a 15% dos pacientes com LLC podem evoluir para síndrome de Richter. A síndrome de Richter caracteriza-se por uma transformação para neoplasia linfoproliferativa mais agressiva, podendo estar associada a um aparecimento rápido e progressivo dos sintomas B (febre, perda de peso, sudorese noturna) aumento das adenomegalias e citopenias ao hemograma.

O prognóstico da Síndrome de Richter costuma ser bastante desfavorável, com sobrevida mediana de 6 meses. Há relatos de evolução da LLC para Linfoma de Hodgkin em menos de 1% dos casos. Na maioria dos casos de Síndrome de Richter a evolução ocorre para Linfoma Difuso de Grandes Células B. Há de se destacar a evolução da LLC para Leucemia Prolinfocítica B, quando ocorre no sangue periférico mais de 55% de prolinfócitos B, mantendo-se o mesmo imunofenótipo da LLC.

Alterações Laboratoriais

Um dos achados laboratoriais mais comuns da LLC é a linfocitose persistente no sangue periférico. O valor preconizado para o diagnóstico é de uma linfocitose maior ou igual a 5.000 linfócitos nos últimos 3 meses. A medula óssea costuma estar infiltrada com mais de 30% de linfócitos doentes (Figura 15.1).

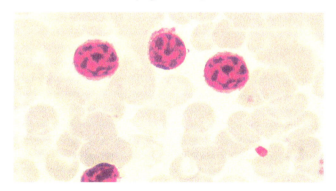

Figura 15.1 Leucemia Linfocítica Crônica - Morfologia da sangue periférico.
Fonte: acervo do autor.

Em até 20% dos pacientes ocorre anemia e/ou trombocitopenia. É notável a ocorrência de anemia hemolítica autoimune; dentre outros fenômenos autoimunes. Pode haver também hipogamaglobulinemia ou por vezes, hipergamaglobulinemia monoclonal (Figura 15.2).

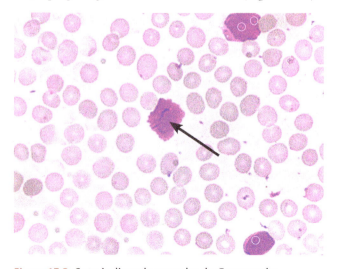

Figura 15.2 Seta indicando mancha de Gumprecht.
Fonte: acervo do autor.

Estadiamento

Para estadiar pacientes com LLC sem usar critérios clínicos e hematológicos, os dois sistemas mais conhecidos e utilizados são Rai e Binet.

Estadiamento de Rai:

0 – Linfocitose no sangue ou medula óssea
I – Linfocitose + adenomegalias
II – Linfocitose + hepato ou esplenomegalia
III – Linfocitose + anemia (Hb < 11)
IV – Linfocitose + plaquetopenia (Pq < 100.000)

De acordo com Rai, existe a mediana de sobrevida:

Rai 0 → > 150 meses;

Rai I → 101 meses;

Rai II → 71 meses;

Rai III → 19 meses;

Rai IV → 19 meses.

ESTADIAMENTO DE BINET

A → menos de 3 áreas linfonodais acometidas
B → 3 ou mais áreas linfonodais acometidas
C → Hb ≤ 10g/dL ou Plaquetas ≤ 100.000

Sobrevida mediana de acordo com BINET:

A → > 10 anos;

B → 7 anos;

C → 2 anos.

ESTADIAMENTO DE RAI MODIFICADO (sobrevida em anos):

- Baixo risco → linfocitose no sangue ou medula óssea -> 10 anos;
- Risco intermediário → linfocitose + adenomegalias + hepatomegalia ou esplenomegalia – 7 anos;
- Alto risco → linfocitose + anemia + trombocitopenia – 1,5 a 2 anos.

Fatores Prognósticos

Há vários fatores a serem considerados para avaliar o prognóstico dos pacientes com LLC, como estádio clínico (que tem grande interferência na tomada de decisão para tratar ou não o paciente), tempo de duplicação dos linfócitos no sangue periférico e padrão de infiltração na medula óssea.

Deve-se considerar, também, que alguns marcadores como: Beta2 microglobulina, DHL, presença de mutação de IgVh e TP53, e a citogenética com cariótipo complexo, interferem no prognóstico. O impacto da citogenética pode ser demonstrado no gráfico abaixo, com pior prognóstico naquele conferido pela deleção do braço curto do cromossomo 17 (17p), ao passo que a deleção do 13q é considerado de bom prognóstico.

Tratamento

O tratamento da LLC deve ser uma estratégia adotada com cautela e atenção. Ao se fazer o diagnóstico, é importante, acima de tudo, contextualizar o paciente, a primeira

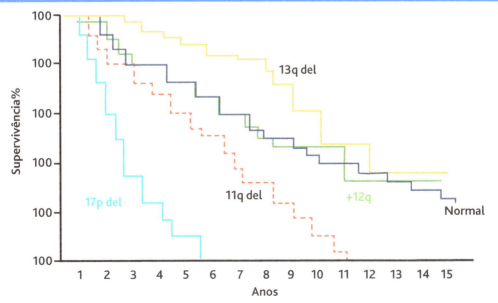

Figura 15.3 FISH – Hibridização *in situ* por fluorescência e alterações citogenéticas. O gráfico de alterações citogenéticas detectadas por FISH e impacto de sobrevida em LLC.
Fonte: Döhner *et al*. N Engl J Med 2000

questão é avaliar as condições clínicas do paciente, se o paciente é ou não *fit* (*performance status* e a presença de co-morbidades) algo além da idade cronológica. Desta forma, existem indicações precisas para iniciar o tratamento da LLC e o estadiamento auxilia nesta decisão.

O estadiamento de Binet A ou baixo risco pelo Rai modificado não requerem tratamento, são situações de conduta expectante, acompanhar o paciente com exames e ficar atento para a evolução da doença, sua agressividade e suas complicações. Tratar paciente as-sintomático e em estádios iniciais não parece aumentar a sobrevida como demonstrado em estudos prévios.

Pacientes com estádio III e IV de Rai, alto risco pelo Rai modificado, Binet C tem indicações de serem tra-tados, bem como aqueles que ao diagnóstico tenham estádios iniciais, porém evoluíram com progressão de doença caracterizado por duplicação do número de linfócitos em menos de 3 meses, aumento importante do volume de linfonodos e baço, sintomas associados a doença como os sintomas B, astenia e citopenias. A anemia hemolítica autoimune (AHAI) não parece ser indicação precisa de tratamento.

A Escolha do Tratamento

A escolha da medicação adequada se dá por meio de avaliação do paciente e do escore para avaliar sua funcionalidade. O escore CIRS (Figura 15.4) pontua e classifica os pacientes em: capaz (*fit*), intermediário ou incapaz (unfit). CIRS < 6 tem bom *status funcional*, igual a 6 intermediário e > 7 ruim (unfit).

Desta forma, os pacientes podem ser estratificados em três grandes grupos. Aqueles que devem receber trata-

Tabela 15.4 Escala de Avaliação de Doenças Cumulativas (em inglês, Cumulative Illness Rating Scale - CIRS). CIRS e seus respectivos pontos considerados.		
Sistema	**Descrição**	**Escores**
Cardíaco	■ Algum problema cardíaco (angina, infarto do miocárdio, arritmia, problemas nas válvulas)? ■ Em caso afirmativo, qual medicamento adminsitrado para esses problemas. ■ Alguma cirurgia cardíaca no passado?	0 1 2 3 4
Vascular	■ Algum problema circulatório (incluindo doença aterosclerótica periférica, aneurisma de aorta abdominal...), hipertensão ou problema de colesterol? ■ Em caso afirmativo, qual medicamento adminsitrado para esses problemas. ■ Qualquer cirurgia vascular no passado (cirurgia de ponte de safena de membros inferiores, enclarterectomia de carótida...	
Hematológico	■ Algum problema no sangue (anemia, leucemia, hipercoagulabilidade ou qualquer outro problema que afete o sangue, as células sanguíneas, o baço ou o sistema linfático)? ■ Em caso afirmativo, algum medicamento administrado para esses problemas (como IMO)? Nota: os pacientes em uso de anticoagulantes pertencem a este sistema se o principal problema for a hipercoagulabilidade (trombose ou embolia recorrente). Se os anticoagulantes foram administrados para arritmias, classifique o problema como cardíaco.	
Respiratório	■ Qualquer problema respiratório (asma, enfisema, bronquite, ■ embolia)? ■ Em caso afirmativo, qual medicação administrada para esses problemas (como aerossóis)? ■ Qualquer cirurgia pulmonar ■ Tabagismo? Quantos pacotes de cigarro por dia? Por quanto tempo? ■ Anos de maços (de cigarros) – número de maços por dia × o número de anos que fumou (exemplo: 1 pacote por dia durante 20 anos = 20 pacote-ano) ■ Fumante até 20 maços/ano: nota 1 ■ Fumante de 21 a 40 maços/ano: nota 2 ■ Fumante acima de 40 maços/ano: nota 3	

Tabela 15.4 (Cont.) Escala de Avaliação de Doenças Cumulativas (em inglês, Cumulative Illness Rating Scale - CIRS). CIRS e seus respectivos pontos considerados.

Sistema	Descrição	Escores
Oftalmológico e Otorrinolaringológico	▪ Algum problema com os olhos (glaucoma, catarata, perda importante de visão), ouvidos (inclui deficiência importante relacionada a calor/queimação), voz anasalada na garganta? ▪ Algum medicamento alivia esses problemas (como secreções oculares)? ▪ Nota: vertigem e alcoolismo foram incluídos nesta seção, exceto quando os distúrbios eram de origem neurológica. ▪ Alcoolismo de origem neurológica	

Fonte: Adaptada de JGG 2017;65:238-247.

mento mais agressivo (*go-go**), pacientes com tratamento mais brando e com cautela (*slow go*) e aqueles que devem receber tratamento paliativo ou de suporte (*no go*).

Antes de iniciar enumerando os esquemas de tratamento da LLC, vamos fixar de forma rápida 2 pontos chaves: 1) avaliação inicial para indicar tratamento e 2) momento exato de quando tratar, com indicações objetivas. Estas situações encontram-se resumidas abaixo, nos Quadros 15.1 e 15.2.

Quadro 15.1 Itens a serem avaliados

- Sorologias (hepatite B, C, HIV, CMV)
- Exame físico (grandes massas, visceromegalias de grande monta)
- *Performance status*
- Hemograma com reticulócitos
- Bioquímica básica: ureia, creatinina, bilirrubina total e frações, transaminases
- Coombs direto
- Citogenética – FISH – 11q e 17p

Quadro 15.2 Indicação para tratar LLC

- Linfocitose progressiva: aumento dos linfócitos em 50% num período de 2 meses ou a duplicação de linfócitos em < 6 meses
- Pelo menos 1 sintoma sistêmico: ≥ 10% de perda ponderal, fadiga extrema, febre, sudorese noturna
- Falência medular progressiva (anemia e/ou plaquetopenia)
- Esplenomegalia volumosa
- Adenomegalia volumosa
- Citopenias autoimunes

Tratamento

A evolução do tratamento da LLC é bastante notável, desde o uso de alquilantes de forma isolada, fludarabina,

combinação da fludarabina com ciclofosfamida e terapias alvo como anticorpos monoclonais e outros novos agentes como inibidores da Bruton tirosina quinase e inibidores de bcl-2.

O esquema FCR (fludara + ciclofosfamida + rituximab) é considerado de escolha para pacientes *go-go*. Estes pacientes devem estar preparados para situações como imunossupressão prolongada, risco de infecções virais diversas devido a depleção de linfócitos T, risco de fenômenos autoimunes como anemia hemolítica induzida pelo uso de fludarabina.

Para pacientes com menor tolerância ao tratamento agressivo (*slow go*) são propostos esquemas mais brandos; como Bendamustina com Rituximab, Clorambucil monoterapia, Ibrutinib ou Clorambucil com Obinutuzumab.

Para os pacientes com indicação de tratamento e fatores de mau prognóstico, como deleção do 17p, TP53 mutado, IgVh não mutado e cariótipo complexo está indicado principalmente inibidores da Bruton tirosina quinase.

As drogas novas hoje utilizadas para tratamento da LLC, são em sua maioria inibidores de quinases relacionados com os receptores de células B:

- Acalabrutinib (inibidor de Bruton quinase de segunda geração);
- Ibrutinib (inibidor de Bruton quinase de primeira geração);
- Idelalisib (inibidor de PI3K);
- Venetoclax (inibidor de BCL2);
- Obinutuzumab (anti-CD20);
- Lenalidomida, talidomida: por meio da inibição de fatores de transcrição.

O transplante alogênico de medula óssea estaria indicado para pacientes "fit", jovens refratários ou com respostas insatisfatórias a terapias-alvo ou fludarabina.

Vale ressaltar que mesmo com advento das novas drogas, a terapia de *Whatch and Wait* (observação clínica) ainda é recomendada para pacientes Binet A e assintomáticos, mesmo com fatores de mau prognóstico.

---

*Termos do inglês, com sentido figurativo para o português, estratificando risco dos pacientes.

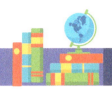

BIBLIOGRAFIA CONSULTADA

1. Antônio, Zago Marco; Falcão, Roberto Passetto; PASQUINI, Ricardo. Tratado de Hematologia. São Paulo: Atheneu, p. 3-12, 2013.
2. Chen L, Widhopf G, Huynh L, et al. Expression of ZAP-70 is associated with increased B-cell receptor signaling in chronic lymphocytic leukemia. Blood 2002; 100:4609.
3. Crowther-Swanepoel D, Wild R, Sellick G, et al. Insight into the pathogenesis of chronic lymphocytic leukemia (CLL) through analysis of IgVH gene usage and mutation status in familial CLL. Blood 2008; 111:5691
4. Global Burden of Disease Cancer Collaboration, Fitzmaurice C, Allen C, et al. Global, Regional, and National Cancer Incidence, Mortality, Years of Life Lost, Years Lived With Disability, and Disability-Adjusted Life-years for 32 Cancer Groups, 1990 to 2015: A Systematic Analysis for the Global Burden of Disease Study. JAMA Oncol 2017; 3:524
5. Hillmen, P, Cheson, BD, Catovsky, D, et al. Letters regarding Blood. 2008;111:5446- 5456 by Hanson et al and Mulligan et al. Blood 2009; 113:6497
6. JACOB, Abraham. ASCEND: Phase III, randomized trial of acalabrutinib versus idelalisib plus rituximab or bendamustine plus rituximab in relapsed or refractory chronic lymphocytic leukemia.
7. Kaushansky, Kenneth. Williams hematology. McGraw-Hill Education, 2016.
8. Kern W, Bacher U, Schnittger S, et al. Flow cytometric identification of 76 patients with biclonal disease among 5523 patients with chronic lymphocytic leukaemia (B-CLL) and its genetic characterization. Br J Haematol 2014; 164:565.
9. Marti GE. The changing definition of CLL. Blood 2009; 113:4130.
10. Maurer MJ, Cerhan JR, Katzmann JA, et al. Monoclonal and polyclonal serum free light chains and clinical outcome in chronic lymphocytic leukemia. Blood 2011; 118:2821.
11. Menter T, Trivedi P, Ahmad R, et al. Diagnostic Utility of Lymphoid Enhancer Binding Factor 1 Immunohistochemistry in Small B-Cell Lymphomas. Am J Clin Pathol 2017; 147:292
12. Ng D, Toure O, Wei MH, et al. Identification of a novel chromosome region, 13q21.33- q22.2, for susceptibility genes in familial chronic lymphocytic leukemia. Blood 2007; 109:916
13. Nowakowski GS, Hoyer JD, Shanafelt TD, et al. Using smudge cells on routine blood smears to predict clinical outcome in chronic lymphocytic leukemia: a universally available prognostic test. Mayo Clin Proc 2007; 82:449.
14. Oscier D, Else M, Matutes E, et al. The morphology of CLL revisited: the clinical significance of prolymphocytes and correlations with prognostic/molecular markers in the LRF CLL4 trial. Br J Haematol 2016; 174:767. 75.
15. Parikh SA, Leis JF, Chaffee KG, et al. Hypogammaglobulinemia in newly diagnosed chronic lymphocytic leukemia: Natural history, clinical correlates, and outcomes. Cancer 2015; 121:2883
16. Preston DL, Kusumi S, Tomonaga M, et al. Cancer incidence in atomic bomb survivors. Part III. Leukemia, lymphoma and multiple myeloma, 1950-1987. Radiat Res 1994; 137:S68
17. Rawstron AC, Kreuzer KA, Soosapilla A, et al. Reproducible diagnosis of chronic lymphocytic leukemia by flow cytometry: An European Research Initiative on CLL (ERIC) & European Society for Clinical Cell Analysis (ESCCA) Harmonisation project. Cytometry B Clin Cytom 2018; 94:121
18. Sant M, Allemani C, Tereanu C, et al. Incidence of hematologic malignancies in Europe by morphologic subtype: results of the HAEMACARE project. Blood 2010; 116:3724.
19. SHARMAN, Jeff P. et al. Acalabrutinib with or without obinutuzumab versus chlorambucil and obinutuzumab for treatment-naive chronic lymphocytic leukaemia (ELEVATE-TN): a randomised, controlled, phase 3 trial. The Lancet, v. 395, n. 10232, p. 1278-1291, 2020.
20. Siegel RL, Miller KD, Fuchs HE, Jemal A. Cancer statistics, 2022. CA Cancer J Clin 2022; 72:7
21. Sud A, Chattopadhyay S, Thomsen H, et al. Analysis of 153 115 patients with hematological malignancies refines the spectrum of familial risk. Blood 2019; 134:960
22. Swerdlow SH, Campo E, Pileri SA, et al. The 2016 revision of the World Health Organization classification of lymphoid neoplasms. Blood 2016; 127:2375.
23. Visco C, Ruggeri M, Laura Evangelista M, et al. Impact of immune thrombocytopenia on the clinical course of chronic lymphocytic leukemia. Blood 2008; 111:1110.
24. Yang S, Varghese AM, Sood N, et al. Ethnic and geographic diversity of chronic lymphocytic leukaemia. Leukemia 2021; 35:433

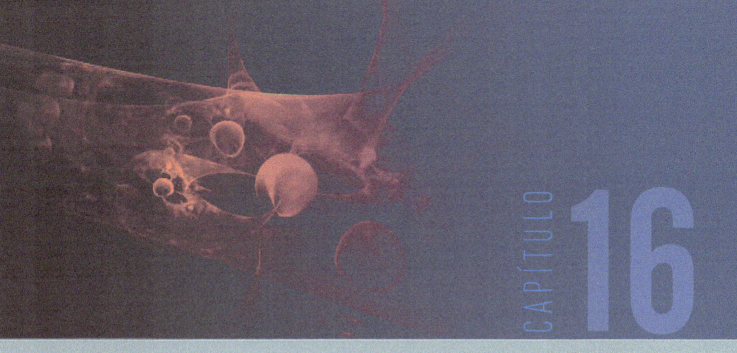

Tricoleucemia

Juliano Córdova Vargas

INTRODUÇÃO

A tricoleucemia, leucemia de células pilosas ou *Hairy Cell* é uma doença oriunda de linfócitos clonais B maduros. Esta doença, infrequente, foi descrita pela primeira vez, com características fisiopatológicas e clínicas próprias, em 1958 por Bouroncle *et al*. Nesta altura, a denominaram de Reticuloendoteliose Leucêmica (Bouroncle BA, 1958), sendo que o termo tricoleucemia (*Hairy Cell Leukemia - HCL*) surgiu apenas em 1966, por proposta de Schreck e Donnelly, com base no aspecto das projeções citoplasmáticas das células neoplásicas. Sua etiologia é nebulosa, sendo a sua ocorrência relacionada a alguns agentes facilitadores, como: herbicidas, pesticidas, benzeno e radiação. Em tese, esta doença costuma ser definida como uma doença de comportamento indolente.

ASPECTOS MORFOLÓGICOS, IMUNOFENOTÍPICOS

Morfologicamente, encontram-se linfócitos B maduros e pequenos, com núcleo oval e pouco evidente, citoplasma abundante, dotados de vacúolos com as referidas projeções citoplasmáticas, como fios de cabelo, que caracterizam a tricoleucemia. Há o envolvimento habitual pelas células doentes do sangue periférico, infiltração maciça de medula óssea e polpa vermelha do baço. Do ponto de vista imunofenotípico, as células neoplásicas da forma típica da doença marcam positividade para: CD11c, CD20, CD22, CD25, CD103, CD123, CD200, FMC7, Ciclina D1, Annexina A1. O CD5 costuma estar positivo em apenas 2% dos casos e o CD10 entre 10% e 20%. Destaque para Annexina A1, que está fortemente positiva na tricoleucemia e faz diagnóstico diferencial para o linfoma de zona marginal esplênica, que tendo a morfologia semelhante à *Hairy Cell*, tem Annexina A1 negativa.

A presença da mutação BRAF V600E parece ser o fator genético determinante para a etiopatologia da doença. Virtualmente, 100% dos casos de tricoleucemia tem BRAF mutado.

165

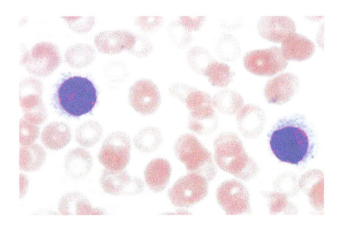

Figura 16.1 *Hairy Cell*.
Fonte: acervo do autor

EPIDEMIOLOGIA

Sua incidência corresponde de 2% a 4% das leucemias, com uma incidência anual de 0,32 casos para cada 100 mil habitantes nos Estados Unidos. Intitulada como uma doença rara, sendo mais frequente no sexo masculino (5:1). No momento do diagnóstico, a média de idade está entre 50 e 60 anos. Doença muito incomum em crianças e adolescentes, sendo mais frequente em brancos que negros.

DIAGNÓSTICO

O diagnóstico é melhor elaborado, por meio do estudo de medula óssea, que por sua vez, do ponto de vista morfológico, tem presença de infiltrados linfoides localizados ou ainda difusos, com linfócitos de citoplasma grande e núcleo evidente, conferindo o aspecto denominado "ovo estrelado". A presença de aspirado medular "seco" é comumente encontrado e tem íntima ligação com fibrose medular. Por vezes, há intensa hipocelularidade da medula óssea, sobretudo de elementos granulocíticos, que perfazem um importante diagnóstico diferencial com aplasia de medula óssea. O diagnóstico definitivo é feito através dos achados de morfologia, imunofenotipagem e biópsia de medula óssea, com ênfase nos achados de imunofenotipagem.

APRESENTAÇÃO CLÍNICA

Devido à infiltração importante da medula óssea, os sintomas e sinais costumam se apresentar por: anemia, infecções bacterianas e manifestações hemorrágicas – tudo justificável pelas citopenias decorrentes da doença. Costuma haver infiltração neoplásica no baço, fígado, linfonodos e, mais raramente, na pele. Massas abdominais volumosas são bastante atípicas para esta doença. Em relação à sintomatologia, o sintoma mais comum é a fadiga, seguida de dor em quadrante superior esquerdo do abdome, febre e hemorragias. A esplenomegalia é um dos achados de exame físico mais peculiar da doença. No hemograma, comum haver monocitopenia, ou ainda, pancitopenia no geral. As manifestações clínicas mais raras contemplam: sintomas neurológicos, acometimento ósseo e vasculites.

Em 50% das infecções, os microrganismos descritos são: a *Pseudomonas aeruginosa, Staphylococcus aureus, Streptococcus pneumoniae* e *Escherichia coli* (Kraut, 2003). Outros microrganismos também envolvidos são: Legionella, Listeria, Toxoplasma, Pneumocystis, Aspergillus e, com grande destaque, *Micobacterium* (Allsup DJ, 2002). São frequentes as manifestações autoimunes relacionadas com a HCL; delas a mais comum é uma síndrome vasculítica sistêmica, de etiologia desconhecida, manifestada por febre e artralgia/artrite, com fator reumatoide positivo e anticorpos antinucleares (Allsup DJ, 2002). Apesar disso, os doentes com HCL podem apresentar-se com achados mais inespecíficos, como: poliartrite, eritema nodosum, *rash* cutâneo ou infiltrados pulmonares (Kraut, 2003). A HCL pode estar também associada ao envolvimento ósseo, com lesões líticas, predominantemente, ao nível do esqueleto axial e dos ossos longos proximais. Derrame pleural e ascite são raras serosites descritas nesta doença.

TRATAMENTO E PROGNÓSTICO

Considerando-se a toxicidade farmacológica, numa doença onde não existem estratégias curativas, torna-se imperativo perceber se o doente tem, ou não, a indicação para a terapêutica. Apesar de não existirem critérios formais para a tomada desta decisão, existem recomendações. A terapêutica é recomendada em pacientes com esplenomegalia sintomática; citopenias severas (como uma contagem absoluta de neutrófilos abaixo dos 1 × 109/μL, hemoglobina inferior a 10 g/dL e plaquetas abaixo dos 100x109/μL), infecções recorrentes ou severas e sintomas constitucionais como perda ponderal, astenia, febre e sudorese noturna. (Sarvaria A, 2015) (Robak T, 2015). A vigilância é uma atitude apropriada no caso de doentes assintomáticos sem citopenias, sendo que a terapêutica precoce não oferece benefício, quer em nível de sobrevivência global, quer de resposta ao tratamento (Goodman GR B. E., 2003); nestes casos, deve-se proceder uma monitorização com anamnese, exame físico direcionado e hemograma a cada 3 a 6 meses (Robak T, 2015).

O tratamento medicamentoso, quando instituído, costuma se dar com quimioterapia à base de análogos de purinas, como pentostatina e cladribina. Remissões completas e duradouras são em cerca de 50% dos casos, assim alcançadas. As recidivas costumam ocorrer em cerca de 50% dos pacientes e regimes de salvamento com rituximabe, anti-CD22 e inibidores de BRAF são propostos. Vemurafenibe seria um inibidor de quinase/

BRAF, com taxas de resposta completa entre 39% e 42%, bem como resposta global entre 96% e 100%.

A avaliação medular é indicada após 4 meses do uso de cladribina ou ainda após a normalização do hemograma, quando usada a pentostatina. Critérios de resposta completa seriam: hemoglobina > 11, plaquetas > 100.000, contagem de leucócitos com neutrófilos > 1.500, regressão da esplenomegalia, desaparecimento de células típicas no sangue periférico e na medula óssea. A resposta parcial seria: melhora das taxas no hemograma, regressão da esplenomegalia em 50%, bem como da infiltração medular, ao passo que, o aumento da esplenomegalia em 25%, piora das citopenias em 25% e piora dos sintomas associados à doença caracterizam a progressão.

Hairy Cell - forma variante

Esta forma de tricoleucemia apresenta-se clínica e laboratorialmente de maneira peculiar. Normalmente, há incidência em indivíduos com mais de 50 anos, sem predileção por sexo. O hemograma não costuma mostrar granulocitopenia ou ainda monocitopenia, mas sim, anemia, plaquetopenia e leucocitose. O aspirado medular, devido a menor presença de fibrose, raramente mostra-se seco ou pouco representativo.

As células acometidas tem o seguinte imunofenótipo: CD25−CD103+ fraco, CD19+, CD20+, CD22+, CD11c+, IgG+, IgA+, FMC7+. A imunohistoquímica tem negatividade para Anexina A1. Negatividade para CD25 e CD123 são marcas da *Hairy Cell* variante. O CD103 pode ser positivo fraco. Na forma variante, a mutação do BRAFV600E costuma estar negativa. Do ponto de vista de terapêutica, há menor resposta com análogos de purina de forma isolada, tendo melhora com a combinação ao anticorpo monoclonal rituximabe.

Hairy Cell – casos refratários

Os casos que não respondem à primeira linha com análogos de purina, devem ser situados quanto ao tempo de término do tratamento. Pacientes que são primariamente refratários ou que recidivam em menos de 2 anos, podem receber vemurafenibe, outro análogo de purina combinado ao rituximabe, ou ainda tentar o estudo clínico. Como opções alternativas para esta situação, ficam: interferon ou rituximabe monoterapia.

Em pacientes que recidivam depois de dois anos, deve-se considerar: repetir o mesmo análogo de purina com rituximabe ou ainda, o segundo análogo de purina combinado com rituximabe.

Os casos que progridem novamente após o resgate, podem se beneficiar de vemurafenibe + rituximabe, moxetumumabe, ibrutinibe ou ainda de estudos clínicos.

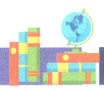

BIBLIOGRAFIA CONSULTADA

1. Connors JM, Jurczak W, Straus DJ, Ansell SM, Kim WS, Gallamini A, Younes A, Alekseev S, Illés Á, Picardi M, Lech-Maranda E, Oki Y, Feldman T, Smolewski P, Savage KJ, Bartlett NL, Walewski J, Chen R, Ramchandren R, Zinzani PL, Cunningham D, Rosta A, Josephson NC, Song E, Sachs J, Liu R, Jolin HA, Huebner D, Radford J; ECHELON-1 Study Group. Brentuximab Vedotin with Chemotherapy for Stage III or IV Hodgkin's Lymphoma. N Engl J Med. 2018;378(4):331-344. doi: 10.1056/NEJMoa1708984. Epub, Dec. 10, 2017. Erratum in: N Engl J Med. 2018;378(9):878.

2. Gisselbrecht C, Van Den Neste E. How I manage patients with relapsed/refractory diffuse large B cell lymphoma. Br J Haematol. 2018;182(5):633-643. Epub, May 29, 2018.

3. HEMORIO. Protocolo de Tratamento. Disponível em: http://www.hemorio.rj.gov.br/Html/protocolos_clinicos.htm.

4. Hoffman R, et al. Hematology: Basic Principles and Practice, 6ª ed. Londres: Churchill Livingstone, 2013.

5. Hoffman R, Jr EJB, Silberstein LE, Heslop HE, Weitz JI, Anastasi.J. Hematology: Basic Principles and Practice. Londres: Churchill Livingstone, 2012.

6. Kreitman RJ, Arons E. Update on hairy cell leukemia. Clin Adv Hematol Oncol. 2018;16(3):205-215.

7. Keneeth Kausshansky, Marshall A. Litchman, Josef T. Prchal, Marcel M. Levi, Oliver W. Press, Linda J. Burrns, Michael Caligiuri. Williams Hematology, 9ª ed. Nova Iorque: McGraw-Hill Education, 2015.

8. Lister TA, Crowther D, Sutcliffe SB, et al. Report of a committee convened to discuss the evaluation and staging of patients with Hodgkin's disease: Cotswolds meeting. J Clin Oncol.1989;7:1630-1636.

9. Ng AK, van Leeuwen FE. Hodgkin lymphoma: late effects of treatment and guidelines for surveillance. Semin Hematol. 2016;53:209-215.

10. Robak TME. Hairy cell leukaemia: ESMO Clinical Practice Guidelines for diagnosis, treatment and follow-up. Annals of Oncology. Ann Oncol. 2015: pp. 1-8.

11. Shanbhag S, Ambinder R.F. Hodgkin lymphoma: A review and update on recent progress. CA Cancer J Clin. 2018;68(2):116-132. doi: 10.3322/caac.21438. Epub, Dec. 1, 2017.

12. Sehn, L.H. & Gascoyne, R.D. Diffuse large B-cell lymphoma: optimizing outcome in the context of clinical and biologic heterogeneity. Blood. 2015;125,22-32.

13. Sellner, L., Boumendil, A., Finel, H., Choquet, S., de Rosa, G., Falzetti, F., Scime, R., Kobbe, G., Ferrara, F., Delmer, A., Sayer, H., Amorim, S., Bouabdallah, R., Finke, J., Salles, G., YakoubAgha, I., Faber, E., Nicolas-Virelizier, E., Facchini, L., Vallisa, D., Zuffa, E., Sureda, A., Dreger, P. & Party, E.L.W. Thiotepa-based high-dose therapy for autologous stem cell transplantation in lymphoma: a retrospective study from the EBMT. Bone Marrow Transplantation. 2016;51,212-218.

14. Silva FB da, Traina F. Metaphase cytogenetics and single nucleotide polymorphism arrays in myeloid malignancies. Rev Bras Hematol Hemoter. 2015;37(2):132-135.

15. Swerdlow SH, Campo E, Harris NL, Jaffe ES, Pileri SA, Stein H, Thiele J (editors). WHO Classification of Tumours of Haematopoietic and Lymphoid Tissues. WHO Classification of Tumours, Revised 4th Edition, Volume 2. World Healthy Organization, 2007.

16. Swerdlow SH, Campo E, Pileri SA, Harris NL, Stein H, Siebert R, Advani R, Ghielmini M, Salles GA, Zelenetz AD, Jaffe ES. The 2016 revision of the World Health Organization classification of lymphoid neoplasms. Blood. 2016;127: 2375-2390.

17. Sauter, C.S., Matasar, M.J., Schoder, H., Devlin, S.M., Drullinsky, P., Gerecitano, J., Kumar, A., Noy, A., Palomba, M.L., Portlock, C.S., Straus, D.J., Zelenetz, A.D., McCall, S.J., Miller, S.T., Courtien, A.I., Younes, A. & Moskowitz, C.H. A phase I study of ibrutinib in-combination with R-ICE in patients with relapsed or primary refractory DLBCL. Blood. 2018;131,1805-1808.

18. Vellenga, E., van Putten, W.L., van't Veer, M.B., Zijlstra, J.M., Fibbe, W.E., van Oers, M.H., Verdonck, L.F., Wijermans, P.W., van Imhoff, G.W., Lugtenburg, P.J. & Huijgens, P.C. Rituximab improves the treatment results of DHAP-VIM-DHAP and ASCT in relapsed/progressive aggressive CD20+ NHL: a prospective randomized HOVON trial. Blood. 2008;111,537-543.

19. Zago, M.A.; Falcão, R. P.; Pasquini, R. Tratado de Hematologia. São Paulo: Atheneu, 2013.

20. Zinzani, P.L., Pellegrini, C., Argnani, L. & Broccoli, A. Prolonged disease-free survival in elderly relapsed diffuse large B-cell lymphoma patients treated with lenalidomide plus rituximab. Haematologica. 2016;101, e385-e386.

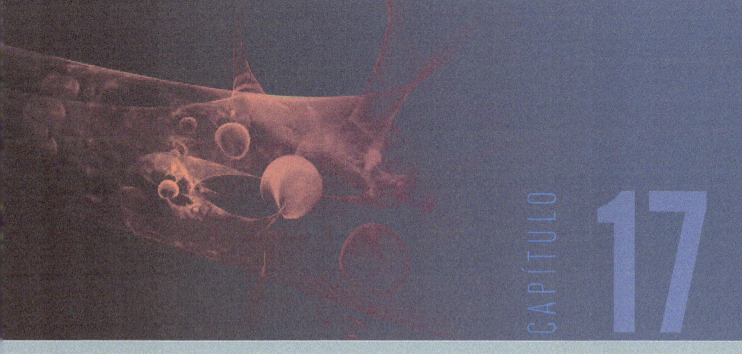

Juliano Córdova ▪ Otávio Baiocchi ▪ Juliana Pereira

Linfoma Não Hodgkin

INTRODUÇÃO

Os Linfomas Não Hodgkin (LNH) correspondem a um grupo de doenças, que se apresentam de forma bastante heterogênea. De acordo com a classificação da Organização Mundial da Saúde (OMS) 2008, revisada em 2017, os LNH estão agrupados de acordo com morfologia, citogenética e alterações moleculares. Em relação à apresentação clínica, este grupo de doenças está dividido em: indolentes, agressivos e muito agressivos. O subtipo de LNH mais comum é o difuso de grandes células B (LD-GCB), um tipo agressivo que corresponde a cerca de 40% dos casos de todos LNH.

CLASSIFICAÇÃO E ASPECTOS HISTOLÓGICOS DOS LINFOMAS NÃO HODGKIN

Uma das primeiras classificações dos linfomas foi proposta por Rappaport (1956) quando separou o linfoma de Hodgkin de outras entidades como linfossarcoma. Desta forma, institui-se o termo Linfoma Não Hodgkin, o padrão de crescimento e tipo citológico eram parâmetros avaliados.

Há de se destacar a progressão dos sistemas de classificação ao longo dos tempos. Lukes e Collins propuseram modelo que levava em consideração imunologia, maturação celular. Em 1982, foi então enaltecida a questão clínica dos linfomas considerando-se que poderia haver entidades de baixo grau, intermediário e alto grau. Em 1994, a classificação REAL situa 14 subtipos de LNH descritos como entidades clinicopatológicas. Segundo as últimas classificações da WHO de 2008 e 2017, os LNH estão agrupados de acordo com aspectos morfológicos, citogenéticos e por fim de acordo com alterações moleculares.

Tal aspecto permite predizer que a melhor caracterização de cada uma destas doenças contribui para melhor terapêutica, bem como estratificação prognóstica.

Considerando o comportamento biológico, podemos situar os LNH em indolentes, agressivos e muito agressivos. Seguem-se exemplos detalhados de cada grupo.

LINFOMA INDOLENTE – LINFOMA FOLICULAR

Introdução

O Linfoma Folicular diz respeito a uma proliferação linfoide B centro germinativo que mantém expressão de BCL6 e CD10, com representação da arquitetura folicular.

No Linfoma Folicular, pode haver um grande número de centrócitos e centroblastos.

O número de centroblastos determina uma graduação do Linfoma Folicular em três graus:

- Grau I – 0 a 5 centroblastos por campo;
- Grau II – 5 a 15 centroblastos por campo;
- Grau III - > 15 centroblastos por campo.

O linfoma folicular pode se apresentar como uma doença em transformação para o linfoma difuso de grandes células B.

A marca mais comum, em termos de rearranjo gênico, do linfoma folicular é a translocação t(14;18), envolvendo o rearranjo do gene BCL2 com a região promotora do gene da cadeia pesada de imunoglobulina.

Aspectos Histológicos e Epidemiologia

Este linfoma, originado do centro germinativo, corresponde a 20% a 25% dos casos de LNH em adultos, com uma incidência anual de cerca de 14.000 casos novos/ano. Esta neoplasia incide mais na América do Norte e Leste Europeu. Mediana de idade é 59 anos, com ligeira preferência pelo sexo masculino. É raro haver casos em pacientes com menos de 20 anos.

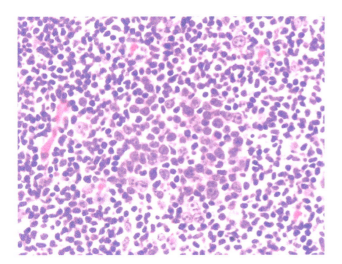

Figura 17.1 Arquitetura de um linfonodo acometido por linfoma folicular.

Fonte: acervo do autor

Aspectos Clínicos

É comum haver linfonodomegalia de evolução insidiosa e que raramente se apresenta com grandes massas.

Em 10% dos casos ocorrem sintomas B. De forma rotineira, ao diagnóstico, costuma haver envolvimento linfonodal difuso, bem como de fígado e/ou baço, 40% a 70% dos casos tem acometimento de medula óssea pelo linfoma. O acometimento extra nodal é raro ao diagnóstico e suscita a transformação para o difuso de grandes células B.

Dados Laboratoriais

Os folículos ficam desorganizados, ocorre uma distorção arquitetural dos folículos. De acordo com a presença de centroblastos, a OMS definiu uma classificação:

- Grau I – 0 a 5 centroblastos por campo;
- Grau II – 6 a 15 centroblastos por campo;
- Grau III – ≥ 15 centroblastos por campo de aumento.

O grau III ainda pode ser subdividido em 3A e 3B. No subtipo 3A ainda existem linfócitos presentes, em meio aos centroblastos, ao passo que no 3B os centrócitos estão totalmente ausentes.

O linfoma folicular grau 3B é tido como um subtipo de maior agressividade e deve ser tratado com esquemas à base de antraciclina.

Citogenética

A citogenética clássica do linfoma folicular envolve a translocação dos t(14;18) (q32;q21). Ocorre a justaposição do gene BCL2 da banda q21 do cromossomo 18 com o gene da cadeia pesada de imunoglobulina da região 31 do cromossomo 14.

A superexpressão do BCL2 favorece a inibição da apoptose, favorecendo a etiopatogenia do linfoma folicular. Pode ser feita uma estimativa de células translocadas t(14;18) e isto pode ser útil para prever o sucesso da terapêutica nestes pacientes. Vale ressaltar que a t(14;18) pode ocorrer em indivíduos saudáveis e em pacientes com processos inflamatórios reacionais em tonsilas.

Podem ocorrer alterações citogenéticas adicionais e concomitantes a como ganhos nos cromossomos 2, 5, 7, 8, 12 e perdas como 6q e 17p.

Estadiamento

Envolve uma boa anamnese e exame físico contemplados pelo exame clinico associado a dados laboratoriais como hemograma, DHL, Beta2 microglobulina, ácido úrico e ampla bioquímica. O uso de tomografia de tórax, pescoço, abdome e pelve somado a estudo de medula com biópsia também são muito importantes para o estadiamento.

Exames sorológicos como hepatite B são importantes pelo risco de reativação dos vírus B mediante uso de anticorpos monoclonais como rituximabe.

O PET (tomografia por emissão de pósitrons) combinado com a CT (tomografia computadorizada) – PET CT é um exame de grande valia para o estadiamento dos linfomas no geral e não menos relevante para o linfoma folicular. PET negativo após o tratamento tem relação com sobrevida global.

Escore de Prognóstico

O escore ou índice prognóstico para os linfomas foliculares é designado por Follicular Lymphoma International Prognostic Index (FLIPI) que consta de:

- Idade > 60 anos;
- Estadio III e IV de Ann Arbor;
- Hemoglobina < 12 g/dL;
- ≥ 4 sítios extranodais acometidos;
- DHL elevado.

Cada item vale 1 ponto:

- 0 a 1 ponto = baixo risco;
- 2 pontos = risco intermediário;
- ≥ 3 pontos = alto risco.

Vale destacar que outro modelo dito FLIPI 2 envolveu nível sérico de Beta 2 microglobulina, conglomerado linfonodal > 6 cm, acometimento de medula óssea, hemoglobina menor que 12 g/dL, idade > 60 anos. Porém, este modelo, embora tenha sido demonstrado ter certa superioridade comm relação ao FLIPI I não se tornou o mais utilizado. Um escore prognóstico simples baseado em DHL e Beta2 microglobulina parece ser superior ao FLIPI e também é utilizado. Recentemente, um novo modelo prognostico foi proposto por meio do chamado *progression of disease before 24 months* (POD24).

Tratamento

O tratamento deve considerar o estádio clínico e presença de sintomatologia.

Nos estádios I e II (doença localizada e assintomática) pode-se trazer o tratamento expectante (*watch and wait*) ou realizar radioterapia em campo envolvido.

Para os pacientes com doença estádio III e IV sintomáticos (acometimento medular com citopenias, sintomas B, disfunção orgânica, massas volumosas causando compressão, ou ainda aqueles pacientes que desejam ser tratados) devem ser submetidos ao tratamento.

As opções de tratamento disponíveis são:

- Radioterapia isolado (para doença localizada);
- Quimioterapia como monoterapia ou terapia combinada:
- Monoterapia: Rituximabe, Clorambucil, Ciclofosfamida, Fludarabina, Bendamustina, Obinotuzumabe;
- Terapia combinada: R-CVP (Rituximab, Ciclofosfamida, Vincristina e Prednisona), R-CHOP (Rituximab, Doxorrubicina, Vincristina e Prednisona), R-Bendamustina com Rituximab e Bendamustina, G-CVP, dentre outros regimes.

Manutenção

É recomendado manutenção com Rituximab a cada 2 a 3 meses por 2 anos para os casos de linfoma folicular.

Prognóstico

O LNH folicular é indolente e incurável na grande maioria dos casos. A sobrevida média é de 10 anos. Novos agentes, como a bendamustina, obnituzumab e lenalidomida têm trazido maiores ganhos de sobrevida nos últimos anos.

LINFOMA B DA ZONA MARGINAL

Introdução e Visão Geral

Os linfomas B indolentes derivados da zona marginal incluem três específicas entidades. Linfoma extra nodal (MALT – linfoma associado a mucosa), zona marginal esplênica e da zona marginal nodal. Destes, a forma extra nodal é a mais comum, estando bastante associada a estimulação antigênica crônica e doenças autoimunes (gastrite pelo *Helicobacter pylori*, síndrome de Sjögren, tireoidite de Hashimoto). Cerca de 20% de todos os linfomas da zona marginal, tem dizem origem esplênica. Classicamente, este último é caracterizado por esplenomegalia volumosa, linfonodomegalia periesplênica e medula óssea infiltrada por linfoma.

O linfoma de zona marginal nodal, diz respeito a 10% dos casos e costuma ter acometimento linfonodal, poupando baço e órgãos extranodais.

Introdução e Classificação

Os linfomas de zona marginal representam grupo heterogêneo de linfomas indolentes provenientes de linfócitos B de memória, que costumam estar presentes na zona marginal do folículo linfoide. O baço e o tecido linfoide associada mucosa (MALT) são os sítios mais acometidos.

Há dois subtipos do linfoma esplênico, que fazem diferencial com linfoma da zona marginal, a citar o linfoma esplênico da poupa vermelha e a tricoleucemia forma variante.

O linfoma da zona marginal corresponde a 5% a 17% dos linfomas não Hodgkin, com destaque para o MALT (mais comum) que perfaz 7% a 8% de todos os linfomas B. A idade mais acometida é a meia idade, adultos com cerca de 60 anos, com predileção para o sexo feminino e que estão sob a estimulação antigênica crônica por infecção ou doença autoimune. O linfoma MALT gástrico é o mais comum, principalmente em áreas populacionais com maior prevalência de *Helicobacter. Pylori.*

Linfoma da Zona Marginal Extranodal (MALT)

Conceito

É um linfoma que incide em tecidos com mucosa bem definida como cavidade oral, nasofaringe e pulmão e que tem acúmulo de células B em resposta a infecção crônica ou doenças autoimunes. Destacam-se assim alguns sítios como glândulas salivares, anexos oculares (orbita, conjuntiva, glândulas lacrimais), pele, tireoide, trato genitourinário e mamas.

Epidemiologia

O MALT corresponde a cerca de 50% dos linfomas gástricos, tipicamente em indivíduos de meia idade e com predileção por mulheres. No norte da Itália, há maior incidência de MALT, onde a incidência de *H. Pylori* também é maior. Em contrapartida, uma incidência alta do linfoma MALT intestinal ocorre no centro oeste da Itália, Índia e África Meridional.

Etiologia e Patogênese

Um estado inflamatório crônico ou ainda um constante estímulo autoimune, favorece o acumulo de "espécies reativas de oxigênio" deflagrados por neutrófilos. Esse fato propicia genotoxicidade e, por conseguinte, anormalidades genéticas. Além disto, a proliferação excessiva de linfócitos B pode aumentar o risco de dano ao DNA, facilitando a ocorrência de mutações. Essas anormalidades genéticas podem envolver genes relacionados com fator nuclear Kappa B, que é fundamental para regular a expressão de genes que de proliferação de células B durante a resposta imune. A ativação constante destas vias pode levar à proliferação desordenada das células B e formação de tecidos neoplásicos.

Alguns microrganismos como: *H. Pylori*, vírus da hepatite C, *Campilobacter jejuni*, *Borrelia bugdosferi* e *Clamydia Psittaci* estão relacionados com tipos específicos de linfoma MALT, a citar respectivamente: estômago, intestino, pele e órbita.

Alterações Citogenéticas

Translocação, aberrações são comuns no caso de linfoma MALT, em até 40% dos casos a translocação (11:18) é a mais comumente encontrada, principalmente no linfoma MALT gástrico e de pulmão. Há também outras translocações encontradas: T(14:18); T(1:14) e T(3:14) que envolvem o gene da cadeia pesada da imunoglobulina no cromossomo 14.

Aspectos Clínicos

O estádio mais comum pela classificação de Ann Arbor é IE ou restrito a mucosa local acometida. A infiltração de medula e linfonodos é incomum, ocorrendo em menos de 20% dos casos, 1/3 dos casos ocorre no estomago. Os sítios acometidos são glândulas salivares, órbita e anexos oculares, tireoide, pulmão, pele, mama, fígado e sitos no trato gastrointestinal, além do estômago.

No estômago, a apresentação do MALT costuma ser multifocal e em 10% dos casos há envolvimento sincrônico com o intestino. A sintomatologia pode ser dispepsia inespecífica, dor epigástrica ou náuseas. Sangramento crônico pode levar à anemia por déficit de ferro. O antro gástrico é a região de maior predileção pelo MALT gástrico. O aspecto endoscópico pode ser: nodulações, pregas proeminentes, erosão, irregularidades de parede ou mesmo úlceras.

O linfoma MALT de órbita representa 40% dos casos, apresentando-se como massas que podem causar proptose, edema periorbital, alterações da motricidade ocular ou da visão. A conjuntiva é acometida em até 40% dos casos e em cerca de 15% de forma bilateral.

Linfoma MALT cutâneo costuma aparecer como pápulas, máculas ou nódulos proeminentes. Pode haver remissão espontânea seguidos de reaparecimento da lesão.

O MALT de intestino delgado pode se apresentar com quadro clínico de má absorção está confinado em regiões mais altas do intestino delgado, bem como linfonodos locorregionais.

Diagnóstico Diferencial de Linfoma MALT

Processos reacionais da mucosa e não neoplásicos – deve-se demonstrar monoclonalidade B por imuno--histoquímica ou citometria de fluxo.

- Linfoma de Células do Manto.
- Linfoma de pequenas células B.
- Linfoma folicular.

> **IMPORTANTE:** ao diagnóstico, deve-se estratificar estádio por imagem (tomografia computadorizada) sorologias para Hepatite C, B e HIV), pesquisa de *H. pylori*, FISH para t(11:18). Acometimento de microrganismos pode ser detectado nas peças de biópsia.

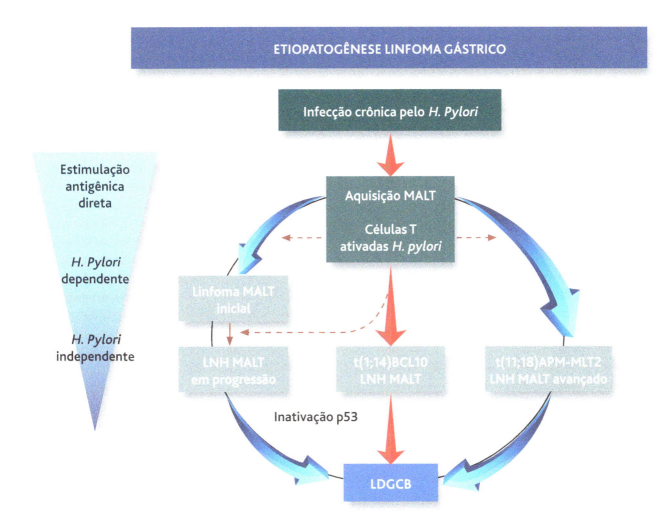

Figura 17.2 Etiopatogênese do linfoma gástrico.
Fonte: Alterado de Anna Maria Libertati e Lorenzo Falchi.

Tratamento

Erradicar *H. pylori* é uma medida válida para todos os pacientes com MALT. Cirurgia tem papel questionado, ficando restrita a casos de hematêmese franca com gastrectomia parcial. A radioterapia localizada (25 a 35 Gy) é uma boa opção para doença localizada. Imunoquimioterapia também é uma terapia efetiva.

Nos casos da translocação (11:18) o uso de agentes alquilantes associado a rituximabe é parece ser a melhor opção.

Linfoma da Zona Marginal Esplênica

Definição

O linfoma de zona marginal esplênica é uma neoplasia que vem de uma célula B madura e pós centro germinativo e envolve folículos da polpa branca esplênica, linfonodos do hilo esplênico, medula óssea e frequentemente o sangue periférico. Na periferia dos linfócitos doentes são denominados linfócitos vilosos.

Epidemiologia

Linfoma ligeiramente mais comum em mulheres, com idade média de 65 anos e corresponde a 1% - 2% de todos os linfomas.

Etiologia e Patogênese

A patogênese é desconhecida. Sabe-se que é uma célula que vem da zona marginal B, pós-centro germinativo. Há mutações somáticas nos genes da cadeia pesada da imunoglobulina. Em um terço dos casos, não ocorre mutação. Outros genes envolvidos/mutados nesta doença são: BCL6, PAX5, PIM1. O estímulo antigênico crônico dado pelo vírus C da hepatite, sobre linfócitos B, é um determinante para alguns casos de sintoma da zona marginal esplênica.

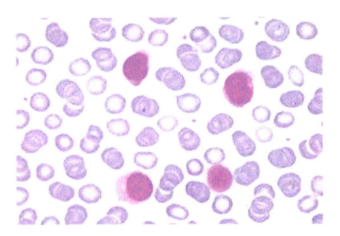

Figura 17.3 Aspecto morfológico de linfócitos, linfoma zona marginal.

Fonte: acervo dos autores.

Quadro Clínico

Os mais frequentes são citopenias e esplenomegalia assintomática. O aumento do baço, em muito contribui para as citopenias; além de também haver envolvimento frequente da medula óssea. Sintomas dispépticos e dor abdominal são comuns e deflagrados pela visceromegalia.

Imuno-Histoquímica

Linfócitos acometidos marcam CD20+, CD5-, CD23-, CD38-, CD10-.

Diagnóstico Diferencial

Outros linfomas indolentes que cursam com esplenomegalia:

- Linfoma folicular;
- Linfoma do Manto;
- Linfoma linfoplasmacítico;
- Tricoleucemia.

Tratamento

O tratamento é necessário para pacientes sintomáticos, como presença de esplenomegalia volumosa, causando dores com prejuízo funcional. Citopenias (Hb < 10, Pq < 80.000 ou ainda neutra < 1000) e sintomas B (febre, perda ponderal, e sudorese noturna) também são preditores para início de terapêutica.

Pacientes assintomáticos devem ser seguidos clinicamente sem necessidade de medicação.

Para os casos sintomáticos, a esplenectomia é uma terapia de primeira linha. O uso de terapia sistêmica com rituximabe é indicado para pacientes com alto risco cirúrgico, muito idosos ou ainda que recidivaram após esplenectomia. Rituximabe isolado ou combinado oferece boas taxas de resposta a estes pacientes.

A sobrevida global de um paciente com linfoma de zona marginal esplênica é de 5 a 10 anos. Para casos de doença avançada, sobrevida de 4 anos tem sido documentada.

Alguns fatores prognósticos como hemoglobina, DHL e albumina são levados em questão. Baixo risco não pontuaria nada e alto risco teria escore de 2 pontos (73% sobrevida global em 5 anos).

LINFOMA DA ZONA MARGINAL NODAL

É um linfoma que vem de célula B madura, pós centro germinativo. É uma doença rara, corresponde a cerca de 2% de todos os linfomas com mediana de idade de 50 a 60 anos. Há baixa associação com fenômenos autoimunes.

QUADRO CLÍNICO

Comum haver adenomegalia disseminada e acometimento abdominal. Medula óssea infiltrada aparece em menos de 50% dos casos, bem como é raro haver periferia acometida (sg periférico). Pode haver componente monoclonal envolvido em até 10% dos casos.

TRATAMENTO E PROGNÓSTICO

Muitos pacientes são assintomáticos e não requerem terapêutica. Para casos sintomáticos, indica-se radioterapia, e fica reservado para casos de apresentação agressiva o uso de Rituximabe ou até autotransplante de medula óssea. A sobrevida global em 5 anos é de 60% a 70%, porém a sobrevida livre de progressão é cerca de 30%, mostrando caráter de recidivas frequentes deste linfoma.

LINFOMA NÃO HODGKIN AGRESSIVOS

Linfoma Difuso de Grandes Células B (LNH DGCB)

Definição e Contexto Histórico

Compreendem este grupo heterogêneo de linfomas de células B grandes anômalas que acometem os linfonodos de forma difusa e distorcem sua arquitetura. O linfoma difuso de grandes células B foi anteriormente denominado linfoma histiocítico difuso. Sua classificação e denominação vem sofrendo alteração e hoje se faz baseada em fatores morfológicos, biológicos e clínicos.

O linfoma difuso pode ocorrer "de novo" ou pode advir de linfomas indolentes que sofrem transformação como o linfocítico de pequenas células e o folicular.

Epidemiologia

O LDGCB é o linfoma mais comum nos EUA; corresponde a 40% dos casos de LNH e de aproximadamente 28% de todos os linfomas B maduros.

Este linfoma é mais incidente em americanos e europeus que em africanos. A idade mediana de apresentação é de 65 anos de idade. Há fatores exógenos que são descritos como relacionados a esta doença, a citar: herbicidas (fenoxiácidos), pesticidas (organofosforados), solventes orgânicos (tolueno, benzeno), uso de tintas de cabelo, tabaco, índice de massa corporal elevado, álcool, bem como estado inflamatório crônico.

Etiologia e Patogênese

LDGCB é uma doença muito diversa, tem alterações cromossômicas complexas que se traduzem em translocação, rearranjos, observados por técnicas de citogenética e de sequenciamento gênico.

Cerca de 40% dos casos nos imunocompetentes e 20% dos casos dos indivíduos HIV+ tem rearranjos envolvendo o gene bcl-6. A proteína BCL6 média processos de fatores de transcrição do DNA, sendo expressa no centro germinativo, porém não em plasmócitos.

Cerca de 30% dos linfomas difusos expressam a translocação (14:18) envolvendo a cadeia pesada da imunoglobulina e o gene bcl-2. A presença do gene P53 mutado em combinação com o BCL2 frequentemente indica tratar-se de linfoma transformado, que veio de um folicular. Há de se destacar mutações que ocorrem em até 50% dos casos de LDGCB, são mutações somáticas e aberrantes. Como exemplo podemos citar mutações no gene myc e pimi. A mutação MYC ocorrer em 10% dos pacientes com LDGCB.

O linfoma difuso de grandes células, pode ser dividido classicamente, em LDGCB do centro germinativo (melhor prognóstico), de células B ativadas (pós-centro germinativo) e primário de mediastino (proveniente de células B tímicas).

Sinais e Sintomas

É comum haver uma apresentação com grandes massas, adenomegalias, sintomas B (febre, perda ponderal e sudorese noturna). Em cerca de 40% dos pacientes existe envolvimento extranodal, principalmente no trato gastrointestinal, pele e osso. Fígado, mama, testículos, cavidade nasal, seios paranasais, sistema nervoso central (SNC), tireoide e glândulas salivares também podem ser comprometidos. Pode haver compressão de órgãos e vasos, a exemplo do que ocorre na síndrome da veia cava superior, compressão de vias aéreas superiores e raiz de nervos, caracterizando emergências oncológicas que requerem intervenção imediata.

Dados Laboratoriais

1) Imunofenótipo: população PAN B CD19+, CD20+, CD22+, PAX5, CD79A, CD45. É raro haver CD10 e CD5.

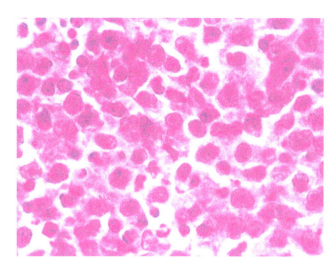

Figura 17.4 Linfoma difuso de grandes células B – arquitetura do linfonodo.
Fonte: acervo dos autores.

2) Histopatologia: encontra-se infiltração difusa dos linfonodos por linfócitos grandes, sendo reconhecidos três subtipos histológicos: centroblástico, imunoblástico e anaplásico. Essas denominações baseiam-se no tamanho das células malignas, número de nucléolos, basofilia no citoplasma e presença de núcleos pleomorfos bizarros.

Diagnóstico Diferencial

O diagnóstico diferencial inclui linfoproliferações reacionais ou benignas, como quadros infecciosos de mononucleose infecciosa. Deve-se considerar também neoplasias não hematológicas como carcinomas. Outros tipos de linfoma como LH, linfoma de Burkitt são diagnósticos diferenciais importantes. O diagnóstico definitivo requer uma biópsia excisional ou por agulha grossa.

Tratamento

Antes de iniciar o tratamento, deve-se avaliar o paciente em relação a comorbidades, bem como índices prognósticos como IPI (índice prognóstico internacional) que mantém estreita relação com o prognóstico e considera as seguintes variáveis (idade > 60 anos, DHL 2 vezes o valor normal ou mais, Estádio III/IV, envolvimento extranodal ≥ 1 sítio, ECOG ≥ 2).

LDGCB deve sempre ser considerado uma doença sistêmica e sempre deve ser tratado com intenção curativa com imunopoliquimioterapia à base de antraciclina, de acordo com as condições clínicas do paciente. O esquema mais utilizado e considerado padrão ouro é o R-CHOP (Rituximabe, Ciclofosfamida, Doxorrubicina, Prednisona). A radioterapia pode ser empregada com estratégia complementar. Pacientes recidivados ou refratários a R-CHOP devem ser tratados com esquemas de segunda linha como ESHAP (Etoposideo, Metilprednisolona, Citarabina e Prednisona), R-ICE (Rituximabe, Ifosfamida, Carboplatina, Etoposídeo) e R-DHAP (Rituximabe, Dexametasona, alta dose de Citarabina e Cisplatina), seguido de consolidação com transplante de células tronco hematopoiéticas autólogas.

Doença Refratária/Recidivada

Para estes casos, recomenda-se resgate com quimioterapia seguida de consolidação com transplante de medula óssea. As respostas esperadas para estes esquemas de resgate são em torno de 50% a 70%. Os esquemas de resgate R-ICE e R-DHAP oferecem resposta global de 64% e 63% respectivamente, bem como, sobrevida livre de progressão de 47% e 51% respectivamente em 3 anos. Fica evidente que não há diferença estatística em taxa de resposta e sobrevida nos dois referidos esquemas de resgate.

O transplante autólogo de medula óssea, aos pacientes refratários, recaídos, confere maiores ganhos de sobrevida livre de doença, sendo aqueles que vão para o transplante em resposta completa alcançam melhores desfechos comparados a aqueles que conseguiram somente resposta parcial. O uso da terapia celular (CAR-T CELL|) é uma opção favorável a ser considerada, no texto da refratariedade, a depender do tempo para recaída, performance e *status* do paciente e da doença em questão.

O transplante alogênico de medula, confere sobrevida livre de doença similar ao observado nos pacientes submetidos ao transplante autólogo, porém a toxicidade do alogênico é mais expressiva. Assim, fica sugerido que não se utilize o TMO alogênico como primeiro salvamento e sim para aqueles pacientes que recaem pós o TMO autólogo.

Para pacientes sem performance de serem submetidos ao TMO, deve-se considerar a paliação para controle de sintomas, na qual se destaca a radioterapia em alguns casos.

Nota Importante – Uma Situação Peculiar
Linfoma Difuso Duplo Expressor/Triplo Expressor × Double Hit

Os linfomas são denominados duplo ou triplo expressor por imuno-histoquímica, quando expressam concomitantemente as proteínas MYC, BCL2, BCL6. A presença de três marcadores caracteriza o triplo expressor e dois marcadores o duplo expressor. A denominação *Double Hit* se aplica a presença do gene myc mutado associado à mutação dos genes bcl-2 ou bcl-6, porém com comprovação por citogenética (FISH).

O linfoma *Double Hit* ou de alto grau tem comportamento mais agressivo, muitas vezes caracterizado por evolução clínica rápida e desfavorável. Para estes linfomas, se busca abordagem terapêutica mais precisa, principalmente nos casos refratários ao tratamento *standard* do linfoma difuso (R-CHOP). Drogas como Venetoclax (inibidor de BCL2), Velcade (inibidor proteossomo), bem como Bendamustina (mostarda) tem sido testadas como tratamentos de resgate ou até mesmo como primeira linha. Entretanto, o R-CHOP ainda é o esquema preferencialmente utilizado sem superioridade ao R-DA-EPOCH, por exemplo. Este último se aplica preferencialmente ao Linfoma *Double Hit* e/ou Linfoma Burkitt Like ou Burkitt associados ou não ao HIV.

LINFOMA DE CÉLULAS DO MANTO

Introdução

Subtipo específico de Linfoma Não Hodgkin com uma translocação peculiar t (11;14), bem como a presença da proteína ciclina D1.

A doença é heterogênea com cursos mais brandos e outros muito expressivos/agressivos. A sobrevida média dos pacientes adequadamente tratados é de 3 a 5 anos.

Definição e Histologia

O termo Linfoma de células do manto foi nominado em 1992 devido a morfologia; bem como imuno-histoquímica semelhantes àquela encontrada nos linfócitos da zona do manto do centro germinativo.

Em 1994, a denominação referida foi incorporada ao grupo Europeu de linfomas, sendo também conhecido como um subtipo de LNH pela OMS.

Do ponto de vista histológico, há células pequenas e intermediárias com núcleo irregular, clivado com cromatina densa e nucléolo mal caracterizado. Existe uma variante que lembra leucemia linfocítica crônica e tem curso clínico mais indolente. Em contrapartida, existe a variante blastoide com apresentação pleomórfica, ocorrência de blastos. Neste último caso, a apresentação clínica costuma ser bastante agressiva.

A infiltração dos linfonodos, pelas células doentes, costuma ser difusa em sua maioria.

Com relação à imuno-histoquímica as células acometidas tem marcação B CD19+, CD20+, CD22+, CD43+, CD79+ e o marcador T CD5. As células expressam BCL2 forte e são BCL6 e CD10 negativo.

Para confirmação diagnóstica do LCM é necessário a confirmação do marcador genético – expressão da proteína ciclina D1, por imuno-histoquímica ou por hibridização in situ, demonstrando a translocação (11;14) [q13:q32]. Nos casos raros de manto com ciclina D1 negativo, busca-se a presença do fator de transcrição SOX11.

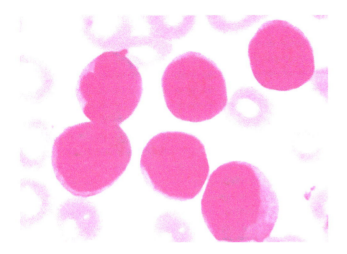

Figura 17.5 Morfologia do linfoma do manto.
Fonte: acervo dos autores.

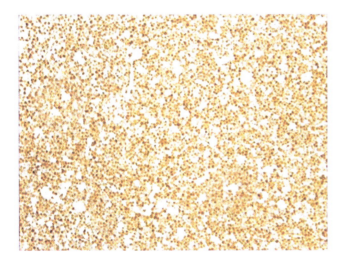

Figura 17.6 Linfoma de manto Ciclina D1 positiva.
Fonte: acervo dos autores.

Epidemiologia

O LCM representa cerca de 6% de todos os linfomas não Hodgkin. A incidência anual é de 0,3 a 0,7 casos por cada 100.000 habitantes. A incidência é maior em homens que mulheres cerca de 2 vezes. A idade média de apresentação é de 65 anos e não há fator etiológico.

Etiologia e Patogênese

A translocação (11:14) resulta na hiperexpressão da ciclina D1, uma proteína do ciclo celular que normalmente não é expressa nas células linfoides. Os raros casos ciclina D1 negativos costumam expressar ciclina D2 ou D3.

O evento da translocação (11:14) é o evento primário e essencial para que a patogênese do linfoma do manto se suceda. Tal fato desregula o ciclo celular entre as fases (G1-S). É evidente que outros eventos são necessários para que um indivíduo desenvolva o linfoma do manto. Há outros eventos que envolvem reparo celular e instabilidade genômica. É válido ressaltar que a variante blastoide pode cursar com p53 mutado.

Apresentação Clínica

A forma clássica do linfoma do manto se dá em homens mais velhos com adenopatia generalizada. A presença de sintomas B (febre, perda ponderal e sudorese noturna) costuma ocorrer, sendo que 40% dos pacientes têm esplenomegalia associada.

É muito comum a infiltração na medula óssea, bem como a presença de células doentes no sangue periférico como uma fase leucêmica da doença.

Em 25% dos casos, existe o envolvimento sintomático do trato gastrointestinal com presença de polipose intestinal. Pode haver quadro de diarreia, dor abdominal, semiobstrução intestinal, hematoquezia. Os pólipos têm certa predileção pela região ileocecal. Em 90% dos casos, o acometimento intestinal é assintomático.

O envolvimento do SNC é pouco frequente ao diagnóstico, mas aumenta quando doença refratária, com nível alto de DHL (desidrogenase lática), na variante blastoide e em casos com alto índice de proliferação celular (Ki67 alto). Não há consenso para profilaxia de SNC ao diagnóstico.

Fatores Prognósticos

Existem alguns fatores como: nível sérico da beta 2 microglobulina, DHL, presença da variante blastoide, estádio de Ann Arbor, acometimento extranodal, sintomas constitucionais, dentre outros. Entretanto, após novos modelos terapêuticos suscitaram a necessidade de fatores prognósticos mais expressivos: como aquele do Modelo MIPI.

O MIPI é baseado em:

- Idade;
- Performance Status;
- DHL;
- Leucometria.

De acordo com o MIPI foi estabelecido relação com a sobrevida global dos pacientes com linfoma do manto. Segundo publicação de 2008, risco intermediário tem 51 meses de sobrevida global, alto risco 29 meses de sobrevida global e não houve definição para baixo risco.

Diagnóstico Diferencial

Há de se fazer diferencial com leucemia linfocítica crônica, bem como outros linfomas indolentes. Na LLC, o CD23 costuma estar fortemente positivo, enquanto no manto o CD23 costuma ser negativo. No diferencial com os linfomas foliculares, o manto se apresenta com CD10 e BCL6 negativos, ao passo que no linfoma folicular clássico, ambos são positivos. Há ainda de se destacar a presença da ciclina D1 no manto e sua rara ocorrência nos demais linfomas.

Tratamento

Muitas vezes o linfoma do manto é tido como uma agressiva e incurável doença, porém deve-se destacar suas variantes mais indolentes que costumam ter marcador SOX11 negativo; por sua vez, é valido ressaltar, que com advento das novas drogas o curso da doença vem sofrendo modificações.

Via de regra, o tratamento do manto será quimioterapia, esquemas com combinações de drogas e em casos bem selecionados com doença bem localizada, a radioterapia, seja isolada ou em combinação com a quimioterapia.

Os esquemas de quimioterapia as serem utilizados devem prever também a toxicidade atingida e o dano ao paciente. Para pacientes *fit* pode-se usar esquemas como o Nórdico que junta R-CHOP com R-DHAP por 4 ciclos, seguido de transplante autólogo de medula óssea.

Há ainda esquemas como os RHyper-CVAD, uso de Bortezomib (inibidor de proteassomo) ou mesmo o Ibrutinib (inibidor de Bruton kinase). Este último, pode ser usado em monoterapia para pacientes que não toleram poliquimioterapia.

A taxa de resposta aos esquemas convencionais como R-CHOP, que tem Rituximabe* combinado com antracíclico deram melhores respostas com uma taxa de sobrevida global de até 94% comparado com 75% do CHOP. A manutenção com Rituximabe (a cada 3 meses por 2 anos) também mostrou resultados promissores, sobretudo em pacientes *un-fit* e que não serão conduzidos ao transplante autólogo de medula, como consolidação. Há de se citar esquemas com Rituximabe e Bendamustina com boas taxas de resposta, beirando 90%, porém com altos índices de toxicidade, sobretudo toxicidade neurológica com neuropatia.

Para casos refratários, lança-se mão de resgates com imunoterapia, inibidores de Bruton Kinase, inibidores de BCL2, seguidos ou não de transplante alogênico de medula óssea. Acalabrutimibe inibidor de Bruton Kinase, droga mais seletiva e com menor toxicidade é muito favorável a pacientes refratários especialmente os mais frágeis. A terapia celular com CAR-T também é uma modalidade possível, porém ainda pouco disponível no Brasil.

_____

* A sobrevida livre de progressão é de cerca de 58% para os pacientes submetidos a manutenção com Rituximabe.

Aos pacientes refratários e *un-fit* pode-se usar esquemas com ciclofosfamida oral, clorambucil, Ara-C em dose baixa ou até a lenalidomida. A radioterapia pode ser uma opção sintomática para grandes massas tumorais.

LINFOMAS NÃO HODGKIN MUITO AGRESSIVOS

Linfoma de Burkitt

História e Definição

O linfoma de Burkitt é um dos linfomas B mais agressivos e foi um dos primeiros linfomas associados a um vírus, o EBV (Epstein Barr vírus). Pode apresentar-se de forma endêmica (africana), esporádica e associada a imunodeficiência. A forma endêmica é o tumor pediátrico mais comum na África subsaariana, bem como em outras regiões onde a malária é endêmica. A referida forma tem associação com EBV e costuma acometer maxila/mandíbula.

Denis Burkitt descreveu esta doença em 1958, como tumores que acometiam em maxilar de crianças africanas. George O'Connor concluiu que este tumor era um linfoma em 1960. Em 1964 foi descrita associação do LB com EBV e na década de 1970, identificou-se a t(8:14) como sendo uma alteração cromossômica recorrente nesses linfomas.

Epidemiologia

A forma endêmica, africana (região sul) e de regiões endêmicas para malária, tem pico de incidência dos 4 aos 7 anos de idade e prepondera no sexo masculino. Há relação quase que total com o vírus EBV nestes referidos casos.

A forma esporádica representa 2% de todos os linfomas não Hodgkin. Acomete mais indivíduos do sexo masculino, com mediana de idade de 30 anos. Nos Estados Unidos, há uma incidência de característica bimodal entre 10 e 75 anos de idade, com mediana de 30 anos.

Os casos associados à imunodeficiência elevaram sua incidência com a epidemia de AIDS.

Etiologia e Patogênese

Aspectos de citogenética e moleculares:

Em todas as formas do linfoma de Burkitt, o gene myc está ativado, por meio de uma translocação com o gene da cadeia pesada da imunoglobulina. Tal fato leva à ativação da transcrição de vários genes envolvidos no crescimento e multiplicação celular.

Estado imunológico e infecção

As alterações do sistema imune desempenham efeito em pelo menos dois tipos de linfoma de Burkitt – na forma endêmica e no relacionado a imunodeficiência. Este último ocorre mais em pacientes HIV positivos e não tem relação direta com a contagem de linfócitos T CD4+. Há diferença do LB relacionado com infecção por EBV e casos de HIV associados. Acredita-se que o LB associado à imunossupressão tenha relação multifatorial com estado nutricional, resposta imune cronicamente ativada, bem como ação de agentes virais. Há de se destacar o EBV que exerce função sobre o gene MYC estímulo e proliferação celular e inibição de atividade apoptótica.

Aspectos Clínicos

A forma endêmica apresenta-se como um tumor em face, em mandíbula, frequentemente invadindo medula óssea e meninges. A forma não endêmica, apresenta-se com massa abdominal em 65% dos casos e muito frequentemente com ascite. O acometimento de sítios extranodais, como rins, gônadas, mamas, sistema nervoso central e medula é comum. A forma leucemizada ocorre quando há mais de 25% de blastos/células de Burkitt no sangue periférico ou medula óssea.

A porcentagem de EBV positivo é menor nos casos não endêmicos, cerca de 15%. Nos casos relacionados à imunodeficiência, esta porcentagem gira em torno de 30%.

Achados Laboratoriais

Os pacientes com massa *Bulk* usualmente têm invasão de células malignas em medula óssea e sangue periférico. As células de Burkitt apresentam vacúolos citoplasmáticos, múltiplos nucléolos, citoplasma intensamente basofílico (devido a presença de muitos ribossomos) e de tamanho intermediário. A enzima lactato desidrogenase sérica (DHL) e o ácido úrico estão usualmente elevados demonstrando a alta taxa de multiplicação e lise de células. O Ki67, que reflete o índice de replicação encontra-se em torno de 90% podendo haver lise tumoral espontânea.

Imunofenótipo

A célula maligna do LB é uma célula B madura que expressa antígenos B, CD19, CD20, CD22 e CD79a e negativos para CD5 e CD23. As células de Burkitt costumam ter origem no centro germinativo, sendo CD10+, BCL6+, BCL2- em geral.

Tratamento

Sendo o linfoma de Burkitt, um tumor muito agressivo, faz-se necessário iniciar a terapêutica o mais rápido possível, com medidas de suporte e poliquimioterapia. As taxas de resposta completa são animadoras, cerca de 85%.

Uma das complicações imediatas do tratamento de LB é a síndrome de lise tumoral caracterizada por hipe-

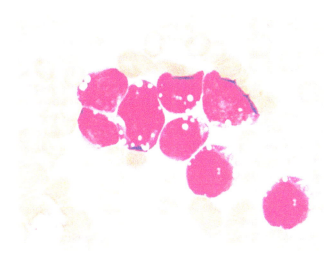

Figura 17.7 Morfologia típica – células de Burkitt com vacúolos citoplasmáticos evidentes.
Fonte: acervo dos autores.

ruricemia, hipocalcemia, hiperfosfatemia, acidose metabólica e insuficiência renal aguda. Esta síndrome pode ocorrer de forma espontânea, especialmente em pacientes com massa *bulk* abdominal, sendo este quadro de alta mortalidade e inferindo mau prognóstico.

O nível sérico de DHL 2 a 3 vezes superior ao normal é usado como preditor para risco de síndrome de lise tumoral. Medidas profiláticas seriam hidratação (pelo menos 3L/dia de soro fisiológico 0,9%), alopurinol ou rasburicase para depuração do ácido úrico, evitando deposição de cristais de ácido úrico nos rins. Para casos muito graves, deve-se considerar a realização de dialise.

Tratamento quimioterápico específico

Tratamentos com esquemas CODOX-M-IVAC e R-Da-EPOCH são os mais empregados para o linfoma de Burkitt com taxa de resposta em torno de 90%, destacando-se a importância da quimioterapia intratecal como profilaxia para infiltração de SNC. Hyper-CVAD também e uma alternativa. Para pacientes HIV positivo, o esquema R-Da-EPOCH tem excelentes taxas de resposta, em torno de 92% a 95%. Pacientes refratários, com doença recidivada podem ter desfechos não favoráveis e o transplante de células tronco hematopoiéticas, autólogas ou alogênicas deve ser considerado.

LINFOMAS DE CÉLULAS T

Linfomas Cutâneos T

Introdução

Os linfomas primários cutâneos (LPC) constituem um heterogêneo grupo de linfomas não Hodgkin extranodal. Aproximadamente 75% dos linfomas primários cutâneos são derivados de células T, sendo que destes, dois terços são classificados como micose fungoide ou Síndrome de Sezary.

A incidência do LPC T tem aumentado, sendo cerca de 6.4 por milhão de habitantes, com predileção por indivíduos do sexo masculino, americanos/africanos.

A incidência destes linfomas aumenta com a idade, sendo a idade mediana de 50 anos com tendência de pico após os 70 anos.

Há casos de micose fungoide com ocorrência familiar.

História

Em 1806, Baron Jean Laris Albert descreveu um paciente que apresentava placas na pele, pequenas formações como tumores similares a cogumelos – denominou-se então micose fungoide. Em 1938, Sezary e Bouvrain descreveram uma síndrome com prurido, eritodermia esfoliativa associados a linfócitos anômalos no sangue periférico.

Classificação

Tabela 17.1 Classificação dos linfomas T, segundo a OMS.

I. *Mycosis Fungoides* (MF)
   A. Subtipos e variantes de MF
1. MF folículotrópico
2. Reticulose pagetoide
3. Pele granulomatosa flácida
  II. Síndrome de Sézary
  III. Leucemia/linfoma de células T do adulto
  IV. Distúrbio linfoproliferativo cutâneo primário CD30+
    A. Linfoma cutâneo primário de grandes células
    B. *Lymphomatoid papulosis*
  V. Linfoma subcutâneo de células T paniculitesímile
  VI. Linfoma T/NK (natural killer) extranodal tipo nasal
  VII. Linfoma cutâneo primário de células T periférico, não especificado
    A. Linfoma cutâneo primário agressivo epidermotrópico de células CD8+T (temporário)
    B. Linfoma cutâneo de células-Tγδ (temporário)
    C. Linfoma cutâneo primário de pequena e média célula T CD4+ pleomórfica (temporário)
  VIII. Neoplasma hematológico precursor
    A. Neoplasia hematodérmica CD4+/CD56+ (linfoma blástico de células NK)

Fonte: Organização Mundial da Saúde-Organização Europeia para Pesquisa e Tratamento da Classificação do Câncer de Linfomas Cutâneos Primários de Células T e Natural Killer.

Quadro Clínico

A apresentação clínica da micose fungoide é variável. Do ponto de vista histológico, principalmente em estádios iniciais, é difícil fechar o diagnóstico devido à similaridade com outras condições.

A micose fungoide progride de máculas, pápulas para tumores. Nas fases iniciais as lesões ocorrem em áreas sem fotoexposição. Em estádios avançados, há acometimento palmo-plantar e face. Na fase de tumor, é comum haver ulceração e prurido intenso, causando insônia e ideação suicida, culminando em importante queda da qualidade de vida. A forma eritrodêmica ocorre em 5% dos pacientes com micose fungoide. Nesta última, os pacientes apresentam eritrodermia difusa, pele seca, fissuras dolorosas nas mãos e pés, distrofia ungueal, edema periférico e dificuldade de deambular e exercer atividades rotineiras. Os pacientes estão propensos a desenvolver complicações infecciosas, e sepse. Nos estádios mais avançados, pode haver infiltração de órgãos a distância.

Achados Laboratoriais

Não há marcadores patognomônicos para MF ou SS. Os linfócitos malignos podem ser pequenos ou de tamanho moderado, com núcleo cerebriforme (convoluto). O infiltrado da micose fungoide é do tipo epidermotropismo (acometimento da epiderme com espongiose), com formação de "ninhos" de linfócitos circundados por células de *Langerhans*, denominados de microabcesso de Pautrier.

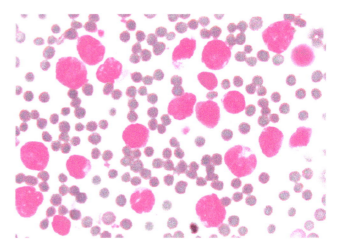

Figura 17.8 Morfologia típica – célula de Sézary com núcleo convoluto.
Fonte: acervo do autor.

Nos pacientes com doença mais avançada, os infiltrados são menos polimórficos, com presença de células grandes, atípicas dentro da derme.

Com relação à imunofenotipagem, as células usualmente são CD3+, CD4+, CD5+, CD8-, CD7-, CD26-. A perda dos antígenos CD7 e o CD26 é bastante frequente.

Classificação TNM para Micose Fungoide

A extensão da doença cutânea tem relação com a extensão do acometimento extra cutâneo. Entretanto, o acometimento linfonodal está presente em mais da metade dos pacientes com doença avançada e piora com o maior acometimento da pele. A histologia evidencia perda quase que completa da arquitetura habitual dos linfonodos com infiltrado monomórfico das células de micose fungoide.

A doença disseminada é um dos fatores prognósticos mais importantes. Pacientes com envolvimento visceral como pulmão, pleura, fígado, baço, com mediana de so-brevida inferior a um ano. O acometimento do sangue periférico também é um fator preditivo de prognóstico e de progressão e piora da sobrevida. O número de células de Sézary circulantes aumenta nos estádios avançados e é muito evidente nos casos da forma eritrodérmica.

Diagnóstico Diferencial

O diagnóstico diferencial da micose fungoide inclui condições clínicas que podem mimetizar Sezary ou micose fungoide. Os principais exemplos são: pitiríase rubra, dermatite seborreica, dermatite de contato e eczema tínea, intertrigo, farmacodermias e outras condições clí-

Tabela 17.2 Micose fungoide – estadiamento segundo TNM.				
Stage	T	N	M	B
IA	T: *patches* e placas acima <10% de BSA* T1a: somente *patches* T1b: somente *patches*	NO: nódulos não palpáveis ou evidência histológica de MF NOa: clone-negativo NOb: clone-positivo	MO: nenhum envolvimento visceral	BO: >5% linfócitos atípicos do sangue periférico BOa: clone-negativo BOb: clone-positivo B1: >5% de linfócitos atípicos mas < 1.000 uL B1a: clone-negativo B1b: clone-positivo
IB	T2: *patches* e placas acima <10% de BSA T2a: somente *patches* T2b: somente *patches*	ND	MO	BO-1
IIA	T1 ou T2	N1: nenhuma evidência histológica de MF (dermatopática) N1a: clone-negativo N1b: clone-positivo N2: envolvimento precoce com MF, agregados de células atípicas com preservação da arquitetura nodal N2a: clone-negativo N2b: clone-positivo	MO	BO-1
IIB	T3: tumores, lesões > 1 cm de diâmetro com infiltração profunda	NO-2	MO	BO-1
IIIA	T4: eritroderma >80% BSA envolvido	NO-2	MO	BO
IIIB	T4: eritroderma	NO-2	MO	B1: >5% de linfócitos atípicos mas < 1.000 µL
IVA1	T1-T4	NO-2	MO	B2: 1.000 µL linfócitos atípicos circulantes (células de Sézary)
IVA2	T1-T4	N3: nódulos linfoides envolvidos com perda da arquitetura normal	MO	BO-2
IVB	T1-T4	NO-N3	M1: metástases	BO-2

nicas. Outros linfomas cutâneos devem ser considerados como a forma *smoldering* de leucemia/linfoma de células T do adulto (ATLL). A reticulose Pagetóide, doença rara que se apresenta com uma ou mais placas é outro diferencial. Esta última ocorre mais frequentemente em homens e tem prognóstico favorável. Outros diferenciais incluem psoríase, pênfigo, papulose linfomatoide.

Tratamento

O tratamento de micose fungoide pode ser dividido em terapias direcionados para a pele e terapêuticas sistêmicas. Os tratamentos cutâneos são de escolha nos estádios iniciais e se dizem adjuvantes para formas disseminadas mais avançadas.

Terapêuticas dirigidas para a pele

1. Corticoide tópico: são muito efetivos em estádios iniciais. Há certa limitação no seu uso devido a supressão do colágeno, atrofia cutânea, formação de estrias, fragilidade cutânea e infecções secundárias. Esteroides tópicos muito potentes devem ser evitados na face, pescoço e intertigo. Raramente usa-se corticoide tópico como monoterapia, mas sim como adjuvância de outros tratamentos e em muito, como medida para reduzir prurido.

2. Tacrolimus tópico: aprovado para dermatite atópica, para áreas como face, intertigo em pacientes com micose fungoide. A vantagem deste sobre o corticoide é não causar atrofia cutânea e não levar a supressão da síntese de colágeno. Entretanto, esta terapêutica também não deve ser usada por longos períodos.

3. Mostarda nitrogenada tópica: são agentes alquilantes bem indicados para pacientes com quadros iniciais, mas também podem ser parte de uma terapêutica sistêmica. Há relativa baixa toxicidade, porém é algo que requer aplicações diárias e está suscetível a reações alérgicas. Esta terapêutica pode ser usada de forma contínua, por até 12 meses, nos respondedores, com posterior redução na sua frequência. Deve-se evitar o uso concomitante com raios UVA e UVB devido ao risco de carcinogênese.

4. Carmustina tópica (BCNU): é pouco utilizada devido seu alto poder irritativo na pele e risco de haver toxicidade sistêmica. Normalmente, a aplicação é feita a noite e retirada pela manhã. A toxicidade deve ser avaliada 2 vezes por semana via análise do sangue com exames gerais incluindo eletrólitos, perfil hepático e renal. A carmustina causa pele muito fina, telangectasias e hiperpigmentação de forma irreversível.

5. Retinoides tópicos: bexaroteno na forma de gel, é um retinoide tópico aprovado para tratar micose fungoide que seja refratária a ao menos 1 tratamento tópico prévio. A ação da droga culmina com apoptose das células doentes. Há resposta completa em cerca de 20% e a resposta global cerca de 60%. A maior toxicidade costuma ser irritação local da pele. O bexaroteno é uma droga altamente teratogênica.

6. Fototerapia: é um tratamento bem estabelecido para micose fungoide, envolvendo raios UVA e UVB. É considerado o melhor tratamento para os estádios iniciais. Há uma hipótese de que o mecanismo de ação se dê em torno da depleção das células de Langerhans. A combinação de raios UVA com psoraleno é dita PUVA e seus efeitos adversos incluem náuseas, prurido, pele seca, atrofia cutâneas e lesões típicas de queimadura. O efeito a longo prazo do PUVA pode ser o câncer de pele, especialmente melanoma.

7. Terapêutica com feixe de elétrons: é uma terapêutica bastante efetiva na MF, que pode ser empregada em lesões pontuais. É bem tolerado, dirigido apenas contra a derme e tem resposta completa em até 80%. Entretanto, é muito comum haver recidivas. As recidivas são mais frequentes na forma eritrodérmica.

Tratamento sistêmico

1. **Retinoides orais**: Bexaroteno (Targretin) é um retinoide aprovado para tratar micose fungoide. É considerada primeira linha sistêmica para pacientes com MF. A dose de 300 mg/m²/dia com sobrevida global entre 45% e 57% e cerca de 2% com resposta completa. Do ponto de vista de toxicidade, deve-se citar hipotireoidismo e dislipidemia com destaque para aumento de triglicérides. Outros efeitos colaterais são: dores de cabeça, pseudotumor cerebral, leucopenia e prurido. Outros retinoides que podem ser usados são isotretinoína, ocitrecin e ATRA (ácido transretinoide).

2. **Inibidores de histona diacetilases:** Vorinostat é o mais conhecido agente deste grupo. Essa classe é indicada para casos recidivados, refratários de MF/SS na dose de 400 mg/mês/dia. A sobrevida global ficou em torno de 30%, sem descrição de resposta completa. A média de progressão da doença em torno de 4,9 meses. O efeito colateral mais comum (49%) do Vorinostat é a diarreia, seguida de fadiga, náuseas e anorexia.

Romidepsin pertence à mesma classe e é uma droga endovenosa. A resposta global é de 34% e 6% com resposta global. A duração média da resposta foi 13,7 meses. Os efeitos colaterais mais comuns são: náuseas, vômitos, fadiga, trombocitopenia e leucopenia.

3. **Interferon-α:** pode ser usado como agente único ou em combinação. A resposta como monoterapia é de 50% a 70%, com doses de 3 a 5 × 10^6 unidades/dia ou 3 vezes por semana, sendo endovenosa ou subcutânea. A toxicidade inclui febre, fadiga. A combinação de interferon com fotoaferese ou fototerapia é notável.

4. **Fotoaférese:** é uma técnica extracorpórea que tem coleta de células por aférese e tratamento com psoraleno e radiação com UVA. Na sequência, estas células são reinfundidas nos pacientes. O efeito terapêutico se dá, basicamente, por ação direta nas células tumorais e por imunomediação; via ativação de linfócitos contra as células tumorais. Via de regra, faz-se plasmaférese por 2 a 4 semanas até que a doença tenha melhora. Pode haver poucos efeitos colaterais, a citar reação alérgica, congestão e efeitos relacionados ao citrato (usado como anticoagulante). Pode haver hipocalcemia sintomática.

5. **Monoclonais:** Alentuzumab (Campath) é um IgG1 anticorpo monoclonal contra o antígeno CD52. As taxas de resposta giram em torno de 50%, há depleção leucocitária e risco de infeção a citar CMV.

6. **Monoclonais conjugados:** Brentuximab vedotim é um anti CD30 conjugado com uma protease ligado a um potente agente antimicrotúbulo (auristatin MMAE). Após encontrar o CD30, Brentuximabe é rapidamente internalizado e transportado aos lisossomos onde MMAE é acionada, interage com tubulina e leva a apoptose celular.

O Brentuximabe foi aprovado para linfomas cutâneos CD30+, com ação antitumoral durável e segurança no seu uso. A resposta global fica em torno de 70% com 54% para micose fungoide. A taxa de resposta não estabelece relação linear com o nível de CD30 expresso, de tal forma que mesmo quando fraco, há bons resultados. Como efeito colateral destaca-se a neuropatia periférica e citopenias (neutropenia) relacionado à mielossupressão.

7. **Quimioterapia:** existem agentes aprovados para o tratamento sistêmico da micose fungoide a citar:

Pralatrexate: é um antifolato, que atua contra os carreadores de folato. A dose é de 15 mg/m² por semana por período de 3 a 4 semanas. A taxa de resposta é de 45%. Está indicado para casos de micose fungoide transformada. O efeito colateral mais comum é a mucosite, seguido de leucopenia.

O uso de Leucovorin na dose de 10 a 15 mg/24 h após o uso de quimioterápico consegue minimizar o efeito colateral da quimioterapia.

Agentes alquilantes para tratar micose fungoide e síndrome de Sezary, incluem mostardas nitrogenadas tópicas ou sistêmicas como ciclofosfamida e clorambucil. As taxas de resposta giram em torno de 60% com 15% de resposta completa. Há resposta também com metotrexate 2,5 a 10 mg/dia via oral, Bleomicina 7,5 a 15 mg IM 2 vezes por semana e Doxorrubicina 60 mg/m² EV 1 vez por mês. Doxorrubicina peguilada é usado nos estádios avançados com resposta global em torno de 88%. Análogos da purina como Fludarabina, Pentostatin tem taxas de resposta em torno de 50%. A gencitabina também tem resposta similar.

Muitas vezes, a despeito da quimioterapia, ocorrem altas taxas de transformação da micose fungoide e síndrome de Sezary para linfoma de células grandes, cuja evolução e prognóstico costumam ser desfavoráveis.

A duração da resposta dos regimes de quimioterapia é inferior a um ano, com taxa de sobrevida livre de doença muito baixa.

Terapêuticas combinadas

A combinação entre fotoférese, doses baixas de interferon e bexaroteno via oral ou prednisona e fludarabina ou ainda PUVA e bexaroteno oral são modalidades utilizadas. Deve-se considerar que nos estádios iniciais a terapêutica tópica deve ser priorizada, deixando para doença avançada as modalidades mais abrangentes e a quimioterapia sistêmica.

Linfoma Cutâneo Anaplásico de Grandes Células

Este linfoma CD30+ é o segundo linfoma T cutâneo mais comum, após a micose fungoide. A incidência é em torno de 25% dos linfomas cutâneos T. Via de regra, nestes linfomas, ocorre o envolvimento cutâneo sem comprometimento extracutâneo. O pico de incidência é em torno de 60 anos, com predominância no sexo masculino. Do ponto de vista clínico, as lesões costumam ser violáceas, únicas ou múltiplas, podendo ter regressão espontânea. A imunofenotipagem apresenta expressão de CD30+, CD4+ e marcadores Pan-T CD2+, CD3+ e CD5+. Raros casos podem ser de fenótipo CD8+. Geralmente são Alk negativo e não apresentam t(2;5).

Papulose Linfomatoide

É uma doença benigna que faz diferencial com linfoma T cutâneo. Há lesões eritematosas, elevadas como nódulos ou pápulas que podem ulcerar. É comum haver regressão espontânea em meses. São descritos três tipos histológicos: A, B e C. No tipo A as células grandes lembram imunoblastos que podem ser rodeados por células de Reed Stemberg. O tratamento envolve doses baixas de metotrexate (10 a 15 mg VO por semana). Brentuximabe também se mostrou eficaz no tratamento desta doença. Outras modalidades incluem PUVA, interferon alfa, corticoides sistêmicos. Para lesões únicas, a radioterapia pode ser uma ótima opção.

Linfomas de Células T Maduras e Células NK

Este grupo de linfoma representa 10% a 15% dos linfomas não Hodgkin compreendendo mais de 23 subtipos de linfoma. Podem ter origem primária cutânea ou sistêmica. Via de regra, os linfomas T sistêmicos tem prognóstico ruim e respondem pior a quimioterapia, sendo necessário uso de novas terapias e consolidação com transplante de células-tronco hematopoiéticas.

Linfomas de Células T Maduras

Os linfomas T periféricos representam cerca de 10% a 15% dos LNH. As entidades mais comuns são os predominantemente nodais, representados pelos linfoma T periférico sem outras especificações, linfoma T angioimunoblástico, linfoma de grandes células Alk positivo e Alk negativo.

Diagnóstico

Baseado em características morfológicas, imunofenotipicas e clínica. Os linfomas T, em geral, são caracterizados por aberrações antigênicas, o que dificulta a análise dos patologistas para concluir o diagnóstico. É importante excluir outras situações clínicas, como processo reativo prévio se houver discordância entre clínica e aspectos patológicos do referido linfoma.

Avaliação Laboratorial

Além do exame físico, deve-se lançar mão de imagens como TC de tórax, abdome e pelve ou PET/CT oncológico. Deve-se avaliar biópsia de medula óssea, análise bioquímica, hemograma e DHL. É importante sorologia como HTLV1 e 2 para excluir ATLL.

Marcadores de Prognóstico

O índice prognóstico para linfomas T (PIT) inclui idade, performance, status, nível de DHL e envolvimento da medula. Mesmo pacientes com baixa pontuação no escore de prognóstico, a sobrevida livre de progressão em 5 anos é de cerca de 33%. Pacientes com linfoma de grandes células anaplásicas (ALCL) Alk+ são mais responsivos ao tratamento quimioterápico, porém isto não deve ser levado em conta como fator de prognostico isolado.

Terapêutica

CHOP (ciclofosfamida, doxorrubicina, oncovin e prednisona) é o esquema quimioterápico mais utilizado para tratar linfomas T baseado em resultados encontrados e extrapolados de linfoma B. As taxas de resposta nos pacientes ALCL Alk- são de 60% e de 20% nos pacientes ALCL Alk-. O uso de monoclonal alentuzumabe (anti CD52) adicionou muita toxicidade ao esquema CHOP. O grupo alemão de LNH propôs adição de etoposideo ao esquema CHOP (CHOEP). Para pacientes com menos de 60 anos e DHL normal, a taxa de resposta foi melhor com CHOEP do que CHOP; com sobrevida livre de progressão em 5 anos de até 75,4%, sem diferença de sobrevida global. Em pacientes acima de 60 anos, a toxicidade do etoposídeo foi muito maior. O uso de CHOEP seguido de consolidação com TMO autólogo, para pacientes jovens, mostrou resposta global de 82% e resposta completa de 52%.

Doença refratária/recaída

Pacientes que são refratários e não são encaminhados para TMO, a mediana de sobrevida global é de 5,5 meses. Esta população de pacientes refratários tem sido submetida a novos agentes de tratamento a citar: ramidepsina, belinostat, pralatexate, e com destaque para Brentuximabe vedotin que está aprovado para os linfomas T que expressam pelo menos 10% de CD30.

Aos pacientes elegíveis para TMO, o transplante alogênico deve ser considerado nos casos refratários. Regime de salvamento como: ICE, DHAP devem ser utilizados e considerados com o transplante. A sobrevida livre de progressão em 3 anos para os transplantados é em torno de 60%.

Linfoma T Periférico sem Outra Especificação

É o mais comum dos linfomas T maduros representando cerca de 20% a 30% dos linfomas T. A incidência nos EUA é de 0,4 casos por 100.000 adultos. Na Ásia, a porcentagem é de 20% a 25% dos linfomas T maduros. A idade mediana ao diagnóstico é de 60 anos e há predominância no sexo masculino.

Apresentação Clínica

Usualmente, apresenta crescimento rápido e agressivo, com acometimento extranodal, DHL elevado, sintomas constitucionais e estádios avançados ao diagnóstico. Hepatoesplenomegalia ocorre em 17% a 24% dos casos e os estádios III e IV em 26% a 43% dos casos respectivamente. A medula encontra-se acometida em 20% dos casos. Prurido, eosinofilia, hipercalcemia e síndrome hemofagocitica podem ser concomitantes.

Imunohistoquímica

Típica de células T maduras: CD4 ou CD8+, sendo mais comum o CD4+. É comum haver aberração antigênica com perda de expressão de um ou mais antígenos Pan T.

Tratamento E Prognóstico

O esquema mais utilizado é o CHOP, entretanto não há padrão ouro. A resposta global com CHOP e de cerca de 79% com resposta completa de 39%. Entretanto, a remissão com CHOP isolado não é duradoura, com sobrevida livre de progressão de 20% e 30%. A adição de outros fármacos ao CHOP, aumenta a taxa de resposta e sua duração. A adição de Etoposideo parece aumentar a eficácia do CHOP, sobretudo em pacientes jovens. Em estudos prospectivos com uso de CHOEP, a resposta global foi de 82% com 51% de resposta completa; considerando que os pacientes foram consolidados com transplante de medula óssea. A combinação de CHOP com novos agentes, como Brentuximabe também é uma perspectiva para tratamento destes linfomas.

Uma estratégia é consolidar os pacientes em remissão completa com TMO autólogo, proporcionando sobrevida global (SG) em 5 anos de 47% com sobrevida livre de progressão (SLP) de 38%. O transplante alogênico deve ser considerado para pacientes refratários primários, com SG de 61% em 2 anos.

Linfoma T Angioimunoblástico

A primeira descrição da doença ocorreu em 1974 como uma disproteinemia. Este linfoma representa 1% de todos os casos de linfoma e 20% de todos os linfomas T. A incidência é maior na Europa do que na Ásia e na América do Norte. Incide na proporção 1:1 entre homens e mulheres e a mediana de idade ao diagnóstico é de 65 a 70 anos.

Apresentação Clínica

Sintomas B (febre, perda ponderal e sudorese noturna) são muito comuns, adenomegalia generalizada, eusinofilia no sangue periférico e anemia hemolítica autoimune com coombs direto positivo podem aparecer.

Achados Laboratoriais

A histologia geralmente é marcada por arquitetura linfoide habitual, circundada por infiltrado celular polimórfico de pequenos linfócitos, inunoblastos, histiocitos e eosinófilos. É comum haver perda de marcadores do centro germinativo, sendo EBV positivo um marcador comum. CD4 e CD10 podem ser positivos. Anormalidades de cariótipo envolvendo cromossomo "X" ou 1, 3, 5 são frequentemente encontrados, com o cariótipo complexo sendo um marcador de mau prognóstico.

Tratamento e Prognóstico

O uso de CHOP, como primeira linha, produz respostas de 50% a 60%. Estudos randomizados suportam a ideia de transplante na primeira remissão. O uso de metotrexate, corticoides, ciclosporina são pouco duradouros e brandos. Para pacientes refratários, taxas em torno de 50% são alcançados com uso de brentuximabe.

Não há um escore prognóstico bem definido para estes linfomas, porém alguns fatores como nível de imunoglobulina (IgA), idade superior a 60 anos, mais de 1 sitio extranodal envolvido, anemia e trombocitopenia também tem seu valor prognóstico nesta doença.

Linfoma Anaplásico de Grandes Células T

Introdução

Definido como uma neoplasia CD30+ T periférica. Tem uma sobrevida entre aqueles que são Alk+ (60% a 70% dos casos) e aqueles Alk- (30% a 40%). Há uma forma sistêmica e uma forma primária cutânea, cujo comportamento costuma ser indolente.

Epidemiologia

Corresponde a cerca de 6% a 24% de todos os linfomas T. Há prevalência maior em algumas regiões do mundo, sobretudo nos pacientes Alk+: 16% na América do Norte, 6% na Europa e 3% na Ásia. A mediana de idade dos pacientes Alk + é de 30 a 40 anos. O fenótipo Alk- tem prevalência maior na Europa, que Estados Unidos e Ásia. Os casos pediátricos geralmente têm maior casuística Alk+ (± 90% dos casos pediátricos). A maior ocorrência é no sexo masculino para pacientes com linfoma de células grandes anaplásicas T.

Achados Clínicos

Geralmente, há apresentação sistêmica e agressiva da doença, com apresentação extranodal frequente e estádios clínicos avançados. Pacientes Alk positivos tendem a ser mais jovens, terem melhor *performance status* e níveis séricos elevados de DHL. É comum haver envolvimento extranodal, sobretudo medula óssea, pulmão, fígado, pele e mais raramente sistema nervoso central. Medula costuma estar acometida em 12% a 22% dos casos Alk-.

Achados Laboratoriais

A forma Alk+ pode ser caracterizada pela t(2:5) 23:q35 resultante da fusão dos genes NPM e Alk. Do ponto de vista de imuno-histoquimica as células expressam antígenos variantes T CD2, CD4, CD5 e CD7, granzima B e performim. BCL6 expressam de forma relevante nos Alk+ e a IL-22 tem maior expressão nos casos Alk-. Presença de p53 mutado é comum nos casos Alk+.

Tratamento e Prognóstico

Pacientes Alk+ são mais quimiossensíveis, com baixo IPI. As taxas de resposta são similares aos linfomas de grandes células B. O esquema CHOP é um dos mais usados como quimioterapia. Paciente com IPI alto podem ser tratados com CHOEP (que tem a inclusão do Etoposídeo no esquema clássico CHOP). O grupo de estudos (GELA) demonstrou que o IPI é mais importante que o Alk, como fator prognóstico, sobretudo em pacientes com mais de 40 anos. Para os refratários, resgate com QT alta dose seguido de TMO parece ser uma proposta curativa eficaz. O uso de Brentuximabe (anti CD30) é uma alternativa eficaz, sobretudo nos casos refratários. Inibidores do Alk, como Crizotinib, são cogitados como alternativa terapêutica.

Linfoma T Enteropático

Linfoma T enteropático intestinal é um linfoma T maduro, que tem uma classificação em tipo 1 e 2 pareado em histologia.

Epidemiologia

Corresponde a 2% a 10% de todos os linfomas T, com incidência variável de acordo com a distribuição geográfica. A mediana de idade ao diagnóstico é de 55 a 65 anos, com preferência pelo sexo masculino. O tipo 1 corresponde a 60% a 80% dos casos, sendo mais comum em indivíduos com doença celíaca e tem relação com HLA-DQ2 (haplótipo). Pacientes celíacos, refratários à dieta livre de glúten, são mais propensos a este tipo de linfoma.

Achados Clínicos

Comum sintomas abdominais agudos que levam a urgência/emergência ao diagnóstico. É frequente ocorrer úlceras em jejuno, íleo que acabam perfurando e levando a um abdome agudo perfurativo. Pacientes costumam cursar com síndrome de má absorção – diarreia, perda de peso, náuseas, vômitos, dor abdominal e sintomas decorrentes de obstrução. É raro haver manifestações extraintestinais, mas podem ocorrer: acometimento cutâneo, neuromeníngeo e pulmonar. Sintomas sistêmicos ocorrem em menos de 30% dos casos, mas vale lembrar que apresentação clínica fulminante (abdome agudo) pode levar o paciente ao óbito, já ao diagnóstico.

Histopatologia

Tipo 1 é CD56 negativo e o tipo 2 CD56 positivo. O tipo 1 possui células tumorais grandes cercadas por histiócitos e eosinófilos, infiltrado inflamatório. A imuno-histoquímica do tipo 1 é CD3+, CD7+, CD103+, CD30+, CD4-, CD5-, CD8- e CD56-. O tipo 2 costuma ter um infiltrado monomórfico com células de médio tamanho, como imuno-histoquímica típica CD3+, CD8+, CD56+, CD4- e CD30-.

Tratamento E Prognóstico

O esquema CHOP de quimioterapia tem sido empregado, tanto para tipo 1 quanto para tipo 2. A sobrevida global fica em torno de 20% com taxa de recaída de 4% a 22% em 5 anos. A adição de etoposídeo ao CHOP parece ter pouco benefício neste caso. A duração da resposta à quimioterapia é curta: em torno de 6 meses. O resgate com quimioterapia seguido de transplante de medula, em pacientes elegíveis, é uma opção terapêutica para os pacientes que recaem.

Os fatores prognósticos para este tipo de linfoma são: história prévia de doença celíaca, massa tumoral ≥ 5 cm ao diagnóstico, DHL elevado, baixa *performance status* – são fatores desfavoráveis que interferem na sobrevida global e livre de doença.

Leucemia/Linfoma de Células T Adultas (ATLL)

Introdução

ATLL é uma doença linfoproliferativas pouco comum, que deriva de células T CD4+, CD25+ causada pela infecção do retrovírus HTLV-1, que por sua vez foi descrito pela primeira vez em 1977. A morfologia das células doentes é descrita como *flower cell*.

Epidemiologia

A incidência nos Estados Unidos é de 0,05 casos para cada 100.000 habitantes. A prevalência da doença é maior onde a incidência do HTLV1 é maior também, como no norte do Japão, Caribe, América Central e América do Sul, África e norte do Irã. Há milhões de infectados no mundo pelo HTLV1; sendo que o risco

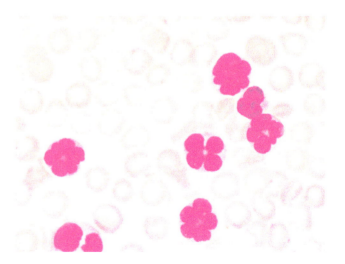

Figura 17.9 **Morfologia típica – *Flower Cell.***
Fonte: Blood *et al*, 2010.

da ATL é de 2,5% a 4%, com média de latência maior que 50 anos. O HTLV1 é transmitido por relação sexual desprotegida, produtos hemoterápicos e amamentação. A maioria dos casos tem transmissão nos primeiros anos de vida. A média de idade destes pacientes com ATL é de 62 anos sem preferência por sexo.

Quadro Clínico

Há várias formas de ATLL, as formas aguda, linfomatosa, crônica e *smoldering* com diferentes apresentações clínicas e com genômica distintas.

A forma aguda representa 60% dos casos e tem apresentação na forma leucêmica, a forma linfomatosa tem linfonodomegalias e pelo menos 1% de células doentes circulantes no sangue periférico. As formas agudas e linfomatosa são ditas mais agressivas com média de sobrevida inferior a 1 ano. Os pacientes costumam ter hepatoesplenomegalia (50% dos casos), linfonodomegalias, DHL elevado, hipercalcemia (50% dos casos), lesões viscerais e lesões cutâneas. A medula está infiltrada em 35% dos casos. A linfonodomegalias tem certa predileção por região retroperitoneal e hilar. Massas mediastinais são infrequentes. O acometimento extra nodal costuma atingir: pulmão, fígado, rins, pele, trato gastrointestinal, sistema nervoso central – pode haver mielopatia ou ainda paraparesia espástica.

A forma *smoldering* caracteriza-se por lesões de pele, infiltração pulmonar, sem acometer vísceras ou medula e tem menos de 5% de células circulantes na periferia.

A forma crônica de ATL cursa com leucocitose, adenomegalias ou organomegalia sem elevação do DHL ou acometimento visceral. Embora as formas *smoldering* e crônicas são consideradas de curso indolente a sobrevida global fica em 4,1 anos e 49% dos casos evoluem para a forma aguda leucêmica após uma média de 18,8 meses.

Achados Laboratoriais

A célula neoplásica costuma ser pleomórfica com núcleo lobulado – *flower cell,* nucléolo evidente, cromatina condensada e imunofenótipo de célula madura T Helper. As células costumam expressar na superfície positividade para CD2, CD4, CD5, CD45, CD29. São negativas para CD7, CD8, CD26 e tem CD3 positivo fraco. Não há cariótipo patognomônico desta neoplasia, porém é frequentemente complexo.

Tratamento e Prognóstico

A mediana de sobrevida nas formas graves é inferior a 1 ano. Nas formas crônicas e *smoldering* a sobrevida global é de 40% a 50%, respectivamente.

Esquemas de quimioterapia como VCAP (vincristina, ciclofosfamida, doxorrubicina e prednisona) são bastante tóxicas e pouco efetivas; CHOP mostrou resultados pouco animadores. O uso de terapia antiviral tem sua controvérsia, mas o interferon pode ser empregado, sobretudo nas formas leucêmicas. Mogamulizumabe (anti CCR-4) é uma opção para os pacientes refratários com resposta global em torno de 50% e duração de 13,7 meses em média. O transplante alogênico de medula óssea deve ser considerado para casos de ATL assim elegíveis, porém com respostas pouco efetivas.

Linfoma T Hepatoesplênico

Linfoma raro que infiltra baço, fígado e medula. Na maioria das vezes, são células T maduras (gama/delta).

Epidemiologia

Este linfoma representa 3% de todos os linfomas T, ocorre mais em homens jovens com média de idade de 35 anos. São fatores de risco: presença de imunossupressão pós-transplante de órgãos sólidos ou ainda por uso de drogas anti-TNF (fator de necrose tumoral) usada em doenças autoimunes.

Quadro Clínico

Comum haver hepatoesplenomegalia isolada, sem linfonodomegalias e frequentemente com citopenias, sintomas B e DHL elevado.

Achados Laboratoriais

As células T tem predileção por sinusoides hepáticos, esplênicos ou medula óssea. Os linfócitos T doentes costumam marcar: CD3, CD56 e são negativos para CD4 e CD8. Pode haver alterações genéticas como trissomia do cromossomo 8 e a monossomia do cromossomo 7.

Tratamento e Prognóstico

O curso da doença é agressivo, com média de sobrevida de 16 meses. Não há terapia padrão ouro. Há descrição do uso de CHOP, Hyper-CVAD, IVAC, ICE porém com respostas pouco duradoras. Há de se considerar transplante de medula para estes pacientes.

Linfoma Nk/T – Extranodal

Tipo raro de linfoma, que já foi descrito como granuloma letal da linha média. Este linfoma representa 2% a 9% dos linfomas T, afeta pessoas de meia idade, sexo masculino. Há maior incidência no oriente – China, Japão, Korea, Ásia Meridional, América Central, América do Sul – nestes referidos locais a incidência pode variar de 5% a 15%.

Quadro Clínico

Tem apresentação quase que exclusivamente extranodal. Inicialmente, há lesão de nasofaringe, seios paranasais que se estendem para cavidade nasal, palato e até mesmo perfuração do palato duro. Pode haver disseminação para pele, glândulas salivares, trato gastrointestinal e que também pode se dar somente nestes sítios citados, poupando o nariz.

ACHADOS LABORATORIAIS

Costuma ter invasão vascular, necrose tecidual na histopatologia. As células são pequenas, médias, angiogênicas e pleomórficas. Há positividade para expressão de CD2 e CD7 na superfície das células, bem como CD16 e CD56.

TRATAMENTO E PROGNÓSTICO

Os melhores resultados aparecem nos esquemas que combinam quimio e radioterapia. Protocolos com SMILE e GELOX são recomendados.

LINFOMA T SC (SUBCUTÂNEO) PANICULITE
SMILE

Linfoma cutâneo T primário que se apresenta como nódulo doloroso subcutâneo. Há lesões com células T atípicas, histiócitos reativos, necrose coagulativa. Há apresentação fenotípica alfa/beta.

Epidemiologia

Desordem rara que corresponde a 0,9% de todos os linfomas T. costuma acometer indivíduos adultos, com cerca de 30 anos de idade com predominância pelo sexo feminino.

Quadro Clínico

Nódulos subcutâneos em extremidades, que podem regredir ou evoluir. Pode haver ulceração e sintomas sistêmicos.

Achados Laboratoriais

Células tumorais costumam ser CD8+, estar em meio a necrose coagulativa nos tecidos com histiócitos reativos.

Tratamento e Prognóstico

Há respostas pouco duradoras a quimioterapia. Agentes como corticoide, interferon, zidovudina e ciclosporina são empregados. Há poucas respostas completas e se cogita o papel do transplante alogênico, com ressalvas aos poucos dados existentes na literatura.

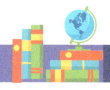

BIBLIOGRAFIA CONSULTADA

1. Altieri A, Bermejo JL, Hemminki K. Familial risk for non-Hodgkin lymphoma and other lymphoproliferative malignancies by histopathologic subtype: the Swedish Family Cancer Database. Blood 2005; 106:668
2. ANTÔNIO, ZAGO Marco; FALCÃO, Roberto Passetto; PASQUINI, Ricardo. Tratado de Hematologia. São Paulo: Atheneu, p. 3-12, 2013.
3. Armitage JO, Weisenburger DD. New approach to classifying non-Hodgkin's lymphomas: clinical features of the major histologic subtypes. Non-Hodgkin's Lymphoma Classification Project. J Clin Oncol 1998; 16:2780
4. Bhatia S, Paulino AC, Buatti JM, et al. Curative radiotherapy for primary orbital lymphoma. Int J Radiat Oncol Biol Phys 2002; 54:818.
5. Chiu BC, Dave BJ, Blair A, et al. Agricultural pesticide use and risk of t(14;18)-defined subtypes of non-Hodgkin lymphoma. Blood 2006; 108:1363.
6. Civardi G, Vallisa D, Bertè R, et al. Focal liver lesions in non-Hodgkin's lymphoma: investigation of their prevalence, clinical significance and the role of Hepatitis C virus infection. Eur J Cancer 2002; 38:2382

7. Clarke CA, Morton LM, Lynch C, et al. Risk of lymphoma subtypes after solid organ transplantation in the United States. Br J Cancer 2013; 109:280
8. Engels EA, Cerhan JR, Linet MS, et al. Immune-related conditions and immunemodulating medications as risk factors for non-Hodgkin's lymphoma: a case-control study. Am J Epidemiol 2005; 162:1153
9. Ghobrial IM, Buadi F, Spinner RJ, et al. High-dose intravenous methotrexate followed by autologous stem cell transplantation as a potentially effective therapy for neurolymphomatosis. Cancer 2004; 100:2403.
10. Goldin LR, Landgren O. Autoimmunity and lymphomagenesis. Int J Cancer 2009; 124:1497
11. Kaushansky, Kenneth. Williams hematology. McGraw-Hill Education, 2016.
12. Laurent C, Baron M, Amara N, et al. Impact of Expert Pathologic Review of Lymphoma Diagnosis: Study of Patients From the French Lymphopath Network. J Clin Oncol 2017; 35:2008
13. Paladugu RR, Bearman RM, Rappaport H. Malignant lymphoma with primary manifestation in

the gonad: a clinicopathologic study of 38 patients. Cancer 1980; 45:561

14. Pathogenesis of Non-Hodgkin's Lymphoma Hendrik Nogai, Bernd Do̎rken, and Georg Lenz

15. Ramos-Casals M, la Civita L, de Vita S, et al. Characterization of B cell lymphoma in patients with Sjögren's syndrome and hepatitis C virus infection. Arthritis Rheum 2007; 57:161

16. Scott DW, Wright GW, Williams PM, et al. Determining cell-of-origin subtypes of diffuse large B-cell lymphoma using gene expression in formalin-fixed paraffin-embedded tissue. Blood 2014; 123:1214

17. Smedby KE, Hjalgrim II, Askling J, et al. Autoimmune and chronic inflammatory disorders and risk of non-Hodgkin lymphoma by subtype. J Natl Cancer Inst 2006; 98:51

18. Sud A, Chattopadhyay S, Thomsen H, et al. Analysis of 153 115 patients with hematological malignancies refines the spectrum of familial risk. Blood 2019; 134:960.

19. Swerdlow SH, Campo E, Pileri SA, et al. The 2016 revision of the World Health Organization classification of lymphoid neoplasms. Blood 2016; 127:2375

20. Talamini R, Montella M, Crovatto M, et al. Non-Hodgkin's lymphoma and hepatitis C virus: a case-control study from northern and southern Italy. Int J Cancer 2004; 110:380

21. Ulcickas Yood M, Quesenberry CP Jr, Guo D, et al. Incidence of non-Hodgkin's lymphoma among individuals with chronic hepatitis B virus infection. Hepatology 2007; 46:107

22. Wang SS, Slager SL, Brennan P, et al. Family history of hematopoietic malignancies and risk of non-Hodgkin lymphoma (NHL): a pooled analysis of 10 211 cases and 11 905 controls from the International Lymphoma Epidemiology Consortium (InterLymph). Blood 2007; 109:3479

23. Wilson WH, Bromberg JE, Stetler-Stevenson M, et al. Detection and outcome of occult leptomeningeal disease in diffuse large B-cell lymphoma and Burkitt lymphoma. Haematologica 2014; 99:1228

24. Zeppa P, Marino G, Troncone G, et al. Fine-needle cytology and flow cytometry immunophenotyping and subclassification of non-Hodgkin lymphoma: a critical review of 307 cases with technical suggestions. Cancer 2004; 102:55

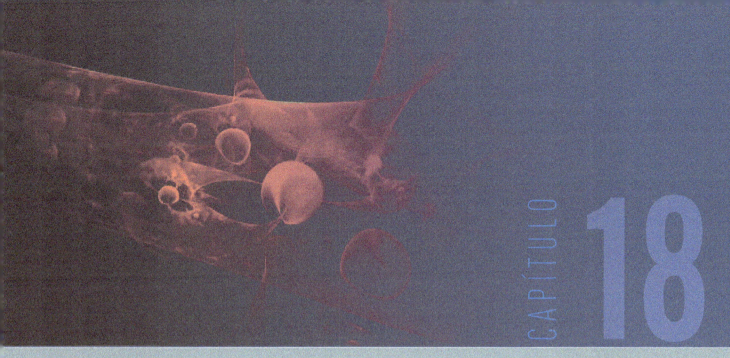

Juliano Córdova ■ Otávio Baiocchi ■ Juliana Pereira

Linfoma de Hodgkin

INTRODUÇÃO

Com mais de 175 anos de descrição desta doença, o Linfoma de Hodgkin teve sua primeira menção em 1865 por Samuel Wieks, como Doença de Hodgkin devido sua descrição por Thomas Hodgkin em 1832. O Linfoma de Hodgkin pode ser considerado uma doença rara, que tem alta taxa de incidência em jovens e que pode ser entendida como curável em cerca de 80% dos casos, segundo dados do NCCN (*National Comprehensive Cancer Network*), mesmo em estádios mais avançados. No entanto, há cerca de 20% de pacientes com Hodgkin que apresentam uma evolução desfavorável, o que suscita novas formas de tratamento.

EPIDEMIOLOGIA E FATORES DE RISCO

O Linfoma de Hodgkin é raro em crianças, porém tem sua incidência caracterizada de forma bimodal a citar na 3ª/4ª década de vida (em adultos jovens) assim como após os 60 anos de idade. A sua incidência é maior em indivíduos do sexo masculino.

A incidência de Hodgkin é de 2,7/2,8 casos/100.000 habitantes/ano no Reino Unido e Estados Unidos da América, representando cerca de 30% de todos os linfomas. A doença é mais comum em brancos, com diminuição progressiva da incidência em negros, hispânicos e descendentes de asiáticos. Há também um aumento de incidência em países em desenvolvimento como África em crianças do sexo masculino e com menos de 15 anos.

Vários fatores foram associados ao maior risco de desenvolvimento do LH: história prévia de infecção pelo vírus Epstein Barr (EBV), imunodeficiência associada a infecção pelo vírus HIV, transplante de órgãos sólidos ou de medula óssea, uso de fármacos que são imunossupressores, antecedentes de doenças autoimunes, além de possíveis fatores genéticos.

O vírus Epstein Barr (EBV) é um herpes vírus com tropismo por linfócitos. A infecção primária geralmente ocorre na infância de forma assintomática ou subclínica, mas a exposição tardia pode condicionar o desenvolvimento de mononucleose infecciosa. Após a infecção primária, o vírus mantém-se latente por toda a vida nas células B de memória controlado pelos linfócitos T citotóxicos. A relação entre LH e EBV pode ter associação de 20% a 100% dos casos, sendo mais prevalente no sexo masculino, crianças e idosos e nos subtipos clássicos de celularidade mista e pobre em linfócitos.

No Linfoma de Hodgkin associado ao vírus EBV, este é encontrado em todas as células tumorais conforme ilustra a Figura 18.1.

Entre a questão de fatores genéticos, o LH familiar representa 4,5% de todos os casos diagnosticados de novo. Há neste contexto a sobreposição entre fatores genéticos e hereditariedade que e suportado pela existência dos casos familiares, bem como associação a genes específicos.

Do ponto de vista ambiental, embora com pouca incidência sólida, a fatores de destaque como: herbicidas, clorofenóis e radiação ionizante.

HISTOPATOGENIA

O Linfoma de Hodgkin é uma neoplasia de células B advindas do centro germinativo ou pós-centro germinativo. No Linfoma de Hodgkin clássico, as células tumorais são designadas por células de Hodgkin e Reed Stemberg (HRS). É valido ressaltar que no Hodgkin costuma haver poucas células tumorais (< 1%) entremeada a um infiltrado inflamatório peculiar e abundante.

Pode-se dizer que a diferenciação no centro germinativo envolve uma série de mutações que ocorrem na zona escura, a fim de aumentar afinidade pelo anticorpo.

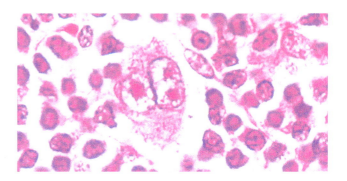

Figura 18.2 Célula de Reed Stemberg - circundada por um infiltrado inflamatório.
Fonte: acervo do autor.

Na zona clara, ocorre um mecanismo de seleção das células que sofreram uma mutação desfavorável. As células tumorais conseguem sobreviver este estímulo apoptótico e continuam a proliferar.

CLASSIFICAÇÃO DO LINFOMA DE HODGKIN

Linfoma de Hodgkin clássico: 4 subtipos 95% dos casos

- Esclerose Nodular
- Celularidade Mista
- Pobre em Linfócitos
- Rico em Linfócitos

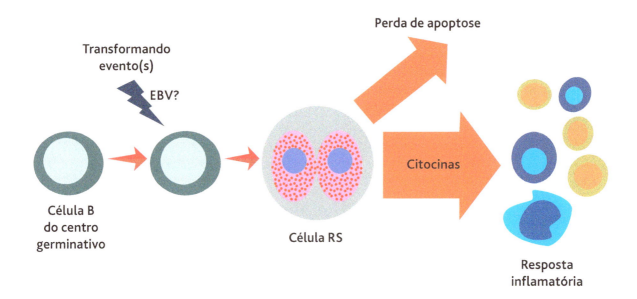

Figura 18.1 Descrição – Ação do Epstein barr Virus no centro germinativo, determinante para células de Reed Stemberg, com perda de apoptose e resposta inflamatória exacerbada.

Linfoma de Hodgkin
não clássico
5% dos casos

Predomínio Linfocitário Nodular (PLN)

DIAGNÓSTICO

O diagnóstico definitivo do Linfoma de Hodgkin requer estudo histopatológico por meio de uma biopsia de linfonodo. A biópsia que é realmente recomendada é aquela dita excisional. A *core biopsy* também é uma técnica muito usada (biópsia por agulha grossa).

Vale ressaltar que **NÃO** se deve fazer biopsia por agulha fina para dar o diagnóstico de Linfoma de Hodgkin; haja vista que o referido método não permite avaliação tecidual ampla e sim apenas detecta alterações celulares.

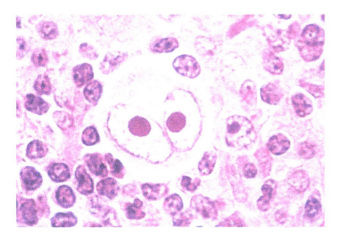

Figura 18.3 Demonstrada a presença de células multinucleadas grandes, de Reed Stemberg e células mononucleadas, células de Hodgkin.

Fonte: adaptação do autor. Histologia de um linfonodo com Linfoma de Hodgkin clássico.

HISTOPATOLOGIA

Linfoma de Hodgkin clássico

Esclerose Nodular

- Birrefringência à luz polarizada.
- Fibrose perivascular.
- Formação de microabcessos.
- Subtipo mais comum em países desenvolvidos.
- Ligeiro predomínio no sexo feminino.
- Incidência diminui com o acréscimo da contagem do CD4.
- Pouca associação com vírus EBV.
- Envolvimento do mediastino em até 80% dos casos.

Celularidade mista

Numerosas células de HRS distribuídas num infiltrado difuso ou vagamente nodular, sem esclerose.

Há infiltrado inflamatório exuberante com linfócitos T, eosinófilos, plasmócitos, histiócitos epitelioides, neutrófilos, fibroblastos e até mesmo granulomas podem existir.

Nos países desenvolvidos é o segundo tipo mais comum de LH.

- Distribuição etária bimodal.
- Fatores de risco: baixo nível socioeconômico e infecções pelo HIV.
- Relação com EBV.
- Comum haver sintomas B e apresentação clínica como doença avançada.

Rico em linfócitos

- Morfologia muito similar ao Linfoma de Hodgkin não clássico, predomínio linfocitário nodular.
- Padrão de crescimento nodular. Há muitos linfócitos B.
- Há áreas focais de fibrose, com centros germinativos atróficos e menos frequentemente hiperplásicos.
- Podem haver rosetas de células T.
- Ocorre em indivíduos mais velhos, com mais de 50 anos e tem fraca associação ao EBV.
- Baixa agressividade, predileção por áreas infradiafragmáticas, raro haver doença extranodal.

Pobre em linfócitos

- Pode haver padrão de fibrose difusa.
- Infiltrado inflamatório escasso.
- Conferente de células HRS = variante reticular = sarcoma de Hodgkin.
- Acometimento de idosos.
- HIV de baixo nível socioeconômico = fatores de risco.
- Subtipo menos comum nos países desenvolvidos.
- Forte associação com EBV.
- Apresentação típica como doença avançada e sintoma B são frequentes.

Linfoma de Hodgkin não clássico

Predomínio Linfocitário Nodular (PLN):

- Desaparece a arquitetura normal do linfonodo.
- Padrão de crescimento nodular.
- Não são encontradas células de HRS.
- Célula neoplásica, antigamente chamada de popcorn. São células grandes com núcleo metilado, irregular – células LP.

- Fundo não neoplásico tem pequenos linfócitos.
- Mais comum nos adultos.
- Pouca ou nenhuma associação com o EBV.
- Comum se apresentar como doença localizada, poupa mediastino.
- Raro ter sintomas B.

IMUNOFENÓTIPO

- LH clássico = costuma ter CD30+ e CD15+ CD3-.
- LH não clássico (PLN) = costuma ser CD45+, CD20+, ter marcadores PAN B (CD19, CD22...) CD15 e CD30 são negativos.

ESTADIAMENTO

- Avalia a extensão da doença.
- Importante para decisão terapêutica e também como valor prognóstico.
- Sistema de Ann Arbour – estadiamento clínico.

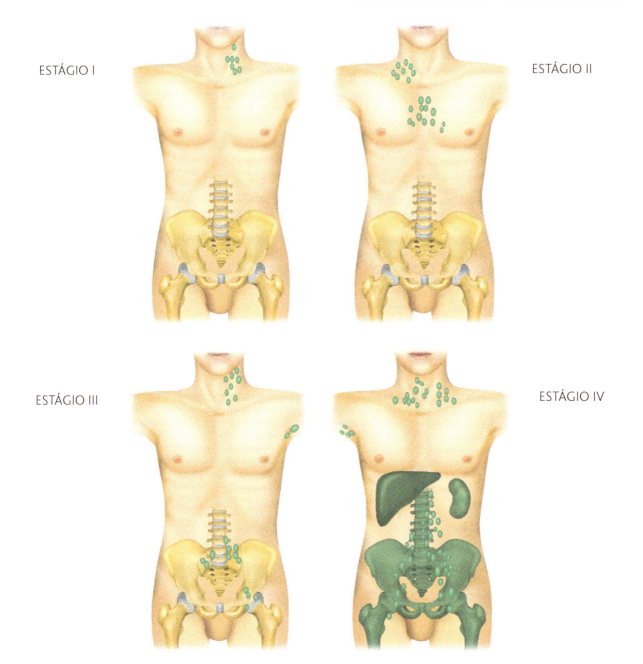

Figura 18.4 Estadiamento de Ann Arbour.
Fonte: acervo do autor.

Com relação aos exames complementares para o estadiamento, deve-se lançar mão de exames como a tomografia para estadiar a doença, como a tomografia cervical, tórax e abdome/pelve. Segundo NCCN *guidelines* – diretriz americana, o uso de PET/CT (a tomografia com emissão de pósitrons com F-fluordexoglicose) é recomendada para o estadiamento inicial dos pacientes com Linfoma de Hodgkin, sendo isto já bastante difundido no Brasil.

O exame de medula óssea, biópsia de medula óssea, não e mais mandatório para estadiar LH com advento do PET/CT. Assim, a biópsia de medula estaria recomendada para os casos em que há PET/CT duvidoso com relação ao acometimento medular ou casos em que não se dispõe de PET.

- Devemos situar o paciente em duas condições:
- Estádio I e II: doença localizada (DL).
- Estádio III e IV: doença avançada (DA).

ESTRATIFICAÇÃO DE RISCO

Fatores prognósticos associados ao estadiamento de Ann Arbour permitiriam classificar os pacientes com Linfoma de Hodgkin em três grupos: estádio inicial favorável, estádio inicial desfavorável e estádio avançado.

Para os pacientes de doença localizada configuram fatores de mau prognóstico:
- Idade ≥ 50 anos.
- Massa Bulk (≥ 10 cm).
- VHS ≥ 50, se assintomático e ou VHS ≥ 30, se sintomático.
- ≥ 3 áreas ganglionares envolvidas ou doença extra-ganglionar.

O estádio inicial **favorável não** tem nenhum dos fatores pontuados acima. Segundo critérios do grupo Europeu. Os pacientes com estádio I e II e ao menos 1 fator acima, ficam como estádio inicial desfavorável.

No estádio avançado, costuma se usar como escore prognóstico o IPS (International Prognostic Score) que estabelecem relação prognóstica sobre a sobrevida global e sobrevida livre de progressão.

São sete fatores considerados, sendo que a presença de cada um destes fatores, reduz em cerca de 7% a 8% a sobrevida livre de progressão em 5 anos. Abaixo seguem os fatores de IPI:
- Idade ≥ 45 anos.
- Sexo Masculino.
- Estádio IV Ann Arbour.
- Albumina ≤ 4,5 g/dL.
- Leucócitos totais ≥ 15.000.

- Linfócitos ≤ 600 ou < 8% total linfo.
- Hemoglobina ≤ 10,5 g/dL.

Atenção! IPI ≥ 3: pior prognóstico

TRATAMENTO

O tratamento do Linfoma de Hodgkin tem sofrido avanços notáveis nos últimos anos com advento de novas drogas. A escolha do referido tratamento está baseada no estádio clínico e também influenciada pelos fatores prognósticos.

Pode-se agrupar os pacientes em: doença localizada, doença localizada com apresentação desfavorável e doença avançada para nortear a escolha do tratamento. Para doença localizada, a primeira linha é o ABVD (Adriamicina, Bleomicina, Vimblastina e Dacarbazina) D1 e D15 a cada 28 dias. Desta forma recomenda-se:

> A = 2 a 4 ciclos de ABVD com RT de campo envolvido com 20 Gy (se doença inicial favorável).
>
> B = 4 ciclos de ABVD com RT de campo envolvido com 30 Gy se desfavorável.

Com relação à doença avançada, o tratamento do Linfoma de Hodgkin por muito tempo se baseou na quimioterapia com 6 ciclos de ABVD; alcançando taxa de sobrevida livre de progressão 70% e sobrevida global de 82% a 90%. Atualmente, o uso do esquema BV (Brentuximab Vedotim: anti-CD30) em combinação com AVD (Adriamicina, Vimblastina e Dacarbazina) confere taxas de sobrevida global e sobrevida livre de progressão, respectivamente de: 93,9% e 82,3% sendo de escolha para a primeira linha da doença avançada, se comparado ao ABVD (Ansell, Stephen M., 2022).

No contexto da doença avançada, tem-se proposto outros regimes de tratamento como BEACOPP, entretanto, há de se destacar a sua toxicidade maior comparado ao ABVD e fica esta alternativa mais direcionada para pacientes que não têm resposta adequada ao ABVD, sobretudo pelo resultado do PET INTERIM (realizado após o segundo ciclo de QT) com resultado desfavorável.

Para os pacientes que não responderam à primeira linha de tratamento, deve-se utilizar quimioterapia de resgate, como os regimes: ICE, DHAP, não havendo superioridade de um com relação ao outro. Se após dois ciclos dos referidos resgates, houver ao menos resposta parcial pelo PET, recomenda-se a consolidação do tratamento com transplante autólogo de medula óssea, com uma sobrevida global em torno de 55%. Vale destacar que a progressão da doença deve ser, sempre que possível, documentado por meio de biópsia de um linfonodo/área suspeito.

Segundo diretrizes americanas, nos pacientes refratários ao ABVD o primeiro resgate deve usar esquemas com platina a citar ICE, DHAP ao passo que esquemas com gencitabina (GIV, IGEV, GDP) poderiam ser utilizados em uma segunda progressão.

Para pacientes considerados de alto risco para progressão, refratariedade após o transplante autólogo de medula óssea, pode-se lançar mão de terapia de consolidação com Brentuximab (anti-CD30). O alto risco é definido como recaída em menos de 12 meses após o término da 1ª linha, doença refratária ou ainda acometimento extranodal na recaída. A taxa de sobrevida livre de progressão em 5 anos, foi de 59% para pacientes tratados com brentuximabe, *versus* 41% do grupo do placebo (Moskowitz, Craig H., *et al.*, 2018).

No Linfoma de Hodgkin, o transplante alogênico de medula óssea tem sua indicação para os pacientes que recidivaram a doença após o transplante autólogo. Para isso, usa-se algo como "ponte" para o TMO alogênico. Neste contexto, destaca-se o Brentuximabe (anti-CD30) ou uso de inibidores de *checkpoint* (Nivolumabe e Pembrolizumabe).

É bastante notável os avanços no tratamento do Linfoma de Hodgkin refratário nos últimos anos, com uso das novas terapias acima listadas, implicando otimização de respostas e até mesmo controle pleno da doença, sem obrigatoriamente passar pelo transplante de Medula óssea.

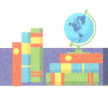

BIBLIOGRAFIA CONSULTADA

1. Abramson, Jeremy S. et al. Brentuximab vedotin plus adriamycin and dacarbazine in nonbulky limited-stage Hodgkin lymphoma: results of a phase 2 trial. Blood Advances, 2022.
2. Adams HJ, Kwee TC, de Keizer B, et al. Systematic review and meta-analysis on the diagnostic performance of FDG-PET/CT in detecting bone marrow involvement in newly diagnosed Hodgkin lymphoma: is bone marrow biopsy still necessary? Ann Oncol 2014; 25:921.
3. Ansell, Stephen M., et al. "Overall survival with brentuximab vedotin in stage III or IV Hodgkin's lymphoma." New England Journal of Medicine 387.4 (2022): 310-320.
4. Antônio, Zago Marco; FALCÃO, Roberto Passetto; PASQUINI, Ricardo. Tratado de Hematologia. São Paulo: Atheneu, p. 3-12, 2013.
5. Barrington SF, Mikhaeel NG, Kostakoglu L, et al. Role of imaging in the staging and response assessment of lymphoma: consensus of the International Conference on Malignant Lymphomas Imaging Working Group. J Clin Oncol 2014; 32:3048
6. CHENG, Phoebe TM et al. The outcome of older adults with classic Hodgkin lymphoma in British Columbia. Blood Advances, 2022.
7. Cheson BD, Fisher RI, Barrington SF, et al. Recommendations for initial evaluation, staging, and response assessment of Hodgkin and non-Hodgkin lymphoma: the Lugano classification. J Clin Oncol 2014; 32:3059.
8. El-Galaly TC, d'Amore F, Mylam KJ, et al. Routine bone marrow biopsy has little or no therapeutic consequence for positron emission tomography/computed tomographystaged treatment-naive patients with Hodgkin lymphoma. J Clin Oncol 2012; 30:4508
9. Gobbi PG, Cavalli C, Gendarini A, et al. Reevaluation of prognostic significance of symptoms in Hodgkin's disease. Cancer 1985; 56:2874
10. Good GR, DiNubile MJ. Images in clinical medicine. Cyclic fever in Hodgkin's disease (Pel-Ebstein fever). N Engl J Med 1995; 332:436
11. Howell SJ, Grey M, Chang J, et al. The value of bone marrow examination in the staging of Hodgkin's lymphoma: a review of 955 cases seen in a regional cancer centre. Br J Haematol 2002; 119:408.
12. Inghirami G, Macri L, Rosati S, et al. The Reed-Sternberg cells of Hodgkin disease are clonal. Proc Natl Acad Sci U S A 1994; 91:9842
13. Kanzler H, Küppers R, Hansmann ML, Rajewsky K. Hodgkin and Reed-Sternberg cells in Hodgkin's disease represent the outgrowth of a dominant tumor clone derived from (crippled) germinal center B cells. J Exp Med 1996; 184:1495
14. Kaushansky, Kenneth et al. Williams hematology. McGraw-Hill Education, 2016.
15. Klimm B, Franklin J, Stein H, et al. Lymphocyte-depleted classical Hodgkin's lymphoma: a comprehensive analysis from the German Hodgkin study group. J Clin Oncol 2011; 29:3914.

16. Li Z, Ju X, Lee K, et al. CD83 is a new potential biomarker and therapeutic target for Hodgkin lymphoma. Haematologica 2018; 103:655.

17. Longo, Dan L., and James O. Armitage. "A Better Treatment for Advanced-Stage Hodgkin's Lymphoma?." New England Journal of Medicine 387.4 (2022): 370-372.

18. Moskowitz, Craig H., et al. Five-year PFS from the AETHERA trial of brentuximab vedotin for Hodgkin lymphoma at high risk of progression or relapse. Blood, The Journal of the American Society of Hematology, 2018, vol. 132, no 25, p. 2639-2642.

19. Peters MV, Alison RE, Bush RS. Natural history of Hodgkin›s disease as related to staging. Cancer 1966; 19:308.

20. Roemer MG, Advani RH, Ligon AH, et al. PD-L1 and PD-L2 Genetic Alterations Define Classical Hodgkin Lymphoma and Predict Outcome. J Clin Oncol 2016; 34:2690

21. Schmitz R, Stanelle J, Hansmann ML, Küppers R. Pathogenesis of classical and lymphocyte-predominant Hodgkin lymphoma. Annu Rev Pathol 2009; 4:151

22. Shimabukuro-Vornhagen A, Haverkamp H, Engert A, et al. Lymphocyte-rich classical Hodgkin's lymphoma: clinical presentation and treatment outcome in 100 patients treated within German Hodgkin's Study Group trials. J Clin Oncol 2005; 23:5739

23. Spina V, Bruscaggin A, Cuccaro A, et al. Circulating tumor DNA reveals genetics, clonal evolution, and residual disease in classical Hodgkin lymphoma. Blood 2018; 131:2413.

24. Swerdlow SH, Campo E, Pileri SA, et al. The 2016 revision of the World Health Organization classification of lymphoid neoplasms. Blood 2016; 127:2375.

25. Traverse-Glehen A, Pittaluga S, Gaulard P, et al. Mediastinal gray zone lymphoma: the missing link between classic Hodgkin's lymphoma and mediastinal large B-cell lymphoma. Am J Surg Pathol 2005; 29:1411

26. WHO Classification of Tumours of Haematopoietic and Lymphoid Tissues, revised 4th edition, Swerdlow SH, Campo E, Harris NL, et al. (Eds), International Agency for Resear ch on Cancer (IARC), Lyon 2017.

27. WHO Classification of Tumours of Haematopoietic and Lymphoid Tissues, revised 4th edition, Swerdlow SH, Campo E, Harris NL, et al. (Eds), International Agency for Resear ch on Cancer (IARC), Lyon 2017

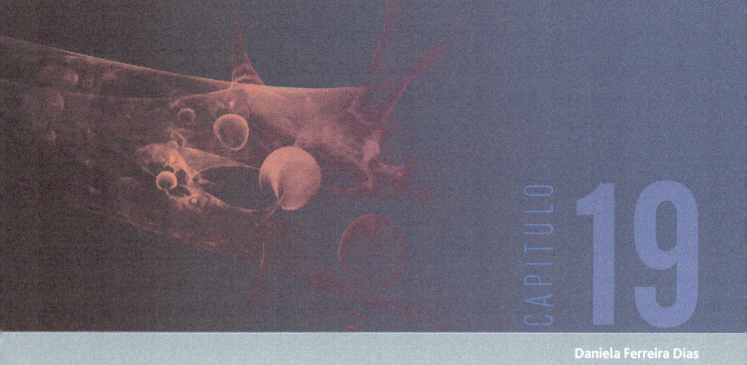

Discrasias de Células Plasmáticas

Daniela Ferreira Dias

INTRODUÇÃO

As discrasias plasmocitárias são um grupo de doenças que resultam da expansão de um clone de células B, geralmente secretoras de imunoglobulinas – denominadas proteína M ou componente M.

As discrasias plasmocitárias podem ser observadas na Tabela 19.1.

Tabela 19.1 Doenças associadas à proteína monoclonal.

- Gamopatia Monoclonal de origem indeterminada
- Gamopatias Monoclonais malignas
- Mieloma Múltiplo sintomático
- Mieloma Múltiplo Latente – indolente (*smoldering*)
- Leucemia de Células Plasmáticas
- Mieloma não secretor
- Mieloma Osteoesclerótico (Sd. POEMS)
- Plasmocitoma Ósseo
- Plasmocitoma extramedular
- Macroglobulinemia de Waldenström
- Outras doenças linfoproliferativas – p.ex.: LLC
- Crioglobulinemia
- Amiloidose Primária

Os plasmócitos são células capazes de produzir e secretar as imunoglobulinas ou anticorpos. Quando um clone plasmocitário se multiplica, aparece no plasma o seu produto – a imunoglobulina. Um pico monoclonal pode, então, ser detectado na eletroforese das proteínas plasmáticas e passa a ser denominado "componente M" (M de monoclonal).

As gamaglobulinas ou imunoglobulinas são proteínas compostas de 4 cadeias polipeptídicas – 2 cadeias pesadas e 2 cadeias leves (Figura 19.1).

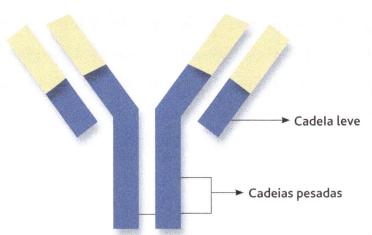

Figura 19.1 Imunoglobulina.
Fonte: adaptada mundo da educação.

Existem 5 isotipos de cadeia pesada: IgG, IgA, IgM, IgD e IgE, colocados na ordem decrescente de nível plasmático.

Só existem 2 tipos de cadeia leve: Kappa e Lambda.

Nas discrasias plasmocitárias o componente M pode ser formado pela imunoglobulina completa, por uma cadeia pesada ou por uma cadeia leve.

Esse componente M pode ser encontrado em 3% da população com idade acima de 70 anos e em 1% dos indivíduos entre 50 a 70 anos, porém, em mais de 50% dessas pessoas, nenhuma neoplasia é detectada.

A secreção de imunoglobulina monoclonal também pode ser encontrada em recuperação de pneumonia, hepatites virais B ou C e outras infecções, cirrose, doenças do colágeno (Sd. Sjögren, AR, Crohn, LES), carcinomas (mama, cólon, próstata), transplante de órgãos sólidos.

Nesse capítulo, abordaremos algumas das principais discrasias plasmáticas:

- Gamopatia monoclonal de Significado Indeterminado (GMSI)
- Mieloma Smoldering
- Mieloma Sintomático
- Amiloidose
- Macroglobulinemia de Waldenström

GAMOPATIA MONOCLONAL DE SIGNIFICADO INDETERMINADO

Introdução

É caracterizada pela presença de proteína monoclonal, produzida por plasmócitos da medula óssea, em níveis inferiores a 3 g/dL.

É detectada em 3% a 4% das pessoas acima de 50 anos em exames de rotina.

Geralmente não causa problemas, mas, com o passar dos anos, pode evoluir para doenças malignas.

Fatores de risco e sintomas

Negros e afrodescendentes são mais propensos a desenvolver. Maior incidência acima de 70 anos e em

CAPÍTULO 19   Discrasias de Células Plasmáticas   **201**

pessoas do sexo masculino. Os riscos aumentam se há histórico familiar da patologia.

Embora não cause sintomas na maioria das vezes, algumas pessoas podem apresentar queixas neurológica como parestesias.

Diagnóstico e classificação

O diagnóstico é feito por meio da realização dos seguintes exames:

- Hemograma, creatinina, cálcio total e iônico
- Eletroforese de proteínas séricas
- Imunoeletroforese ou Imunofixação de proteínas no soro e na urina;
- Quantificação das imunoglobulinas séricas (IgG; IgA; IgM; IgD; ou IgE)
- Mielograma e Bióspsia de medula óssea
- Avaliação do esqueleto – radiografias para avaliar lesões líticas e ressonância magnética se houver suspeita de compressão da medula espinhal

A classificação é determinada com base nos resultados de exames acima e sendo algumas condições necessárias para o diagnóstico adequado.

Gamopatia monoclonal não IgM (IgG, IgA ou IgD)

- É o tipo mais comum e tem potencial para progredir para Mieloma Múltiplo e, menos frequentemente, para Plasmocitoma solitário e amiloidose
- Proteína monoclonal < 3 g/dL
- Plasmócitos medulares < 10%
- Ausência de comprometimento de tecido ou órgão relacionado à doença plasmocitária (inclusive lesões líticas)
- Taxa de progressão de 1% ao ano

Gamopatia monoclonal IgM

- Representa cerca de 15% dos diagnósticos
- Pode evoluir para Macroglobulinemia de Waldenström e, menos frequente, para linfoma, amiloidose ou mieloma
- Proteína IgM monoclonal < 3 g/dL
- Plasmócitos medulares < 10%
- Ausência de comprometimento de tecido ou órgão relacionado à doença plasmocitária
- Taxa de progressão de 1,5% ao ano

Gamopatia monoclonal de cadeia leve

- Relação de cadeia leve livre anormal (< 0,26 ou > 1,65). Aumento de cadeia Kappa em relação acima de 1,65 e aumento de cadeia Lambda em relação abaixo de 0,26

- Sem expressão de cadeia pesada em exame de Imunofixação;
- Plasmócitos medulares < 10%
- Ausência de comprometimento de tecido ou órgão relacionado à doença plasmocitária (inclusive lesões líticas)
- Proteína monoclonal urinária < 500 mg/24h

Prognóstico e tratamento

- 50% morrem de causas não relacionadas
- 25% evoluem de forma estável e permanecem hígidos – gamopatia monoclonal benigna
- 25% dos pacientes desenvolve mieloma, macroglobulinemia ou linfoma em 15 a 20 anos
- É necessária avaliação periódica para observar evolução
- Não é necessário tratamento

MIELOMA SMOLDERIN

Definição

É uma discrasia plasmocitária clonal assintomática que representa um estágio intermediário entre a GMSI e o Mieloma Múltiplo sintomático.

Difere da Gamopatia monoclonal por sua evolução clínica: seu risco de progressão para malignidade nos primeiros 5 anos é de 10% ao ano *versus* 1% ao ano na Gamopatia monoclonal.

Os critérios que definem o Mieloma Múltiplo Smolderin estão relacionados no Quadro 19.1:

Quadro 19.1 Critérios definidores de Smoldering Mieloma.
- Ambos devem estar presentes
- Proteína M sérica IgG ou IgA ≥ 30 g/l ou Proteína M urinária ≥ 500 mg/24h e/ou Plasmocitose clonal medular entre 10-60%
- Ausência de critérios definidores de mieloma ou amiloidose

Fonte: IMWG (International Myeloma Working Group).

Apresentação clínica e evolução

Por se tratar de patologia assintomática, seu diagnóstico é feito por meio de exames de rotina. A faixa etária predominante ao diagnóstico é de 50 a 70 anos, e 50% dos pacientes progridem para malignidade nos 5 primeiros anos do diagnóstico.

Deve ser realizado acompanhamento com exames laboratoriais e de imagem para monitorizar a evolução da doença.

Tratamento

A condução terapêutica proposta atualmente é baseada na estratificação de risco para identificar pacientes com 50% de risco de progressão em 2 anos, nos quais a terapia precoce mostra maior benefício.

As 2 principais estratificações para Smoldering Mieloma (SMM) são:

Critérios Mayo 2018 (20-2-20)

Alto risco – 2 a 3 dos seguintes critérios de alto risco:

- Proteina monoclonal > 2g/dL
- Relação Cadeia leve livre sérica (envolvida/não envolvida) >20
- Plamocitose medular > 20%

Risco Intermediário:

- 1 dos critérios de alto risco

Baixo risco:

- Nenhum fator de risco

IMWG Scoring System - pontuação se baseia em 4 componentes

- Relação cadeia leve livre sérica
- Nível de Proteína monoclonal pela eletroforese
- Porcentagem de células plasmocitárias na medula óssea
- Presença de alteração citogenética de alto risco por método FISH

Alto Risco – Escore >12

Risco Intermediário Alto - Escore 9-12
Risco Intermediário Baixo – Escore 5-8

Risco Baixo – Escore 1-4

Baseado em 2 estudos clínicos randomizados, pacientes recém diagnosticados com Smoldering Mieloma de alto risco tem indicação de tratamento com lenalidomida ou lenalidomida e dexametasona por 2 anos ou ainda, inserção em protocolo de estudo.
Os demais pacientes devem ser acompanhados com exames a cada 3-4 meses para avaliar evolução clínica e laboratorial.

MIELOMA SINTOMÁTICO

Definição

É uma doença proliferativa plasmática clonal maligna com citogenética heterogênea.

É o principal representante das neoplasias plasmocitárias.

Epidemiologia

Geralmente afeta população mais idosa – média de 69 anos, com maior incidência entre 65 e 74 anos. É rara em indivíduos com menos de 30 anos. Equivale aproximadamente a 1% de todas as neoplasias e a 10% das neoplasias hematológicas, sendo mais comum no sexo masculino e na raça negra.

Fisiopatologia

Não foi definida a correlação entre risco de mieloma e exposição à radiação ou a agentes químicos ambientais.

Anomalias cromossômicas são encontradas em até 50% dos casos, incluindo a monossomia do 13, a trissomia do 9 e algumas translocações (p. ex.: t (11;14)).

Algumas células do Mieloma têm morfologia semelhante aos plasmócitos normais ou podem assumir características atípicas com plasmócitos grandes, bi ou trinucleados (Figura 19.2) e com vacúolos citoplasmáticos – células de Mott (Figura 19.3).

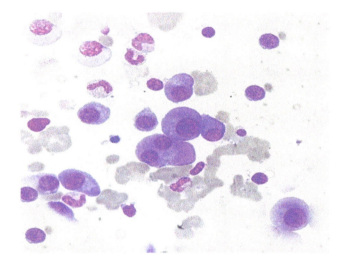

Figura 19.2 **Plasmócitos em mieloma múltiplo.**
Fonte: acervo do autor.

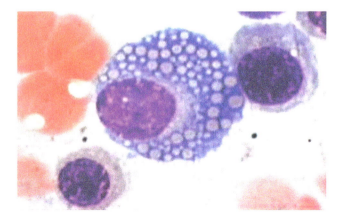

Figura 19.3 **Células de Mott.**
Fonte: acervo pessoal do autor.

Critérios Diagnósticos

Os critérios diagnósticos de Mieloma Múltiplo são listados do quadro a seguir.

> **Quadro 19.2 Critérios definidores de Mieloma Múltiplo.**
>
> **Ambos critérios devem estar presentes**
> - Células plasmáticas clonais da medula óssea ≥ 10% ou óssea ou plasmocitoma extramedular e um ou mais dos seguintes eventos definidores de mieloma
>
> **Qualquer um ou mais dos seguintes eventos definidores**
> - Lesões em órgão alvo associadas ao Mieloma – CRAB (acrônimo do inglês *calcium, renal insufficiency, anemia, bone lesions*):
>   - Hipercalcemia – cálcio sérico > 1 mg/dL maior que o limite superior da normalidade ou > 11 mg/dL
>   - Insuficiência Renal – Clearance de Creatinina < 40 mL/min ou creatinina sérica > 2 mg/dL
>   - Anemia – hemoglobina < 2 g/dL do limite inferior normal ou hemoglobina < 10 g/dL
>   - Lesões ósseas – uma ou mais lesões osteolíticas na radiografia do esqueleto, Tomografias ou PET-CT
> - Um ou mais biomarcadores de malignidade:
>   - Células clonais plasmáticas na medula óssea ≥ 60%
>   - Relação Cadeia leve livre sérica ≥ 100 (cadeia envolvida/cadeia não envolvida)
>   - 2 ou mais lesões ósseas em Ressonância Magnética (lesões ≥ 5 mm)
>
> Fonte: IMWG.

Manifestações clínicas

- Aparecem de forma lenta e progressiva
- Acometem especialmente o sistema hematológico, os ossos e a função renal
- 58% dos pacientes têm dor óssea ao diagnóstico
- Anemia está presente em 73% dos pacientes

Lesões esqueléticas

As alterações radiológicas características consistem em lesões líticas, arredondadas, do tipo insuflantes. (Figura 19.4)

São extremamente comuns em sítios de medula óssea funcionante – corpos vertebrais, calota craniana, pelve, esterno, costelas.

As fraturas patológicas são frequentes – suspeitar quando a dor óssea for permanente.

As fraturas por compressão dos corpos vertebrais podem levar a uma redução importante da estatura do paciente.

O principal diagnóstico diferencial é com metástase óssea decorrentes de alguns tumores, como mama e pulmão.

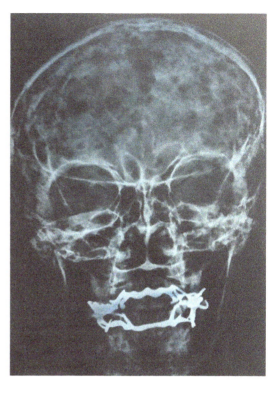

Figura 19.4 Lesões líticas em calota craniana.
Fonte: acervo do autor.

Susceptibilidade a Infecções

Infecção bacteriana é uma das principais causas de morte nos pacientes com Mieloma. Mecanismos:

- Há uma queda na produção das imunoglobulinas normais
- Uma diminuição dos linfócitos CD4+
- Opsonização defeituosa
- Função granulocítica alterada

Envolvimento renal

- As cadeias leves das imunoglobulinas podem ser filtradas pelos glomérulos e aparecerem na urina – são as chamadas proteínas de Bence Jones
- Podem provocar lesões irreversíveis às células tubulares
- Hipercalcemia – decorrente da maior absorção óssea somada à imobilidade dos pacientes. É a principal causa de insuficiência renal aguda no Mieloma
- Amiloidose primária: decorre do depósito tecidual progressivo de cadeias leves que se transformam em fibrilas amiloides (coradas pelo Vermelho Congo). Os órgãos mais afetados são: língua, coração, nervos periféricos e glomérulos. A lesão glomerular tende a ser progressiva e evolui para falência renal crônica

- Nefropatia por ácido úrico: aumento em decorrência da síndrome de lise tumoral que se instala logo após início do tratamento, podendo ocasionar uma insuficiência renal aguda

Envolvimento neurológico

Compressão medular – dor radicular, perda de função esfincteriana e paraplegia e fratura patológica. É uma urgência oncológica – radioterapia de imediato

Encefalopatia hipercalcêmica – cefaleia, náuseas, vômitos, desorientação, convulsões

Síndrome de hiperviscosidade

Aumento da viscosidade sérica ocasionada por algumas imunoglobulinas em excesso. Sintomas: cefaleia, fadiga, distúrbios visuais, epistaxe, hemorragias retinianas, tinido e ataxia. Tratamento inicial: plasmaférese.

Componente monoclonal – componente M

- Pesquisa quantitativa no soro e urina
- Eletroforese de proteínas – detecta 80 a 90% o componente M
- Imunoeletroforese ou Imunofixação: tipar o componente M

Estadiamento

Os dois principais estadiamento levam em consideração os exames essenciais para o diagnóstico.

Tabela 19.2 Estadiamento Durie Salmon.

Durie	Salmon – massa tumoral
I	Todos os abaixo: Hemoglobina > 10 g/dL Cálcio sérico < 12 mg/dL Exames radiológicos normais ou tumor solitário Produção baixa de componente M *IgG < 5 g/dL *IgA < 3 g/dL *Cadeias leves na urina < 4 g/24h
II	Critérios que não se encaixam em I ou III
III	Um dos abaixo: Hemoglobina < 8,5 g/dL Cálcio sérico > 12 mg/dL Exames radiológicos com lesões líticas avançadas Produção alta de componente M *IgG > 7 g/dL *IgA > 5 g/dL *Cadeias leves na urina > 12 g/24h

Fonte: IMF (Foundation Myeloma International.

A – Creatinina < 2 mg/dL

B – Creatinina > 2 mg/dL

Tabela 19.3 Sistema de Estadiamento Internacional (ISS).

Estágio	Critério	Sobrevida
I	B2 micro < 3,5 mg/L Albumina > ou = 3,5 g/dL	62 meses
II	Não preenche critérios para estádio I ou III	44 meses
III	B2 micro > ou = 5,5 mg/dL	29 meses

Fonte: NCCN 2022.

Exames essenciais para o estadiamento

- Mielograma + imunofenotipagem de medula óssea + cariótipo de medula óssea + biópsia de medula óssea
- Hemograma, creatinina sérica, cálcio total e iônico, albumina, beta2 microglobulina, DHL
- Eletroforese de proteínas séricas e urinárias – detecção da proteína M
- Imunoeletroforese ou Imunofixação do soro e urina –
- Detecção e identificação da proteina M
- Quantificação das imunoglobulinas IgG, IgA, IgM, IgD e IgE
- Avaliação radiológica do esqueleto – raio X simples de crânio, coluna total, bacia e ossos longos. RNM é o exame de escolha na suspeita de compressão medular. Quando possível, tomografia de baixas doses de corpo todo e/ou PET-CT tem sido usados para detecção de lesões ósseas ativas pois apresentam maior sensibilidade quando comparados à radiografia simples de esqueleto
- Tomografias – se suspeita de Plasmocitoma extramedular
- Biópsia tecidual para diagnóstico de plasmocitoma

Tratamento de suporte

- Hipercalcemia
  - Hidratação vigorosa
  - Corticoterapia ou calcitonina
  - Furosemida
  - Bisfosfonatos – agem diminuindo a atividade dos osteoclastos
- Anemia

- Transfusão de hemácias se anemia sintomática – cuidado se proteína monoclonal muito elevada pelo risco de Hiperviscosidade
- Eritropoetina 10.000UI 3x na semana ou 40.000UI 1x na semana – por 4 a 6 semanas. Descontinuar se não houver resposta (elevação de Hb 1 a 2 g/dL) após 6 a 8 semanas de uso

- **Insuficiência renal**
  - Hidratação
  - Tratamento da hipercalcemia, se presente
  - Evitar AINE
  - Quimioterapia para controle rápido da doença
  - Evitar contraste EV
  - Hemodiálise, se necessário
- Lesões ósseas
  - Uso de bisfosfonatos (pamidronato ou ácido zoledrônico)
  - Corticoterapia
  - Radioterapia
  - Analgesia – opioides
  - Vertebroplastia ou cifoplastia

Tratamento oncológico

Pacientes sem comorbidades relevantes e com KPS passível de tratamento intensivo

- Indução
  - Protocolo CyBorD (ciclofosfamida + Bortezomibe + Dexametasona)
  - Protocolo VTD (ciclofosfamida + Talidomida + Dexametasona)
  - Protocolo RVD (Lenalidomida + Bortezomibe + Dexametasona)
  - Protocolo Dara-VTd (Daratumumabe + Bortezomibe + Talidomida + Dexametasona)
- Intensificação
  - Transplante de Células Tronco Hematopoiéticas (TCTH) Autólogo (condicionamento com medicação Melfalana).
- Manutenção
  - Considerar medicamentos como Talidomida, Bortezomibe ou Lenalidomida
- Todos os pacientes devem receber ácido zolendrônico mensal por ao menos 24 meses

Pacientes com comorbidades relevantes e sem KPS que possibilite tratamento Intensivo

- Indução
  - Protocolo RD (Lenalidomida + Dexametasona)
  - Protocolo MPT (Melfalana + Prednisona + Talidomida)

- Protocolo VMP (Bortezomibe + Melfalana + Prednisona)
- Protocolo VRD (Bortezomibe + Lenalidomida + dexametasona)
- Protocolo Dara-VMP (Daratumumabe + Bortezomibe + Melfalano + prednisona)
- Protocolo DRd (Daratumumabe + Lenalidomida + dexametasona)
- Protocolo IRd (Ixazomibe + Lenalidomida + dexametasona)

- Manutenção
  - Considerar medicamentos como Talidomida, Bortezomibe ou Lenalidomida
  - Todos os pacientes devem receber ácido zoledrônico mensal por ao menos 24 meses

Tratamento da recidiva

- Priorizar protocolos não utilizados previamente
- Considerar segundo TCTH Autólogo para pacientes elegíveis
- A terapia de resgate deve considerar o tempo de resposta ao tratamento prévio e a refratariedade a algum dos medicamentos em uso
  - Protocolos KRd (Carfilzomibe + Lenalidomida + dexametasona), DKd (Daratumumabe + Carfilzomibe + dexametasona) e DRd (Daratumumabe + Lenalidomida e dexametasona) tem sido bastante empregados.
  - Considerar estudos clínicos ou terapia com células CAR-T

AMILOIDOSE

Definição e etiopatogenia

Doença clonal plasmocitária na qual há disfunção orgânica em decorrência de deposição proteica extracelular (proteína amiloide).

A amiloidose pode ser:

- hereditária
- primária – depósito de fibrilas derivadas de cadeia leve (AL)
- secundária – depósito de proteína amiloide A (AA). Associada a infecções crônicas, como a tuberculose e sífilis; doenças inflamatórias como a artrite reumatoide e Crohn; e a certas neoplasias com a doença de Castleman, Linfoma Não Hodgkin e Carcinoma renal)

Todas as formas de amiloide coram com o vermelho Congo, que quando visualizado sob luz polarizada, apresenta cor verde esmeralda. A amiloidose primária (AL) é um dos tipos mais comuns e está associada a 2 situações clínicas: amiloidose primária de cadeia leve e amiloidose associada ao Mieloma Múltiplo ou Macroglobulinemia de Waldenström.

Acometimento mais comum na faixa de 50 a 70 anos, com predomínio no sexo masculino 2:1.

A amiloidose de cadeia leve lambda é mais frequente e, sem tratamento, a deposição amiloide progressivamente se acumula nas vísceras, principalmente nos rins, coração, fígado e sistema nervoso periférico, levando a disfunções.

Aspectos clínicos

Os sinais e sintomas podem ser vagos inicialmente – como fadiga e perda ponderal. A manifestação depende do tipo de proteína amiloide produzida.

- Envolvimento renal:
  - Manifestação mais comum – 40% dos pacientes com amiloidose de cadeia leve
  - Proteinúria nefrótica (>3g/24h) com ou sem insuficiência renal
- Envolvimento cardíaco:
  - É o pior fator prognóstico da Amiloidose de cadeia leve – sobrevida mediana de 1 ano
  - Falência cardíaca ou fadiga secundários à miocardiopatia restritiva (complexos de baixas voltagens ao ECG)
- Envolvimento hepático:
  - Hepatomegalia de causa desconhecida com aumento de fosfatase alcalina.
  - Esplenomegalia é rara (5%dos casos)
- Envolvimento neural:
  - Neuropatia periférica idiopática – Biópsia do nervo sural pode ser diagnóstica
  - Hipotensão ortostática
- Outros órgãos:
  - Macroglossia – 20% dos pacientes
  - Púrpura Vascular

Biópsia do tecido envolvido – coloração com vermelho Congo e presença de birrefringência de cor verde-maçã na luz polarizada

- Aspiração da gordura subcutânea e a biópsia retal identificam 80 a 90% dos pacientes
- Imunofixação de proteínas séricas e urinárias (identificar a cadeia leve)
- Cadeia leve livre sérica
- Ecocardiograma e Eletrocardiograma
- Biópsia de medula óssea com Imuno-histoquímica se Imunofixação negativa

Tratamento

O tratamento da amiloidose de cadeia leve é similar ao do Mieloma, ou seja, reduzir a produção de cadeias leves amiloidogênicas.

A combinação de quimioterapia (Daratumumabe + VCD – preferencialmente ou VCD ou VRd) seguida de transplante de células tronco autólogo pode trazer bons resultados. A dosagem sérica da cadeia leve livre pode ser útil no monitoramento.

MACROGLOBULINEMIA DE WALDENSTRÖM

Definição e etiopatogenia

Discrasia plasmocitária maligna que corresponde a 2% das neoplasias hematológicas.

- Caracteriza-se pelo aumento da concentração plasmática de Imunoglobulina M (IgM), porém é importante lembrar que IgM monoclonal pode estar presente em doenças como Leucemia Linfocítica Crônica, Linfoma Malt e Linfoma de Zona Marginal esplênica
- Fatores genéticos (familiares), hepatite C e exposição à radiação ionizante podem contribuir para seu desenvolvimento
- Acomete preferencialmente a terceira idade (50 a 70 anos) e o sexo masculino

Aspectos clínicos

- Manifesta-se de forma insidiosa, sendo muitas vezes diagnosticada em exames de rotina
- Quando presentes, os sintomas mais comuns são: fadiga, fraqueza (72% dos casos), emagrecimento
- Sintomas de Hiperviscosidade estão presentes em 15 a 20% dos casos – cefaleia, zumbido, vertigem, diminuição da acuidade visual ou diplopia, sangramentos, sonolência
- Pelo acometimento do tecido linfoide podemos encontrar hepatomegalia (mais comum), esplenomegalia e linfadenopatias ao exame físico
- Crioglobulinemia pode estar presente em 20% dos casos com manifestação de Fenômeno de Raynaud, artralgias, púrpura e úlceras em pele
- Polineuropatia ocorre em 5% dos pacientes, com predomínio da forma sensorial periférica, podendo haver perda de equilíbrio

Tratamento e prognóstico

Trata-se de uma doença de curso crônico e indolente. A mediana de sobrevida é de aproximadamente 5 anos.

Entre os fatores de pior prognóstico estão:

- Idade acima de 65 anos
- Beta 2 microglobulina acima de 3 g/dL
- Hemoglobina < 11,5 g/dL
- Plaquetas < 100.000/mm³
- Proteína monoclonal acima de 7 g/dL

A indicação de tratamento não está relacionada com o nível de IgM, mas sim com presença de sintomas clínicos constitucionais (perda ponderal, febre, fadiga por anemia), síndrome de Hiperviscosidade, neuropatia periférica sintomática ou alterações laboratoriais significativas (Hemoglobina < 10, plaquetas < 100.000).

- Plasmaférese: em pacientes com Hiperviscosidade
- Agentes alquilantes – clorambucil
- Análogos da purina – cladribina ou fludarabina
- Rituximabe – monoterapia ou em associação com as drogas acima
- Ibrutinibe
- Bortezomibe
- Transplante de medula óssea autólogo

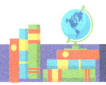

BIBLIOGRAFIA CONSULTADA

1. Andrew J. Cowan at al. Diagnosis and Management of Multiple Myeloma a Review. JAMA, 2022; 327(5):464-471.
2. Kazandjian D. Multiple myeloma epidemiology and survival: a unique malignancy. Semin Oncol. 2016;43(6):676-681.
3. Kyle RA, Larson DR, et al. Long-term Follow-up of Monoclonal Gammopathy of Undetermined Significance. N Engl J Med. 2018;378:241-249.
4. Leung N, et al. How I treat amyloidosis: the importance of accurate diagnosis and amyloid typing. Blood. 2012;120(16):3206-3213.
5. Mateos MV, Hernández M-T, Giraldo P, et al. Lenalidomide plus dexamethasone for high-risk Smoldering multiple myeloma. N Engl J Med. 2013;369:438-447.
6. NCCN Guidelines 2022.
7. Rajkumar SV, Dimopoulos MA, Palumbo A, et al. International Myeloma Working Group updated criteria for the diagnosis of multiple myeloma. Lancet Oncol. 2014;15(12):e538-e548.
8. Rajkumar SV, Landgren O, Mateos MV. Smoldering Multiple myeloma. Blood. 2015;125(20):3069-3075.
9. Rajkumar SV. Preventive strategies in monoclonal gammopathy of undetermined significance and Smoldering multiple myeloma. Am J Hematol. 2012;87(5):453-454.
10. S. Vincent Rajkumar, et al. Smoldering multiple myeloma current treatment algorithms. Blood Cancer Journal (2022) 12: 129
11. Treon SP: How I treat Waldenström Macroglobulinemia. Blood. 2015;126(6):721-732.

SEÇÃO 3.2 ■ Doenças Mieloproliferativas

SUMÁRIO DA SEÇÃO

20	Leucemia mieloide aguda	209
21	Neoplasias Mieloproliferativas Crônicas	225
22	Neoplasias Mielodisplásicas	255

Mariana de Oliveira Marques

Leucemia Mieloide Aguda

INTRODUÇÃO

A leucemia mieloide aguda (LMA) é uma neoplasia decorrente da proliferação clonal de células imaturas de origem mieloide na medula óssea que pode acarretar em falência medular e óbito. Pode apresentar infiltração de sangue periférico e, por vezes, outros órgãos como sistema nervoso central, fígado, baço e mucosas.

É classificada conforme a classificação dos tumores de tecidos hematopoiético e linfoide atualizada em 2016 pela Organização Mundial de Saúde (Classificação da WHO).

A LMA pode ser considerada uma leucemia primária "de novo" ou consistir na evolução de outras doenças como Síndrome Mielodisplásica e neoplasias mieloproliferativas crônicas.

HISTÓRICO/EPIDEMIOLOGIA

O termo leucemia foi descrito pela primeira vez em 1845 por Virchow, e a divisão das leucemias agudas (assim chamadas em 1857) em mieloide e linfoide iniciou apenas em 1900.

A LMA consiste em 80% a 90% dos casos de leucemia aguda no adulto e menos de 15% das leucemias na infância.

Corresponde a 1,3% de todos os cânceres nos EUA e 1,8% das mortes por neoplasias malignas. A sobrevida global relativa calculada pelo SEER 2007 a 2013 é de 26,9%.

A incidência aumenta com a idade, sendo a média do diagnóstico de 67 anos.

O esquema terapêutico clássico de indução, o D3A7 (Daunorrubicina por 3 dias associado a Citarabina por 7 dias) foi primeiramente descrito em 1973 e a Citarabina alta dose em 1989.

ETIOLOGIA

A LMA é a consequência de alterações genéticas cumulativas e a sua etiologia pode estar influenciada por alguns fatores ambientais, no entanto, se desconhece fatores causais específicos para o surgimento destas alterações.

A LMA primária pode estar associada ao surgimento de mutações como RUNX1, CEBPA, FLT3, MLL.

Fatores de risco

- Exposição ocupacional: benzeno (aumento de 4 a 7x o risco, é dose-cumulativo);

- Radiação ionizante (induz a quebra da dupla fita do DNA): o risco é dose dependente e está relacionado a idade de exposição (maior em menores de 15 anos), possui como média dez anos até o desenvolvimento leucêmico, porém é mantido indefinidamente;

- Tabagismo: há substâncias presentes no cigarro com propriedades leucemogênicas. O risco relativo estimado é de 1,3 a 1,5. Sendo este, 2 a 3x maior em homens com carga tabágica superior a 20 maços/ano;

- Obesidade: risco relativo de 1,9 em sobrepeso e 2,4 em obesos;

- Tratamentos antineoplásicos: terapia prévia especialmente com alquilantes (p. ex.: melfalano, ciclofosfamida) e inibidores de topoisomerase II (p. ex.: etoposideo), mas também com análogos nucleosideos, antitubulina e radioterapia (se isolada risco < 1% e se associada a quimioterapia 1,5% a 5%). O surgimento da leucemia geralmente ocorre após 3 a 10 anos do tratamento inicial. É precedida por síndrome mielodisplásica em dois terços dos casos, comumente apresenta alterações citogenéticas complexas e, consequentemente, é de pior prognóstico;

- Doenças hereditárias com aumento do risco de leucemia: Síndrome de Bloom, Anemia de Fanconi, Síndrome de Noonan, Disceratose congênita, Anemia Blackfan-Diamond, Neurofibromatose, Rothmund-Thompson, Síndrome Li Fraumeni e Síndrome de Werner. Alterações em genes associados as proteínas responsáveis pelo reparo e resposta ao dano de DNA;

- Predisposição genética: mutações germinativas, presentes nas células hematopoiéticas no nascimento, estão presentes nas neoplasias mieloides com predisposição genética e podem envolver os genes RUNX1, GATA2 e DDX41. Descritas na atualização da WHO em 2016, associam-se ao desenvolvimento de LMA/SMD na infância, adultos jovens (idade inferior a 40 anos) e por vezes mais tardiamente;

- Antecedente de síndrome mielodisplásica: 10% da população adulta acima dos 70 anos apresenta alterações clonais relacionadas com a idade que predispõem à aquisição de outras mutações e ao desenvolvimento de síndrome mielodisplásica (SMD). Na presença de SMD, o ganho de mutações nos genes que regulam fatores de transcrição mieloide (RUNX1, CEBPA) ou transdução de sinal de proteínas (FLT3) leva à progressão para LMA.

QUADRO CLÍNICO

A sintomatologia é variável, podendo ser insidiosa. No entanto, com maior frequência, associa-se ao início súbito de sintomas decorrentes da infiltração pelas células leucêmicas na medula óssea e demais órgãos.

Sinais e sintomas associados

- Fadiga, cansaço, palpitações e dispneia devido à anemia;

- Febre: associada à leucemia, ou secundária à infecção (maior risco se neutropenia);

- Manifestações hemorrágicas: petéquias, sangramentos espontâneos decorrentes da plaquetopenia e, em casos mais graves, há possível associação com coagulação intravascular disseminada (CIVD).

- Leucoestase: presença de alterações pulmonares (dispneia, taquipneia, infiltrado pulmonar intersticial e insuficiência respiratória aguda) e no sistema nervoso central (cefaleia, turvação visual, sonolência, acidente vascular isquêmico/hemorrágico). Secundárias à hiperleucocitose (leucócitos > $100x10^9$/L, ocorre em menos de 20% dos casos), mais comumente associadas a blastos monocíticos e à LMA FLT3-ITD. Consiste em uma urgência hematológica.

- Infiltração extramedular: ocorre em 50% dos casos, pode apresentar-se com hepatomegalia, esplenomegalia, linfonodomegalia, infiltrações mucocutânea e do sistema nervoso central. Mais frequente na LMA monocítica;

- Sarcoma mieloide: subtipo de infiltração extramedular (órgãos não linfáticos e serosas) que ocorre em 2% a 14% dos casos. Pode se apresentar de forma isolada e até anteceder a fase leucêmica. São lesões radiossensíveis, mas o tratamento recomendado é com quimioterapia padrão para LMA, já que a história natural deste é a progressão para LMA dentro de um ano;

- infiltração de sistema nervoso central (SNC): acomete cerca de 1,1% dos pacientes ao diagnóstico, sendo mais frequente em hiperleucocitose e LMA monocítica. Nestes casos é discutível a realização de quimioterapia intratecal profilática;

- Leucemia cutânea: ocorre em 10% dos casos. Lesões nodulares e violáceas, dolorosas que podem ser disseminadas ou localizadas;

- Hiperuricemia: ocorre em 50% dos casos, pode associar-se à *lise* tumoral.

DIAGNÓSTICO

Critérios diagnósticos conforme critérios da Classificação da WHO 2016:

CAPÍTULO 20

- Presença de mais de 20% de blastos mieloides em sangue periférico ou medula óssea.
- Presença de menos de 20% de blastos mieloides em sangue periférico ou medula óssea, se associada a anormalidades citogenéticas recorrentes: t(15;17), t(8;21), inv(16), t(16;16) ou NPM1 mutado.

Quadro 20.1 Exames diagnósticos.

- Hemograma: citopenias são características. (anemia, neutropenia e plaquetopenia), associadas a reticulopenia. Pode apresentar leucocitose.

- Esfregaço de sangue periférico (SP): possível a presença de blastos circulantes e de glóbulos vermelhos nucleados (eritroblastos circulantes).

- Eletrólitos, função renal e hepática, ácido úrico, cálcio, fosfato, DHL, estudos de coagulação incluindo fibrinogênio.

- Punção lombar, se sintomas sugestivos de infiltração.

- Tipagem ABO e Rh, tipagem HLA.

- Teste de gravidez em mulheres. Orientações sobre fertilidade.

- Rx tórax; Ecocardiograma transtorácico.

- Medula óssea: mielograma; imunofenotipagem; biópsia de medula óssea★; análise genética.

★ Não é realizada de rotina, no entanto, por vezes torna-se necessária devido a punção de difícil realização (infiltração maciça ou fibrose) e, consequentemente aspirado inadequado para análise.
Fonte: Döhner H, Estey E, Grimwade D, et al., 2017.[5]

A análise genética da medula óssea inclui:

1. Citogenética:
   - Cariótipo convencional: necessárias 20 metáfases para definição de normalidade; pode ser de sangue periférico (menor sensibilidade);
   - FISH (capaz de detectar RUNX1-RUNX1T1; CBFB-MYH11; KMT2A e MECOM; alterações cromossômicas nos cromossomos 5q,17q ou 17p);
2. Pesquisa de mutações: NPM1, CEBPA, RUNX1, FLT3, TP53, ASXL1;
3. Pesquisa de rearranjos gênicos: PML-RARα, CBFB-MYH11; RUNXT1-RUNX1-RUNX1T1, BCR-ABL1 e outros genes de fusão se disponíveis.

CLASSIFICAÇÃO

Inicialmente classificada conforme os critérios da FAB (*French-American-British Classification*) de 1976, a LMA era subdividida em M0-M7 (Tabela 20.1). No entanto, tornou-se obsoleta devido à evolução no conhecimento da fisiopatologia da LMA e à consequente necessidade de inclusão de dados citogenéticos e moleculares. A Organização Mundial da Saúde (WHO) desenvolveu uma nova classificação, com a 4ª edição publicada em 2008 e atualizada em 2016 subdividindo a LMA em seis. (Tabela 20.2)

Tabela 20.1 Classificação da leucemia mieloide aguda conforme FAB 1976.

M0 – Minimamente diferenciada	Mínima diferenciação Blastos com citoplasma basofílico e sem grânulos; ausência de bastonetes de Auer
M1– Mieloblástica sem maturação	Mieloblastos consistem em > 90% das células não eritroides e apresentam bastonetes de Auer
M2 – Mieloblástica com maturação granulocítica	> 10% das células são de linhagem neutrofílica (maturação), sendo < 20% de linhagem monocítica; bastonetes de Auer são frequentes
M3 – Promielocítica	Promielócitos grosseiramente granulares ou microgranulares
M4 – Mielomonocítica	> 20% das células de linhagem neutrofílica e ≥ 20% monócitos ou precursores – M4eo: Eosinofilia na Medula óssea
M5 – Monoblástica/ Monocítica	Blastos + Promonócitos correspondem a ≥ 20% no SP ou MO e a linhagem monocítica corresponde a ≥ 80% células da MO Monoblástica: ≥ células são monoblastos Monocítica: > 80% das células são promonócitos e monócitos
M6 – Eritroblástica	> 50% eritroblastos
M7– Megacarioblástica	> 50% megacarioblastos

Fonte: FAB, 1976.

Tabela 20.2 Classificação de leucemia mieloide aguda.

LMA com anormalidades genéticas recorrentes (60%-65% casos)

- LMA com t(8;21)(q22;q22); RUNX1-RUNX1T1;
- LMA com inv(16)(p13.1;q22); CBFB-MYH11;
- Leucemia promielocítica aguda (LPA) com t(15;17)(q22;q12); PML-RARα;
- LMA com t(9;11)(p22;q23); KMT2A-MLLT3
- LMA com t(6;9)(p23;q34); DEK-NUP214
- LMA com inv(3)(q21;q26.2) ou t(3;3)(q21;q26.2); GATA2, MECOM;
- LMA (megacarioblástica) com t(1;22)(p13;q13); RBM15-MKL1;
- LMA com BCR-ABL1★;
- LMA com mutação de NPM1;
- LMA com mutação bialélica de CEBPA;
- LMA com RUNX1 mutado★;

LMA com alterações relacionadas com mielodisplasia
Neoplasias mieloides relacionadas com tratamento
Leucemia mieloide aguda não classificada em outra parte

- LMA com diferenciação mínima;
- LMA sem maturação;
- LMA com maturação;
- Leucemia mielomonocítica aguda;
- Leucemia monoblástica/monocítica;
- Leucemia eritroide pura;
- Leucemia megacarioblástica aguda;
- Leucemia basofílica aguda;
- Panmielose aguda com mielofibrose;

Sarcoma mieloide
Proliferações mieloides relacionadas com síndrome de Down

- Mielopoese anormal transitória (D-MAT);
- Leucemia mieloide associada à síndrome de Down;

★entidade provisória.

Fonte: Adaptada de Swerdlow *et al.* WHO, 2016.

Critérios diagnósticos de LMA com alterações relacionadas à mielodisplasia:

- Ao menos 20% de blastos no sangue periférico ou medula óssea;
- Ausência de antecedentes de tratamento citotóxico para outras doenças;
- Ausência de rearranjo cromossômico recorrente.

Necessários os três critérios acima associados a um ou mais dos abaixo:

- História prévia de síndrome mielodisplásica ou neoplasia mieloproliferativa/mielodisplásica;
- Displasia de multilinhagem (displasia em ao menos 50% das células de duas ou mais linhagens hematopoiéticas);
- Presença de alterações citogenéticas associadas a SMD. (Tabela 20.3)

Tabela 20.3 Alterações citogenéticas associadas a SMD.

–7/del(7q)	idic(X)(q13)	t(5;12)(q32;p13.2)
del(5q)/t(5q)	Cariotipo complexo	t(5;7)(q32;q11.2)
i(17q)/t(17p)	t(11;16)(q23.3;p13.3)	t(5;17)(q32;p13.2)
–13/del(13q)	t(3;21)(q26.2;q22.1)	t(5;10)(q32;q21.2)
del(11q)	t(1;3)(p36.3;q21.2)	t(3;5)(q25.3;q35.1)
del(12p)/t(12p)	t(2;11)(p21;q23.3)	

Fonte: Adaptada de Swerdlow *et al.* WHO, 2016.

Leucemia megacariocítica: Presença de número maior ou igual a 20% de blastos sendo que ≥ 50% de linhagem megacariocítica.

Leucemia eritroide pura: > 80% das células da medula óssea são compostas pela série eritroide com ≥ 30% de pró-eritroblastos.

Aspectos morfológicos

Os mieloblastos são células grandes (15 a 20μm) com baixa relação núcleo citoplasma; possuem núcleo redondo a oval, 2 a 5 nucléolos evidentes, com cromatina reticulada (frouxa) e homogênea, citoplasma moderadamente basofílico com grânulos ausentes ou finos e azurófilos, presença de bastonetes de Auer (grânulos azurófilos anormais nos lisossomos; patognomônicos de LMA). (Figuras 20.1 A e B).

Imunofenotipagem

A imunofenotipagem realizada por citometria de fluxo é fundamental nas leucemias para a definição da linhagem envolvida e identificação de marcadores plausíveis à monitorização de doença residual mínima após o tratamento.

As células imaturas caracteristicamente possuem expressão positiva de CD34 e os mieloblastos possuem como marcadores: MPO, CD117, CD33, CD13, HLA-DR e CD15. Conforme o estágio de maturação do blasto podem apresentar marcadores adicionais aos já citados.

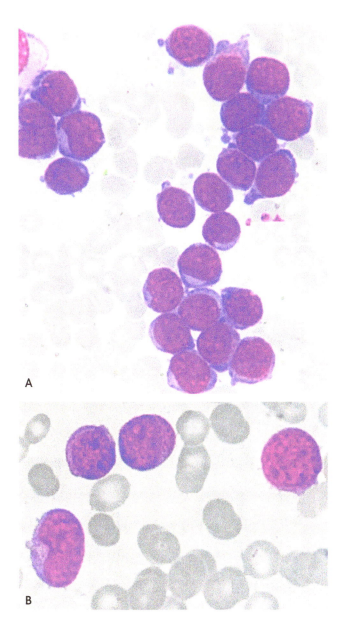

Figuras 20.1 (A e B) Esfregaço de sangue periférico demonstrando blastos mieloides com finos grânulos azurófilos no citoplasma e nucléolos evidentes.
Fonte: acervo do autor.

Citogenética e genética molecular

As leucemias agudas são decorrentes de mutações nas células-tronco hematopoiéticas normais ou células progenitoras que conferem crescimento e vantagem clonal. No diagnóstico, apresentam heterogeneidade clonal com um clone principal e ao menos um subclone.

O crescente conhecimento na genética molecular permite a estratificação prognóstica, a determinação da eficácia do tratamento e o desenvolvimento de tratamentos alvo específicos.

As anormalidades citogenéticas recorrentes mais comuns na LMA incluem t(8;21), inv(16) ou t(16;16), +8, +21, del (5q), -7, translocações 11q23 e anormalidades em 12p11-13.

Translocações CBF (Core binding fator – fator de ligação ao núcleo)

Consistem em alterações recorrentes estruturais como a t(8;21)(q22;q22.1) envolvendo RUNX1 e RUNX1T1 (ou ETO) e a inv(16)(p13.1q22), envolvendo CBFB e MYH11. Presentes em 30% das LMAs pediátricas e em 15% dos casos em adultos.

A LMA com RUNX1-RUNX1T1 (10% das LMAs) é mais frequente em homens e idosos. Do ponto de vista morfológico, possui blastos com bastonetes de Auer proeminentes e grandes grânulos salmões em neutrófilos. O gene de fusão RUNX1-RUNX1T1 não serve como marcador de DRM pois pode ser detectado em pacientes com remissão a longo prazo.

A LMA com inv(16) corresponde a 8% das LMAs, envolve a fusão do CBFbeta com MYH11 e está associada a leucemia mielomonocítica. Apresenta leucocitose com eosinofilia, célula essa com grânulos roxos anormais.

As translocações envolvendo CBF são necessárias, mas não suficientes para a leucemogênese e, portanto, associam-se a mutações adicionais. Sendo, as mutações em genes das vias das quinases, como KIT, NRAS, ASXL2 frequentes.

O uso de altas doses de citarabina (1 a 1,5 g/m²) tem importante papel no tratamento e apresenta aparente aumento de eficácia se em combinação com fludarabina.

A LMA CBF apresenta melhor prognóstico global com taxas de remissão completa de 81 a 93% e sobrevida livre de doença de 48 a 63% em 5 anos. Exceto nos casos associados à mutação em KIT que confere pior prognóstico.

Nucleofosmina (NPM1)

A nucleofosmina tem diversas funções celulares que incluem a biogênese de ribossomos, regulação da duplicação dos centrossomos no ciclo celular, potencialização da resposta ao estresse do p53, interação com a proteína supressora tumoral ARF e, funções no reparo do DNA.

Mutações no NPM1 correspondem a 35% das LMAs no adulto com cariótipo normal. Podem estar em conjunto com mutações em FLT3, DNMT3A, IDH1 e IDH2.

O NPM1 mutado na ausência do FLT3 é fator de bom prognóstico devido boa resposta a quimioterapia.

Gene supressor tumoral: TP53

As mutações no gene TP53, localizadas no cromossomo 17p, estão presentes em 10% das LMAs primárias e em 40-50% das LMAs relacionadas ao tratamento. Em idosos, pode estar associada a alterações nos cromossomos 5 e 7. É fator independente de impacto negativo no prognóstico.

Mutações em IDH1/2 e TET2

Mutações em IDH1 (isocitrato desidrogenase) são encontradas em 16% dos casos de LMA com citogenética normal. As mutações em IDH1 e TET2 têm padrões similares na hipermetilação do DNA e resultam no silenciamento de genes que inibem a diferenciação mieloide e promovem o desenvolvimento da LMA.

Genes das vias de sinalização: FLT3

O FLT3 é um receptor tirosina quinase expresso nas células progenitoras hematopoiéticas que, quando ativado, desencadeia estímulos para o crescimento de células mieloides imaturas e de células tronco.

Mutações ocorrem em 19% a 28% dos casos de LMA em adultos, com menor frequência na infância 10% a 15%. Associada à LMA com cariótipo normal em mais de 35% dos casos e infrequente em SMD.

As mutações em FLT3 nas células leucêmicas podem ser de vários tipos. O subtipo mais comum é a FLT3 ITD (*Internal tandem duplication*) e parece decorrer de erros na replicação do DNA.

Não influencia diretamente nas taxas de remissão completa, mas apresenta maior taxa de recaída. Atualmente existem drogas alvo específicas disponíveis para tratamento.

Genes modificadores de cromatina: KMT2A (MLL - *mixed lineage leukemia*)

O KMT2A (11q23.3) é um fator de transcrição e seu rearranjo está alterado em leucemias na infância, leucemias relacionadas ao tratamento e leucemias de fenótipo misto, correspondendo a 10% dos rearranjos cromossômicos.

Nas leucemias secundárias a tratamento com inibidores de topoisomerase II o rearranjo está presente em 70 a 90% dos casos. O uso desses quimioterápicos pode desencadear translocações em KMT2A, associadas a menor latência após a exposição para o desenvolvimento da leucemia.

PROGNÓSTICO

A estratificação prognóstica auxilia na definição da terapêutica a ser instituída.

A adição dos testes moleculares na LMA, especialmente na presença de cariótipo normal, permitiu a identificação de mutação adicional em 84% destes casos. Dentre estes, os genes envolvidos na transformação leucêmica (NPM1; FLT3; CEBPA; KMT2A; NRAS).

É importante avaliar os fatores de risco clínicos. A apresentação em maiores de 65 anos associa-se a pior prognóstico, provavelmente em decorrência da presença de outras comorbidades, alterações citogenéticas e moleculares de risco, leucemia secundária e, ainda, desenvolvimento de proteínas de resistência a multidrogas (Tabela 20.4).

Doença residual mínima (DRM)

É fundamental para determinar prognóstico e tratamento após a indução, já que a presença de DRM positiva associa-se a maiores taxas de recaída.

A quantificação pode ser realizada por citometria de fluxo ou por testes moleculares. A citometria de fluxo pode detectar 1 célula anormal dentre 10.000 (sensibilidade $10^{(-4)}$). As técnicas moleculares incluem PCR (*Polymerase Chain Reaction*) e NGS (*Next Generation Sequencing*), sendo a primeira com sensibilidade de $10^{(-4)}$ – $10^{(-6)}$, mas com uso limitado para pesquisa de RUNX1-RUNX1T1; CBFB-MYH11 ou mutação NPM1.

Os critérios para positividade de DRM ainda não estão bem estabelecidos, no entanto, foi comprovado o seu alto valor preditivo positivo para recaída morfológica em 12 meses (VPP 80%).

A manutenção de DRM positiva após dois ciclos de quimioterapia em casos de prognóstico favorável se associa a risco de recaída morfológica em 1 a 2 anos de 50% e, portanto, assemelha-se ao de LMA com risco desfavorável e DRM negativa, 60%.

TRATAMENTO

O tratamento da LMA é constituído principalmente por quimioterapia e é dividido, basicamente, em duas fases:

1. Indução de remissão: tem como objetivo atingir a remissão completa e restaurar hematopoese.
2. Tratamento de consolidação: fundamental para erradicar clones leucêmicos e prevenir recaída.

Além destas fases, é fundamental a realização do tratamento de suporte para prevenção de complicações que inclui:

- Prevenção de *lise* tumoral durante a indução, que consiste em hidratação visando débito urinário adequado, uso de alopurinol e, se alto risco, rasburicase;
- Na presença de hiperleucocitose, especialmente > 100 mil leucócitos, é importante instituir tratamento urgente para diminuir o risco de leucoestase; este com hidroxiureia em altas doses, leucoaferese e/ou terapia de indução. Não há definição de qual a melhor estratégia;

Tabela 20.4 Estratificação de risco genético de Leucemia Mieloide Aguda.

Categoria de risco	Anormalidades Genéticas
Risco favorável	t(8;21)(q22;q22.1); RUNX1-RUNX1T1;
	inv(16)(p13.1;q22) ou t(16;16)(p13.1;q22); CBFB-MYH11
SG em 3 anos: 64%	NPM1 mutado sem FLT3-ITD ou com FLT3-ITD [baixa]
	CEBPA bialélico mutado
Intermediário	NPM1 mutado e FLT3-ITD[alta]
	NPM1 não mutado sem FLT3-ITD ou com FLT3-ITD[baixa] (sem outros riscos adversos
SG em 3 anos: 42%	genéticos)
	t(9;11)(p21.3;q23.3); MLLT3-KMT2A
	Anormalidades citogenéticas não classificadas como favorável ou alto risco
Alto	t(6;9)(p23;q34.1); DEK-NUP214
	t(v;11q23.3); rearranjo KMT2A (MLL)
	t(9;22)(q34.1;q11.2); BCR ABL1
SG em 3 anos: 12%	inv(3)(q21.3q26.2) ou t(3;3)(q21.3;q26.2); GATA2,MECOM(EVI1)
	-5 ou del(5q)
	-7; -17/abn(17p)
	Cariótipo complexo*, cariótipo monossomal*
	NPM1 não mutado e FLT3-ITD[alto]
	RUNX1 mutado
	ASXL1 mutado
	TP53 mutado

FLT3-ITD – alta (>0,5) e baixa (<0,5) carga alélica.

*Cariótipo complexo: três ou mais alterações cromossômicas não relacionadas na ausência de uma das alterações recorrentes conforme classificação da WHO.

*Cariótipo monossomal: presença de uma monossomia (exceto X ou Y) em associação com ao menos uma monossomia adicional ou anormalidade cromossômica estrutural. (exceto CBF)

SG: Sobrevida global em 3 anos

Fonte: Adaptada de Patel JP, *et al.*, 2012.[6,14]

- Prevenção e tratamento de processos infecciosos: atentar para neutropenia prolongada. A profilaxia antifúngica deve ser realizada durante a indução de remissão e em pacientes após transplante alogênico com doença do enxerto versus hospedeiro;

- Suporte hemoterápico: devem ser realizados componentes filtrados e irradiados. A transfusão de hemácias deve ser conforme sintomas, mas mantendo como alvo Hb 7 a 8g/dL, e transfusão de plaquetas para manter valores acima de 20×10^6/dL. Importante atentar se há sangramento, se há associação com CIVD e avaliar necessidade de transfusão de outros hemocomponentes.

A decisão do esquema terapêutico deve envolver, além do conhecimento da estratificação de risco, a avaliação do risco de mortalidade relacionada ao tratamento em cada caso, que inclui a avaliação de *performance status*, comorbidades e suporte social.

É importante, quando disponível, obter rapidamente o resultado do cariótipo e de testes moleculares pré tratamento para possibilitar tratamentos associados a drogas-alvo na indução.

Avaliação de resposta ao tratamento

Foram desenvolvidos critérios de resposta ao tratamento, conforme as recomendações da ELN publicadas em 2017:

- **Remissão completa (RC):** neutrófilos $\geq 1,0 \times 10^9$/L e plaquetas $\geq 100 \times 10^9$/L; Medula óssea < 5% blastos; ausência de blastos circulantes e blastos com bastonetes de Auer; ausência doença extramedular;

- **RC na ausência de doença residual mínima (RC$_{DRM}$):** negativação de DRM após tratamento, utilizando marcadores avaliados no diagnóstico;

- **RC com recuperação hematológica incompleta (RC$_i$):** critérios de RC, no entanto com neutrófilos < $1,0 \times 10^9$/L e/ou plaquetas < 100×10^9/L;

- **Remissão parcial (RP):** recuperação hematológica completa com redução de ao menos 50% na contagem de blastos na medula em relação ao diagnóstico; e redução dos blastos para 5 a 25%.

A avaliação medular deve ser realizada quando há a recuperação hematológica ou, a partir do 21º dia da indução, o que vier primeiro.

O melhor momento para pesquisa de doença residual mínima na presença de remissão completa não está bem definido, no entanto, a realização após o primeiro e o segundo ciclos de indução auxilia na detecção de maus respondedores.

Terapia de indução

Os regimes mais usados envolvem o uso de citarabina e de um antracíclico.

Antracíclicos (Daunorrubicina; Idarrubicina; Mitoxantrone): intercalam-se e ligam-se ao DNA, bloqueando a síntese do DNA, RNA e proteínas. Inibem a topoisomerase II e levam à eventual quebra do DNA secundária à produção de radicais livres. Possuem efeito vesicante, potencial emético moderado e causam alopecia. A cardiotoxicidade é um efeito adverso importante, inclui arritmias e insuficiência cardíaca, e pode ocorrer durante o tratamento ou meses a anos após, sendo o risco dose cumulativo (aumenta após > 400 a 550 mg/m^2 em adultos de daunorrubicina).

A citarabina, também conhecida como arabinosídeo citosina ou ara-C, tem como mecanismos de ação a indução de codificação incorreta após a incorporação no DNA e no RNA e a inibição de DNA polimerase DNA-dependente. É incorporada ao DNA durante a sua síntese e só é eficaz em células na fase S do ciclo celular. Em altas doses, cruza a barreira hematoencefálica e auxilia na prevenção de infiltração do sistema nervoso central. Os principais efeitos adversos não hematológicos incluem náusea/vômitos, alteração de enzimas hepáticas, diarreia, dor abdominal, hiperuricemia, úlcera anal, rash (palmo-plantar pode ser doloroso), febre (> 90%), disfunção cerebelar e síndrome gripal-like. Há risco de úlcera de córnea e conjuntivite hemorrágica devido excreção na lágrima e, portanto, deve sempre se usar colírio de dexametasona para prevenção, caso uso de altas doses.

O uso da citarabina na indução é em infusão contínua por 7 dias (100 a 200 mg/m^2 dia) junto do uso de antracíclicos nos primeiros 3 dias, representando o esquema 7+3. Estes esquemas atingem em média RC 60 a 80% em adultos jovens e 40 a 60% em idosos.

As doses de daunorrubicina variam entre 60 a 90 mg/m^2. Estudo comparando 60 mg/m^2 com 90 mg/m^2 não evidenciou superioridade e houve maior toxicidade com 90 mg/m^2. Estudos recentes não conseguiram evidenciar diferença significativa entre os antracíclicos. (Tabela 20.5)

O uso da fludarabina como terceiro quimioterápico na indução – exemplo: esquema FLAG-IDA (Fludarabina, idarrubicina e citarabina alta dose), em estudo comparativo com 7+3 (citarabina + daunorrubicina), o FLAG-IDA demonstrou menores taxas de recaída, no entanto, sem diferença de sobrevida, provável devido maiores taxas de mortalidade relacionada ao tratamento.

O grupo polonês avaliou 652 pacientes com 3 braços (7+3 com cladribina D1-5; 7+3 isolado; 7+3 com fludarabina D1-5). Nos resultados, evidenciadas melhores taxas de RC (68% *versus* 56% *versus* 59%) e sobrevida global em 3 anos (45% *versus* 33% *versus* 35%) com a adição da cladribina, em comparação com 7+3 isolado e fludarabina; sem diferença significativa de toxicidade. O benefício foi mais evidenciado em maiores de 50 anos e em casos com citogenética desfavorável.

CPX 351 – Vyxeos – aprovado em 2017 pelo FDA, é uma formação lipossomal de citarabina com daunorrubicina, em uma fração 5:1, para tratamento de adultos com LMA secundária. Estudo de fase três randomizado realizado por Lancet *et al* (2018) com 309 pacientes de 60 a 75 anos, comparou o uso de Vyxeos na indução e consolidação com 7+3. Aproximadamente 30% dos casos de LMA secundária à SMD tinham recebido hipometilantes previamente. Taxas de RC 38% × 26% com sobrevida global 9,6 × 6,0 meses com HR 0,69.

Tratamento após indução

Importante para atingir e manter a DRM negativa, prevenir ou adiar recaída e aumentar as chances de cura. As modalidades de tratamento de consolidação incluem quimioterapia; transplante autólogo e transplante alogênico. É instituído após um ou dois ciclos de indução se atingida a remissão completa.

Quimioterapia

Regimes de consolidação com quimioterapia mais utilizados incluem citarabina em dose intermediária-alta (1000 a 3000 mg/m^2). Esquemas de uso de 4 a 12 doses a cada 12 horas, em geral com infusão de 3 horas de duração.

Atenção ao risco de toxicidade cerebelar com a citarabina. Não deve ser realizado se taxa de filtração glomerular inferior a 40 a 45 mL/min. Atentar em idade superior a 60 anos. A redução de dose alta para intermediária e o tempo de infusão de 3 horas reduzem o risco deste evento adverso.

Estudos comparativos não comprovaram superioridade de citarabina alta dose 3 g/m^2 em relação a dose intermediária, portanto, a recomendação é o uso de doses intermediárias de 1.000 a 1.500 mg/m^2 por 2 a 4 ciclos.

Drogas-alvo específicas

- Inibidores de FLT3 de primeira geração (não específicos) e de segunda geração (específicos para FLT3, mas com pouca atividade em baixa carga alélica): conforme sítio de ligação são classificados em tipos 1 (inibem FLT3 nas células leucemias em mutações ITK e TKD) e 2 (inibem apenas mutações FLT3 ITD).

O midostaurin é um inibidor de FLT3 de primeira geração, tipo 1, aprovado pelo FDA em 2017

CAPÍTULO 20 | Leucemia Mieloide Aguda **217**

Tabela 20.5 Estudos envolvendo esquemas com Daunorrubicina (dauno) ou Idarrubicina (Ida) + citarabina (ARAC) na terapia de indução.

Estudo	N	Braço experimental	Braço controle	Resultados
NCRI AML17 Burnett *et al.* Blood 2015	1206	Dauno 90 mg/m² D1, D3, D5 + ARAC 100 mg/m² D1-D10	Dauno 60 mg/m² D1, D3, D5 + ARAC 100 mg/m² D1-D10	Taxa de resposta similar
Idade média 53 anos		RC 73% SG 2 anos 59%	RC 75% SG 2 anos 60%	Todos com citogenética de risco favorável e intermediário receberam 2º ciclo de Daunorrubicina 50 mg/m²Mortalidade em 60 dias foi superior no grupo com Daunorrubicina 90 mg/m² (10% × 5%) * Análise subgrupo: FLT3 ITD+ apresentaram maior SG e menor recaída com maior dose
JALSG AML201 Ohtake *et al.* Blood 2011	1057	Ida 12 mg/m² D1-D3 + ARAC 100 mg/m² D1-D7	Dauno 50 mg/m² D1-D3 + ARAC 100 mg/m² D1-D7	Taxas de resposta e sobrevida global similares
15-64 anos		RC 78,2% SG 5 anos 48% SLP 41%	RC 77,5% SG 5 anos 48% SLP 41%	
Lee *et al.* JCO 2017	299	Ida 12 mg/m² D1-D3 + ARAC 200 mg/m² D1-D7	Dauno 90 mg/m³ D1-3 + ARAC 200 mg/m² D1-D7	Todas as variáveis analisadas com p > 0,05 Subgrupo FLT3-ITD mutado: benefício com Daunorrubicina
15-65 anos		RC 80,5% SG 4 anos 51,1%	RC 74,7% SG 4 anos 54,7%	SG 15,5 m × 11,9 m

Fonte: Adaptada. Burnett AK, Russell NH, Hills RK, *et al.*, 2015; Dombret H, Seymour JF, Butrym A, *et al.* 2015; Fenaux P, Mufti GJ, Hellström-Lindberg E, *et al.* 2010. Sobrevida global; SLP: sobrevida livre de progressão; RC: remissão completa.

para tratamento de LMA em primeira linha com mutações em FLT3 ITD ou TKD em associação com esquema de indução 7+3. Estudo com 717 pacientes, 18 a 59 anos, com esquema de indução daunorrubicina 60 mg/m² + citarabina 200 mg/m² em associação ou não a midostaurin 50 mg, 2× ao dia via oral D8-D21 da indução; dois ciclos de consolidação com citarabina alta dose e manutenção como midostaurin por 12 meses. Evidenciaram-se taxas de resposta similares (59% × 54%), mas com melhora na sobrevida global no grupo com midostaurin (74,7 m × 25,6 meses) e SLP 26,7 m × 15,5 meses.

O sorafenibe é um inibidor de FLT3 de primeira geração, tipo 2, que também inibe RAF, receptores de fator de crescimento vascular endotelial, beta receptor de fator de crescimento derivado de plaquetas, KIT e RET. Tem eficácia comprovada em monoterapia no tratamento de LMA FLT3-ITD recaída. Ainda em avaliação para uso em manutenção após transplante de células-tronco hematopoiéticas (dose máxima 400 mg, 2x ao dia).

- Inibidores de IDH: o enasidenib, inibidor de IDH2, aprovado pelo FDA em 2017 para LMA recaída e refratária com mutação IDH2 (10% das LMAs). Uso de 100 mg, 1× ao dia via oral até progressão ou toxicidade grave. Estudo com 199 pacientes com idade média de 68 anos apresentou taxas de RC de 19%, com média de duração de resposta de 8,2 meses e independência transfusional em 34% dos casos.

- Gemtuzumab-ozogamicina (Mylotarg): anticorpo monoclonal recombinante anti CD33 humanizado ligado a caliqueamicina (antibiótico que se liga ao DNA causando quebra na dupla hélice e apoptose). Aprovado para uso inicialmente em 2000, no entanto, suspenso do mercado devido toxicidades graves, nesta época eram usadas doses 9 mg/m².

Em 2017, aprovado para tratamento de LMA CD33+ recém diagnosticada como associação ao 7+3 ou FLAG-IDA e em monoterapia para primeira recaída.

O estudo ALFA-0701, multicêntrico, com 271 pacientes com 50 a 70 anos e LMA "de novo" que receberam 7+3 (citarabina 200 mg/m² e daunorrubicina 60 mg/m²) com ou sem gemtuzumab-ozogamicina 3 mg/m² D1, D4 e D7. Se não atingisse resposta após indução, era realizada reindução com 7+3 isolado. Na consolidação, incluído gemtuzumab-ozogamicina D1 com daunorrubicina 60 mg/m² D1 e citarabina 1 g/m² 12/12hs D1-D4. Em casos de pré-transplante alogênico, foi realizado intervalo mínimo de 2 meses entre a última dose de gemtuzumab-ozogamicina e o transplante. Sobrevida livre de eventos com gemtuzumab de 17,3 meses × 9,5 meses no grupo controle.

Aprovado para uso em monoterapia em LMA em pacientes acima de 75 anos ou menos se com baixo *performance status* para regime intensivo. Gemtuzumab-ozogamicina D1 6 g/m² e D8 3 mg/m², após 8 ciclos de 2 mg/m² D1 a cada quatro semanas. Sobrevida global média de 4,9 meses gemtuzumab × 3,6 meses grupo controle (terapia de suporte).

- Venetoclax: inibidor da proteína antiapoptótica BCL-2 via oral. Aprovado para uso associado a hipometilantes ou a citarabina baixa dose em pacientes inelegíveis à terapia intensiva. Um estudo com idosos de idade média 74 anos, com venetoclax em associação, evidenciou RC 35% e resposta global (RC+ RCi) 66%;

- Dasatinibe: inibidor de tirosina quinase BCR-ABL, mas também de outras quinases como KIT. Devido a este fato, em estudo para o uso em LMA CBF (Quadro 20.2).

Tratamento LMA no Idoso

É importante a individualização e a avaliação de *performance status* (PS), comorbidades e suporte social para definir se o paciente é candidato à terapia citotóxica.

Se risco citogenético favorável-intermediário, sem outras comorbidades e PS < 3: considerar indução com terapia padrão 3+7 com consolidação com 2 a 3 ciclos de citarabina em doses intermediárias (500 a 1000 mg/m² 12/12hs D1-D3 ou D1-D6) remissão completa de 50%. Morte em aplasia ou por causa indeterminada em 15% dos casos (índices são semelhantes aos pacientes < 50 anos).

Em pacientes não candidatos a terapia citotóxica, o tratamento consiste em inclusão em estudos clínicos, citarabina baixa dose, terapia de suporte ou terapia com hipometilantes, além de avaliar o uso de terapias alvo.

- Hipometilantes: azacitidina e decitabina. Consistem em inibidores de DNA metiltransferase, que parecem apresentar como mecanismo de ação efeitos citotóxicos diretos e/ou afetam a diferenciação celular e apoptose (Tabela 20.6).

Quadro 20.2 Resumo do tratamento de LMA em 1ª linha.

- Escolha é individualizada. Avaliar o prognóstico, a possibilidade de realizar terapia intensiva e as alterações moleculares. Além disso, sempre avaliar inclusão em estudo clínico
- LMA com FLT3 mutado: midostaurin + quimioterapia convencional (7+3)
- LMA com expressão de CD33: gemtuzumab ozogamicina + quimioterapia convencional (7+3 ou FLAG-IDA)
- Vyxeos é uma opção em LMA relacionada ao tratamento ou secundária a mielodisplasia; especialmente em idosos "fit"

Fonte: Döhner H, *et al.*, 2017..

Tabela 20.6 Tratamento com hipometilantes.

Estudo	Pacientes	Tratamento	Grupo Controle	Resposta
Kantarjian *et al.* JCO 2012	N: 485	Decitabina 20 mg/m², 10 dias a cada 28 semanas SG HR 0,82	Terapia suporte ou Citarabina 20 mg/m², SC 10 dias	RC + RCi: 17,8% × 7,8% SG: 7,7 m × 5 m
AZA-001 Fenaux *et al.* JCO 2010	N: 113 Média 70 anos Blastos MO: 20-30%	Azacitidina 75 mg/m²/d por 7 dias em ciclos de 28 dias.	Outros: Suporte 47%; Citarabina baixa dose 34%; Intensivo 19%	AZA × Outros SG 24,5 m × 16 m SG 2 anos: 50% × 16%
Dombret *et al.* Blood 2015	N: 448 ≥ 65 ANOS Blastos MO: > 30%	Azacitidina 75 mg/m²/d por 7 dias em ciclos de 28 dias	Suporte 47%; Citarabina baixa dose 34%; Intensivo 19%	AZA × Outros SG: 10,4 m × 6,5 m SG 1 ano: 46,5% × 34,2%

Fonte: Traduzido e adaptado de Kantarjian HM, *et al.* Fenaux P, *et al.* Dombret H, *et al.* 2015.[1,2,3]

- Hipometilantes + Venetoclax:
- Citarabina em baixas doses.
  - Induz remissão em 15% a 20% casos. Sobrevida Média 5 a 6 meses. Não recomendada em alto risco citogenético.

Quadro 20.3 Tratamento em não candidatos à terapia intensiva conforme recomendações ELN 2017.

- Azacitidina 75 mg/m² SC D1-7 a cada 4 semanas até progressão
- Decitabina 20 mg/m² IV D1-5 cada 4 semanas até progressão
- Citarabina baixa dose – 20 mg de 12/12hs, SC D1-10 a cada 4 semanas até progressão
- Gentuzumab-ozogamicina em monoterapia D1 6 g/m² e D8 3 mg/m², após 8 ciclos de 2 mg/m², D1 a cada 4 semanas em > 75 anos, ou 61-75 anos com PS ruim
- Risco citogenético intermediário/adverso – avaliar a indicação da associação de venetoclax com outros esquemas
- Suporte: hidroxiureia; sintomáticos; suporte transfusional

Fonte: Estey EH. *et al.*, 2018. Döhner H, *et al.* 2017.

Tratamento LMA refratária/recaída

Casos primariamente refratários (falha após 2 ciclos de indução com 7+3) e recaídas ocorrem em até 50% dos jovens e na maioria dos idosos (> 85%), com variação conforme idade, citogenética e molecular.

Não há estudos comparativos que definam qual o melhor regime de resgate, dentre os utilizados se encontram os protocolos HiDAC (AraC alta dose); FLAG/FLAG-IDA (fludarabina, citarabina e GCSF/Idarrubicina); CLAG-M (cladribina, citarabina, GCSF e mitoxantrone); MEC (mitoxantrone, etoposide e citarabina).

Atingir a segunda remissão é possível em 30% a 70% dos que possuíam uma remissão inicial e apresentaram recaída, em geral tem duração inferior a primeira remissão e é de melhor prognóstico se apresentou período > 12meses sem doença (Resposta 55% a 60% × 33% a 46%, recaída < 12m). Sempre averiguar possibilidade de incluir em estudos clínicos.

Transplante alogênico

O transplante alogênico faz parte da terapia de consolidação e consiste na realização de regime de condicionamento (quimioterapia em altas doses associada ou não a radioterapia corporal total), infusão das células tronco do doador e posterior imunossupressão.

É a terapia mais potente disponível no momento, e sua eficácia é decorrente do uso do regime de condicionamento associado ao efeito imune dos linfócitos T e células NK do doador (GVL – Doença do enxerto versus leucemia).

Os resultados do transplante são influenciados pela idade, comorbidades, avaliação da doença pré-transplante, citogenética, alterações moleculares, tempo e modalidade de transplante. Apesar da idade estar relacionada a resposta, é fundamental fazer uma análise multifatorial quanto ao risco de mortalidade relacionada ao transplante.

Não há consenso sobre qual o momento mais adequado após a remissão completa e o tipo de transplante a ser realizado (aparentado *versus* não aparentado; intensidade do regime de condicionamento). Os regimes de condicionamento podem ser mieloablativos, de intensidade reduzida e não mieloablativos.

O conhecimento sobre essa modalidade terapêutica está em constante evolução, com mudanças que permitem incremento nas taxas de resposta e redução de mortalidade. Incluem a ampliação no conhecimento de genética; prevenção, diagnóstico precoce e tratamento de infecções oportunistas; desenvolvimento de novos regimes de condicionamento e de escores de risco. Além disso, há o aumento da disponibilidade de doadores devido a realização de transplantes aparentados idênticos/haplo-idênticos, não aparentados e de cordão umbilical, diminuindo as chances de não haver doador. No entanto, o tempo necessário para a busca pode ser prejudicial.

As taxas de resposta em transplante em primeira remissão em LMA de risco citogenético não favorável incluem sobrevida livre de doença de 45 a 75% em doador aparentado com mortalidade relacionada ao transplante < 10%. A principal causa de falha do transplante alogênico a recaída da doença.

A terapia de manutenção para prevenção de recaída após transplante pode ser considerada em LMA FLT3--ITD em que o uso de sorafenibe acarretou aumento na SLP em dois anos (82% *versus* 53%) e sobrevida global, com redução nas taxas de recaída 8,2% *versus* 37,7% em comparação aos que não fizeram a manutenção. Além desse, também indicado o uso de azacitidina em casos selecionados.

Um estudo realizado pelo Centro Internacional de Pesquisa em Transplante de medula óssea (CIBMTR) revisou desfecho em recaída após transplante alogênico. Os fatores associados a aumento de mortalidade encontrados incluíram a idade acima de 40 anos, doença do enxerto hospedeiro em atividade, citogenética desfavorável, doador não aparentado com *mismatch* e a realização de transplante de cordão como fonte do primeiro transplante. As taxas de sobrevida em três anos variaram conforme o tempo entre transplante e a recaída sendo 4% (1 a 6 meses); 12% (6 meses a 2 anos); 26% (2 a 3anos) e 38% (acima de 2 anos).

Alguns estudos avaliaram o uso de hipometilantes na recaída após o transplante associado a de infusão de linfócitos do doador (DLI), e obtiveram taxas de reposta ~15% (Quadro 20.4).

Quadro 20.4 Indicações de transplante alogênico.

- LMA com risco citogenético intermediário e alto após primeira remissão para prevenção de recaída
- LMA recaída ou refratária
- Avaliação individual em LMA com risco favorável e DRM positiva após terapia

Fonte: Döhner H, Estey E, Grimwade D, *et al.* 2017.

Transplante autólogo

O transplante autólogo parece não proporcionar melhores resultados que a quimioterapia padrão e é inferior ao transplante alogênico devido à ausência do efeito GVL; no entanto se associa a menor toxicidade. Deve ser considerado em casos selecionados.

A ampliação do uso da DRM pré-transplante pode possibilitar melhor análise do uso desta modalidade, principalmente nos pacientes com risco intermediário com DRM negativa, diminuindo desta forma, as complicações relacionadas ao transplante alogênico. Ainda são necessários estudos para avaliar esta indicação.

Conforme as recomendações da ELN está indicado em casos de LMA recaída/refrataria com DRM negativa após quimioterapia de resgate em que não é possível realizar transplante alogênico.

Leucemia promielocítica Aguda (LPA)

Subtipo de LMA descrito pela primeira vez em 1947, sendo a principal translocação envolvida, a t(15;17) descoberta em 1977.

Apresenta quadro clínico, citogenético, prognóstico e tratamento distinto das outras LMAs; correspondendo a 5% a 8% dos casos, sendo a prevalência descrita em latino-americanos de 15% a 20%. A idade média no diagnóstico é de 20 a 59 anos.

Do ponto de vista clinico, comumente se apresenta com pancitopenia, podendo apresentar leucocitose. É frequente a presença de coagulopatia (60% a 90%) com sangramento desproporcional à plaquetopenia.

Os grânulos azurófilos dos promielócitos anormais liberam enzimas proteolíticas que induzem a fibrinólise e, consequentemente aumentam o risco trombótico; e fator tecidual pro coagulante responsável por desencadear CIVD (coagulação disseminada intravascular). O risco hemorrágico é mais elevado em idosos, insuficiência renal e na hiperleucocitose.

É classificada, conforme a WHO 2016, dentro das leucemias mieloides com alterações citogenéticas recorrentes.

O diagnóstico é conforme as outras leucemias, sendo que a presença da t(15;17) permite o diagnóstico independente do número de blastos.

Os blastos consistem em promielócitos anormais que podem ser de dois tipos hipergranulares (LPA típica) ou hipo(micro)granulares (LPA atípica) (Tabela 20.8 e Figura 20.2).

O diagnóstico é confirmado com a citogenética por meio de cariótipo convencional; pesquisa do gene de fusão PML-RARα via PCR e/ou por FISH (Hibridização por fluorescência *in situ*).

Alterações citogenéticas e moleculares

A t(15;17)(q24.1;q21.2) é detectada em 90% dos casos de LPAs e é decorrente da quebra de fusão dos genes PML (gene da leucemia promielocítica; presente no cromossomo 15) e RARα (gene receptor alfa do ácido transretinóico; no cromossomo 17) que leva a produção do gene de fusão PML-RARα.

O gene de fusão PML-RARα gera uma oncoproteína dominante-negativa que age bloqueando a maturação mieloide no estágio do promielócito. A inibição está baseada na sensibilidade do híbrido com o receptor retinoide. O uso de doses suprafisiológicas de ácido transre-

Tabela 20.8 Leucemia promiemocítica aguda (LPA).

	LPA Típica	LPA atípica (25%)
Microscopia	Células de grande tamanho Núcleo irregular Citoplasma com granulação azurofílica abundante e bastonetes de Auer, que frequentemente se organizam em feixes, caracterizando as chamadas células de Faggot	Células de tamanho intermediário Núcleo bilobulado ou "pinçado" (reniforme) Citoplasma abundante e basofílico com grânulos muito finos semelhantes a poeira Múltiplos bastonetes de Auer/células de Faggot
Imunofenotipagem	CD33+; CD13+ heterogêneo; MPO+ forte; CD117+ CD34-; HLA-DR - ou fraco; CD11b- CD15 e CD65- ou +fraco	CD33+; CD13+; MPO +fraco; CD2+; CD34+; CD56+; CD117+fraco HLA-DR-; CD11b-; CD15- ou + fraco

Swerdlow SH, *et al.* 2017.

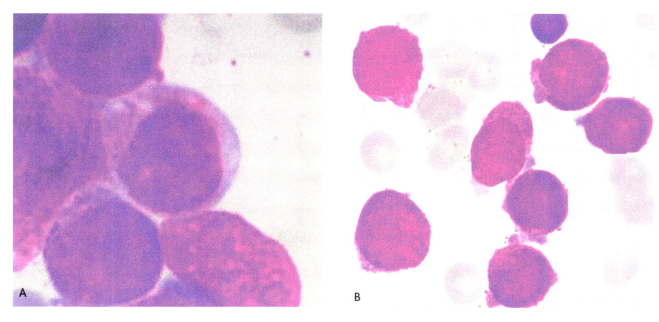

Figura 20.2 (A) No centro presença de uma célula de Faggot. (B) Promielócitos hipergranulares com nucléolos.
Fonte: acervo do autor.

tinóico (ATRA) permite a restauração da diferenciação mieloide (inibição competitiva do ATRA externo com o gene híbrido).

A LPA pode decorrer de outros genes de fusão envolvendo o RARα, já tendo sido identificadas 12 variações genéticas. Devido a descoberta recente de algumas destas não é conhecido o perfil de sensibilidade ao ATRA, no entanto, sabe-se que a LPA envolvendo os genes ZBTB16-RARα - t(11;17) e o STAT5b-RARα - t(17;17) são resistentes.

É frequente encontrar a associação com outras mutações, sendo a do FLT3-ITD em 35%. Esta ocorre mais na variante microgranular e se apresenta com leucocitose mais pronunciada.

Fatores prognósticos adversos incluem hiperleucocitose, expressão de CD56 na imunofenotipagem, mutação FLT3-ITD e idade avançada. No entanto, no momento não são realizadas modificações na conduta baseadas nestes resultados.

Tratamento

É a leucemia com maior índice de cura. As taxas de remissão com o tratamento são de até 80% em idade de 18 a 60 anos e sobrevida a longo prazo superior a 80%.

A terapia de suporte é fundamental, já que a CIVD se associa a taxas de mortalidade precoce devido a sangramento, principalmente de sistema nervoso central e pulmonar.

- O tratamento com ATRA deve ser instituído com urgência assim que suspeita morfológica;

- Manter plaquetas 30 a 50mil. Sendo > 50.000/mm³ até o desaparecimento da coagulopatia;
- Fibrinogênio objetivo manter > 100 a 150 mg/dL. Avaliar necessidade de realizar reposição com fibrinogênio ou crioprecipitado.
- Manter controle com tempo de protrombina e tempo de tromboplastina parcial para avaliar necessidade de reposição de plasma, manter INR > 1,5;
- Monitorizar sinais de surgimento de síndrome de diferenciação após início do ATRA (ácido transretinóico) ou ATO (trióxido de arsênico). Em casos com leucócitos > 5 a 10 mil e especialmente se após introdução do medicamento houver aumento da leucometria, está indicado o uso de Prednisona para diminuir o risco da síndrome de diferenciação.

O tratamento basicamente é dividido em três fases: indução, consolidação e manutenção e varia conforme a estratificação de risco (Tabela 20.9).

Na presença de hiperleucocitose é fundamental o início imediato de quimioterapia. Não se deve realizar leucoaferese devido ao risco de sangramento.

Conforme os protocolos PETHEMA 2015 e IC-APL (*International Consortium on Acute Promyelocytic Leukemia*). A indução da remissão se baseia na combinação de ATRA 45 mg/m²/d via oral desde suspeita diagnóstica (até recuperação hematológica completa) e daunorrubicina 60 mg/m² ou idarrubicina 12 mg/m² por 4 doses. A remissão completa é evidenciada em um prazo máximo 90 dias. A consolidação varia conforme o risco de recaída e consiste em três ciclos com doses

Tabela 20.9 Classificação de risco de recaída conforme Sanz Score.

Baixo risco	Risco intermediário	Alto risco
Leucócitos ≤ 10.000 Plaquetas > 40.000 SLE: 100% 5 anos	Leucócitos ≤ 10.000 Plaquetas < 40.000 SLE: 90% 5 anos	Leucócitos ≥ 10.000 SLE: 75% 5 anos

SLE: Sobrevida livre eventos.
Fonte: Döhner H, et al. 2017.

intensificadas nos grupos de maior risco. Após o final da consolidação é fundamental a negativação do RT-PCR para PML-RARα na medula. Após os resultados é instituída a manutenção com mercaptopurina 50 mg/m²/d e metotrexato 15 mg/m² semanal associados a ciclos de 15 dias de ATRA trimestrais por 2 anos.

Conforme estudos recentes o uso do ATO (trióxido de arsênico) antes utilizado apenas para casos de recaída foi aprovado em primeira linha. Sendo as recomendações atuais do ELN 2019 para LPA:

- LPA risco baixo ou intermediário: ATO + ATRA na indução e consolidação (4 ciclos ATO + 7 de ATRA) em primeira linha se disponível, sem indicação de manutenção. Há menores taxas de mielossupressão e febre com taxas similares ou superiores aos esquemas padrão (RC 89% e PFS 92%). Principais eventos adversos incluem a hepatotoxicidade e o prolongamento do QT devido ao ATO. Se indisponível ATO ou contraindicado, permanece padrão a terapia com ATRA + quimioterapia com 3 ciclos de consolidação e manutenção;
- LPA alto risco: ATRA + QT conforme protocolos padrão citados anteriormente. Estudos em andamento para avaliação da eficácia do uso ATRA+ATO.

Quadro 20.5 Cuidados com o uso do ATO.

Monitorizar intervalo QT por ECG; manter o controle rigoroso de eletrólitos (evitar valores de K < 4,0 e Mg < 1,8). Suspender medicamento se intervalo QT > 500ms até retornar a ~460 ms. Evitar uso concomitante com medicamentos que também se associam com alteração do QT como ciprofloxacino, fluconazol e ondansetrona.

Fonte: Sanz MA, et al. 2019.

Profilaxia de infiltração em SNC: discutível com os novos protocolos, já que o ATO tem penetração na barreira hematoencefálica. Pode ser avaliado o uso em alto risco que são os com leucocitose no diagnóstico e que apresentaram sangramento SNC, sendo indicada apenas após alcançada a remissão completa.

A avaliação medular após a indução não é recomendada fora de estudos clínicos pois pode haver demora no clareamento dos blastos especialmente com uso de ATO+ATRA não sendo reflexo de refratariedade, sendo indicada realizar apenas após o término da consolidação. Sempre que PCR positivo isoladamente é recomendado repetir exame em 2 semanas para confirmar alteração já que é indicativo de recaída clínica sendo importante avaliar novas terapias.

O principal marcador de risco de recaída clínica é a persistência ou o reaparecimento do gene PML-RARα e, portanto, é fundamental a monitorização deste por RT-PCR. Na presença de dois exames consecutivos alterados, considerar tratamento precoce, não aguardar recaída hematológica. O controle é realizado a cada três meses, sendo mais sensível a avaliação deste em amostra de medula óssea. Nos casos de risco intermediário e baixo as novas recomendações permitem a realização em sangue periférico devido recaída infrequente.

Complicações do tratamento

Síndrome de diferenciação do ATRA: (15% com protocolo ATRA + quimioterapia) importante atentar para sinais de alerta. Quadro de febre não explicada, aumento de peso, infiltrado pulmonar intersticial, derrame pleural e/ou pericárdico, insuficiência respiratória e insuficiência renal. Decorre do retorno da diferenciação leucocitária após a instituição do ATRA que desencadeia em liberação de citocinas e hiperativação da cascata inflamatória. O tratamento consiste em dexametasona 10 mg EV 12/12hs por mínimo três dias, sendo uso até o desaparecimento dos sintomas e avaliar a suspensão do ATRA apenas em casos graves (reintroduz 75% da dose inicial e aumento gradual 3 a 5 dias).

Em casos de recaída após o tratamento o ATO consiste na principal terapia, sendo considerada a associação após remissão com transplante autólogo se DRM negativa. Nos casos que realizaram ATO + ATRA na indução e recaíram pode se considerar o uso de ATRA + Quimioterapia como resgate. Considerar transplante alogênico nos casos que não atingirem remissão molecular com a terapia de resgate.

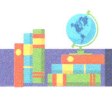

BIBLIOGRAFIA CONSULTADA

1. Burnett AK, Russell NH, Hills RK, et al on behalf of the UK NCRI AML Study Group. A Randomised Comparison of Daunorubicin 90 mg/m2 vs 60 mg/m2 in AML Induction: Results from the UK NCRI AML17 Trial in 1206 Patients. 2015 Jun 18;125(25):3878-85. doi: 10.1182/blood-2015-01-623447.

2. Castaigne S, Pautas C, Terré C, et al. Acute Leukemia French Association. Effect of gemtuzumab ozogamicin on survival of adult patients with de-novo acute myeloid leukaemia (ALFA-0701): a randomised, open-label, phase 3 study. Lancet. 2012;379(9825):1508-1516.

3. Döhner H, Estey E, Grimwade D, et al. Diagnosis and management of AML in adults: 2017 ELN recommendations from an international expert panel. Blood. 2017;129:424-447.

4. Dombret H, Gardin C. Advances in acute myeloid leukemia: an update of current treatments for adult acute myeloid leukemia. Blood. 2016;127:53-61.

5. Dombret H, Seymour JF, Butrym A, et al. International phase 3 study of azacitidine vs conventional care regimens in older patients with newly diagnosed AML with > 30% blasts. Blood. 2015;126:291-299.

6. Estey EH. Acute myeloid leukemia: 2019 update on risk-stratification and management. Am J Hematol. 2018;93:1267-1291.

7. Fenaux P, Mufti GJ, Hellström-Lindberg E, et al. Azacitidine Prolongs Overall Survival Compared With Conventional Care Regimens in Elderly Patients With Low Bone Marrow Blast Count Acute Myeloid Leukemia. J Clin Oncol. 2010;28:562-569.

8. Greer JP, editor, et al. Wintrobe's clinical hematology. 14th ed. Philadelphia: Wolters Kluwer; 2019.

9. Kantarjian HM, Thomas XG, Dmoszynska A, et al. Multicenter, Randomized, Open-Label, Phase III Trial of Decitabine Versus Patient Choice, With Physician Advice, of Either Supportive Care or Low-Dose Cytarabine for the Treatment of Older Patients With Newly Diagnosed Acute Myeloid Leukemia. J Clin Oncol. 2012;30:2670-2677.

10. Lancet J, Uy G, Cortes J, et al. CPX-351(cytarabine and daunorubicin) liposome for injection vs conventional cytarabine plus daunorubicin in older patients with newly diagnosed secondary acute myeloid leukemia. J Clin Oncol. 2018;36(26):2684-2692.

11. Lee JH, Kim H, Joo YD, et al. Prospective randomized comparison of idarubicin and high-dose daunorubicin in induction chemotherapy for newly diagnosed acute myeloid leukemia. J Clin Oncol. 2017;35:2754-2763.

12. Löwenberg B. Sense and nonsense of high-dose cytarabine for acute myeloid leukemia. Blood. 2013;121(1):26-28.

13. Ohtake S, Miyawaki S, Fujita H, Kiyoi H, et al. Randomized study of induction therapy comparing standard-dose idarubicin with high-dose daunorubicin in adult patients with previously untreated acute myeloid leukemia: the JALSG AML201 Study. Blood. 2011;117(8):2358-2365.

14. Patel JP, Gonen M, Figueroa ME, et al. Prognostic relevance of integrated genetic profiling in acute myeloid leukemia. N Engl J Med. 2012;366:1079-1089.

15. Sanz MA, Fenaux P, Tallman MS, et al. Management of Acute Promyelocytic Leukemia: Updated Recommendations from an Expert Panel of the European LeukemiaNet. Blood. 2019;133:1630-1643.

16. Stone RM, Mandrekar SJ, Sanford BL, et al. Midostaurin plus Chemotherapy for Acute Myeloid Leukemia with a FLT3 Mutation N Engl J Med. 2017;377:454-64.

17. Surveillance, Epidemiology, and End Results (SEER) Cancer Stat Facts: Acute Myeloid Leukemia. National Cancer Institute. Bethesda, MD. Available from: https://seer.cancer.gov/statfacts/html. Howlader N, Noone AM, Krapcho M, et al. SEER Cancer Statistics Review, 1975-2014. Bethesda, MD: National Cancer Institute; 2017, based on November 2016 SEER data submission, posted to the SEER web site, April 2017.

18. Swerdlow SH, Campo E, Harris NL, Jaffe ES, Pileri SA, Stein H, Thiele J, editors. WHO Classification of Tumours of Haematopoietic and Lymphoid Tissues. 4th ed. rev. Lyon: IARC; 2017. p. 199-214.

Neoplasias Mieloproliferativas Crônicas

INTRODUÇÃO

De acordo com classificação da Organização Mundial da Saúde para Tumores dos Tecidos Hematopoiético e Linfoide de 2017, as neoplasias mieloproliferativas crônicas (NMPC) são desordens clonais da célula tronco hematopoiética, caracterizadas pela proliferação de células de uma ou mais linhagens mieloides (sendo estas as séries granulocítica, eritrocítica e megacariocítica).

As principais categorias de NPMCs são:

- Leucemia Mieloide Crônica BCR-ABL1 positiva (LMC)
- Policitemia Vera (PV)
- Trombocitemia Essencial (TE)
- Mielofibrose Primária (MFP)
- Mastocitose
- Leucemia Neutrofílica Crônica
- Leucemia Eosinofílica Crônica
- Neoplasia Mieloproliferativa Não Especificada

Considerando que as formas de maior incidência são as quatro primeiras (LMC; PV; TE; MFP), este capítulo se deterá particularmente nelas.

As NMPCs ocorrem mais frequentemente em adultos, com pico de incidência no período entre a 5ª e a 7ª décadas de vida, mas alguns subtipos são relatados em crianças. A incidência acumulada anual de todos os subtipos é de 6 casos por 100.000 habitantes.

A maioria das neoplasias mieloproliferativas crônicas se caracteriza inicialmente por vários graus de hipercelularidade da medula óssea, com maturação hematopoiética efetiva e aumento do número de granulócitos, hemácias e/ou plaquetas no sangue periférico. A esplenomegalia e a hepatomegalia causadas por sequestro do excesso de células do sangue e/ou por proliferação de progenitores anômalos são frequentes, e pode ocorrer infiltração de células mieloides em tecidos não hematopoiéticos.

Apesar do início insidioso, cada NMPC tem o potencial de ir escalando sucessivas etapas, de forma a terminar na falência medular por mielofibrose, na hematopoiese ineficaz ou na transformação na fase aguda blástica. A evidência de evolução genética geralmente anuncia a evolução clínica, assim como o fazem a organomegalia, o aumento ou a diminuição das contagens sanguíneas, a mielofibrose ou o aparecimento de mielodisplasia. O achado de 10% a 19% de blastos na medula ou no sangue periférico geralmente traduzem fases aceleradas das doenças, assim como contagens de blastos de 20% ou mais confirmam a transformação em fase blástica.

As NMPCs estão associadas a anomalias clonais, que podem envolver genes que codificam ou proteínas ou receptores das tirosinas quinases, resultando na ativação constitutiva de vias sinalizadoras oncogênicas, ou ocorrer em reguladores dessas vias. Algumas dessas mutações, como o gene de fusão BCR–ABL1 da Leucemia Mieloide Crônica, estão associadas a achados característicos na morfologia, na clínica e nas análises laboratoriais, sendo possível usá-las como critérios diagnósticos para a patologia. Em outras NMPCs, a presença de algumas dessas mutações prova apenas que a proliferação mieloide é clonal e não reativa e eventualmente determinam estratificação prognóstica.

Mutações somáticas adquiridas em JAK2, na faixa cromossômica 9p24, mostraram desempenhar um papel fundamental na patogênese de muitos casos de NMPCs que não possuem a mutação BCR–ABL 1. A mutação mais comum, a JAK2 V617F, reside de forma constitutiva no JAK2 citoplasmático ativo, ativando as vias STAT, MAPK e Pl3K, promovendo a transformação e proliferação de progenitores hematopoiéticos. A mutação JAK2 V617F é encontrada em quase todos os pacientes com Policitemia Vera e em quase metade daqueles com Mielofibrose Primária e Trombocitemia Essencial. A maioria dos pacientes com Policitemia Vera JAK2 V617F negativa carrega outra mutação JAK2 (JAK2 exon 12), enquanto aproximadamente 5% a 15% de pacientes negativos para JAK2 V617F com Mielofibrose Primária ou Trombocitemia Essencial possuem mutação MPLW515. Mutações somáticas da Calreticulina (CALR) são encontradas na maioria dos casos Mielofibrose Primária e Trombocitemia Essencial JAK2 e MPL selvagens. Todas essas mutações relacionam-se à via de sinalização intracelular JAK–STAT em células hematopoiéticas. A via JAK–STAT é normalmente ativada pela ocupação dos receptores do fator de crescimento hematopoiético (o receptor de trombopoietina, também conhecido como MPL) pelos seus respectivos ligandos (eritropoetina, trombopoietina).

É importante notar que a mutação JAK2 V617F não é específica para nenhuma das NMPCs, nem a sua ausência exclui a doença. Esta mutação também pode ser encontrada em alguns casos de Síndrome Miedosplásica/Mieloproliferativa e em raros casos de novo Leucemia Mieloide Aguda, podendo ocorrer em combinação com outras alterações genéticas bem definidas, como o BCR–ABL1.

Atualmente, apenas as neoplasias mieloides com eosinofilia que não tenham as mutações específicas POGFRA, POGFRB, FGFR1 ou PCM1-JAK2, e que atendam aos critérios para leucemia eosinofílica crônica não especificado de outra forma (NOS), foram incluídas no subgrupo das NMPCs.

LEUCEMIA MIELOIDE CRÔNICA, BCR-ABL1-POSITIVA

Definição

A Leucemia Mieloide Crônica BCR-ABL1-positiva (LMC) foi a primeira neoplasia a ser consistentemente associada a uma anomalia citogenética específica, e trata-se de uma NMPC na qual os granulócitos são o principal componente proliferativo. Origina-se da célula tronco hematopoiética e é caracterizada pela translocação t(9;22)(q34.1;q11.2), a qual resulta na formação do chamado cromossomo Philadelphia (Ph), contendo o gene de fusão BCR-ABL-1. Em indivíduos portadores de LMC o BCR-ABL-1 é encontrado em todas as linhagens mieloides, em algumas das linfoides e em células endoteliais.

A história clínica da LMC, se não for tratada, é caracterizada pela existência de três fases distintas, que podem ocorrer sequencialmente ou não. São as fases crônica, acelerada e blástica, e serão descritas posteriormente.

Epidemiologia e fatores de risco

a LMC é a mais comum das neoplasias mieloproliferativas e representa 15% a 20% de todos os casos novos de leucemia. A incidência anual de LMC no mundo, de acordo com a OMS, é de 1 a 1,5 casos por 100.000 habitantes por ano. A idade mediana ao diagnóstico é de 67 anos e a incidência aumenta drasticamente com a idade. A doença é um pouco mais frequente em homens do que em mulheres. A LMC pode ocorrer em crianças e adolescentes, mas esta faixa etária representa apenas aproximadamente 10% do total de casos da doença e somente 3% de todas as leucemias infantis.

A radiação parece desempenhar um papel em alguns casos. As pessoas expostas a altas doses de irradiação, incluindo sobreviventes de bombardeios atômicos, têm um risco significativamente aumentado de leucemia. A irradiação em altas doses de linhas celulares mieloides *in vitro* induz a expressão de transcritos BCR-ABL indistinguíveis daqueles que caracterizam CML. O gene BCR-ABL pode ser detectado em níveis muito baixos em uma proporção de indivíduos saudáveis, se for usado um teste de alta sensibilidade. Essas descobertas sugerem que o gene de fusão se desenvolve com relativa frequência em células hematopoiéticas, mas apenas raramente leva ao desenvolvimento da leucemia. O mecanismo pelo qual o cromossomo Ph se forma pela primeira vez e o tempo necessário para a progressão desde esse evento até a doença manifesta ainda são desconhecidos.

Patogênese

A hipótese atual é que a LMC se desenvolve a partir da transformação de uma célula-tronco hematopoiética primitiva (HSC), pelo gene de fusão BCR-ABL. A progênie da HSC transformada tem uma vantagem proliferativa em relação às células hematopoiéticas normais, permitindo assim que o clone Ph-positivo gradualmente desloque a hematopoiese normal residual.

A vantagem proliferativa apresentada pelo clone maligno parece estar relacionada com uma maior capacidade de resposta a fatores de crescimento hematopoiéticos e à resposta reduzida a fatores inibitórios. Os progenitores de leucemia mieloide crônica também demonstram adesão defeituosa às células do estroma da medula e à matriz extracelular, levando ao tráfico anormal de progenitores com aumento do número de progenitores circulantes e hematopoiese extra medular. Contudo, apesar do clone Ph-positivo deslocar a hematopoiese normal, este não destruiria as células residuais normais.

O gene BCR-ABL resulta de uma translocação cromossômica que leva à fusão do gene ABL no cromossomo 9 com o gene BCR no cromossomo 22. Esta translocação está relacionada a uma quebra na ABL a montante no exon a2 e na região do *cluster* do ponto de ruptura principal do gene BCR, levando à justaposição de uma porção de 5 "de BCR com uma porção de 3" de ABL do cromossomo 22. O RNA mensageiro resultante (mRNA) geralmente contém uma das duas junções BCR-ABL, designadas e13a2 (anteriormente b2a2)

e e14a2 (ou b3a2). Ambas as moléculas de mRNA de BCR-ABL são convertidas em uma proteína de fusão de 210 kd, referida como p210BCR-ABL. Eventualmente, outros pontos de ruptura e fusões podem dar origem a proteínas BCR-ABL funcionalmente oncogênicas, principalmente a p190BCR-ABL (associada a uma junção de mRNA e1a2) e a p230BCR-ABL (associada a uma junção de ARNm e19a2) (Figura 21.1). Essas proteínas de fusão podem ser quantificadas e serem úteis na avaliação laboratorial durante o tratamento.

Naqueles pacientes com LMC que apresentam um cariótipo de aparência normal, um terço possui um gene BCR-ABL oculto, geralmente localizado em um cromossomo com aparência normal 22, mas ocasionalmente no cromossomo 9.

O gene ABL codifica uma tirosina quinase não receptora que é expressa na maioria dos tecidos e o gene BCR também codifica uma proteína de sinalização que contém vários domínios modulares. A atividade de tirosina quinase normalmente regulada da proteína ABL é ativada constitutivamente pela justaposição de sequências BCR N-terminais. O BCR atua promovendo a dimerização de proteínas, levando a fosforilação de resíduos de tirosina nos locais de ativação de quinase e levando à ativação constitutiva da atividade da enzima. A atividade de quinase descontrolada do BCR-ABL e a interação aumentada com uma variedade de proteínas efetoras levam à desregulação de mecanismos de sinalização celular que regulam a proliferação. A proteína ABL está localizada tanto no núcleo quanto no citoplasma e se movimenta entre esses dois compartimentos, enquanto o BCR-ABL é exclusivamente citoplasmático e localiza-se no citoesqueleto, onde parece contribuir para anormalidades de adesão e migração. (Figura 21.2)

A via RAS é ativada por mecanismos que envolvem a interação de BCR-ABL com o complexo de proteína de ligação ao receptor do fator de crescimento (Grb-2) / Gab2. Isso aumenta a atividade do fator de troca de guanina difosfato/trifosfato de guanina (GDP/GTP), que promove a acumulação da forma GTP ligada ao Ras. O BCR-ABL interage também indiretamente com o PI3K por meio de várias proteínas de encaixe incluindo a ativação da via PI3K, desencadeia uma cascata dependente de Akt que tem um papel crítico na transformação BCR/ABL, regulando a localização subcelular ou a atividade de vários alvos. Outra via de sinalização ativada por BCR/ABL é dependente do transdutor de sinal e ativador da transcrição 5 (STAT5). A consequência desta ativação é a inibição da apoptose.

A tirosina quinase ABL é crucial para a transformação oncogênica mas também para o sucesso da terapia com inibidores de quinases. Essa classe de medicamentos bloqueiam a ligação de ATP ao BCR-ABL, inibindo assim a sua atividade de quinase. Contudo, os Inibidores da Tirosino Quinase (TKIs) podem ganhar efeitos

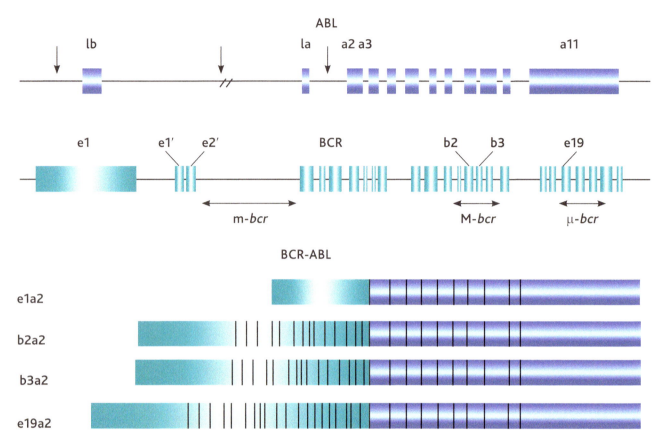

Figura 21.1 Gene BCR-ABL e formação dos diferentes tipos de transcritos.
Fonte: Adaptada de Hoffman R. Hematology: basic principles and practice. 2013.

ou perdê-los, de acordo com a ocorrência de mutações adicionais que confiram resistência às drogas. Estas mutações podem afetar a ação de um, vários ou todos os TKIs atualmente disponíveis para uso.

Os mecanismos da resistência aos TKIs podem ser classificados como dependentes de BCR-ABL ou BCR-ABL independentes. Os mecanismos dependentes de BCR-ABL incluem as mutações de domínio de quinase e a instabilidade genômica. Os mecanismos independentes de BCR-ABL geralmente estão relacionados à adesão ao uso e ao metabolismo da droga, ao transporte da droga, à evolução clonal, ao escape dos progenitores primitivos à terapia e à ativação de caminhos alternativos de transdução de sinal.

Em pacientes com doença na chamada fase crônica, a expansão hematopoiética favorecida pelo BCR-ABL envolve principalmente um aumento da massa celular mieloide, às custas principalmente da expansão das células maduras, bem como ao aumento do número de células precursoras e progenitoras. Na fase crônica, as células leucêmicas são minimamente invasivas e estão localizadas principalmente em tecidos hematopoiéticos, incluindo sangue, medula óssea, baço e fígado.

A progressão na fase acelerada (FA) e na crise blástica (CB) está associada ao aumento das células blásticas imaturas que podem estar localizadas nos tecidos hema-

topoiéticos ou podem infiltrar-se em vários locais extramedulares, incluindo os linfonodos, a pele, os tecidos moles e o sistema nervoso central. Uma série de mecanismos moleculares, ao invés de um único defeito de gene, bloqueiam a maturação, aumentam a proliferação, a sobrevivência e a invasividade de tecido que caracterizam a CB. O aumento do nível de expressão BCR-ABL é uma característica comum e parece ser um fator chave no desenvolvimento de características de CB, por meio de efeitos na sinalização celular e na transcrição e tradução de importantes genes reguladores.

A progressão da doença está relacionada à susceptibilidade do clone que expressa BCR-ABL a mudanças moleculares adicionais, frequentemente observadas durante a progressão. A instabilidade genética na LMC pode ser induzida por vários fatores, incluindo o aumento do estresse oxidativo, redução do reparo do DNA ou redução da resposta de sinalização do ponto de controle do dano do DNA. As alterações genéticas observadas em células leucêmicas de pacientes com LMC de fase blástica incluem alterações citogenéticas não aleatórias, tais como trissomia do 8, gene Ph extra, trissomia do 19 e I (17) q; mutações pontuais em TP53 e CDKN2A; e hiperexpressão de EVI1 e do MYC. Também são observadas translocações cromossômicas adicionais, como t (3; 21) (q26; q22), que

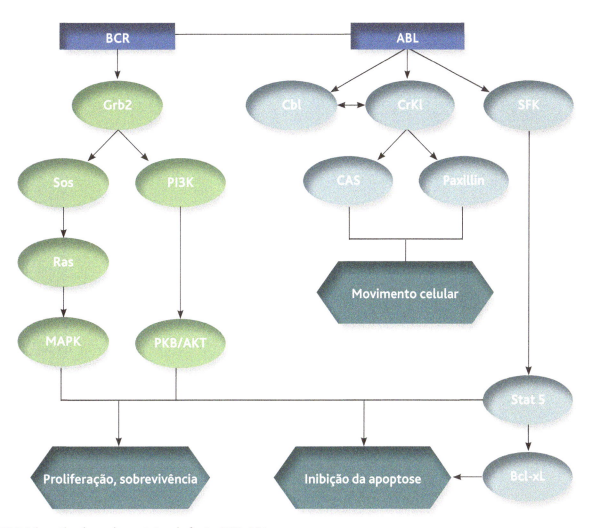

Figura 21.2 Vias ativadas pela proteína de fusão BCR-ABL.
Fonte: Adaptada de Zaharieva MM. Modern Therapy of Chronic Myeloid Leukemia. Leukemia. 2013.

gera AML1-EVI1. Outros genes de fusão associados à LMC incluem AML1-ETO, resultante da translocação t (8; 21) (q22; q22); NUP98-HOXA9, resultante da translocação t (7; 11) (p15; p15); e CBFβ-SMMHC, que resulta de inv (16) (p13; q22). Essas observações sugerem que o bloqueio na diferenciação mieloide em crise blástica pode envolver a cooperação entre BCR-ABL e defeitos nos reguladores transcricionais hematopoiéticos.

As análises de expressão de genes sugerem que a progressão da LMC da fase crônica para as fases avançadas está associada a alterações de expressão gênica que ocorrem no início da fase acelerada, antes do acúmulo de aumento do número de células blásticas de leucemia.

Características clínicas

Quadro clínico

A maioria dos pacientes com LMC (> 90%) é diagnosticada durante a fase crônica, frequentemente de forma incidental durante exames laboratoriais de rotina ou para outra doença. As queixas são insidiosas e incluem fadiga, perda de peso, dor óssea e sudorese, além de desconforto abdominal e saciedade precoce relacionados à esplenomegalia. Os sintomas geralmente são de início gradual e se instalam ao longo de semanas a meses. Muito raramente podem ocorrer sinais e sintomas relacionados à leucostase, como confusão mental, dispneia, dor abdominal aguda por infartos esplênicos, priapismo e hiperuricemia.

Exame físico

Durante a fase crônica, ao exame físico, encontram-se frequentemente palidez cutâneo-mucosa, hepatomegalia e esplenomegalia.

Nas fases acelerada ou blástica, é possível encontrar sinais relacionados à proliferação de células blásticas e às citopenias, como infiltração gengival, linfonodomegalias, sufusões hemorrágicas espontâneas e alterações neurológicas por infiltração do sistema nervoso central.

Laboratório

Os achados laboratoriais na abertura do quadro em fase crônica geralmente incluem leucocitose, trombocitose e anemia. A contagem total de leucócitos é sempre elevada no momento do diagnóstico e geralmente é superior a 25.000/mm³. A leucometria aumenta progressivamente se os pacientes não forem tratados. As contagens diferenciais revelam granulócitos em todos os estágios de diferenciação no sangue periférico, mantendo as proporções entre os estágios, o chamado "desvio escalonado". Os granulócitos circulantes geralmente são de aparência normal e a porcentagem de blastos varia entre 0,5% e 10%.

Caracteristicamente, a atividade da fosfatase alcalina dos neutrófilos é baixa ou ausente em mais de 90% dos pacientes, podendo aumentar em resposta a quadros de infecção, inflamação e redução de contagens pelo tratamento. As anormalidades funcionais dos neutrófilos são leves e não estão associadas à predisposição à infecção.

Embora a proporção de eosinófilos geralmente não esteja aumentada, a contagem absoluta de eosinófilos e de basófilos está geralmente aumentada na LMC. Contudo, a proporção de basófilos geralmente é inferior a 15% em pacientes com fase crônica. A contagem absoluta de linfócitos pode estar aumentada como resultado de um aumento das células T, mas não das B.

A contagem de plaquetas encontra-se elevada em 50% dos pacientes no momento do diagnóstico, podendo aumentar ao longo da fase crônica. Pode ocorrer disfunção plaquetária, mas os episódios de trombose ou hemorragia são raros. A trombocitopenia ocorre raramente na fase crônica e geralmente é um sinal de progressão em direção à fase acelerada.

Uma anemia leve costuma ser vista na maioria dos pacientes no momento do diagnóstico, com anisocitose e poiquilocitose discretas. Um pequeno percentual de eritroblastos circulantes e reticulocitose leve podem ocorrer.

As alterações bioquímicas na fase crônica incluem hiperuricemia e hiperuricosúria. A formação de cálculos de urato é comum, e os pacientes com susceptibilidade subjacente podem desenvolver artrite gotosa aguda ou nefropatia por urato.

Pode haver elevação do nível sérico da vitamina B12, relacionado à liberação de transcobalamina I e II a partir de neutrófilos maduros, alcançando uma média de 10 vezes o limite mais alto da normalidade.

Nota-se elevação da Desidrogenase Lática e quadros de pseudo-hipercalemia, pseudo-hipoglicemia e hipoxemia espúria podem resultar da *lise* ou do consumo por neutrófilos após a coleta da amostra.

Mielograma e biópsia de medula óssea

O exame da medula geralmente revela uma medula intensamente hipercelular (entre 75% e 90% de celularidade total). A relação granulocítico-eritrocítica encontra-se aumentada, variando de 10:1 até 30:1, por granulocitopoiese aumentada e eritropoiese reduzida. Os eosinófilos e basófilos podem estar aumentados. Os blastos geralmente representam menos de 5% do total de células, pois a presença de mais de 10% de blastos indica a transformação para fase acelerada e acima de 20% para fase blástica. Os megacariócitos são tipicamente menores do que o habitual e podem ter núcleos hipolobulados, sendo que seu número pode ser normal, aumentado ou ligeiramente diminuído.

O colágeno tipo III detectado por coloração com prata está tipicamente aumentado e aproximadamente metade dos pacientes demonstra aumento da fibrose reticulínica, que pode estar associada ao aumento dos megacariócitos na medula. O aumento da fibrose pode estar associado a um maior tamanho do baço, anemia e blastos aumentados no sangue e na medula.

As células Pseudo-Gaucher e os histiócitos azul marinho, secundários ao aumento da atividade fagocítica das células da medula, podem ser observados em 30% dos casos.

Citogenética

O cariótipo convencional mostra a presença da translocação (9; 22) (q34; q11) ou cromossomo Filadélfia (Ph+) em mais de 90% dos pacientes. Anormalidades cromossômicas adicionais, além do cromossomo Filadélfia, são observadas ao diagnóstico em 20% dos pacientes, incluindo -Y e +8. Os cromossomos Filadélfia variantes são observados em 5% dos pacientes, com rearranjo complexo envolvendo troca de material com um cromossomo adicional, além dos cromossomos 9 e 22.

O estudo citogenético da medula óssea realizado ao diagnóstico, além da identificação do Ph, permite detectar as chamadas "alterações citogenéticas adicionais" (ACA) nas células Ph-positivas, o que é conhecido como evolução citogenética clonal. O significado prognóstico das ACA/Ph+ está relacionado às anomalias cromossômicas específicas e à presença de outras características de fase acelerada. Um estudo recente estratificou as 6 ACA mais comuns em 2 grupos: o grupo 1 com um prognóstico relativamente bom, incluindo trissomia 8, 2Y, e uma cópia extra do cromossomo Filadélfia e o grupo 2 com um prognóstico relativamente pobre, incluindo i (17) (q10), 27/del7q, e rearranjos 3q26.2. Os pacientes do grupo 1 apresentaram uma melhor resposta ao tratamento com TKIs e sobrevida global do que os pacientes do grupo 2. A presença simultânea de 2 ou mais ACA conferiu uma sobrevivência inferior e pode ser categorizada no grupo prognóstico pobre.

Se a avaliação medular não for possível, a realização de hibridização *in situ* pelo método de FISH em Interfase pode ser realizada em sangue e periférico para a confirmação da presença da translocação BCR-ABL1, apesar de detectar apenas 1 a 5 células alteradas em 100 células normais.

A metodologia utilizada para identificar os transcritos BCR-ABL evoluiu ao longo dos anos e atualmente a reação em cadeia da polimerase quantitativa em tempo real (RQ-PCR) fornece uma medida precisa da massa celular de leucemia total e do grau em que os transcritos BCR-ABL são reduzidos pela terapia, correlacionando-se com a sobrevivência livre de progressão.

A reação da polimerase reversa quantitativa (qPCR) deve ser realizada na avaliação inicial antes da instauração do tratamento, de forma a quantificar o número de transcritos mRNA do BCR-ABL1 iniciais. Este teste é geralmente realizado em sangue periférico e é o teste mais sensível para a mensuração do BCR-ABL1, detectando 1 célula positiva em mais de 100.000 células normais. Os resultados do qPCR podem ser expressos em várias formas, como, por exemplo, a relação entre o número de transcritos BCR-ABL1 e o número de genes controle transcritos. Uma padronização internacional (IS) foi proposta para homogeneizar o monitoramento molecular do tratamento com o uso de qPCR nos diversos laboratórios, utilizando um dos seguintes genes controle: BCR, ABL1 ou GUSB, e realizando um ensaio de qPCR com sensibilidade de redução de 4 a 4,5-log a partir do nível basal do padrão.

Transcritos BCR-ABL1 podem ser encontrados em níveis muito baixos no sangue periférico (1 cópia a cada 10^8 leucócitos) em indivíduos normais, e a incidência de transcritos BCR-ABL1 aumenta com o avanço da idade em pessoas saudáveis. O risco de desenvolver LMC nestes indivíduos é mínimo e não há indicação do uso de TKIs.

Resumindo, a detecção e quantificação do rearranjo gênico do BCR-ABL é útil, do ponto de vista clínico, para:

- Confirmar os casos de LMC Ph positivos
- Diagnosticar os casos de LMC Ph negativos
- Diagnosticar os casos de LMC que abrem em crise blástica
- Monitorizar pacientes durante o tratamento e eventualmente após o mesmo
- Confirmar a remissão
- Detectar precocemente as recidivas

Progressão da doença: fase acelerada e fase blástica

O reconhecimento da progressão da doença para as fases acelerada e blástica é importante para o tratamento e para a definição do prognóstico, porém os parâmetros a serem usados nem sempre são claros. Além disso, os estudos de expressão gênica nas fases crônica, acelera-

da e blástica sugerem que a progressão de crônica para acelerada ou blástica é mais consistente com um processo de dois passos, com novos perfis de expressão gênica ocorrendo no início, antes do acúmulo de blastos e do aparecimento de outras características de aceleração. A forma blástica continua a ter um prognóstico bastante sombrio, mesmo com terapia TKI.

Critérios para diagnóstico das fases acelerada e blástica (OMS 2017)

Critérios Para Diagnóstico da Fase Acelerada

Presença de algum dos seguintes parâmetros:

1. Leucometria elevada persistente ou crescente: contagem (Leucócitos $> 10 \times 10^9$ /L) e/ou esplenomegalia persistente ou crescente, sem resposta à terapia;
2. Trombocitose persistente (Plaquetas $> 1000 \times 10^9$ /L), sem resposta à terapia;
3. Trombocitopenia persistente (Plaquetas $<100 \times 10^9$ /L), não relacionado à terapia;
4. Evidência de evolução citogenética clonal definido por células que abrigam o Cromossomo Philadelphia e uma ou mais alterações citogenéticas adicionais;
5. Mais de 20% de basófilos no sangue periférico;
6. 10% a 19% de blastos no sangue periférico e/ou na medula óssea.

Critérios provisórios de perda de resposta aos TKIs:

1. Resistência hematológica (ou incapacidade de atingir uma resposta hematológica completa) ao primeiro TKI;
2. Qualquer indicação hematológica, citogenética ou molecular de resistência a dois TKIs sequenciais;
3. Ocorrência de duas ou mais mutações no gene de fusão BCR-ABL 1 durante a terapia com TKIs.

De acordo com estes critérios provisórios, os casos de Fase Crônica podem ser considerados ser funcionalmente em Fase Acelerada (com baixas taxas de sobrevivência a longo prazo).

Critérios para diagnóstico da fase blástica

Presença de algum dos seguintes parâmetros:

- Mais de 20% de blastos na medula óssea ou no sangue periférico;
- Presença de proliferação blástica extramedular;
- Em espécimes de biópsia de medula óssea: camadas de blastos que ocupam áreas focais, porém substanciais da medula óssea (por exemplo, todo um espaço intertrabecular ou mais).

Monitoramento e tratamento

Durante o período anterior ao desenvolvimento das terapêuticas com TKIs, vários índices prognósticos foram desenvolvidos, sendo mais frequentemente utilizados os índices de Sokal, Hasford e EUTOS (Tabela 21.1). Apesar de não haverem sido desenhados para a resposta esperada para as terapias de alvo molecular, estes índices ainda acompanham muito bem o prognóstico clínico dos pacientes e são utilizados em várias instituições.

Inibidores da tirosina quinase (TKIs)

Após o estabelecimento do fato de que a interação do BCR e ABL é o agente causal na LMC, a comunidade científica iniciou os esforços para descobrir o caminho pelo qual essa interação poderia ser bloqueada, parando a subsequente atividade oncogênica ou proliferativa. O primeiro sucesso foi alcançado após a descoberta do Imatinibe (STI-571), uma pequena molécula capaz de bloquear os domínios SH2 e SH3 da proteína ABL. O Imatinibe foi o primeiro inibidor da tirosina quinase a ser aprovado, em 2001 e considerado como o TKI de primeira geração. Desde então, novas moléculas foram sendo desenvolvidas e aprovadas (denominados TKIs de segunda geração), como os inibidores mais potentes Dasatinibe e Nilotinibe, acrescentando mais opções terapêuticas para os pacientes.

A partir da incorporação do Imatinibe e dos novos TKIs ao tratamento da LMC, a evolução clínica da doença foi modificada e a taxa de sobrevivência dos pacientes aumentou notavelmente, de 20% para 80% a 90% em 5 anos.

Inibidores capazes de agir de forma mais abrangente (Bosutinibe) ou inibir mesmo as mutações mais resistentes aos TKIs como a T315I (Ponatinibe) foram desenvolvidos, ampliando as escolhas para tratamento em caso de intolerância ou falha aos TKIs de primeira ou segunda geração.

Discute-se sobre a melhor escolha de TKI em primeira linha de tratamento, porém de acordo com o consenso internacional do European Leukemia Net de 2013, qualquer um dos 3 TKIs acima descritos poderiam ser utilizados, assim como intercambiados na segunda e eventualmente na terceira linha de tratamento. Sugere-se, contudo, que a seleção do ITK de primeira linha para um paciente específico deve ser fundamentada no escore de risco, perfil de toxicidade do ITK, idade do paciente, capacidade de tolerar a terapêutica e a presença de comorbidades.

Para pacientes de risco baixo de progressão de doença, o uso de Imatinibe em primeira linha de tratamento permanece como indicado.

Dasatinibe, Nilotinibe e Bosutinibe estão associados às mais altas taxas de resposta molecular e mais baixos riscos de progressão em relação ao Imatinibe em pacientes de riscos intermediário e alto. Os estudos utilizam diferentes escalas de risco (Sokal, Hasford e EUTOS) e procuram comparar as taxas de resposta molecular (MMR ou Resposta Molecular Maior) e a progressão livre de doença, porém devido ao alto índice de boas respostas dos pacientes, a sobrevida global ainda não é o melhor indicador para a escolha do tratamento.

No momento atual, em que a possibilidade de retirada do medicamento para aqueles pacientes de resposta mais rápida e mais profunda se desenha como uma possibilidade concreta em vários estudos clínicos, a capacidade da droga de alcançar um melhor resultado em primeira linha será definitiva para a definição desta terapêutica, de forma a alcançar maior número de pacientes sem necessidade de tratamento a longo prazo. No momento em que se fecham os dados deste capítulo, ainda não está definido pelos consensos internacionais quais vão ser os medicamentos de escolha para primeira linha com a previsão de retirada da terapia.

Considerando, então, que o Bosutinibe, o Dasatinibe e o Nilotinibe tem alta eficácia no tratamento inicial de

Tabela 21.1 Índices Prognósticos Clássicos.

Índice	Cálculo	Grupos de Risco
Sokal	Exp[(0,0116 × (idade-43,4) + 0,0345/(baço – 7,51) + 0,188 × (plaquetas/700)2 – 0,563)) + 0,0887 × (blastos – 2,10))]	Baixo: < 0,8 Intermediário:0,8 – 1,2 Alto: > 1,2
Hasford	[0,6666 × idade (0 se < 50, 1 se > 50) + 0,042 × baço (cm) + 1,0956 × plaquetas (0 se < 150 mil/mm³, 1 se > 150 mil/mm³) + 0,0584 × % blastos + 0,2039 × basófilos (0 se < 3%, 1 se > ou = 3%) + 0,0413 × % eosinófilos × 1.000]	Baixo: < ou + 780 Intermediário: > 781 e < ou = 1480 Alto: > 1480
EUTOS	Baço × 4 + basófilos × 7	Baixo: < 87 Alto: > 87

Fontes: Sokal e Hasford. Disponível em: http://www.leukemia-net.org/content/leukemias/cml/cml_score/index_eng.html; EUTOS. Disponível em: cml/eutos_score/index_eng.html.

CAPÍTULO 21 — Neoplasias Mieloproliferativas Crônicas 233

pacientes de risco intermediário e alto, a escolha entre eles poderá ser fundamentada no perfil de toxicidade do medicamento. O Dasatinibe e o Borsutinibe podem ser preferenciais para pacientes com antecedentes de arritmias, cardiopatias, pancreatite ou hiperglicemia. Já o Nilotinibe e o Bosutinibe podem ser os preferidos em pacientes com história de doença pulmonar ou que corram risco de desenvolver derrame pleural.

Além da escolha fundamentada em características clínicas, os novos recursos de detecção de perfil mutacional associado guiam a decisão terapêutica. Como visto na Tabela 21.2, há atividade diferencial dos TKIs para cada perfil.

O escalonamento entre as linhas de tratamento com os diferentes TKIs dependerá da resposta obtida pelo paciente à terapia inicial e às subsequentes, portanto, o método de monitoramento de resposta é fundamental no suporte à terapêutica. Foram determinados três níveis de resposta ao tratamento: resposta hematológica, resposta citogenética e resposta molecular (Tabela 21.3).

Tabela 21.2 Opções terapêuticas baseadas no perfil mutacional de BCR-ABL1.

Mutação	Recomendação de Tratamento
Y253H, E255K/V ou F359V/C/I	Dasatinibe
F317L/V/I/C, T315A ou V299L	Nilotinibe
E255K/V, F317L/V/V/V, F359V/C/I, T315A ou Y253H	Bosutinibe
T315I	Ponatinibe, Omacetaxina, TMO alogênico ou pesquisa clínica

Fonte: Adaptado de Deininger MW. NCCN guidelines. Chronic Myelocitic Leukemia. 2020.

Tabela 21.3 Critérios para resposta hematológica, citogenética e molecular.

Resposta hematológica completa:

- Normalização completa das contagens globulares em sangue periférico:
- Plaquetas $\leq 450 \times 10^9$/L
- Leucócitos $\leq 10 \times 10^9$/L, com diferencial normal
- Basófilos < 5%
- Ausência de formas imaturas como Blastos, Promielócitos e Mielócitos
- Ausência de esplenomegalia e de sintomas gerais

Resposta citogenética:

- Completa: Ausência de Ph (+)
- Parcial: Ph (+) em 1%-35% das metáfases
- Menor: Ph (+) em 36%-65% das metáfases
- Mínima: Ph (+) em 66%-95% das metáfases
- Sem resposta: > 95% das metáfases com Ph (+)

Resposta molecular

- Precoce: BCR-ABL1 < ou = 10% entre 3 e 6 meses após o início do TKI
- Maior: BCR-ABL1 < ou = 0,1% ou queda > ou = a 3 *log* dos valores de BCR-ABL em relação ao basal se não houver avaliação corrigida por IS
- Grau 4: $\leq$ 0,01% de transcritos BCR-ABL1 usando IS
- Grau 4,5: $\leq$ 0,0032% de transcritos BCR-ABL1 usando IS
- Grau 5: $\leq$ 0,001% de transcritos BCR-ABL1 usando IS
- Completa: transcritos BCR-ABL1 indetectáveis em 2 amostras de boa qualidade consecutivas

Recaída

- Qualquer sinal de perda de resposta hematológica ou citogenética
- Aumento dos níveis de transcritos BCR-ABL1 em 1 *log* ou mais, com perda da resposta molecular indicam avaliação medular citogenética, porém não caracteriza perda de resposta isoladamente

Fonte: Adaptado de Deininger MW. NCCN guidelines. Chronic Myelocitic Leukemia. 2020.

234 Práticas em Hematologia

O monitoramento deve incluir avaliação hematológica (hemograma), citogenética convencional (cariótipo) e análise por biologia molecular com PCR quantitativo Real Time usando padronização internacional (IS) para medir níveis de transcritos BCR-ABL1 e, em caso de falha de resposta durante a fase crônica ou nas fases acelerada e blástica, análise das mutações do domínio da quinase do BCR-ABL (Tabela 21.4).

De acordo com a profundidade da resposta alcançada ao longo do tempo, a partir do início do tratamento com os TKIs, pode-se avaliar tanto a adequação da terapêutica (manter *versus* modificar o TKI em uso) como definir a necessidade de planejamento de Transplante Alogênico de Medula Óssea para pacientes com alto risco de evolução para refratariedade ou progressão para fases mais avançadas da doença ou, a partir de estudos mais recentes, considerar a possibilidade de suspender definitivamente o uso do TKI. (Tabela 21.5)

O transplante alogênico de medula óssea não é mais recomendado como tratamento de primeira linha para a LMC, mas em pacientes de alto risco ao diagnóstico, particularmente aqueles cujo estudo citogenético demonstra alterações citogenéticas adicionais de alto risco, sugere-se colher amostras para classificação HLA e busca de potenciais doadores ao diagnóstico.

POLICITEMIA VERA

Definição

A policitemia vera (PV) é uma neoplasia mieloproliferativa crônica (MPN) caracterizada pelo aumento do volume de eritrócitos, independente dos mecanismos que regulam a eritropoiese. A maioria dos pacientes possuem a mutação JAK2V617F somática ou outra mutação JAK2 funcionalmente similar que resulta em proliferação não apenas da linhagem eritroide, mas também de granulócitos e megacariócitos. Por suas características clínicas, genéticas e evolutivas, a PV é considerada como uma MPN relacionada à Trombocitemia Essencial e à Mielofibrose, o que será visto ao longo deste e dos próximos capítulos.

Podem ser identificadas duas fases de PV: uma fase policitêmica, associada ao nível elevado de hemoglobina, hematócrito e de massa de eritrócitos e uma fase citopênica, chamada fase de mielofibrose pós–policitêmica (mielofibrose pós-PV), em que as citopenias estão associadas à hematopoiese ineficaz, fibrose da medula óssea, hematopoiese extramedular e hiperesplenismo.

A progressão natural da PV também inclui uma baixa incidência de evolução para uma fase posterior de

---

Tabela 21.4 Monitoramento de resposta à terapêutica com TKIs e análise mutacional.

Teste	Recomendação
Cariótipo de Medula Óssea	Ao diagnóstico Na falha de responder em pontos específicos do tratamento Frente a qualquer sinal de perda de resposta
PCR quantitativo *Real Time* BCR-ABL1	Ao diagnóstico A cada 3 meses após iniciar tratamento com TKI. Após alcançar BCR-ABL1 < 1%, manter a cada 3 meses por 2 anos e depois a cada 3-6 meses continuamente Se houver aumento de BCR-ABL-1 em 1 *log* ou mais, repetir o teste em 1-3 meses
Análise das mutações do domínio quinase do BCR-ABL	Durante a fase crônica: Se houver falha em alcançar resposta ideal em pontos específicos do tratamento, frente a qualquer sinal de perda de resposta e se houver aumento de BCR-ABL-1 em 1 *log* ou mais Na progressão para fase acelerada ou blástica

---

Tabela 21.5 Pontos de avaliação de resposta ao tratamento com TKIs a partir do início da terapia.

BCR::ABL1 (IS)	3 meses	6 meses	12 meses
>10%	Possível resistência aos ITQs	Doença resistente aos ITQs	Doença resistente aos ITQs
>1%-10%	Doença sensível aos ITQs	Doença sensível aos ITQs	Possível resistência aos ITQs
>0,1%-1%	Doença sensível aos ITQs	Doença sensível aos ITQs	*Doença sensível aos ITQs com avaliação dos objetivos de tratamento
≤0,1%	Doença sensível aos ITQs	Doença sensível aos ITQs	Doença sensível aos ITQs

*Se o objetivo do tratamento é sobrevida de longo prazo, ≤1% é um alvo ótimo. Se o objetivo for remissão livre de tratamento, ≤0,1% é o alvo ótimo.

síndrome mielodisplásica ou para a fase blástica ou Leucemia Aguda.

Para o diagnóstico dessa doença é essencial excluir todas as outras causas de eritrocitose secundária, policitemia hereditária e outras NMPCs.

De acordo com a OMS, os critérios para diagnóstico da PV são:

Quadro 21.1 Critérios diagnósticos para policitemia vera (PV).

O diagnóstico de policitemia vera requer todos os 3 critérios principais ou os 2 primeiros critérios principais mais o critério menor.

Critérios Principais

1. Concentração elevada de hemoglobina (> 16,5 g/dL em homens; > 16,0 g/dL em mulheres) ou Hematócrito elevado (> 49% em homens; > 48% em mulheres) ou Aumento da massa de glóbulos vermelhos (> 25% acima do valor previsto médio normal)
2. Biópsia da medula óssea mostrando hipercelularidade ajustada à idade com crescimento das 3 linhagens mieloides, incluindo proliferação eritroide, granulocítica e megacariocítica proeminente com pleomorfismo dos megacariócitos maduros (variações do tamanho)
3. Presença das mutações JAK2 V617F ou JAK2 exon 12

Critério menor

Nível sérico de eritropoetina sérica abaixo do valor inferior da normalidade

O critério principal 2 (biópsia da medula óssea) pode não ser necessário em pacientes com eritrocitose absoluta sustentada, entendida como concentrações de hemoglobina > 18,5 g/dL em homens ou > 16,5 g/dL em mulheres e valores de hematócrito de > 55,5% em homens ou > 49,5% em mulheres, se o critério principal 3 e o critério menor estiverem presentes

A mielofibrose (presente em até 20% dos pacientes) só pode ser detectada por biópsia da medula óssea, e isso pode prever uma progressão mais rápida para a mielofibrose aberta (pós-PV mielofibrose)

Fonte: Swerdlow SH, et al., 2017.[22]

Quadro clínico

O prurido aquagênico (prurido deflagrado pelo banho), a gota e a esplenomegalia são características clínicas clássicas, mas só ocorrem em alguns pacientes. Classificações anteriores da PV exigiam a presença de esplenomegalia como critério diagnóstico, porém a partir da última versão da classificação da OMS (2017), isto mudou.

Os principais sintomas de PV estão relacionados à hipertensão arterial e às alterações circulatórias causadas pelo aumento da massa de eritrócitos, sendo que em quase 20% dos casos há relatos de eventos trombóticos arteriais ou venosos documentados, podendo estes serem a primeira manifestação de PV (a trombose venenosa mesentérica, portal ou esplênica ou a síndrome de Budd-Chiari devem sempre incluir a investigação para PV entre a pesquisa etiológica. Eventualmente, alguns pacientes podem apresentar o quadro inverso, com déficit de agregação plaquetária e risco hemorrágico elevado.

São frequentes as queixas de dor de cabeça, tonturas, alterações visuais e parestesias, que tendem a remitir rapidamente com a redução da massa eritrocitária. O exame físico inclui pletora, esplenomegalia palpável e, eventualmente, hepatomegalia.

Diagnóstico laboratorial

A detecção de aumento da massa eritrocitária pode ser feita usando os três métodos: Concentração de Hemoglobina (Hb), Hematócrito (Ht) e Massa de Eritrócitos (ME). Contudo, particularmente em mulheres, em que pode haver deficiência de ferro associada a perdas menstruais excessivas ou por aumento da demanda gestacional (podendo ocorrer também em homens com quadros carenciais), os valores de corte elevados para os parâmetros de mensuração podem estar mascarados pela falha de síntese de hemoglobina pela carência. Estes são os chamados casos de PV mascarada e seriam aqueles pacientes com mutações do JAK2 e manifestações latentes de PV.

De acordo com os *Guidelines* da Sociedade Britânica de Hematologia e a London Cancer Alliance, a avaliação clínica primária de um caso de eritrocitose deve incluir uma história completa e um exame buscando possíveis causas secundárias para a policitemia, seguidas das investigações da Fase 1 para confirmar ou refutar o diagnóstico de PV JAK2 V617F positiva. Os pacientes podem apresentar comorbidades; portanto, independentemente do diagnóstico de PV, uma avaliação das causas secundárias é importante, de acordo com os sinais ou sintomas presentes.

Investigação de PV Fase 1

- Hemograma e avaliação morfológica do sangue periférico
- Perfil renal, perfil hepático e ácido úrico
- Pesquisa por PCR da mutação JAK2 V617F
- Radiografia de tórax (fumantes e portadores de doença pulmonar obstrutiva)
- Análise de urina
- Nível sérico de eritropoetina
- Gasometria arterial ou oximetria de pulso

Em relação à morfologia de sangue periférico e de medula óssea, as principais características são atribuíveis à proliferação eritroide, granulocítica e megacariocítica. O sangue periférico mostra um excesso de glóbulos vermelhos norocromicos e normocíticos (se houver deficiência de ferro devido ao sangramento, os glóbulos vermelhos podem ser hipocrômicos e microcíticos). Pode haver neutrofilia e raramente basofilia.

Se os testes iniciais de triagem forem negativos para as mutações do JAK2 e não há causa secundária óbvia, são indicadas outras investigações.

Investigação de PV Fase 2

- Biópsia de Medula Óssea para os pacientes JAK2 positivos ou para os JAK2 negativos com alto risco de PV (negativos para todas as causas secundárias investigadas)
- Citogenética convencional
- Sangue periférico para investigar JAK2 exon12 nos pacientes negativos para JAK2 V617F com forte suspeita de PV
- Ultrassom abdominal para avaliação renal, mensuração do baço e avaliação da morfologia hepática
- Cultura de unidades formadoras de colônias eritroides (BFU-E), se disponível

O nível sérico de eritropoetina, a pesquisa da mutação JONO2 exon12, a ultrassonografia abdominal e, em casos muito específicos, a cultura de BFU-E ajudará o diagnóstico de PV negativa para JAK2 V617F.

Para os pacientes JAK2 negativos a realização de biópsia de medula óssea é fundamental. Sugere-se uma biópsia de medula óssea basal também para todos os pacientes JAK2 V617F positivos com menos de 60 anos para referência futura em relação à progressão, embora não seja essencial para confirmar o diagnóstico.

Na Tabela 21.6 estão resumidos os critérios para auxílio na diferenciação entre PV e policitemia secundária.

Microscopia

Os granulócitos imaturos ocasionais podem ser detectáveis, mas os blastos circulantes geralmente não são observados. A celularidade da medula óssea geralmente está aumentada. A hipercelularidade é especialmente notável no espaço de medula subcortical, que normalmente é hipocelular. A panmielose é explicada pelo aumento da celularidade hematopoiética, mas o aumento do número de precursores eritroides e megacariócitos são frequentemente os mais proeminentes.

A partir de estudos medulares, vários grupos conseguiram identificar padrões histológicos característicos da PV, que foram incorporados pela classificação da OMS. A eritropoiese geralmente é normoblástica, os precursores eritroides formam grandes ilhotas e a granulopoiese é morfologicamente normal. A proporção de mieloblastos não costuma estar aumentada. Geralmente é possível distinguir a PV da trombocitemia essencial, da mielofibrose primária e da eritrocitose reativa com base no padrão histológico característico de PV. Por esse motivo,

Tabela 21.6 Resumo de diferenças significativas entre a Policitemia Vera e outros tipos de poliglobulia.

Parâmetro	Policitemia Vera	Outras Poliglobulias
Volume eritrocitário total	Aumentado	Normal ou Baixo
Leucometria total	Aumentada	Normal
Contagem de reticulócitos	Eventualmente elevada	Normal
Contagem de plaquetas	Aumentada	Normal
Coloração da fosfatase alcalina leucocitária	Expressão diminuída	Normal
Velocidade de hemossedimentação (VHS)	Reduzida	Normal
Ferritina	Reduzida	Normal ou aumentada
Eritropoetina	Reduzida ou ausente	Normal ou aumentada
Histamina sérica	Aumentada	Normal
Contagem de basófilos	Aumentada	Normal
Hiperuricemia	Presente ou ausente	Normal
Hiperuricosúria	Presente ou ausente	Normal

Fonte: Adaptada de Turgeon ML. Clinical Hematology: theory and procedures. 2018.

a OMS adotou a morfologia da medula óssea como um dos principais critérios diagnósticos para PV.

Os megacariócitos se mostram aumentados em número (particularmente nos casos com excesso de plaquetas) e frequentemente exibem núcleos hipersegmentados e tendem a formar grupos ou estão próximos das trabéculas ósseas, e muitas vezes mostram um grau significativo de pleomorfismo, resultando em uma mistura de tamanhos. Casos com altas contagens de plaquetas e baixos valores de hemoglobina ou hematócrito podem imitar a trombocitemia essencial em sua fase inicial. A maioria dos megacariócitos exibe núcleos normalmente dobrados ou profundamente lobulados, e geralmente eles não possuem atipia significativa, embora uma minoria possa mostrar núcleos bulbosos e outras anormalidades nucleares, particularmente quando associada a um menor aumento na reticulina. Os lagos venosos da medula se mostram dilatados e muitas vezes densamente preenchidos por eritrócitos.

A coloração de reticulina revela uma rede de fibras normal em cerca de 80% dos casos, mas o restante pode exibir aumento da trama e até mesmo leve a moderada fibrose colágena, dependendo do estágio da doença em relação ao diagnóstico inicial. As fibras (grau de reticulina 1) na apresentação inicial de PV foram associadas a uma progressão mais rápida para a mielofibrose pós-PV, aumentando o valor da biópsia da medula óssea.

Em > 95% dos casos, o ferro corável está ausente ou muito reduzido em amostras de aspirado de medula óssea e biópsia. Na fase de esgotamento medular ou mielofibrose (MF) pós-PV, a eritropoiese diminui progressivamente. Como resultado, a massa eritrocitária normaliza e depois diminui, e o baço aumenta ainda mais.

Presença de leucocitose no período de MF pós-PV foi descrita como associada a um curso de doença global mais agressivo, e essas mudanças geralmente são acompanhadas por alterações correspondentes da medula óssea. O padrão mais comum de progressão da doença é a MF pós-PV acompanhada de metaplasia mieloide, caracterizada por um esfregaço de sangue periférico leucoeritroblástico, poiquilocitose com glóbulos vermelhos em forma de lágrima e esplenomegalia por hematopoiese extramedular. A característica morfológica desta fase da doença é a reticulina aumentada e a fibrose colágena da medula óssea. A celularidade varia neste estágio terminal, mas amostras hipocelulares são comuns. Agregados de megacariócitos, muitas vezes com núcleos hipercromáticos e muito dismórficos, são frequentes. A eritropoiese e a granulopoiese se mostram diminuídas em quantidade e a fibrose da medula óssea é geralmente de grau 2 a 3, em uma escala de 0 a 3, ou grau 3 a 4, em uma escala de 0 a 4. Pode ocorrer osteoesclerose.

O aumento de volume esplênico é uma consequência da hematopoiese extramedular, caracterizada pela presença de elementos eritroides, granulocíticos e megacariocíticos nos seios e cordões esplênicos de Billroth. Um aumento no número de blastos pode ser observado nestes estágios, mas o achado de mais de 10% destas células no sangue periférico a presença de mielodisplasia são raros. A presença de mais de 20% de blastos na medula óssea é infrequente, porém caracteriza a evolução para leucemia aguda.

Perfil genético

A alteração genética mais comum na PV é a mutação somática de ganho de função JAK2 V617F. Embora esta mutação ocorra em > 95% dos pacientes com PV, não é específica desta entidade; é encontrada em outras MPN, e também é vista em um pequeno subconjunto (< 5%) de casos de leucemia mieloide aguda, síndromes mielodisplásicas e em outras neoplasias mieloides mais raras.

Casos raros de PV com mutação JAK2 podem adquirir um rearranjo BCR-ABL 1; no entanto, o significado clínico disso é incerto. Devido a esta mutação fenotípica adicional, pode ocorrer uma mudança morfológica e hematológica capaz de produzir uma evolução para LMC.

Mutações funcionalmente semelhantes no *exon* 12 do JAK2 são encontradas em cerca de 3% dos casos, que geralmente mostram uma predominância de hematopoiese eritroide. Mutações semelhantes às descritas em MPNs também foram encontrados em frequências muito baixas em pacientes idosos sem doença maligna hematológica.

No momento do diagnóstico, as anormalidades citogenéticas são detectáveis em até 20% dos casos. As anormalidades recorrentes mais comuns são o ganho do cromossomo 8 ou 9, del (20q), del (13q) e del (9p); os ganhos dos cromossomos 8 e 9 às vezes são encontrados ao mesmo tempo. Nesta fase não se evidencia o cromossomo Philadelphia (Ph) ou a fusão BCR-ABL1. A frequência de anormalidades cromossômicas aumenta com a progressão da doença; sendo vistas em quase 80 a 90% dos casos de MF pós-PV.

Os casos que progridem para a fase acelerada ou a fase blástica geralmente apresentam anormalidades citogenéticas, incluindo as observadas na síndrome mielodisplásica e nas leucemias mieloides agudas.

Tratamento

A decisão terapêutica no paciente com PV fundamenta-se na identificação dos fatores de risco basais (idade maior ou menor que 60 anos e presença ou ausência de história de trombose prévia, sendo os dados positivos característicos de maior risco), além dos fatores clínicos associados, como a presença de comorbidades que possam ser agravadas pelo aumento da massa eritrocitária ou que limitem a utilização de terapias citorredutoras. Além disso, é necessário avaliar a presença de mutações com significado prognóstico (Tabela 21.7) no planejamento terapêutico.

O tratamento para a PV considerada de baixo risco se fundamenta na prevenção da trombose, com o uso de ácido acetil salicílico (81 a 100 mg ao dia) e no controle do hematócrito, com um alvo de manutenção de até 45% do índice, com o uso de flebotomia. A utilização de hidroxiureia ou das diferentes formas de interferon (peguilado ou não), está restrita aos casos em que não há resposta ao uso de flebotomia (como ocorrência de trombose, necessidade cada vez mais frequente de sangria terapêutica, piora dos sintomas gerais relacionados à NMP (ver a Tabela 21.8 de sintomas a seguir), aumento da esplenomegalia, da trombocitose ou da leucocitose) ou quando o paciente não tolera a realização deste procedimento de acordo com a frequência necessária. O controle de fatores de risco cardiovascular concomitantes é essencial para o sucesso terapêutico.

Para pacientes com mais de 60 anos ou antecedente de trombose, além da antiagregação com ácido acetil salicílico e a redução inicial do hematócrito com sangria terapêutica, está indicado o uso precoce de terapia citorredutora com hidroxiureia ou interferon. Pode ser necessária a realização de sangrias terapêuticas adicionais de forma esporádica para manter o controle sobre o hematócrito, porém frente a uma necessidade cada vez maior de flebotomias, piora dos sintomas gerais ou das contagens de leucócitos ou plaquetas, a mudança de terapia costuma estar indicada. Pode-se optar por mudar entre as terapias de primeira linha (de hidroxiureia para interferon ou vice-versa) ou indicar o uso de Ruxolitinibe.

O Ruxolitinibe é um potente inibidor seletivo para JAK2, com eficácia comprovada em pacientes portadores de MPNs de risco intermediário e alto, com presença de sintomas gerais, anemia ou esplenomegalia sintomática. Indivíduos de baixo risco, porém sintomáticos, foram avaliados em estudos retrospectivos, tendo sido evidenciado benefício com o uso da medicação. A presença de mutações de alto risco associadas demonstrou variação nas respostas laboratoriais, na redução da esplenomegalia e na sobrevida global entre os diferentes estudos, porém no estudo clínico de fase 3, COMFORT-II, foi evidenciado benefício em todos os subgrupos, sem prejuízo pela presença destas mutações. O ganho em relação ao controle da sintomatologia, controle dos parâmetros hematológicos e redução da esplenomegalia sintomática está bem estabelecido com o uso do Ruxolitinibe, porém os eventos adversos relacionados com esta terapia devem ser adequadamente monitorados e manejados, para permitir o aproveitamento e sustentação do tratamento. A toxicidade relatada para este inibidor JAK incluiu trombocitopenia, neutropenia, elevação dos lipídeos séricos, alteração de enzimas hepáticas, aumento da frequência de infecções (tuberculose, herpes zoster e *flare* do vírus de hepatite B foram descritos).

Pacientes que apresentam refratariedade às terapias citorredutoras, que evoluem rapidamente para a forma de MF pós-PV ou para Síndrome Mielodisplásica ou Leucemia Aguda, podem ser candidatos a transplante alogênico de medula óssea, devendo ser adequadamente avaliados para tal.

Prognóstico e fatores preditivos

Com o tratamento atualmente disponível, os tempos médios de sobrevida > 10 anos são comumente relatados. Estudos recentes que utilizam os critérios da OMS encontraram medianas de sobrevida acima de 13 anos em geral e cerca de 24 anos em pacientes com idade inferior a 60 anos ao diagnóstico. Fatores de prognóstico além da idade avançada continuam controversos. Foi demonstrado que a sobrevida é prejudicada pela leuco-

Tabela 21.7 Mutações de Significado Prognóstico na Policitemia Vera.	
Gene(s) mutado	Características na policitemia vera
ASLX1/SRSF2/IDH1/21	A presença de pelo menos 1 destas "mutações/variantes adversas" está associada com menor sobrevida global, independentemente da idade, fatores prognósticos (idade e antecedentes trombóticos) ou do cariótipo. Estas alterações também afetam o tempo de sobrevida livre de mielofibrose
Mutação do JAK2 exon 12	Os pacientes com esta mutação são mais jovens, tem valores mais elevados de hemoglobina/hematócrito e contagens mais baixas de leucócitos e plaquetas ao diagnóstico, em comparação com pacientes portadores da mutação JAK2 V617F. Apesar disso, ambas as mutações estão associadas com taxas similares de trombose, evolução para mielofibrose, leucemia e morte

Fonte: Tefferi A, Lasho TL, Guglielmelli P, Finke CM, Rotunno G, Elala Y, Pacilli A, Hanson CA, Pancrazzi A, Ketterling RP, Mannarelli C, Barraco D, Fanelli T, Pardanani A, Gangat N, Vannucchi AM. Targeted deep sequencing in polycythemia vera and essential thrombocythemia. 2016.

Tabela 21.8 Formulário de Avaliação de Sintomas de Neoplasia Mieloproliferativas - Escore Total de Sintomas (MPN-SAF TSS). Os sintomas são quantificados de 1 a 10 (0, se ausente), sendo a classificação 1 a mais favorável e 10 a menos favorável.

Redução da sintomatologia < 50% é considerada como resposta clínica e redução dos sintomas abaixo de 50% é compatível com estabilidade de doença, porém pode ser significativa o suficiente para manter a terapia em uso. A piora dos parâmetros pode indicar falha de resposta.

Fadiga nas últimas 24 horas

Avalie sua fadiga (cansaço, desânimo) circulando o número que melhor descreve seu PIOR nível de fadiga durante as últimas 24 horas*	(Sem fadiga) 0 1 2 3 4 5 6 7 8 9 10 (Pior imaginável)

Sintomas Gerais

Durante a semana passada, quanta dificuldade que você teve com cada um dos seguintes sintomas:

Encher rapidamente quando você come - saciedade precoce	(Ausente) 0 1 2 3 4 5 6 7 8 9 10 (Pior imaginável)
Desconforto Abdominal	(Ausente) 0 1 2 3 4 5 6 7 8 9 10 (Pior imaginável)
Inatividade	(Ausente) 0 1 2 3 4 5 6 7 8 9 10 (Pior imaginável)
Problemas com a concentração – comparado com o período anterior à minha MPN	(Ausente) 0 1 2 3 4 5 6 7 8 9 10 (Pior imaginável)
Dormência/formigamento (nas minhas mãos e pés)	(Ausente) 0 1 2 3 4 5 6 7 8 9 10 (Pior imaginável)
Suores noturnos	(Ausente) 0 1 2 3 4 5 6 7 8 9 10 (Pior imaginável)
Coceira no corpo (prurido)	(Ausente) 0 1 2 3 4 5 6 7 8 9 10 (Pior imaginável)
Dor óssea (dor difusa, não articular ou artrite)	(Ausente) 0 1 2 3 4 5 6 7 8 9 10 (Pior imaginável)
Febre (> 37.8°C)	(Ausente) 0 1 2 3 4 5 6 7 8 9 10 (Diariamente)
Perda de peso não intencional nos últimos 6 meses	(Ausente) 0 1 2 3 4 5 6 7 8 9 10 (Pior imaginável)

Fonte: Adaptada de Emanuel RM, *et al.* Myeloproliferative Neoplasm (MPN) Symptom Assessment Form Total Symptom Score: Prospective International Assessment of an Abbreviated Symptom Burden Scoring System Among Patients With MPNs. 2012.

citose e pelo cariótipo anormal. A maioria dos pacientes morre por complicações trombóticas ou por malignidades secundárias, mas até 20% sucumbem à síndrome mielodisplásica ou à leucemia mieloide aguda na primeira fase blástica. Em grandes séries de casos definidos, de acordo com os critérios da OMS, 3% a 7% dos casos foram diagnosticados já na fase blástica. Os fatores que preveem o risco de trombose ou hemorragia não estão bem definidos, mas a idade avançada e a trombose prévia demonstraram um maior risco trombótico.

A carga alélica mutacional para JAK2 V617F ainda não foi definida como um fator preditivo em relação a sobrevida global ou sobrevida sem leucemia, porém parece estar relacionada a maior progressão para MF. O uso de Ruxolitinibe demonstrou redução da carga mutacional para JAK2 V617F, porém a supressão de um único clone não determina por si só a resposta da NMP, sendo necessários ainda estudos a longo prazo que avaliem a resposta destes pacientes.

TROMBOCITEMIA ESSENCIAL

Definição

A trombocitemia essencial (ET) é uma neoplasia mieloproliferativa crônica (MPN) que envolve principalmente a linhagem megacariocítica. De acordo com os critérios da OMS, caracteriza-se por trombocitose sustentada (contagem de plaquetas: acima de 450 $\times 10^9$/L) no sangue periférico e aumento do número de megacariócitos de grande tamanho e maduros na medula óssea. Clinicamente se destaca pela ocorrência de trombose e/ou hemorragia.

A presença da fusão BCR-ABL1 exclui o diagnóstico de ET. Os critérios de diagnóstico para ET estão listados na Tabela 21.9.

Pela ausência de um marcador genético ou biológico conhecido específico para ET, outras causas de trombocitose devem ser excluídas, incluindo outras MPNs, distúr-

Tabela 21.9 Critérios diagnósticos para trombocitemia essencial.

O diagnóstico de trombocitemia essencial exige que todos os critérios maiores ou os 3 primeiros critérios maiores mais os critérios menores sejam atendidos.

Critérios Maiores

1. Contagem de plaquetas $\geq 450 \times 10^9$/L
2. Biópsia da medula óssea que evidenciando:
   Proliferação predominantemente da linhagem megacariocítica, com aumento do número de megacariócitos de grande tamanho e maduros com núcleos hiperlobulados
   Ausência de aumento significativo ou desvio à esquerda da granulopoiese ou da eritropoiese
   Raramente aumento menor (grau 1a) nas fibras de reticulina
3. Ausência de critérios da OMS para leucemia mieloide crônica BCR-ABL 1- positiva, policitemia vera, mielofibrose primária ou outras neoplasias mieloides
4. Presença das mutações JAK2, CALR ou MPL

Critérios menores

1. Presença de um marcador clonal ou
2. Ausência de evidência de trombocitose reativa

Fonte: Swerdlow SH, *et al.*, 2017.[32]

bios inflamatórios e infecciosos, hemorragias e outros tipos de neoplasias hematopoiéticas e não hematopoiéticas.

A investigação clínica dos pacientes apresentando trombocitose e suspeita clínica de ET deverá necessariamente incluir, portanto, a realização de hemograma completo com avaliação morfológica do sangue periférico, avaliação das funções renal e hepática, dosagem de ácido úrico, perfil de ferro, mielograma, biópsia de medula óssea (com colorações para avaliar depósitos de ferro e fibrose reticulínica) com imuno-histoquímica, cariótipo de medula óssea, pesquisa das mutações JAK2 V617F, CALR e MPL, pesquisa da translocação BRC--ABL1, ultrassonografia de abdome total e, se necessário, dosagem do fator de Von Willebrand e a realização de cofator da ristocetina, para afastar a doença de Von Willebrand adquirida.

Epidemiologia

A verdadeira incidência global da ET é desconhecida, mas a incidência anual na Europa e nos EUA de casos diagnosticados de acordo com as diretrizes da PVSG (*Polycythemia Vera Study Group*). O Grupo de Estudo (PVSG) estima a prevalência da ET em 0,2 a 2,3 casos para cada 100.000 habitantes. A maioria dos casos ocorre em pacientes com idade entre 50 e 60 anos, e parece haver um leve predomínio do sexo feminino. Existe um segundo pico de incidência entre os pacientes (em particular nas mulheres) com cerca de 30 anos.

A ET também ocorre (raramente) em crianças, em quem deve ser distinguido de raros casos de trombocitose hereditária. Na maioria dos pacientes, a etiologia da ET é desconhecida. No entanto, as mutações ger-

minativas em JAK2 e as mutações do gene de gelsolina (GSN) foram recentemente relatadas em vários casos de trombocitose hereditária.

Localização

A medula óssea e o sangue são os principais locais de envolvimento. O baço não apresenta hematopoiese extramedular significativa nas fases precoces da doença, mas é um local de sequestro de plaquetas e pode aumentar de volume durante o período de mielofibrose (MF) pós-ET.

Quadro clínico e laboratorial

Os eventos trombóticos afetam a vasculatura arterial e a venosa, além da microvasculatura. Os eventos microvasculares predominam na ET, geralmente causando eritromelalgia (eritema assimétrico, congestão e dor em queimação nas mãos e nos pés), que podem progredir para isquemia e gangrena, cefaleia tipo enxaqueca e ataques isquêmicos transitórios (TIAs).

Aproximadamente 30% a 50% dos pacientes são sintomáticos ao diagnóstico e mais da metade de todos os casos são assintomáticos nessa fase, tendo seu quadro evidenciado por exames de rotina.

Nos pacientes nos quais ocorre obstrução microvascular, esta pode levar quadros de gravidade variável de isquemia. A trombose das principais artérias e veias também pode ocorrer, e a ET pode ser a causa subjacente frente a uma trombose de veia esplênica ou hepática (Síndrome de Budd-Chiari). Quando evidenciado sangramento, este afeta mais frequentemente a pele e as mucosas, como no trato gastrintestinal e nas vias aéreas superiores. Uma esplenomegalia leve está presente em aproximadamente 50% dos casos ao diagnóstico e a hepatomegalia em 15% a 20% desta população.

A leucocitose e a eritrocitose são raras ao diagnóstico, assim como o aumento do nível sérico de lactato desidrogenase e a leucoeritroblastose.

A biópsia da medula óssea é particularmente útil na exclusão de outras neoplasias mieloides associadas a altas contagens de plaquetas, como as síndromes mielodisplásicas associadas com neoplasia mielodisplástica/mieloproliferativa isolada (5q) com sideroblastos em anel e trombocitose. Embora a maioria dos casos ET definidos pela OMS tenham uma mutação de driver fenotípico em JAK2 (presente em 50% a 60% dos casos), CALR (em ~ 30%) ou MPL (em ~ 3%), cerca de 12% dos casos são triplo-negativos para essas mutações. Nenhuma dessas mutações são específicas para ET, mas sua presença exclui a trombocitose reativa e confirma a clonalidade.

Diagnóstico

A alteração mais frequentemente observada no sangue periférico é a trombocitose. As plaquetas geralmente apresentam anisocitose, variando de pequenas formas a grandes e atípicas ou até plaquetas gigantes. Formas bizarras, com pseudópodes ou plaquetas agranulares podem ser vistas. A contagem de glóbulos brancos e a contagem diferencial de leucócitos geralmente são normais, embora possa ocorrer uma discreta leucocitose global. A série eritroide geralmente se mostra normocítica e normocrômica, a menos que a presença de hemorragia recorrente tenha causado deficiência de ferro, caso em que pode haver microcitose e hipocromia. Na fase anterior à mielofibrose, as hemácias em forma de lágrima não são vistas na ET (Tabela 21.10).

A celularidade hematopoiética é normal na maioria dos casos, mas uma pequena proporção de casos mostra uma medula hipercelular. A anormalidade mais marcante é uma marcada proliferação de megacariócitos, com predominância de formas de grandes a gigantes que exibem citoplasma abundante e maduro e núcleos profundamente lobados e hipersegmentados. Os megacariócitos são tipicamente vistos dispersos ao longo de a medula óssea, mas podem ocorrer em agrupamentos isolados. Ao contrário do visto na fase pré-MF e na mielofibrose primária manifesta, megacariócitos bizarros, altamente atípicos ou em grandes ninhos são muito raramente encontrados na ET. Se tais anomalias estiverem presentes, o diagnóstico de ET deve ser reconsiderado.

A proliferação de precursores eritroides é observada em alguns casos (mais comumente quando o paciente sofreu hemorragias recorrentes ou foi pré-tratado com hidroxiureia), mas a proliferação granulocítica é altamente incomum. Não há aumento nos mieloblastos nem mielodisplasia.

A rede de fibras de reticulina é geralmente é normal, ou muito raramente (em < 5% dos casos) está minimamente aumentada (mas nunca acima do grau 1 da OMS). Raramente, a fibrose reticulínica pode mostrar aumento progressivo nos exames sequenciais de biópsia da medula óssea. O achado de fibrose reticulina significativa ou qualquer fibrose colágena na apresentação exclui o diagnóstico de ET.

Os achados morfológicos, isto é, os padrões histológicos característicos na biópsia da medula óssea, são essenciais para distinguir ET de outras MPNs e distúrbios mieloides ou condições reativas que apresentam trombocitose sustentada. A descoberta de até mesmo um baixo grau de proliferação granulocítica e eritroide combinada deve

---

Tabela 21.10 Investigação clínica e laboratorial para diagnóstico de ET.

Em todos os pacientes, na primeira avaliação:

- Hemograma com morfologia de sangue periférico
- Avaliação de função renal
- Enzimas hepáticas (hepatocelulares e canaliculares, bilirrubinas)
- Pesquisa de anticorpos antinucleares e outros marcadores de doença inflamatória crônica
- Radiografia de tórax (mandatória em pacientes com antecedentes de tabagismo)

Em indivíduos com um alto índice de suspeita na primeira consulta, caso contrário, a partir da segunda avaliação:

- Mutações JAK2 V617F, CALR e MPLW515L/K
- Ultrassonografia abdominal
- Biópsia de medula óssea, aspirado de medula óssea, citogenética de medula óssea (independente do estado mutacional)
- Pesquisa de BCR-ABL1 por FISH ou PCR
- Avaliar a possibilidade de testar o antígeno de Von Willebrand (VW) e o cofator da ristocetina, para afastar doença de VW adquirida, principalmente em pacientes com plaquetas > 1, 000 $\times$ 10^9/L e sintomas hemorrágicos

Fonte: Swerdlow SH, *et al.*, 2017.[22]

242 Práticas em Hematologia

suscitar suspeita do estágio inicial da PV e a descoberta de proliferação granulocítica associada a megacariócitos atípicos devem suscitar suspeitas de MF. Diseritropoiese ou disgranulopoiese sugerem um diagnóstico de síndrome mielodisplásica em vez de ET.

Os grandes megacariócitos com núcleos hipersegmentados vistos na ET contrastam com os megacariócitos de tamanho médio não lobados vistos na síndrome mielodisplásica com del (5q) isolado e com os pequenos megacariócitos observados na leucemia mieloide aguda ou síndrome mielodisplásica com inv (3) (q21q26.2) ou t (3; 3) (q21; q26.2).

Alguns casos de leucemia mieloide crônica inicialmente apresentam trombocitose sem leucocitose e podem imitar a ET clinicamente. Os grandes megacariócitos da ET podem ser facilmente distinguidos dos megacariócitos pequenos (anões) da leucemia mieloide crônica, por este motivo, a análise genética citogenética e/ou molecular para excluir a fusão BCR-ABL 1 é recomendada para todos os pacientes em quem o diagnóstico de ET seja considerado.

Perfil genético

Não é conhecida nenhuma anormalidade genética molecular ou citogenética específica para ET. Aproximadamente 50 a 60% dos casos de ET demonstram a mutação JAK2V617F ou uma mutação funcionalmente similar, cerca de 30% dos casos apresentam mutação em CALR e 3% MPL e cerca de 12% dos casos são triplo--negativos para essas mutações.

Apenas 5 a 10% dos casos ET diagnosticados tem cariótipo normal. Não houve anormalidade consistente, mas entre as alterações relatadas estão o ganho do cromossomo 8, anormalidades 9q e a del (20q). Deleções isoladas do cromossomo 5 (5q) também foram relatadas na ET, o que torna essencial a realização de um exame morfológico cuidadoso para distinguir esses casos de síndromes mielodisplásicas.

Prognóstico e fatores preditivos

A ET é uma doença indolente, caracterizada por longos intervalos livres de sintomas interrompidos por eventos ocasionais tromboembólicos ou hemorrágicos, que podem ser fatais. Após uma longa evolução, alguns pacientes com ET desenvolvem fibrose da medula óssea de grau 2 a 3 na escala de 0 a 3 ou grau 3 a 4, em uma escala de 0 a 4, agora associada a quadro de metaplasia mieloide (hematopoiese extramedular), porém essa progressão é incomum, ocorrendo em apenas cerca de 10% dos casos.

Os critérios de diagnóstico para a mielofibrose pós--ET estão listados na Tabela 21.11. A diferenciação clara de ET de pré-PMF é crucial, porque essas entidades diferem significativamente em termos de complicações e sobrevida. As taxas de incidência relativa da mielofibrose pós-ET são aproximadamente a metade das taxas de mielofibrose pós-policitemia vera.

A transformação de ET para a fase blástica (ou seja, leucemia mieloide aguda) ou para síndrome mielodisplásica ocorre em < 5% dos casos, e provavelmente está relacionada com a terapia citotóxica anterior. Tempos de sobrevida média de 10 a 15 anos são comumente relatados e como a ET geralmente ocorre no final da meia-idade, a expectativa de vida é quase normal para muitos pacientes.

Tabela 21.11 Critérios diagnósticos para mielofibrose pós-trombocitemia essencial (MF pós-ET)

Critérios obrigatórios

1. Documentação de um diagnóstico prévio de ET de acordo com os critérios da OMS
2. Fibrose da medula óssea de grau 2-3 em uma escala de 0-3 ou grau 3-4 em uma escala de 0-4

Critérios adicionais (pelo menos 2)

1. Anemia (isto é, abaixo do intervalo de referência considerando idade, sexo e altitude) com uma redução > 2 g/dL a partir da concentração basal de hemoglobina
2. Leucoeritroblastose
3. Aumento da esplenomegalia, (definido como um aumento na esplenomegalia palpável de > 5 cm a partir do valor basal (medido em distância a partir da margem costal esquerda) ou o desenvolvimento de uma esplenomegalia palpável
4. Nível elevado de lactato desidrogenase (acima do intervalo de referência)
5. Desenvolvimento de pelo menos 2 dos seguintes sintomas constitucionais:
   > 10% de perda de peso em 6 meses
   Sudorese noturna
   Febre de origem inexplicável (> 37.5°C)

Fonte: Adaptada de Barosi G, Mesa RA, Thiele J, Cervantes F, Campbell PJ, Verstovsek S, *et al*. Proposed criteria for the diagnosis of post-polycythemia vera and post essential thrombocythemia myelofibrosis: a consensus statement from the International Working Group for Myelofibrosis Research and Treatment. 2008.

CAPÍTULO 21 — Neoplasias Mieloproliferativas Crônicas 243

O risco associado à presença de mutações adicionais deve ser avaliado, e características clínicas e prognósticas de algumas mutações já estão bem definidas. A realização do sequenciamento gênico ainda não é prática obrigatória nas neoplasias mieloproliferativas crônicas, porém caso disponível as informações adicionais fornecidas por esse tipo de teste podem orientar o planejamento terapêutico. (Tabela 21.12)

Tratamento

Assim como na PV e na MF, a decisão terapêutica na ET deve ser fundamentada na avaliação de risco de cada paciente. Comorbidades, risco cardiológico e presença de sintomas constitucionais relacionados à NMP devem ser considerados em todos os casos. Um estudo realizado na Mayo clinic com mais de 500 pacientes validou o escore IPSET-trombose (*International Prognostic Score for Essential Thrombocythemia*), que utiliza a idade, a presença da mutação JAK2 e os antecedentes de trombose prévia como parâmetros para estratificação de risco dos pacientes portadores de ET. (Tabela 21.13)

Considerando tanto o risco trombótico aumentado pela presença da NMP quanto o risco de sangramento por doença de Von Willebrand adquirida e pela própria terapia de antiagregação ou anticoagulação que podem ser necessárias, o monitoramento dos extremos da hemostasia deve ser realizado em todos os pacientes. A orientação ao paciente e seus cuidadores é essencial para a rápida detecção de eventuais episódios de sangramento ou trombose.

Pacientes com fenômenos vasomotores secundários (como a eritromelalgia e a cefaleia tipo enxaqueca) tem indicação para uso de ácido acetil salicílico, em doses de 81 a 100 mg 2 vezes ao dia. Estas doses podem ser corrigidas de acordo com a contagem plaquetária, já que alguns pacientes podem ultrapassar valores de $1.000 \times 10^9/L$. A presença da mutação da CALR não confere significado prognóstico em relação à trombose, e na população total (JAK2 ou CALR mutada) o uso de ácido acetil salicílico demonstrou 60% de redução do risco de infarto agudo do miocárdio, trombose venosa maior, acidente vascular cerebral ou morte por causas cardiovasculares. Frente a condições de risco hemorrágico ou à presença de sangramento clinicamente detectável, esta terapia deve ser revista, e apesar do uso em pacientes assintomáticos ainda ser controverso, os consensos internacionais ainda o recomendam.

Os sintomas gerais relacionados às NMPs (ver capítulo de PV) podem ser de surgimento e evolução insidiosos, e a aplicação de questionários para avaliação dos mesmos é essencial para a detecção dos sintomas e seu monitoramento ao longo da terapia.

Na presença de pacientes de alto risco ou de qualquer risco, mas com eventos vasomotores que não respondem

Tabela 21.12 Mutações com significância prognóstica na Trombocitemia Essencial (ET).	
Gene mutado	**Característica**
CALR	■ Risco mais baixo de trombose quando comparado à ET com mutação JAK2
	■ Ausência de impacto na sobrevida global, na transformação leucêmica ou mielofibrótica quando comparado à ET com mutação JAK2
	■ A mutação CALR não modifica o risco preditivo de trombose em pacientes com ET
TP53	■ Associado com sobrevida livre de leucemia menor
SH2B3/IDH2/U2AF1/ SF3B1/EZH2/TP53	■ A presença de pelo menos uma destas mutações/variantes adversas está associada com sobrevida global inferior, independente de idade ou cariótipo
	■ As mutações/variantes adversas também afetam a sobrevida livre de fibrose

Fonte: Klampfl, Rampal R, *et al.*

Tabela 21.13 Avaliação de risco aplicando o IPSET-trombose.			
Classificação de risco	**Idade > 60 anos**	**Detecção da mutação JAK2**	**Antecedentes de Trombose**
Muito baixo risco	Não	Não	Não
Baixo risco	Não	Sim	Não
Risco intermediário	Sim	Sim	Não
Alto risco	Sim	Sim	Sim

Fonte: Haider M, Gangat N, *et al.*, 2016.[11]

ao tratamento com ácido acetil salicílico, pacientes com altas contagens plaquetárias evoluindo com elevação progressiva ou hiperleucocitose e na presença de sintomas constitucionais atribuíveis à NMP, a instalação de uma terapia para citorredução está indicada.

O uso de mecanismos de citorredução periférica (trombocitaférese ou leucoaférese) visa apenas reduzir as contagens periféricas por curto tempo e controlar sintomas de forma aguda, porém o estabelecimento de uma terapia citorredutora eficaz é essencial para manter o benefício iniciado com a aférese.

As terapias citorredutoras incluem a hidroxiureia, o interferon alfa (peguilado ou não) e o anagrelide. Todos estes agentes demonstraram redução dos eventos trombóticos em relação a medidas exclusivamente de suporte, porém quando comparados entre eles as diferenças não são tão evidentes.

O interferon alfa é o agente mais relacionado à resposta completa, e à resposta citogenética. Contudo, devido ao seu perfil de toxicidade (que inclusive dificulta a avaliação de sintomas relacionados à NMP, pois pode causar eventos semelhantes aos induzidos pela doença) e apesar de atuar em pacientes com mutações JAK2 e CALR, esta terapia como primeira linha é deixada para pacientes jovens, gestantes e naqueles pacientes que progridem após a hidroxiureia e/ou o anagrelide, ou que não os toleram.

A hidroxiureia é o agente citorredutor de uso mais frequente e estabelecido, e não foi comprovado um risco aumentado de evolução para fase blástica com seu uso (revisões dos estudos iniciais comprovaram que o maior número de casos de evolução para leucemia aguda estava relacionado ao uso prévio de agentes alquilantes). Os eventos adversos mais frequentes são as citopenias, alterações de enzimas hepáticas e a ocorrência de úlceras cutâneas. De todas as formas, pela baixa toxicidade e facilidade posológica, a hidroxiureia continua a ser o agente citorredutor sugerido como de primeira linha na maioria dos consensos internacionais.

O anagrelide oferece eficácia e rapidez no controle da trombocitose, além de redução de eventos trombóticos de forma semelhante aos outros agentes. Por ser uma medicação oral e ter um perfil de toxicidade aceitável, costuma ser indicada como medicação de primeira linha em pacientes em que a citorredução plaquetária rápida é o principal alvo terapêutico. Os eventos adversos mais frequentemente associados com seu uso foram palpitações, arritmias, diarreia e náuseas.

Para pacientes de muito baixo risco, o controle da plaquetometria somente estará indicado na presença de sintomas vasomotores ou associados à NMP, ou na evidência de rápida progressão das contagens periféricas. O curso indolente da ET em pacientes de baixo risco permite um manejo clínico confortável por longos períodos de tempo.

O grupo internacional de estudos do European Leukemia Net desenvolveu critérios para avaliação e classificação das respostas à terapia na ET e na PV. Apesar de serem critérios voltados à pesquisa clínica, podem se tornar eficientes ferramentas para o monitoramento destas doenças com tantas variáveis clínicas e laboratoriais. (Tabela 21.14)

O uso do Ruxolitinibe

MIELOFIBROSE PRIMÁRIA

Definição

A mielofibrose primária (PMF) é uma neoplasia mieloproliferativa clonal caracterizada por uma proliferação de megacariócitos predominantemente anormais e granulócitos na medula óssea, que na forma da doença totalmente desenvolvida está associada à deposição reativa de tecido conjuntivo fibroso e à hematopoiese extramedular.

Sabe-se que ocorre uma evolução gradual a partir de um estágio inicial prefibrótico (caracterizado por uma medula óssea hipercelular com fibrose reticulínica ausente ou mínima), para um estágio claramente fibrótico, com aumento da malha reticulínica ou fibrose colágena na medula óssea e, frequentemente, osteosclerose. O estágio fibrótico da PMF é caracterizado clinicamente por presença de reação leucoeritroblástica no sangue (com hemácias em forma de lágrima), hepatomegalia e esplenomegalia. Os critérios diagnósticos para as duas fases estão nas Tabelas 21.15 e 21.16.

A investigação clínica dos pacientes com suspeita clínica de PMF deverá necessariamente incluir, portanto, a realização de hemograma completo com avaliação morfológica do sangue periférico, avaliação das funções renal e hepática, dosagem de ácido úrico, perfil de ferro, dosagem de lactato desidrogenase, mielograma, biópsia de medula óssea (com colorações para avaliar depósitos de ferro e fibrose reticulínica) com imuno-histoquímica, cariótipo de medula óssea, pesquisa das mutações JAK2 V617F, CALR e MPL, pesquisa da translocação BCR-ABL1, ultrassonografia de abdome total e, se necessário, pesquisa de mutações mais raras que possam caracterizar a clonalidade da doença.

Epidemiologia

A incidência anual estimada de PMF é de 0,5 a 1,5 casos a cada 100.000 habitantes. Não há dados válidos sobre a incidência de pré-PMF, mas de acordo com os centros de referência o estágio pré-fibrótico representa 30% a 50% de todos os casos de PMF.

A PMF afeta homens e mulheres de forma igual, sendo mais comum na sexta e na sétima décadas de vida, e apenas 10% dos casos de PMF são diagnosticados em

CAPÍTULO 21 — Neoplasias Mieloproliferativas Crônicas **245**

Tabela 21.14 Critérios de Resposta em Trombocitemia Essencial segundo o grupo de estudos em neoplasias mieloides e o *European Leukemia Net (IWG-MRT and ELN)*.

Remissão Completa

A	Resolução durável dos sinais relacionados à doença, incluindo a hepatoesplenomegalia palpável, melhora importante dos sintomas gerais, E
B	Remissão durável das contagens sanguíneas periféricas, definida como: contagem de plaquetas < ou = 400×10^9/L, leucócitos totais < 10×10^9/L, ausência de eritroleucoblastose, E
C	Ausência de sinais de progressão de doença e ausência de eventos trombóticos e hemorrágicos, E
D	Remissão medular histológica, definida como desaparecimento da hiperplasia megacariocítica e ausência de fibrose reticulínica acima de grau 1

Remissão Parcial

A	Resolução durável dos sinais relacionados à doença, incluindo a hepatoesplenomegalia palpável, melhora importante dos sintomas gerais, E
B	Remissão durável das contagens sanguíneas periféricas, definida como: contagem de plaquetas < ou = 400×10^9/L, leucócitos totais < 10×10^9/L, ausência de eritroleucoblastose, E
C	Ausência de sinais de progressão de doença e ausência de eventos trombóticos e hemorrágicos, E
D	Ausência de remissão medular histológica, definida como persistência da hiperplasia megacariocítica
Sem Resposta	Qualquer resposta que não atenda pelo menos a resposta parcial
Progressão de doença	Transformação em PV, MF pós ET, Síndrome Mielodisplásica ou Leucemia Aguda

Fonte: Barosi G, Mesa RA, *et al.* 2008.[3]

Tabela 21.15 Critérios diagnósticos para a mielofibrose primária, pré-fibrotica/fase inicial. O diagnóstico de mielofibrose prefibrótica/primária exige que se cumpram todos os 3 critérios maiores e, pelo menos, 1 critério menor (confirmado em 2 avaliações consecutivas).

Critérios Maiores

1. Proliferação megacariocítica e atipia, sem fibrose reticulínica de grau > 1, acompanhada de aumento da celularidade da medula óssea (ajustada de acordo com a idade), proliferação granulocítica e frequentemente redução da eritropoiese
2. Não cumprir os critérios da OMS para leucemia mieloide crônica BCR-ABL1 positiva, policitemia vera, trombocitemia essencial, síndromes mielodisplásicas ou outras neoplasias mieloides
3. Mutação JAK2, CALR ou MPL; ou
   Presença de outra evidência de proliferação clonal[a]; ou
   Ausência de fibrose reticulínica de medula óssea de etiologia reativa

Critérios Menores

1. Anemia não atribuída a outra etiologia/comorbidade
2. Leucocitose > 11×10^9/L
3. Esplenomegalia palpável
4. Nível de lactato desidrogenase (LDH) acima do limite superior da normalidade

[a]Na ausência de uma das 3 principais mutações clonais, a busca de outras mutações associadas às NPMs (por exemplo, mutações ASXL 1, EZH2, TET2, IDH1, IDH2, SRSF2 e SF3B1) podem ser de ajuda na determinação da natureza clonal da doença.
Fonte: Barosi G, Mesa RA, *et al.* 2008.[3]

Tabela 21.16 Critérios diagnósticos para a mielofibrose primária, estágio de fibrose franca. O diagnóstico de mielofibrose primária evidente exige que se cumpram todos os 3 critérios maiores e, pelo menos, 1 critério menor (confirmado em 2 avaliações consecutivas).

Critérios Maiores

1. Proliferação megacariocítica e atipia, acompanhada de fibrose reticulínica ou do colágeno, de graus 2 ou 3
2. Não cumprir os critérios da OMS para leucemia mieloide crônica BCR-ABL1 positiva, policitemia vera, trombocitemia essencial, síndromes mielodisplásicas ou outras neoplasias mieloides[a]
3. Mutação JAK2, CALR ou MPL; ou
   Presença de outra evidência de proliferação clonal[b]; ou
   Ausência de fibrose reticulínica de medula óssea de etiologia reativa

Critérios Menores

1. Anemia não atribuída a outra etiologia/comorbidade
2. Leucocitose > 11×10^9/L
3. Esplenomegalia palpável
4. Nível de lactato desidrogenase (LDH) acima do limite superior da normalidade
5. Reação leucoeritroblástica

[a]As neoplasias mieloproliferativas podem estar associadas à monocitose ou podem desenvolvê-la durante o curso da doença; estes casos podem imitar a leucemia mielomonocítica crónica (CMML); nestes raros casos, um histórico de NMP excluiria a CMML, enquanto a presença de características de MPN na medula óssea e/ou a presença de mutações associadas à MPN (em JAK2, CALR ou MPL) tendem a apoiar o diagnóstico de MPN com monocitose, em vez de CMML.
[b]Na ausência de qualquer uma das 3 principais mutações clonais, a busca de outras mutações associadas a neoplasias mieloides (p.ex.: mutações ASXL1, EZH2, TET2, IDH1, IDH2, SRSF2 e SF3B1) podem auxiliar determinando a natureza clonal da doença.
Fonte: Swerdlow SH, *et al.*, 2017.[22]

pacientes com idade inferior a 40 anos. As crianças raramente são afetadas.

Etiologia

A exposição a benzeno ou radiação ionizante tem sido documentada em alguns casos. Também foram relatados casos raros de fibrose da medula óssea familiar em crianças pequenas; quantos destes casos realmente são MPNs ainda é desconhecido, mas pelo menos em alguns casos parece haver uma herança autossômica recessiva.

Localização

O sangue e a medula óssea estão sempre envolvidos. Nos estágios tardios da doença, a hematopoiese extramedular (também conhecida como metaplasia mieloide) torna-se proeminente, particularmente no baço, que passa a abrigar células-tronco neoplásicas.

Nos estágios iniciais, o número de progenitores CD34 + distribuídos aleatoriamente encontra-se ligeiramente aumentado na medula óssea, mas não no sangue periférico. A frequência das células CD34 + na medula óssea está inversamente relacionada ao número de células CD34 + circulantes, e apenas nos estágios posteriores estas células aparecem em maior número no sangue periférico. Esse aumento no número de células CD34 + circulantes é um fenômeno na maioria das vezes restrito à fase de mielofibrose instalada; não sendo

visto na policitemia vera não fibrótica ou na trombocitemia essencial.

Considera-se que a hematopoiese extramedular é uma consequência da habilidade única do baço para sequestrar as numerosas células CD34 + circulantes.

Outros possíveis locais de hematopoiese extramedular são o fígado, linfonodos, rins, glândulas adrenais, dura-máter, trato gastrintestinal, pulmões e pleura, mamas, pele e tecidos moles.

Características clínicas

Aproximadamente 30% dos casos são assintomáticos no momento do diagnóstico e são descobertos por detecção de esplenomegalia durante um exame físico de rotina ou quando um hemograma de rotina revela anemia, leucocitose e/ou trombocitose. Menos comumente, o diagnóstico resulta da descoberta de leucoeritroblastose sem causa aparente ou da investigação de aumento do nível de lactato desidrogenase.

No estágio inicial da PMF prefibrótica, o único achado pode ser trombocitose, imitando a trombocitêmia essencial, porque as outras características clínicas podem ainda não ter se desenvolvido.

Portanto, nem a trombocitose sustentada nem a presença de mutações isoladamente podem distinguir a PMF prefibrótica da trombocitemia essencial, sendo necessária uma análise cuidadosa da morfologia da medula óssea para distinguir as entidades.

CAPÍTULO 21

Mais de 50% dos pacientes portadores de PMF apresentam sintomas constitucionais, incluindo fadiga, dispneia, perda de peso, suores noturnos, febre baixa e caquexia (ver capítulo de PV quanto aos métodos de avaliação e acompanhamento dos sintomas gerais de NMPs). Estes sintomas, que refletem a atividade biológica da doença, comprometem a qualidade de vida e estão associados ao prognóstico. Também podem ocorrer artrite e nefrolitíase devidas à hiperuricemia.

A esplenomegalia de vários graus é detectada em até 90% dos pacientes, e pode ser muito extensa. Quase 50% dos pacientes apresentam hepatomegalia, dependendo do estágio da doença.

De acordo com a definição de PMF da OMS, a mutação JAK2 V617F é encontrada em 50% a 60% dos casos em fases iniciais (bem como em estágios mais avançados). As mutações da CALR são encontradas em cerca de 24% dos casos de PMF e mutações de MPL em 8%. Cerca de 12% dos casos são triplo-negativos para mutações em JAK2, CALR e MPL. Embora essas mutações sejam úteis para distinguir a PMF de condições reativas que podem resultar em fibrose da medula óssea, elas não são específicas para a PMF, pois estes genes também podem ser encontrados na TE, e o JAK2 V61 7F ocorre também na PV.

Microscopia

O quadro característico da PMF em fase fibrótica inclui um esfregaço de sangue periférico que mostra leucotirotroblastose e anisopoiquilocitose (tipicamente com hemácias em lágrima) associada a uma medula óssea hipocelular com marcada fibrose reticulínica ou de colágeno e organomegalia causada pela hematopoiese extramedular. No entanto, os achados morfológicos e clínicos podem variar significativamente ao diagnóstico, dependendo do momento evolutivo da patologia.

Embora o acúmulo progressivo de tecido fibroso (incluindo reticulina e colágeno) e o desenvolvimento da progressão da osteosclerose de forma paralela, a classificação do momento da fibrose da medula óssea é importante. Um sistema simplificado e semiquantitativo é apresentado na Tabela 21.17.

Mielofibrose prefibrótica/primária

Nestes casos, a biópsia da medula óssea geralmente mostra hipercelularidade, com aumento do número de neutrófilos e megacariócitos atípicos. Pode haver um pequeno desvio à esquerda da granulopoiese, mas geralmente predominam metamielócitos, bastonetes e neutrófilos segmentados. Os mieloblastos não se encontram aumentados em porcentagem e não são observados agregados de blastos. Contudo, o número de progenitores CD34 + distribuídos aleatoriamente está ligeiramente aumentado.

Na maioria dos casos, a eritropoiese é reduzida, mas os eritrócitos não apresentam características displásicas.

Os megacariócitos são marcadamente anormais, e suas morfologias atípicas e a distribuição topográfica dentro da medula óssea são críticas para o diagnóstico na fase pré-PMF. Os megacariócitos geralmente formam agregados densos, frequentemente adjacentes aos seios vasculares da medula óssea e às trabéculas ósseas. A maioria dos megacariócitos são de grande tamanho, mas pequenos megacariócitos também podem ser vistos; neste último caso, sua detecção é facilitada usando imunohistoquímica com anticorpos reativos com antígenos megacariocíticos. Perda da relação núcleo/citolpasmática normal (uma indicação de maturação defeituosa), padrões anormais de aglomeração de cromatina (incluindo formas hipercromáticas e núcleos bulbosos, em nuvem ou em forma de balão) e a ocorrência frequente de núcleos megacariocíticos soltos (nus) são achados típicos.

Tabela 21.17 Sistema de classificação da fibrose medular (MF), semiquantitativo, proposto por Thiele J *et al.*

Definição de graus

MF-0 Reticulina linear dispersa sem intersecções (cruzamentos), correspondente à medula óssea normal

MF-1 Rede solta de reticulina com muitas interseções, especialmente em áreas perivasculares

MF-2 Aumento difuso e denso na reticulina com interseções extensas, ocasionalmente com feixes focais de fibras grossas, principalmente consistentes com colágeno e/ou associadas a osteosclerose focal

MF-3 Aumento difuso e denso na reticulina com interseções extensas e frequentes feixes grossos de fibras consistentes com colágeno, geralmente associadas à osteosclerose

- A densidade da fibra deve ser avaliada apenas em áreas hematopoiéticas; se o padrão for heterogêneo a nota final é determinada pelo maior grau presente em ~ 30% da área da medula
- Nas notas MF-2 e MF-3, recomenda-se uma coloração de tricromo adicional, para confirmação.

Fonte: Thiele J, Kvasnicka HM, Facchetti F, Franco V, van der Walt J, Orazi A. European consensus on grading bone marrow fibrosis and assessment of cellularity. Haematologica. 2005.

Em geral, na fase pré-PMF os megacariócitos são mais atípicos do que em qualquer outro tipo de MPN.

O exame morfológico cuidadoso da medula óssea é crucial para distinguir a fase de pré-PMF da trombocitemia essencial.

A maioria dos casos de pré-PMF em algum momento se transformam na forma de mielofibrose fibrótica/esclerótica característica e associada à hematopoiese extramedular.

Mielofibrose primária franca ou característica

a maioria dos casos de PMF recebem o diagnóstico inicial no estágio francamente fibrótico. Nesta fase, a biópsia da medula óssea mostra claramente a fibrose reticulínica ou de colágeno (ou seja, fibrose níveis 2 e 3), muitas vezes associada a vários graus de osteosclerose.

A medula óssea ainda pode ser focalmente hipercelular, mas mais frequentemente é normocelular ou hipocelular, com áreas de hematopoiese ativa alternando com regiões hipocelulares de tecido conectivo solto e/ou gordura.

Os focos de células imaturas podem ser mais proeminentes, embora os mieloblastos representem < 10% das células da medula óssea.

Os megacariócitos atípicos são muitas vezes o achado mais notável; eles ocorrem em grandes aglomerados, muitas vezes dentro de seios vasculares dilatados. Em alguns casos, a medula óssea é quase desprovida de células hematopoiéticas, mostrando predomínio apenas de reticulina densa ou fibrose de colágeno, com pequenas ilhas de precursores hematopoiéticos situados principalmente nos seios vasculares.

Lâminas de tecido osteoide ou nova formação de osso aposicional em placas podem ser observadas. Nesta fase osteosclerótica, o osso pode formar trabéculas irregulares e largas que chegam a ocupar > 50% do espaço da medula óssea.

O desenvolvimento da fibrose aberta no PMF está relacionado à progressão da doença e não é significativamente influenciado pelas terapias citorredutoras padrão (com exceção do transplante de células-tronco alogênicas).

Há descrições de que o interferon e a terapia com inibidores de JAK1/JAK2 podem retardar ou até mesmo reverter a progressão da fibrose da medula óssea em todos os aspectos do processo fibrótico (isto é, fibrose de reticulina, deposição de colágeno e osteosclerose).

O desenvolvimento da monocitose na PMF pode indicar progressão da doença. Em pacientes com diagnóstico previamente estabelecido de PMF, o achado de 10 a 19% de blastos no sangue periférico e/ou medula óssea e a detecção por imuno-histoquímica de um número aumentado de células CD34 +, com formação de conglomerados e/ou uma localização endosteal anormal na medula óssea indicam uma fase acelerada da doença, enquanto que a descoberta de blastos em contagem acima de 20% é diagnóstica de transformação em fase blástica ou leucemia aguda.

Os pacientes com PMF podem raramente apresentar-se inicialmente na fase acelerada ou na fase de explosão.

Hematopoiese extramedular

O sítio mais comum de hematopoiese extramedular é o baço, seguido pelo fígado. O baço mostra uma expansão da polpa vermelha por células precursoras eritroides, células granulocíticas e megacariocíticas.

A identificação dessas células pode ser facilitada pela imuno-histoquímica, que também facilita a identificação da neoangiogênese. Os megacariócitos são muitas vezes o componente mais notável da hematopoiese extramedular. Ocasionalmente, grandes agregados de megacariócitos que crescem coesivamente podem produzir lesões tumorais macroscopicamente evidentes.

Na presença de lesões nodulares e em qualquer doença de estágio avançado com grandes quantidades de hematopoiese extramedular em geral, a possibilidade de um sarcoma mieloide deve ser considerada e cuidadosamente excluída por meio de estudos imuno-histoquímicos com CD34 e KIT (CD117).

Os seios hepáticos também apresentam hematopoiese extramedular proeminente, e pode ocorrer cirrose hepática.

Perfil genético

Não há alteração genética específica para a PMF identificada. Aproximadamente 50 a 60% dos casos de PMF definidos pela OMS apresentam a mutação JAK2 V617F ou uma mutação funcionalmente similar.

Cerca de 30% dos casos apresentam mutação em CALR e 8% em MPL, e cerca de 12% dos casos são triplo-negativos para essas mutações.

Verificou-se que um subconjunto de casos triplo-negativos possui mutações de ganho de função (por exemplo, MPL S204P e MPL Y591 N) através de sequenciamento de todo o exoma ou outras técnicas moleculares mais sensíveis.

Esse achado é consistente com o pressuposto de que a PMF de tipo selvagem JAK2/CALR/MPL não é uma entidade homogênea.

Embora a presença da mutação JAK2 confirme a clonalidade da proliferação, a mutação é também encontrada na policitemia vera e trombocitemia essencial, e, portanto, não distingue a PMF dessas MPNs.

CAPÍTULO 21

A mutação CALR tem um impacto favorável na sobrevida, em contraste com o valor prognóstico negativo do estado de mutação triplo-negativo (isto é, JAK2, CALR e MPL de tipo selvagem).

Muito raramente, os casos de PMF podem adquirir o rearranjo BCR-ABL 1; no entanto, o significado clínico disso é incerto. Devido a esta mutação fenotípica adicional, pode ocorrer uma mudança morfológica e hematológica capaz de produzir uma evolução para a leucemia mieloide crônica.

Anormalidades citogenéticas ocorrem em até 30% dos casos. A presença da del (13) (q12-22) ou der (6) t (1; 6) (q21-23; p21.3) é fortemente sugestiva (mas não diagnóstica) de PMF. As anormalidades recorrentes mais comuns são del (20q) e trissomia parcial 1q;.

Prognóstico e fatores preditivos

O tempo de sobrevida na PMF varia de meses a décadas. O prognóstico geral depende do momento no qual a PMF é diagnosticada inicialmente e do *status* de risco correspondente, que pode ser determinado usando vários sistemas de pontuação prognóstica. (Tabela 21.18)

A média de sobrevida global para pacientes diagnosticados na fase fibrótica franca (mielofibrose com metaplasia mieloide) é de aproximadamente 3 a 7 anos, enquanto o diagnóstico no estágio prefibrótico está associado a taxas de sobrevida relativa em 10 anos e em 15 anos de 72 e 59%, respectivamente.

As principais causas de morbidade e mortalidade são a insuficiência da medula óssea (infecção, hemorragia), eventos tromboembólicos, hipertensão portal, insuficiência cardíaca e evolução para fase blástica (leucemia aguda secundária). A frequência relatada da fase blástica é de 5 a 30%. Embora alguns casos de fase blástica possam estar relacionados ao uso de terapia citotóxica prévia, muitos foram relatados em pacientes que nunca foram tratados, confirmando que a transformação blástica faz parte da história natural da PMF.

Tabela 21.18 Métodos para estratificação de risco na Mielofibrose Primária. Sugere-se o uso do IPSS ao diagnóstico e os critérios de DIPSS e DIPSS-plus durante o tratamento e seguimento dos pacientes.

Variável	IPSS	DIPSS	DIPSS-plus
Idade > 65 anos			
Sintomas constitucionais			
Hemoglobina (Hb) < 10 g/dL			
Leucometria > 25 × 10⁹/L			
Blastos circulantes > 1%			
Plaquetas < 100 × 10⁹/L			
Transfusões de Hemácias			
Cariótipo desfavorável*			
	1 ponto cada item	1 ponto cada item, exceto a Hb, que vale 2 pontos	1 ponto cada item, exceto a Hb que vale 2 pontos

*Cariótipo desfavorável: inclui +8, -7/7q-, i(17q), inv(3), -5/5q-, 12p-, rearranjos 11q23

Cálculo de risco			
Grupo de Risco	Pontuação/Sobrevida média (em anos)	Pontuação/Sobrevida média (em anos)	Pontuação/Sobrevida média (em anos)
Baixo	0/11,3	0/não alcançado	0/15,4
Intermediário 1	1/7,9	1-2/14,2	1/6,5
Intermediário 2	2/4,0	3-4/4	2-3/2,9
Alto	> ou = 3/2,3	5-6/1,5	> ou = 4/1,3

(IPSS = International Prognostic Score System / DIPSS = Dynamic International Prognostic Score System)

Fonte: Blood, 2009, Francesco Passamonti, 2010

Terapêutica

O tratamento da PMF visa o controle dos sintomas, das citopenias associadas, dos efeitos da metaplasia mieloide e a busca pelo controle da doença clonal em si, como forma de alcançar benefícios em todos os aspectos.

O transplante alogênico de células-tronco hematopoiéticas (TMO-alo) é o único tratamento curativo para a PMF. No entanto, a mortalidade relacionada ao transplante e a morbidade secundária severa ocorrem em mais de 50% dos pacientes. Para pacientes com PMF, a sobrevida livre de doença em 5 anos e a mortalidade relacionada ao tratamento para o TMO-alo foram de 33% e 35% para os aparentados e 27% e 50% para os transplantes não relacionados, respectivamente. Devido à toxicidade significativa, o TMO-alo deve ser considerado em pacientes com sobrevida esperada menor que 5 anos. Desta forma, o TMO-alo está indicado para pacientes avaliados como intermediário-2 e alto risco ao diagnóstico e durante o acompanhamento de pacientes mais jovens, de riscos baixo e intermediário-1 que evoluem para um risco maior por DIPSS ou DIPSS plus. Quanto ao regime de condicionamento, os pacientes acima 40 anos exibiram sobrevida muito baixa após condicionamento mieloablativo, mas o condicionamento de intensidade reduzida melhorou os resultados nesse grupo, o que indica preferência de transplante de intensidade reduzida nessa população.

Os agentes estimuladores da eritropoiese (AES) podem beneficiar pacientes com PMF, já que os AES aumentam efetivamente os níveis de hemoglobina em 20% a 60% dos pacientes. Um nível de eritropoetina plasmática abaixo de 125 U/L foi associado a uma maior probabilidade de resposta. Os corticosteroides como a prednisona podem ser temporariamente eficazes no tratamento dos sintomas, provavelmente por seu efeito anabolizante, assim como os esteroides androgênicos como o danazol, que podem estimular a função da medula óssea, podendo aumentar a concentração de hemoglobina em 40% dos pacientes.

Imunomoduladores como a talidomida e a lenalidomida, em combinação com a dose baixa de prednisona podem aumentar os níveis de hemoglobina e diminuir o tamanho do baço. No entanto, os eventos adversos secundários ao uso destes medicamentos devem ser cuidadosamente monitorados.

Como terapia citorredutora e para controle do volume esplênico e dos sintomas constitucionais, a hidroxiureia é um dos agentes mais comumente usados em pacientes com PMF. É uma terapia eficaz e geralmente bem tolerada para as fases hiperproliferativas da MF, resultando em melhora da esplenomegalia, dor óssea, sintomas constitucionais e prurido. No entanto, a melhora dos sintomas com a hidroxiureia é temporária e os efeitos adversos do tratamento incluem mielossupressão e úlceras cutâneas, o que pode limitar seu uso.

O anagrelide pode ser usado em pacientes com PMF com trombocitose sintomática, mas este agente não inibe a progressão da MF.

As formas de interferon alfa (IFN-α) podem ser eficazes na PMF, particularmente em pacientes em fases hiperproliferativas da doença. O IFN-α2a peguilado foi investigado no tratamento da MF, porém parece ter pouco efeito clínico na redução da esplenomegalia, mas mantém seu papel como agente mielossupressor.

Considerando a alta taxa de complicações e o benefício clínico e laboratorial limitado da esplenectomia, este procedimento deve ser restrito a pacientes cuidadosamente selecionados que evoluam com hemólise refratária, esplenomegalia sintomática refratária a medicamentos, infarto esplênico significativo, hipertensão portal sintomática (por exemplo, ascites, varizes hemorrágicas) e sintomas hipercatabólicos graves, como caquexia que não respondem à terapia clínica. A irradiação de loja esplênica é uma alternativa à cirurgia para pacientes com esplenomegalia sintomática, porém a resposta costuma ser temporária, com duração de menos de 1 ano. Nesse tipo de terapia, o risco de citopenias prolongadas e graves é considerável, fazendo com que a irradiação esplênica seja reservada para pacientes que não respondem ao tratamento convencional

A via JAK/STAT encontra-se aberrantemente ativa na maioria dos pacientes com MF e está associada a níveis aumentados de citocinas pró-inflamatórias e sintomas constitucionais. O ruxolitinibe é o primeiro inibidor de JAK aprovado para pacientes com MF de risco intermediário a alto, a partir do estudo randomizado de fase 3 (COMFORT-I), no qual 41,9% dos pacientes apresentaram redução no volume do baço. A resposta foi observada não apenas em pacientes com a mutação JAK2 V617F, mas também em pacientes com JAK2 selvagem. No total, 45,9% dos pacientes apresentaram melhora significativa nos sintomas e uma redução significativa na mortalidade (p = 0,04). O ruxolitinibe foi geralmente bem tolerado, mas a mielossupressão foi frequentemente observada, com anemia e trombocitopemia de graus 3 a 4. Outro estudo de fase 3, comparando o ruxolitinibe com os melhores cuidados de suporte (COMFORT-II), também relatou achados semelhantes de redução acentuada no volume do baço e melhora nos sintomas relacionados à MF. Atualizações recentes do COMFORT-II demonstraram que os pacientes tratados com ruxolitinibe tiveram uma sobrevida melhor (razão de risco de 0,48; intervalo de confiança de 95%, 0,28 a 0,85; p = 0,009). Esses dados sugerem que o ruxolitinibe pode alterar o curso natural da MF, apesar de ainda não ser comprovado se o ruxolitinibe pode reverter a fibrose medular a longo prazo, apesar de reduzir a carga do alelo JAK2 V617F.

O uso do ruxolitinibe é indicado para pacientes sintomáticos com doença de risco intermediário a alto, que não são elegíveis para TMO-alo. Os estudos sobre o uso pré-transplante de ruxolitinibe demonstram ganho para os pacientes que conseguem receber a terapia e não houve eventos de tempestade de citocinas na retirada da terapia, já que esta é feita gradualmente. Contudo ainda existe alto percentual de falha de enxerto e de citopenias prolongadas pós-transplante.

Novos inibidores de JAK estão em desenvolvimento, porém até o encerramento desta edição nenhuma nova molécula estava autorizada para o tratamento de pacientes com MF.

Novos medicamentos além dos inibidores de JAK estão sendo ativamente investigados por meio de ensaios clínicos em andamento que mostraram respostas variá-

veis em pacientes com MF, assim como as combinações com o ruxolitinibe com Lenalidomida, pomalidomida, panobinostat e o anticorpo monoclonal GS-6624, entre outros.

A avaliação de resposta aos diferentes tratamentos na PMF é multifatorial, e assim como para a PV e a ET, o IWG-MRT + ELN validaram critérios de resposta para permitir a padronização das mensurações de objetivos em estudos clínicos (ver capítulo de ET). Estes critérios auxiliam também no acompanhamento dos pacientes fora de pesquisa clínica e são úteis para definição de modificações na terapia. (Tabela 21.19)

Tabela 21.19 Avaliação de Resposta às terapias na PMF segundo os critérios do IWG-MRT + ELN.	
Categoria de Resposta	Critérios necessários (o benefício deve durar > 12 semanas para ser considerado como resposta)
Remissão completa	Medula óssea: celularidade normal ajustada à idade; < 5% de blastos; fibrose ≤ grau 1, E Sangue periférico: Hb ≥ 10 g/dL e < UNL; contagem de neutrófilos ≥ 1 × 10^9/L e < UNL; Plaquetas ≥ 100 × 10^9/L e < UNL; < 2% de células mieloides imaturas, E Clínico: resolução dos sintomas da doença; baço e fígado não palpáveis; nenhuma evidência de HEM
Remissão parcial	Sangue periférico: Hb ≥ 100 g/L e < UNL; contagem de neutrófilos ≥ 1 × 10^9/L e < UNL; Plaquetas ≥ 100 × 10^9/L e < UNL; < 2% de células mieloides imaturas, E Clínico: resolução dos sintomas da doença; baço e fígado não palpáveis; nenhuma evidência de HEM, OU Medula óssea: celularidade normal ajustada à idade; < 5% de blastos; fibrose grau ≤ 1, E Sangue periférico: Hb ≥ 85 g/L, mas < 100 g/L e < UNL; contagem de neutrófilos ≥ 1 × 10^9/L e < UNL; plaquetas ≥ 50 × 10^9/L, mas < 100 × 10^9/L e < UNL; < 2% de células mieloides imaturas, E Clínico: resolução dos sintomas da doença; baço e fígado não palpáveis; nenhuma evidência de HEM
Melhora clínica	Melhora da anemia, do tamanho do baço ou resposta aos sintomas, sem doença progressiva ou aumento da gravidade da anemia, trombocitopenia ou neutropenia Resposta à anemia Pacientes independentes de transfusão: aumento de > 20 g/L no nível de hemoglobina Pacientes dependentes de transfusão: tornando-se independentes de transfusão
Resposta esplênica	Esplenomegalia basal palpável de 5-10 cm abaixo do LCM que não se torna palpável, OU Esplenomegalia basal palpável a > 10 cm abaixo do LCM que diminui em ≥ 50% Esplenomegalia basal palpável de < 5 cm abaixo do LCM não é elegível para avaliar resposta esplênica A resposta esplênica requer confirmação por ressonância magnética ou tomografia computadorizada que mostre uma redução no volume do baço ≥ 35%
Resposta dos sintomas	Uma redução de ≥ 50% na pontuação do MPN-SAF
Doença progressiva	Surgimento de esplenomegalia palpável pelo menos 5 cm abaixo do LCM, OU Aumento ≥ 100% na distância palpável abaixo do LCM para uma esplenomegalia basal de 5-10 cm, OU Aumento de 50% na distância palpável abaixo do LCM para esplenomegalia basal > 10 cm, OU Transformação leucêmica confirmada por contagem de blastos na medula óssea ≥ 20%, OU Contagem de blastos no sangue periférico de ≥ 20% associado a uma contagem absoluta de blastos de ≥ 1 × 10^9/L que se mantém por pelo menos 2 semanas
Doença estável	Não se adequa a nenhuma das categorias de resposta acima

Tabela 21.19 (Cont.) Avaliação de Resposta às terapias na PMF segundo os critérios do IWG-MRT + ELN.	
Categoria de Resposta	**Critérios necessários (o benefício deve durar > 12 semanas para ser considerado como resposta)**
Recaída	Deixar de atender aos critérios de pelo menos um dos critérios após atingir remissão completa, remissão parcial ou resposta clínica Perda de resposta à anemia que persiste por pelo menos 1 mês, ou Perda de resposta esplênica persistindo por pelo menos 1 mês
Remissão citogenética	Pelo menos 10 metáfases devem ser analisadas para avaliação da resposta citogenética e requerem confirmação por testes repetidos dentro de uma janela de 6 meses Remissão Completa (RC): erradicação de uma anormalidade preexistente Remissão Parcial (RP): ≥ 50% de redução nas metáfases anormais (RP aplica-se apenas a pacientes com pelo menos 10 metáfases anormais no início)
Remissão molecular	A avaliação da resposta molecular deve ser analisada em granulócitos do sangue periférico e requer confirmação por repetição do teste dentro de uma janela de 6 meses RC: erradicação de uma anormalidade preexistente RP: redução de > 50% na carga alélica (a resposta parcial se aplica apenas a pacientes com pelo menos 20% de carga alélica mutante basal)
Recidiva citogenética/ molecular	Reaparecimento de uma anormalidade citogenética ou molecular preexistente, confirmada por testes repetidos

A dependência da transfusão antes da entrada no estudo é definida como transfusões de pelo menos 6 unidades de concentrado de hemácias (PRBC), nas 12 semanas anteriores ao estudo, para um nível de hemoglobina < 85 g/L, na ausência de sangramento ou anemia induzida pelo tratamento. Além disso, o episódio transfusional mais recente
deve ter ocorrido nos 28 dias anteriores à entrada no estudo. A resposta em pacientes dependentes de transfusão requer a ausência de transfusões de PRBC durante qualquer intervalo consecutivo de 12 semanas durante a fase de tratamento, limitado por um nível de hemoglobina de ≥ 85 g/L.
As respostas do baço ou do fígado devem ser confirmadas por estudos de imagem, nos quais é necessária uma redução ≥ 35% no volume do baço, avaliado por ressonância magnética ou tomografia computadorizada. Além disso, uma redução de volume ≥ 35% no baço ou no fígado, por RM ou TC, constitui uma resposta, independentemente do que for relatado no exame físico.
A autoavaliação de sintomas pelo questionário MPN-SAF (ver capítulo de PV) compõe a pontuação total dos sintomas.
PMF, mielofibrose primária; UNL, limite superior da normalidade; EMH: hematopoiese extramedular; LCM, margem costal esquerda; RM, ressonância magnética; TC, tomografia computadorizada; Hb, hemoglobina.

Fonte: Annals of Oncology 26 (Supplement 5): v85–v99, 2015

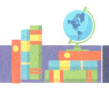

BIBLIOGRAFIA CONSULTADA

1. Annals of Oncology 26 (Supplement 5): v85–v99, 2015. Philadelphia chromosome-negative chronic myeloproliferative neoplasms: ESMO Clinical Practice Guidelines for diagnosis, treatment and follow-up. A. M. Vannucchi, T. Barbui, F. Cervantes, C. Harrison, J.-J. Kiladjian, N. Kröger, J. Thiele & C. Buske, on behalf of the ESMO Guidelines Committee.

2. Baccarani M, Deininger M, Rosti G, et al. European LeukemiaNet recomendations for the management of chronic myeloid leukemia:2013. Blood. 122:872-884.

3. Barosi G, Mesa RA, Thiele J, Cervantes F, Campbell PJ, Verstovsek S, et al. Proposed criteria for the diagnosis of post-polycythemia vera and post essential thrombocythemia myelofibrosis: a consensus statement from the International Working Group for Myelofibrosis Research and Treatment. Leukemia. 2008;22:437-8.

4. Barosi G, Mesa R, Finazzi G, Harrison C, Kiladjian J, Lengfelder E, McMullin MF, Passamonti F, Vannucchi AM, Besses C, Gisslinger H, Samuelsson J, Verstovsek S, Hoffman R, Pardanani A, Cervantes

F, Tefferi A, Barbui T. Revised response criteria for polycythemia vera and essential thrombocythemia: an ELN and IWG-MRT consensus project. Blood. 2013;121:4778-4781.

5. Bennour A, *et al*. Chronic myeloid leukemia: relevance of cytogenetic and molecular assays. Crit Rev Oncol Hematol. 2016;97:263-274.

6. Cervantes F, Vannucchi AM, Kiladjian JJ, *et al*. Three-year efficacy, safety, and survival findings from COMFORT-II, a phase 3 study comparing ruxolitinib with best available therapy for myelofibrosis. Blood. 2013;122:4047-4053.

7. Deininger MW. NCCN guidelines. Chronic Myelocytic Leukemia. 2020. Vol. 1. Available from: https://www.nccn.org/professionals/physician_gls/pdf/cml.pdf

8. DIPSS = Dynamic International Prognostic Scoring System (DIPSS) predicts progression to acute myeloid leukemia in primary myelofibrosis., Francisco Cervantes, Alessandro Maria Vannucchi, Enrica Morra, Elisa Rumi, Mario Cazzola and Ayalew Tefferi. Blood 2010 116:2857-2858.

9. DIPSS-plus = DIPSS-Plus: A Refined Dynamic International Prognostic Scoring System (DIPSS) for Primary Myelofibrosis That Incorporates Karyotype, Platelet Count and Transfusion Status. Naseema Gangat, Domenica Caramazza, Rakhee Vaidya, Geeta George, Kebede Begna, Susan Schwager, Daniel L. Van Dyke, Curtis Hanson, Wenting Wu, Animesh Pardanani, Francisco Cervantes, Francesco Passamonti and Ayalew Tefferi. Blood 2010 116:4104

10. Emanuel RM, et al. Myeloproliferative Neoplasm (MPN) Symptom Assessment Form Total Symptom Score: Prospective International Assessment of an Abbreviated Symptom Burden Scoring System Among Patients With MPNs. J Clin Oncol. 2012;30:4098-4103.

11. Haider M, Gangat N, Lasho T, Hussein AK, Elala YC, Hanson C, Tefferi A. Validation of the revised international prognostic score of thrombosis for essential thrombocythemia (IPSET-thrombosis) in 585 Mayo clinic patients Am. J. Hematol. 2016;91:390-394.

12. Harrison C, Kiladjian JJ, Al-Ali HK, et al. JAK inhibition with ruxolitinib versus best available therapy for myelofibrosis. N Engl J Med. 2012;366:787-798.

13. Hernández-Boluda JC, Pereira A, Cervantes F, Gómez M, Arellano-Rodrigo E, Alvarez-Larrán A, Ferrer-Marín F, Kerguelen A, Márquez JA, Antelo ML, Besses C; Grupo Español de Enfermedades Mieloproliferativas Filadelfia Negativas (GEMFIN). Clinical evaluation of the European LeukemiaNet response criteria in patients with essential thrombocythemia treated with anagrelide. Ann Hematol. 2013 Jun;92(6):771-5.

14. Hoffman R. Hematology: basic principles and practice. Philadelphia: Elsevier Saunders; 2013.

15. IPSS = Mar 26;113(13):2895-901. New prognostic scoring system for primary myelofibrosis based on a study of the International Working Group for Myelofibrosis Research and Treatment. Cervantes F, Dupriez B, Pereira A, Passamonti F, Reilly JT, Morra E, Vannucchi AM, Mesa RA, Demory JL, Barosi G, Rumi E, Tefferi A.

16. Klampfl T, Gissilinger H, Harutyunyan AS, et al. Somatic mutations of calreticulin in myeloproliferative neoplasms. NEJM. 2013 Dec 19;369(25):2379-90.

17. Quintas-Cardama A, Kantarjian H, Manshouri T, Luthra R, Estrov Z, Pierce S, Richie MA, Borthakur G, Konopleva M, Cortes J, Verstovsek S. Pegylated interferon alfa-2a yields high rates of hematologic and molecular response in patients with advanced essential thrombocythemia and polycythemia vera. J Clin Oncol: Off J Am Soc Clin Oncol. 2009;27(32):5418-5424.

18. Rampal R, *et al*. Genomic and functional analysis of leukemic transformation of myeloproliferative neoplasms. Proc Natl Acad Sci USA. 2014;111:E5401-5410.

19. Reilly JT, McMullin MF, Beer PA, *et al*. Guideline for the diagnosis and management of myelofibrosis. Br J Haematol. 2012;158:453-471.

20. Samuelson B, Chai-Adisaksopha C, Garcia D. Anagrelide compared with hydroxyurea in essential thrombocythemia: a meta-analysis. J Thromb Thrombolysis. 2015 Nov;40(4):474-9.

21. Soverini S, Benedittis C, Mancini M, Martinelli G. Best Practices in Chronic Myeloid Leukemia Monitoring and Management. The Oncologist. 2016;21:626-633.

22. Swerdlow SH, Campo E, Harris NL, Jaffe ES, Pileri SA, Stein H, Thiele J. WHO classification of tumours of haematopoietic and lymphoid tissues 4th ed., rev. Genebra: World Health Organization; 2017.

23. Tefferi A, Lasho TL, Guglielmelli P, Finke CM, Rotunno G, Elala Y, Pacilli A, Hanson CA, Pancrazzi A, Ketterling RP, Mannarelli C, Barraco D, Fanelli T, Pardanani A, Gangat N, Vannucchi AM. Targeted deep sequencing in polycythemia vera and essential thrombocythemia. Blood Advances. 2016;1:21-30.

24. Thiele J, Kvasnicka HM, Facchetti F, Franco V, van der Walt J, Orazi A. European consensus on grading bone marrow fibrosis and assessment of cellularity. Haematologica. 2005 Aug;90(8):1128-32.

25. Turgeon ML. Clinical Hematology: theory and procedures. 6th ed. Netherlands: Wolters Kluwer; 2018.

26. Validation of the revised international prognostic score of thrombosis for essential thrombocythemia (IPSET-thrombosis) in 585 Mayo clinic patients Mahnur Haider, Naseema Gangat, Terra Lasho, Ahmed K. Abou Hussein, Yoseph C. Elala, Curtis Hanson and Ayalew Tefferi Am. J. Hematol. 91:390–394, 2016.

27. Vannucchi AM, Barbui T, Cervantes F, Harrison C, Kiladjian JJ, Kröger N, Thiele J, Buske C. Philadelphia chromosome-negative chronic myeloproliferative neoplasms: ESMO Clinical Practice Guidelines for diagnosis, treatment and follow-up. Ann Oncol. 2015;26(Supplement 5):v85-v99.

28. Verstovsek S, Mesa RA, Gotlib J, *et al.* A double-blind, placebo-controlled trial of ruxolitinib for myelofibrosis. N Engl J Med. 2012;366:799-807.

29. Wang W, *et al.* Risk stratification of chromosomal abnormalities in chronic myelogenous leukemia in the era of tyrosine kinase inhibitor therapy. Blood. 2016;127 (22):2742-2750.

30. Zaharieva MM, Amudov G, Konstantinov SM, Guenova ML (editors). Modern Therapy of Chronic Myeloid Leukemia, Leukemia. London: InTech; 2013.

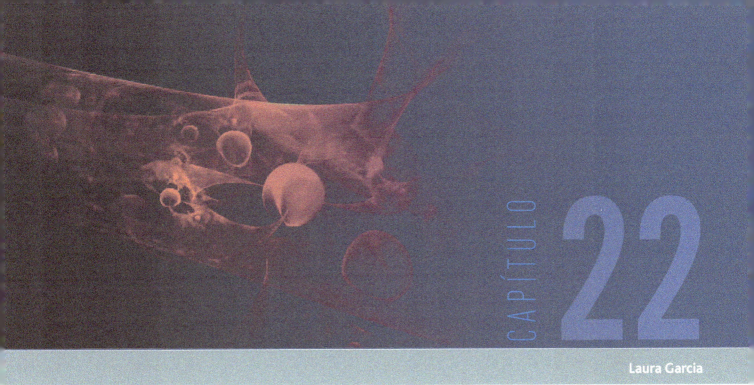

Neoplasias Mielodisplásicas

Laura Garcia

INTRODUÇÃO

As Neoplasias Mielodisplásicas (MDS, do inglês *myelodysplastic neoplasms*) são um complexo grupo de neoplasias hematológicas das células progenitoras hematopoiéticas que compartilham como características comuns a presença de citopenias e uma variável tendência para evoluir para leucemia mieloide aguda (LMA), sendo uma das malignidades hematológicas mais comuns em idosos, com uma mediana de apresentação de 70 anos e tendo 25% dos pacientes diagnosticados com mais de 80 anos.

CLASSIFICAÇÃO OMS 2016 E INVESTIGAÇÃO LABORATORIAL

Apesar da classificação anterior (OMS 2008) ser fundamentada na manifestação periférica da SMD, ou seja, nas citopenias presentes, a classificação da OMS 2016, fundamenta-se no padrão morfológico e citogenético da displasia, que muitas vezes pode não estar correlacionado com o tipo de citopenia evidente no sangue periférico. Utiliza-se o nome "Neoplasia Mielodisplásica", seguido do achado morfológico e dos modificadores apropriados, de forma a melhor caracterizar o quadro. Em 2022, uma revisão da classificação de 2016 incorporou os avanços no conhecimento genético e morfológico, atualizando as definições e os critérios diagnósticos.

As síndromes mistas, na qual existem componentes mieloproliferativos e mielodisplásicos, foram denominadas como grupo das Neoplasias Mielodisplásicas/Mieloproliferativas, incluindo a Leucemia Mielo Monocítica Crônica (LMMC), Neoplasia Mielodisplásica/Mieloproliferativa com Neutrofilia, Neoplasia Mielodisplásica/Mieloproliferativa com mutação SF3B1 e trombocitose e Neoplasia Mielodisplásica/mieloproliferativa não especificada.

As mutações de linhagem germinativa relacionadas com SMD são as neoplasias mieloides, em particular SMD e Leucemia Mieloide Aguda (LMA), que ocorrem em associação com mutações herdadas ou de novo da linhagem germinativa, caracterizadas por achados genéticos e clínicos específicos. Os quadros melhor descritos são aqueles que ocorrem no cenário de síndromes hereditárias que apresentam achados não hematológicos adicionais e frequentemente iniciam na infância, como as síndromes de insuficiência da medula óssea (incluindo a anemia de Fanconi) e os distúrbios dos telômeros (como na disqueratose congênita). No entanto, distúrbios autossômicos dominantes adicionais com predisposição para a MDS/LMA foram sendo identificados, e alguns pacientes com esses distúrbios abrem o quadro com uma neoplasia mieloide, enquanto outros apresentam uma síndrome clínica ou uma disfunção orgânica preexistente. Entre esses quadros se encontram a LMA com mutação germinativa de CEBPA e a MDS/LMA com mutações em RUNX1, que cursa com um distúrbio plaquetário familiar preexistente. À medida que as análises genéticas dos quadros de mielodisplasia vão avançando, o número deste tipo de alterações aumenta.

Existe uma nova entidade, denominada como "Hematopoiese Clonal de Potencial Indeterminado" (em inglês, "*CHIP*"), e que não faz parte do grupo das MDSs, por tratar-se de alterações genéticas clonais que não se manifestam de forma morfológica ou hematológica periférica como mielodisplasias. Além da CHIP clássica, definiu-se como citopenia clonal de significância indeterminada (CCUS) a CHIP detectada na presença de uma ou mais citopenias persistentes que não são explicadas por condições hematológicas ou não hematológicas e que não atendem aos critérios diagnósticos para neoplasias mieloides definidas.

Desta forma, podemos dizer que as que as neoplasias mielodisplásicas (MDS) são um grupo de doenças de células-tronco hematopoiéticas, clonais, caracterizadas por citopenia, displasia em uma ou mais das principais linhagens mieloides, hematopoiese ineficaz, anormalidades genéticas recorrentes e aumento do risco de desenvolver leucemia mieloide aguda (LMA), de modo que a presença de uma citopenia é essencial para o diagnóstico da patologia.

Os critérios para definir uma alteração do hemograma como citopenia, permitindo o diagnóstico de SMD, continuam sendo os utilizados no IPSS-R.

No entanto, o diagnóstico de MDS ainda pode ser feito em pacientes com graus mais leves de anemia (hemoglobina < 13 g/dL em homens ou < 12 g/dL em mulheres) ou trombocitopenia (plaquetas < 150 × 109/L) se pelo menos uma alteração morfológica definitiva e/ou achados citogenéticos característicos estão presentes (Tabela 22.1 e 22.2).

Tabela 22.1 Critérios para definir uma alteração do hemograma como citopenia, de acordo com o IPSS-R

Citopenia	Parâmetro e Valor Mínimo
Anemia	Hemoglobina < 10 g/dL
Neutropenia	Neutrófilos totais < 1.800/mm³
Plaquetopenia	Plaquetas < 100.000/mm³

Fonte: Blood. 2012; 120(12):2454-2465.

Tabela 22.2 Classificação OMS 2022 das Síndromes Mielodisplásicas de acordo com os achados morfológicos, citogenéticos e mutações.

	Blastos	Citogenética	Mutações
MDS com anomalias genéticas definidas			
■ MDS com poucos blastos e deleção 5q isolada (MDS-5q)	<5% MO e <2% SP	5q deletion alone, or with 1 other abnormality other than monosomy 7 or 7q deletion	
■ MDS com poucos blastos e mutação *SF3B1*ª (MDS-*SF3B1*)		Absence of 5q deletion, monosomy 7, or complex karyotype	SF3B1
■ MDS com inativação bi-alélica *TP53* (MDS-bi*TP53*)	<20% na MO e no SP	Geralmente complexo	Duas ou mais mutações do TP53, ou uma mutação com evidência de perda numérica de TP53 ou cnLOH
MDS definida morfologicamente			
■ MDS com poucos blastos (MDS-LB)	<5% na MO e <2% no SP		
■ MDS hipoplásica (MDS-h)			

CAPÍTULO 22

Neoplasias Mielodisplásicas 257

Tabela 22.2 (Cont.) Classificação OMS 2022 das Síndromes Mielodisplásicas de acordo com os achados morfológicos, citogenéticos e mutações.

	Blastos	Citogenética	Mutações
MDS definida morfologicamente			
■ MDS com blastos aumentados (MDS-IB)			
■ MDS-IB1	5-9% na MO ou 2-4% no SP		
■ MDS-IB2	10-19% na MO ou 5-19% no SP ou bastonetes de Auer+		
■ MDS com fibrose (MDS-f)	5-19% na MO ou 2-19% no SP		

[a]A detecção de ≥15% de sideroblastos em anel pode substituir a pesquisa da mutação SF3B1. Terminologia aceitável: MDS com poucos blastos e sideroblastos em anel.

[b]Por definição, ≤25% de celularidade na medulla óssea, ajustada de acordo com a idade.

MO: medula óssea, SP sangue periférico, cnLOH perda de heterozigosidade do tipo copy neutral

Fonte: Joseph D. Khoury *et al.* The 5th edition of the World Health Organization Classification of Haematolymphoid Tumours: Myeloid and Histiocytic/Dendritic Neoplasms Leukemia (2022) 36:1703–1719.

Cariótipo complexo (3 ou mais alterações) (Tabela 22.3).

- -7/del(7q)
- del(5q)/t(5q)
- i(17q)/t(17p)
- -13/(del13q)
- del(11q)
- del(12p)/t(12p)
- idic(X)(q13)

- t(11;16)
- t(3;21)
- t(1;3)
- t(2;11)
- t(5;12)
- t(5;17)
- t(5;10)
- t(3;5)

Tabela 22.3 Neoplasias Mielodisplásicas/Mieloproliferativas: critérios diagnósticos.

Patologia	Critérios Diagnósticos
MDS/NMP com Sideroblastos em Anel e Trombocitose	■ Anemia + Displasia eritroide com ou sem displasia de outras linhagens, > ou = 15% sideroblastos em anel (mesmo se SF3B1 mutado), < 1% blastos no SP e < 5% blastos na MO ■ Trombocitose persistente com Plaquetas > ou = 450.000/mm3 ■ Presença da mutação SF3B1 ou, se negativa, ausência de antecedentes de uso de fatores de crescimento ou substâncias citotóxicas que expliquem as alterações. (SF3B1 associada a JAK2 V167F, CALR ou MPL é altamente sugestiva desta patologia) ■ Ausência do gene de fusão BCR-ABL e dos rearranjos PDGFRA, PDGFRB ou FGFR1; ou PCM1-JAK2; (3;3)(q21;q26), inv(3)(q21;q26) ou del(5q) ■ Ausência de NMP ou SMD prévia
Leucemia Mielo Monocítica Crônica	**Pré requisitos:** 1. Monocitose em sangue periférico persistente, absoluta (≥0,5 × 109/ L) e relativa(≥10%) 2. <20% de blastos no sangue periférico e na medula óssea[a] 3. Não preencher critérios para leucemia mielóide crônica ou outras neoplasias linfoproliferativas[b] 4. Não preencher critérios para neoplasias mielóides/linfoides com fusões da tirosino quinase[c]

Tabela 22.3 (Cont.) Neoplasias Mielodisplásicas/Mieloproliferativas: critérios diagnósticos.

Patologia	Critérios Diagnósticos
	Critérios de apoio: 1. Displasia envolvendo ≥1 linhagens mieloides[d] 2. Anomalias citogenéticas ou moleculares clonais 3. Divisão anormal dos subtipos de monócitos no sangue periférico[e] **Requisitos para diagnóstico:** ■ Os critérios de pré requisitos devem estar presentes em todos os casos ■ Se a monocitose é ≥ 1× 109/ L, um ou mais pré requisitos devem ser atendidos ■ Se a monocitose é ≥ 0,5 e <1 × 109/ L, os critérios de apoio 1 e 2 devem ser atendidos **Critérios para subtipos:** ■ LMMC mielodisplásica (MD-LMMC): Leucócitos < 13 × 109/L ■ LMMC mieloproliferativa (MP-LMMC): Leucócitos ≥ 13 × 109/L **Critérios para subgrupos (baseado nos percentuais de blastos e promonócitos)** LMMC-1: <5% no sangue periférico e <10% na medula óssea LMMC-2: 5-19% no sangue periférico e 10-19% na medula óssea
MDS/NMP com neutrofilia	■ Leucocitose às custas de neutrófilos no SP incluindo pelo menos 10% de precursores mieloides ■ Disgranulopoiese ■ Basófilos < 2% ■ Monócitos < 10% ■ MO hipercelular com proliferação granulocítica e displasia granulocítica, independente da presença de displasia das outras séries ■ < 20% blastos no SP/MO ■ Ausência do gene de fusão BCR-ABL e dos rearranjos PDGFRA, PDGFRB ou FGFR1; ou PCM1-JAK2 ■ Não atende critérios para LMC BCR-ABL positiva, Mielofibrose, Policitemia Vera ou Trombocitemia Essencial
MDS/NMP inclassificável	■ Não atende nenhum dos critérios acima e compartilha achados de displasia e mieloproliferação

[a] Blastos e equivalentes aos blastos incluem mieloblastos, monoblastos e promonócitos.
[b] As neoplasias mieloproliferativas (NMP) podem estar associadas à monocitose na apresentação ou durante o curso da doença; tais casos podem imitar LMMC. Nesses casos, um histórico documentado de NMP exclui a LMMC. A presença de características de NPM na medula óssea e/ou alta carga de mutações associadas a NMP (JAK2, CALR ou MPL) tende a apoiara NMP com monocitose em vez de LMMC.
[c] Os critérios para neoplasias mieloides/linfoides com fusões de tirosina quinase devem ser especificamente excluídos em casos de eosinofilia.
[d] A displasia morfológica deve estar presente em ≥10% das células de uma linhagem hematopoiética na medula óssea.
[e] Com base na detecção de monócitos clássicos aumentados (>94%) na ausência de doenças autoimunes ativas conhecidas e/ou síndromes inflamatórias sistêmicas.
Fonte: Joseph D. Khoury et al. 2022).[16]

Investigação laboratorial

Pesquisa inicial

Deve incluir: Hemograma completo com avaliação da morfologia do sangue periférico, Reticulócitos, Ferro, Ferritina, Saturação da Transferrina, Dosagem da Vitamina B12, Dosagem de Ácido Fólico, Cobre, Zinco, Eritropoetina sérica, Sorologias para Hepatites B e C e HIV, T4Livre, TSH, DHL, Mielograma, Ferro Medular, Biópsia de Medula Óssea, Cariótipo com bandas da Medula Óssea (Citogenética Convencional).

A avaliação morfológica no sangue periférico e na medula óssea é o primeiro passo para a definição diagnóstica. Entre as alterações celulares mais frequentes encontramos:

■ Série Granuocítica: Neutrófilos hipo ou agranulares, formas hipolobuladas (Pseudo Pelguer-Hüet), assincronia maturativa, aumento da contagem de blastos.

■ Série Megacariocítica: Micromegacariócitos, Megacariócitos hipolobulados, Megacariócitos bi ou multinucleados.

■ Série Eritrocítica: Pontes internucleares, Eritroblastos multinucleados, Eritroblastos com assincronia de maturação, Sideroblastos em anel, cariorrexis, alterações megaloblastoides.

A aplicação da Citometria de Fluxo na investigação das MDSs ainda está limitada à confirmação de alterações de maturação ou expressões anômalas de marcadores em precursores hematopoiéticos ou em formas maduras. Trata-se de um método de suporte quando a morfologia e a citogenética não forem suficientes para determinar o diagnóstico de MDS e não se apresenta como ferramenta para conclusão diagnóstica na patologia.

A investigação citogenética de alterações específicas (como, por exemplo, a del5q-) por FISH é aplicável quando não forem obtidas pelo menos 20 metáfases pelo cariótipo convencional ou para ampliar a pesquisa de anomalias cromossômicas específicas em pacientes com cariótipo normal.

A análise por outros métodos de biologia molecular para pesquisa de mutações específicas (PCR, sequenciamento) deve ser aplicada a situações clínicas especiais, de acordo com a suspeita diagnóstica pela morfologia (ver classificação).

Sabidamente a MDS se caracteriza pela presença de mutações em mais de 40 genes diferentes e há interações complexas entre eles, levando a uma extensa diversificação subclonal e determinando o prognóstico. As chamadas *driver mutations* tipicamente afetam genes envolvidos no processamento ou *splicing* do RNA e ditam a evolução da doença para distintos fenótipos, sendo que o acúmulo progressivo de mutações *driver* é acompanhado de piora prognóstica.

Apesar da importância prognóstica do conhecimento dos oncogenes presentes por meio de investigação das mutações na MDS, a aplicação prática ainda está limitada à detecção de anomalias específicas (como, por exemplo, o SF3B1 na previamente conhecida como SMD com sideroblastos em anel, hoje MDS com poucos blastos e mutação SF3B1 e a SRSF2 que ocorre em 40% dos casos de LMMC) e como ferramenta importante para definir a indicação precoce de Transplante Alogênico de Medula Óssea em pacientes de aparente risco intermediário ou baixo pela citogenética convencional

A mutações que de forma mais frequente estão associadas a pior prognóstico de forma independente são: DNMT3A (na ausência de SF3B1); ASXL1; EZH2; SRSF2; U2AF1; ZRSR2; TP53; STAG2; NRAS; RUNX1; ETV6; IDH1; IDH2; SETBP1; e BCOR.

A tipagem HLA-DR15 pode ser de ajuda para determinar se há benefício do uso de terapêutica imunossupressora com timoglobulina ou ciclosporina, já que indivíduos com essa alteração podem apresentar quadros de fundo autoimune.

A investigação por citometria de fluxo da presença de clone de Hemoglobinúria Paroxística Noturna ao diagnóstico pode auxiliar no manejo clínico, além de permitir uma forma de acompanhamento desse clone específico.

Acompanhamento

Em pacientes de riso intermediário ou baixo sem tratamento específico ou mesmo em uso de fatores de crescimento sugere-se seguimento periódico com Hemograma, Reticulócitos, DHL, Ferro, Ferritina, Saturação de Transferrina, Vitamina B12, além de Mielograma e Cariótipo de Medula Óssea semestral.

A eritropoiese ineficaz, associada às múltiplas transfusões de concentrados de hemácias, favorece o aumento de depósitos de ferro, induzindo à hemocromatose secundária e podendo levar às alterações orgânicas características desse quadro. O monitoramento de ferro, ferritina e saturação da transferrina é essencial para o início precoce da terapia de quelação de ferro, quando indicada.

Após o início da terapêutica com agentes hipometilantes ou quimioterapia, o seguimento deverá ser feito de acordo com o protocolo escolhido, considerando a potencial piora de citopenias, o risco de infecções oportunísticas e o risco de segundas neoplasias.

ESTRATIFICAÇÃO DE RISCO

Sendo um grupo heterogêneo de doenças, as SMDs mostram grande variabilidade prognóstica, tanto em termos de sobrevida global quanto de risco de progressão para LMA. Isto, ligado à idade avançada da maioria dos pacientes, à presença frequente de comorbidades significativas e à alta taxa de morbidade e mortalidade das alternativas terapêuticas com potencial de cura, torna difícil a seleção do tratamento em um paciente concreto.

Desde a sua criação em 1997, o IPSS foi empregado universalmente no diário de prática clínica, mas infelizmente está desatualizado e apresenta graves deficiências. O índice de previsão com base na classificação da OMS (WPSS) trouxe novos conceitos, tais como a importância da necessidade de transfusão, porém não foi universalmente adotado. O conhecimento de novos fatores da doença com peso prognóstico levou à criação do IPSS revisado, ou IPSS-R, que vem sendo mais amplamente utilizado (Tabela 22.4 e 22.5).

TERAPIA DE SUPORTE

As maiores causas de morbimortalidade nas SMDs estão relacionadas às citopenias e suas repercussões orgânicas, como a anemia, as infecções e os episódios hemorrágicos. Em pacientes idosos e com comorbidades, quadros de MDS de risco intermediário ou baixo quanto à progressão para LMA podem ser fatais se não houver controle das citopenias.

A sobrecarga orgânica de Ferro, secundária à hematopoiese ineficaz e à terapia transfusional também apresenta impacto grave em relação à sobrevida e ao desenvolvimento de comorbidades.

Controle da anemia

A anemia apresenta impacto funcional significativo sobre os pacientes com MDS, particularmente nos idosos, em que a redução do aporte de oxigênio miocárdico está as-

IPSS-R

Tabela 22.4 Valores prognósticos da pontuação IPSS-R.

Variável	Pontuação						
	0	0,5	1	1,5	2	3	4
Citogenética*	Muito bom	—	Bom	—	Intermediário	Pobre	Muito pobre
Blastos na MO	< ou = 2	—	> 2 e < 5	—	5-10	> 10	—
Hb(g/dL)	> ou = 10	—	8 a < 10	< 8	—	—	—
Plaquetas	> ou = 100.000	> 50.000 e < 100.000	< 50.000	—	—	—	—
Neutrófilos	> ou = 800	< 800	—	—	—	—	—

* Muito bom: del(11q), -Y • Bom: normal, del(20q), del(5q), del(12p), só ou em dupla • Intermediário: +8, 7q-, i(17q), +19, +21, ou qualquer outra isolada ou não, e clones independentes • Pobre: der(3)q21/q26,-7, duplas incluindo 7q-, complexo (com 3 anomalias) • Muito pobre: complexo (com > 3 anomalias).
Fonte: Greenberg, Tuechler, Schanz *et al.*, 2012.[3]

Tabela 22.5 Categorias de Risco Prognóstico pelo IPSS-R.

Categoria	Escore	Sobrevida média em anos na ausência de tratamento	Progressão 25% para LMA em anos na ausência de tratamento
Muito baixo risco	< ou = 1,5	8,8	Não alcançado
Baixo risco	> 1,5 e < ou = 3,0	5,3	10,8
Risco intermediários	> 3,0 e < ou = 4,5	3,0	3,2
Alto risco	> 4,5 e < ou = 6,0	1,6	1,4
Muito alto risco	> 6,0	0,8	0,7

Fonte: Greenberg, Tuechler, Schanz *et al.*, 2012.[3]

sociada ao desenvolvimento de insuficiência cardíaca e redução da sobrevida, além da perda de desempenho global.

Suporte transfusional

O suporte transfusional com concentrado de hemácias deve ser feito para evitar as manifestações de hipóxia tissular, melhorar a reserva funcional e a qualidade de vida, suprimir na medida do possível a eritropiese ineficaz e reduzir o estímulo de absorção intestinal de ferro e diminuir a mortalidade de origem cardíaca.

O alvo terapêutico transfusional está relacionado com nível e sintomatologia, estando inicialmente recomendada a administração de concentrado de hemácias se a hemoglobina cair abaixo de 7,0 g/dL com ou sem sintomatologia, e caso a hemoglobina esteja entre 8 e 10 g/dL apenas se houver sintomas relacionados à ane-

mia. Em pacientes com níveis de hemoglobina acima de 10 g/dL, a princípio não estaria indicada a transfusão.

Os hemocomponentes devem ser leucodepletados para evitar a infecção por Citomegalovírus (a irradiação está indicada apenas em vigência de quimioterapia, em potenciais candidatos a TMO Alogênico e em caso de doadores de sangue aparentados) e preferencialmente fenotipados, para evitar a aloimunização.

Eritropoetina

A dosagem basal de Eritropietina sérica abaixo de 500 mU/mL, na presença de anemia (Hb < 10 g/dL ou anemia sintomática), permite a suplementação de Eritropoetina para estímulo e tentativa de correção dessa citopenia. O alvo terapêutico pretende manter os níveis de Hemoglobina entre 10 e 12 g/dL.

O início precoce do uso da Eritropoetina antes que a primeira transfusão de concentrado de hemácias seja necessária está relacionado com aumento da resposta à esta terapêutica.

Apesar de esperar-se uma melhor resposta ao uso de fatores de crescimento nos pacientes com MDS de risco baixo e intermediário, a terapia de suporte está indicada como adicional ao tratamento em todos os casos em que for obtido benefício.

Em relação à MDS com del(5q) isolada, está comprovada a eficácia da Lenalidomida no controle da anemia desses pacientes e da baixa resposta dos mesmo ao uso da Eritropoetina.

O Luspatercept, uma proteína de fusão recombinante que leva à maturação eritroblástica, demosntrou eficácia no tratamento da anemia com sideroblastos em anel em indivíduos de baixo risco. Sua aplicação na prática clínica ainda depende de estudos adicionais, já em andamento (Figura 22.1).

Manejo da trombocitopenia

Contagens de plaquetas inferiores a 10.000/mm^3 são indicativas de transfusão profilática com concentrado de plaquetas, assim como contagens abaixo de 100.000/mm^3 com sangramento ativo. Contagens entre 10 e 20.000/mm^3 em pacientes com risco clínico de

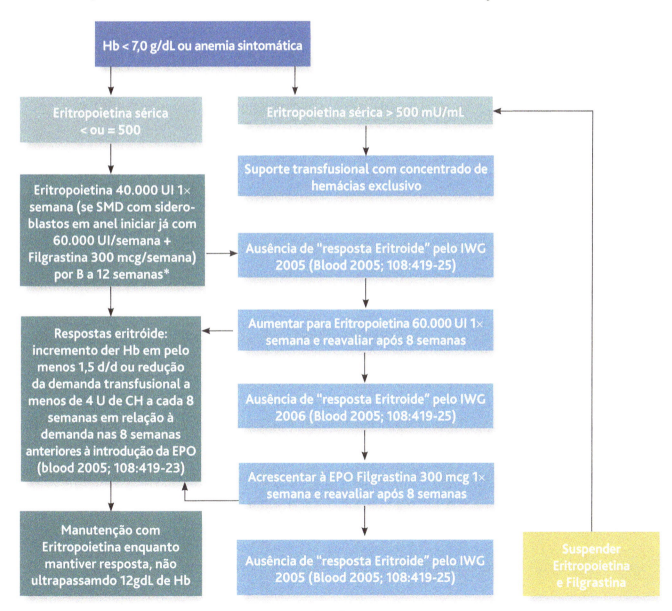

Figura 22.1 Fluxograma para utilização de Eritropoetina (EPO) em SMD

(***) Caso Ferritina < 100 e/ou Saturação da Transferrina < 20%, realizar suplementação de Ferro associada. Se Insuficiência Renal Crônica, usar 50% da dose de EPO.
Fonte: Fenaux P. et al. New Engl J Medicine 382; 140-151; 2020

sangramento ou anemia grave associada serão indicativas de transfusão.

Em pacientes com MDS de baixo risco e presença de sangramentos graves frequentes, com dependência transfusional sem resposta ao uso de agentes hipometilantes e em pacientes aloimunizados, refratários à transfusão de concentrado de plaquetas, estudos de fase II sugerem haver benefício com o uso de Romiplostin ou Eltrombopag, porém também indicam cautela pelo incremento nas contagens de blastos evidenciadas com estas terapias.

Para pacientes com sangramentos frequentes e sem risco trombótico associado, podem ser utilizados agentes anti fibrinolíticos, como Ácido Aminocaproico ou Ácido Trenexâmico por via oral.

Manejo da neutropenia

Não existe benefício clínico no uso de Filgrastina ou de antibioticoterapia profilática de rotina em portadores de MDS com neutropenia, exceto quando se deva a toxicidade medular pelo tratamento com agentes hipometilantes ou quimioterápicos.

O suporte clínico e a antibioticoterapia de amplo espectro estão indicados frente a quadros de neutropenia febril, de acordo com os protocolos das instituições.

Sobrecarga de ferro

Tanto a hematopoiese ineficaz como as múltiplas transfusões estão diretamente relacionadas à sobrecarga de Ferro na MDS, levando a lesão de órgãos–alvo, redução da sobrevida global e aumentando o índice de eventos adversos em pacientes submetidos a transplante alogênico de medula óssea.

Dessa forma, está indicado o uso de quelação de ferro em pacientes com níveis séricos de Ferritina acima de 1500 ng/mL com Saturação da Transferrina acima de 60% ou se a concentração de ferro à ressonância magnética hepática for > 7 mg/g.

Pode-se optar de Deferoxamina injetável, a Deferiprona ou o Deferasirox orais, com alvo terapêutico de Ferritina < 1000 ng/mL e Ferro hepático < 5 mg/g. Caso a Ferritina caia abaixo de 500, a terapia quelante poderá ser reduzida ou suspensa temporariamente.

AGENTES HIPOMETILANTES E QUIMIOTERAPIA NO TRATAMENTO DA MDS

Entre as alterações fisiopatogênicas mais relevantes das Síndromes Mielodisplásicas estão as epigenéticas, como a hipermetilação. Esse processo, em algumas áreas do genoma, denominadas ilhas "CpG" explica as alterações transcricionais e a haploinsuficiência genômica. Os genes supressores de tumor são frequentemente hipermetilados na SMD, sendo esta hipermetilação um processo reversível e modificável com a medicação.

Existem 2 drogas aprovadas para a terapia hipometilante: a Azacitidina (5-azacitidina, AZA) e a decitabina (5-aza-2'-desoxicititidina, DAC) que são incorporadas ao DNA, substituindo a citosina e formando ligações irreversíveis com a enzima DNA-metil-transferase (DNMT). Esta última enzima será esgotada e, como consequência, o DNA recém-sintetizado será menos metilado e reexpresso.

A AZA e a DAC são medicamentos hipometilantes indicados para o tratamento de pacientes com SMD de alto risco, porém, seu uso em MDS de baixo risco pode ser justificado por várias razões, como o fato dos métodos de estratificação de risco não considerarem os novos marcadores moleculares, que os fatores associados a uma resposta pior em pacientes com MDS de alto risco (tratamento prévio com citarabina em baixa dose, presença de mais de 15% de blastos e cariótipo anormal) são menos frequentes na MDS de baixo risco e a presença de dados disponíveis que sugerem que as respostas em pacientes com MDS de baixo risco são pelo menos iguais (se não maiores) do que as observadas em pacientes de alto risco.

A AZA e a DAC são consideradas como similares do ponto de vista terapêutico, apesar que o aumento de sobrevida visto em pacientes de alto risco tratados com AZA em relação aos controles em um estudo de fase III suporta o uso preferencial de Aza até que mais dados estejam disponíveis.

A falta de resposta hematológica ou a falha em alcançar respostas completa ou parcial, além da franca progressão para leucemia aguda são indicativos de falha de resposta. Contudo, é essencial alcançar pelo menos 4 ciclos para a DAC ou 6 ciclos para a AZA para avaliar a resposta, já que a ação destas medicações é lenta. Vale relembrar que a toxicidade medular induzida pelos hipometilantes pode ser causa de dificuldade na avaliação da resposta hematológica, fazendo necessária uma análise cuidadosa antes de modificar ou suspender a terapia.

O uso de quimioterapia citorredutora em baixa dose com citarabina não tem demonstrado eficácia em termos de resposta global. Já a aplicação de terapia citorredutora em altas doses está indicada apenas como "ponte" para o transplante de medula óssea alogênico. Não foi evidenciada superioridade do uso de nenhum esquema quimioterápico em alta dose no tratamento das SMDs de alto risco.

TRANSPLANTE ALOGÊNICO DE MEDULA ÓSSEA NA MDS

O Transplante de Medula Óssea Alogênico (TMOAlo) é considerado a única modalidade terapêutica curativa na MDS, e está indicado não apenas nos quadros de alto risco, mas também em outras estratificações mais baixas em relação ao risco, porém relacionadas a citopenias refratárias ou à presença de alterações genéticas relacionadas com mau prognóstico e não contempladas pelo IPSS-R.

A opção da fonte de células tronco hematopoiéticas (de doador relacionado, não relacionado, HLA-idêntico ou haploidêntico etc.) pode variar segundo a disponibilidade, o peso do receptor (particularmente em relação a células de cordão umbilical) e o tipo de procedimento realizado na instituição de referência.

A terapia de condicionamento também dependerá das condições do doador, podendo ser feita com esquemas de impacto reduzido, dose plena ou uso de ponte com hipometilantes. Não há justificativa para a demora em realizar o TMOAlo devido a uma resposta positiva à terapia prévia quando houver doador disponível.

Em caso de recidiva pós TMOAlo, um segundo transplante ou o uso de infusão de linfócitos do doador podem ser alternativas a serem consideradas.

TRATAMENTO DA SÍNDROMES MIELODISPLÁSICAS DE BAIXO RISCO

No caso das MDSs de baixo risco, o primeiro alvo terapêutico é o controle das citopenias, pois há menor possibilidade de progressão rápida para LMA, como ocorre em indivíduos com características de risco mais elevado. A indicação de agentes hipometilantes dependerá da resposta à terapia instituída, da evolução clínica e laboratorial e do surgimento de citopenias refratárias (Figura 22.2)

TRATAMENTO DA NEOPLASIAS MIELODISPLÁSICAS DE RISCO INTERMEDIÁRIO OU ALTO

Nestes pacientes, além do controle das citopenias é fundamental a modificação da história natural da doença, aumentando a sobrevida global e retardando a progressão para LMA (Figura 22.3).

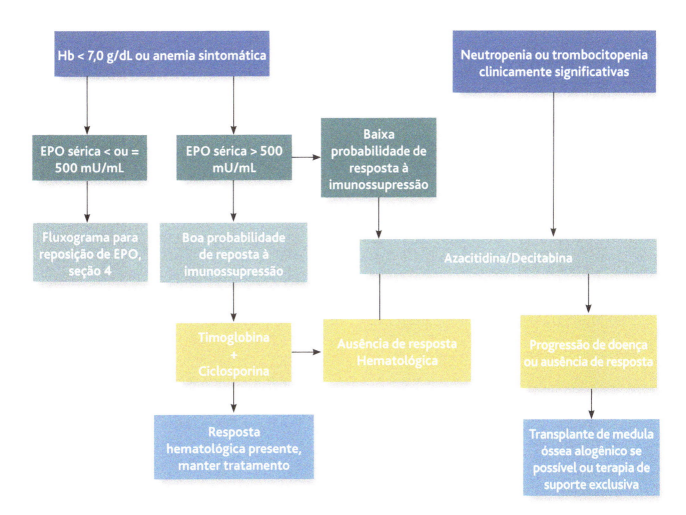

Figura 22.2 Fluxograma para tratamento das SMDs de Baixo Risco
Fonte: (Cancer 2010; 116: 1485-1494).

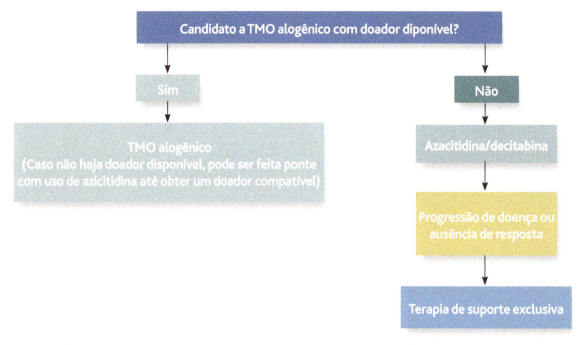

Figura 22.3 Fluxograma para tratamento das MDSs de Risco Intermediário ou Alto.
Fonte: Fenaux P, *et al.* New Engl J Medicine 382; 140-151; 2020.

AVALIAÇÃO DE RESPOSTA AO TRATAMENTO EM NEOPLASIAS MIELODISPLÁSICAS

Para avaliar a resposta ao tratamento específico para a doença utilizaremos os critérios do grupo internacional cooperativo (IWG), fundamentada em parâmetros que demonstraram alterar a história natural das SMDs (Tabela 22.6).

Tabela 22.6 Critérios de resposta ao tratamento das MDSs.	
Categoria	Critério de Resposta (deve durar pelo menos 4 semanas)
Remissão Completa (RC)	MO: < ou = 5% mieloblastos com todas as linhagens celulares normomaturativas, porém pode haver displasia persistente SP: Hb > ou = 11 g/dL 　　Plaquetas > ou = 100.000/mm^3 　　Neutrófilos > ou = 1000/mm^3 　　Blastos = 0
Remissão Parcial (RP)	Todos os critérios para RC se alterados antes do tratamento, exceto: Blastos MO: redução de mais de 50% em relação ao pré-tratamento, mas ainda > 5% Celularidade e morfologia não são relevantes
Remissão Completa Medular (RCM)	Blastos MO: redução de mais de 50% em relação ao pré-tratamento, mas ainda > 5% SP: Se houver Melhora Hematológica será notada junto com a RC Medular
Doença Estável	Falha em alcançar pelo menos RP, mas ausência de progressão por mais de 8 semanas
Falha	Morte durante o tratamento ou Progressão de Doença (piora das citopenias, aumento dos blastos na MO, progressão para forma mais grave da doença em relação ao pré-tratamento)
Recidiva após RC ou RP	Pelo menos 1 dos critérios abaixo: Retorno ao percentual de blastos pré-tratamento Redução em 50% dos níveis máximos de resposta em granulócitos ou plaquetas Redução Hb em mais de 1,5 g/dL ou dependência transfusional

Tabela 22.6 (Cont.) Critérios de resposta ao tratamento das MDSs.	
Categoria	**Critério de Resposta (deve durar pelo menos 4 semanas)**
Resposta Citogenética	Completa: Desaparecimento das anomalias cromossômicas sem aparecimento de novas
	Parcial: Redução das anomalias cromossômicas em pelo menos 50%
Progressão de Doença (PD)	Blastos na MO:
	Para pacientes com < 5% blastos na MO, aumento em 50% do total de blastos a um valor acima de 5%
	Para pacientes com 5-10% blastos na MO, aumento em 50% do total de blastos a um valor acima de 10%
	Para pacientes com 10-20% blastos na MO, aumento em 50% do total de blastos a um valor acima de 20%
	Para pacientes com 20-30% blastos na MO, aumento em 50% do total de blastos a um valor acima de 30%
	Sangue Periférico:
	Redução em 50% dos níveis máximos de resposta em granulócitos ou plaquetas
	Redução de Hb em mais de 2 g/dL
	Dependência Transfusional
Melhora Hematológica (MH)	Eritroide (Se Hb < 11 pré-tratamento)
	Aumento Hb > ou = 1,5 g/dL
	Redução significativa do número de unidades de concentrado de hemácias transfundidas para até 4 unidades a cada 8 semanas, comparado com o número das 8 semanas pré-tratamento
	Plaquetária (se < 100.000/mm^3 pré-tratamento)
	Aumento absoluto > ou= 30.000 para pacientes com > 20.000 pré-tratamento
	Aumento de < 20.000 para > 20.000 e pelo menos sendo 100% (de 15.000 para 30.000, por exemplo)
	Neutrófilos (se < 1.000/mm^3 pré-tratamento)
	Aumento de 500/mm^3 sendo pelo menos 100% (de 600 para 1200, por exemplo)
Recidiva após MH	Pelo menos 1 dos critérios abaixo:
	Dependência transfusional
	Redução em 50% dos níveis máximos de resposta em granulócitos ou plaquetas
	Redução Hb em mais de 1,5 g/dL ou dependência transfusional

Fonte: Cheson B D *et al*. 2006.

CONCLUSÕES

As SMDs são patologias frequentes em idosos, e espera-se um aumento na incidência e na prevalência mundiais, pelo envelhecimento da população, a melhora dos métodos diagnósticos e a eficácia das terapias em uso

A presença de citopenias e/ou de alterações genéticas específicas é essencial para o diagnóstico das SMDs

A avaliação morfológica da medula óssea e do sangue periférico são os primeiros e mais importantes passos para o diagnóstico da patologia

O uso de métodos de avaliação de risco auxilia na condução e na definição prognóstica

Os agentes hipometilantes são a terapia de opção nas formas de mais alto risco das SMDs, porém o tratamento de suporte é essencial

O TMOAlo ainda é a única alternativa com possibilidade curativa para as SMDs

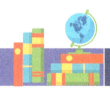

BIBLIOGRAFIA CONSULTADA

1. Alexandre Bazinet MDCM & Guillermo Montalban Bravo. New Approaches to Myelodysplastic Syndrome Treatment. Current Treatment Options in Oncology volume 23, pages668–687 (2022)
2. Arber D A et al.The 2016 revision to the World Health Organization classification of myeloid neoplasms and acute leukemia– Blood. 2016, 127:2391-2405
3. Cheson B D et al. Clinical application and proposal for modification of the International Working Group (IWG) response criteria in myelodysplasia,- Blood 2006 108:419-425
4. Della Porta M G et al.Validation of WHO classification-based Prognostic Scoring System (WPSS) for myelodysplastic syndromes and comparison with the revised International Prognostic Scoring System (IPSS-R). A study of the International Working Group for Prognosis in Myelodysplasia (IWG-PM). Leukemia volume 29, pages1502–1513 (2015)
5. Fenaux P, et al. Luspatercept in Patients with Lower-Risk Myelodysplastic Syndromes. New Engl J Medicine 382; 140-151; 2020
6. Fenaux P, et al. Romiplostim monotherapy in thrombocytopenic patients with myelodysplastic syndromes: long-term safety and efficacy. Br J Haematol 2017; 178(6):906-913.
7. Greenberg P et al, Revised International Prognostic Scoring System (IPSS-R) for Myelodysplastic Syndrome, Blood 120: 2454, 2012
8. Greenberg P L et al. Revised International Prognostic Scoring System for Myelodysplastic Syndromes Blood. 2012; 120(12):2454-2465.
9. Greenberg P, et al. International scoring system for evaluating prognosis in myelodysplastic syndromes. Blood. 1997 Mar 15;89(6):2079-88. 2. Blood 2011; 118:2775
10. Joseph D. Khoury et al. The 5th edition of the World Health Organization Classification of Haematolymphoid Tumours: Myeloid and Histiocytic/Dendritic Neoplasms Leukemia (2022) 36:1703–1719;
11. Oliva EM, et al. Eltrombopag versus placebo for low-risk myelodysplastic syndromes with thrombocytopenia (EQoL-MDS): phase 1 results of a single-blind, randomised, controlled, phase 2 superiority trial. Lancet Hematol 2017;4(3):e127-e136.
12. Papaemmanuil E, et al. Clinical and biological implications of driver mutations in myelodysplastic syndromes. Blood. 2013 Nov 21;122(22):3616-277. Cytometry B Clin Cytom 2010; 78:211-230
13. Park S et al. Predictive factors of response and survival in myelodysplastic syndrome treated with erythropoietin and G-CSF: the GFM experienceBlood. 2008 Jan 15; 111(2):574-82.
14. Wood E M, McQuilten Z K. Outpatient transfusions for myelodysplastic syndromes. Hematology Am Soc Hematol Educ Program (2020) 2020 (1): 167–174.

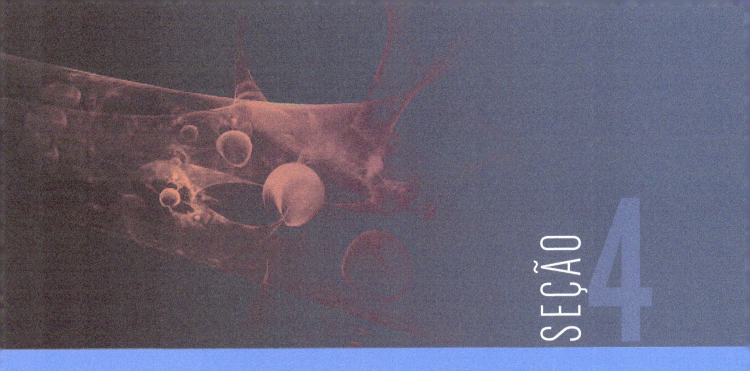

Transplante de Medula Óssea e Hemoterapia

COORDENADORES DA SEÇÃO | JOSÉ ORLANDO BORDIN ■ THATIANA RODRIGUES PEREZ BRAZ

SEÇÃO **4.1** ■ Medula Óssea

SUMÁRIO DA SEÇÃO

23   Transplante de células-tronco hematopoiéticas....................................269

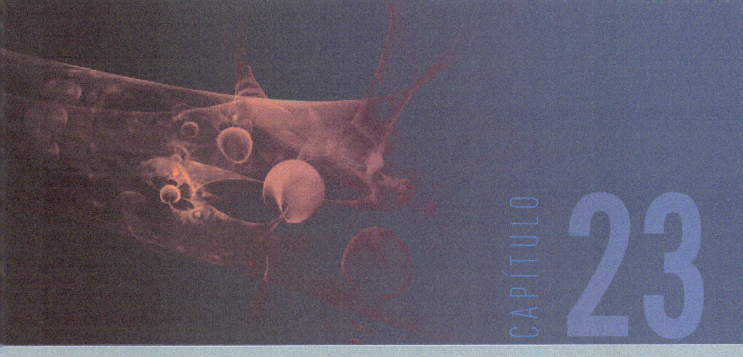

Tathiana Rodrigues Peres Braz

Transplante de Células-Tronco Hematopoiéticas

INTRODUÇÃO

Transplante de Células-Tronco Hematopoiéticas (TCTH) é uma modalidade terapêutica que consiste na coleta e infusão de células progenitoras hematopoiéticas (CPH) do próprio paciente (autólogo) ou de um doador da mesma espécie (alogênico), aparentado ou não aparentado.

Em 2021, estima-se que mais de 3.800 procedimentos, entre autólogos (2.279) e alogênicos (1.547) tenham sido realizados no Brasil.[1]

O TCTH é empregado, primariamente, para tratamento de doenças hematológicas, todavia, outros tipos de doenças também podem se beneficiar desta modalidade terapêutica (Tabela 23.1).

Tabela 23.1 Doenças hematológicas com indicação de TCTH.	
Transplante Autólogo	**Transplante Alogênico**
Doenças neoplásicas	Doenças neoplásicas
▪ Mieloma múltiplo ▪ Linfoma de Hodgkin ▪ Linfoma não Hodgkin ▪ Leucemia promielocítica aguda ▪ Neuroblastoma ▪ Tumores de células germinativas	▪ Leucemia mieloide aguda ▪ Leucemia linfoblástica aguda ▪ Leucemia mieloide crônica ▪ Síndrome mielodisplásica ▪ Neoplasias mieloproliferativas crônicas ▪ Linfoma de Hodgkin ▪ Linfoma não Hodgkin ▪ Leucemia linfocítica crônica

Tabela 23.1 – (Cont.) Doenças hematológicas com indicação de TCTH.	
Transplante Autólogo	**Transplante Alogênico**
Outras doenças	Outras doenças
Doenças autoimunes	Anemia aplástica
	Hemoglobinúria paroxística noturna
	Anemia de Fanconi
	Anemia falciforme
	Talassemia
	Anemia de Blackfan-Diamond
	Síndrome de Wiskott-Aldrich
	Imunodeficiência grave combinada
	Erros inatos do metabolismo

Fonte: tabela confeccionada baseada em dados contidos em livro EBMT: E. Carreras *et al.* (eds.), The EBMT Handbook, 2019; 69:507 – 698.

HISTÓRICO

O transplante de células-tronco hematopoiéticas (TCTH) foi explorado, pela primeira vez, em seres humanos na década de 1950 e baseou-se em estudos observacionais realizados em murinos, que mostraram que a infusão de componentes saudáveis da medula óssea em uma medula óssea suprimida poderia induzir à recuperação de sua função no receptor.[2] Os estudos em animais logo descobriram sua aplicação clínica em humanos, quando o primeiro transplante de medula óssea foi realizado, com sucesso, em gêmeos monozigóticos em Nova York, no ano de 1957 (transplante singênico), em um paciente com leucemia aguda; o mesmo apresentou enxertia, porém evoluiu a óbito por uma complicação relacionada ao procedimento.

Em 1970, Bortin compilou os resultados de 200 TCTH relatados entre 1957 e 1967. Todos os 200 pacientes morreram por falha de enxertia, doença do enxerto contra hospedeiro (DECH), infecções ou recorrência de leucemia. Esses transplantes foram realizados antes de uma compreensão adequada sobre regimes de condicionamento, correspondência de histocompatibilidade e controle de DECH.

O primeiro TCTH alogênico bem-sucedido foi relatado em Minnesota, no ano de 1968, em um paciente pediátrico com imunodeficiência grave combinada. Desde então, diversos estudos tornaram possível uma compreensão aprofundada sobre a complexidade envolvida, resultando em um aumento progressivo no número de transplantes autólogos e alogênicos realizados em todo o mundo.

HISTOCOMPATIBILIDADE E O TCTH

Para que um transplante seja bem-sucedido, é necessário, entre outros fatores, que haja compatibilidade doador-receptor para moléculas codificadas pelos genes HLA (*Human Leucocyte Antigens*) pertencentes às classes I e II. A seguir, detalharemos alguns conceitos fundamentais para a compreensão:

■ **Complexo Principal de Histocompatibilidade (MHC):** compreende o grupo de genes contidos no braço curto do cromossomo 6 (p6) que codifica antígenos leucocitários humanos (HLA). O MHC carrega um grande número de diferentes *loci*, que codificam genes funcionais. Alguns desses genes também exibem muitas variantes (alelos), caracterizando uma região extremamente polimórfica. Eles são divididos em MHC classe I e MHC classe II.

■ **Antígenos Leucocitários Humanos (HLA):** são proteínas expressas na superfície celular e desempenham um papel importante na aloimunidade. O HLA pode ser dividido em HLA-A, HLA-B e HLA-C, que são codificados pelo MHC de classe I e caracterizam-se por um grau extraordinário de polimorfismo (2.735 alelos no lócus em HLA-A, 3.455 alelos em HLA-B e 2.259 alelos em HLA-C). Todas as células nucleadas expressam moléculas de classe I em sua superfície. Por outro lado, os genes MHC de classe II codificam as duas cadeias que formam os heterodímeros funcionais HLA-DR, HLA-DQ e HLA-DP. Eles exibem expressão restrita, sendo predominantemente expressos em células apresentadoras de antígenos (APC), como macrófagos, células dendríticas, células de Langerhans e de Kupffer, assim como linfócitos B.

A herança HLA se dá de forma autossômica e codominante. Isso significa que um indivíduo expressa na superfície de suas células os produtos codificados pelos genes presentes nos cromossomos materno e paterno. Como cada genitor possui dois cromossomos 6 distintos, quatro diferentes combinações de haplótipos são possíveis para a sua descendência.

CLASSIFICAÇÃO DE ACORDO COM O TIPO DE DOADOR

- **TCTH singênico:** o doador e o receptor são gêmeos idênticos. Tem como vantagens significativas redução ou ausência de DECH e falha de enxertia.
- **TCTH autólogo:** as células progenitoras (CD34+) do próprio paciente são coletadas por aférese e congeladas para serem reinfundidas, após administração de altas doses de quimioterapia e/ou radioterapia.
- **TCTH alogênico:** o doador pode ser HLA compatível aparentado ou não aparentado ou doador familiar que não apresenta 100% de compatibilidade (doador haploidêntico).

FONTES DE CÉLULAS PROGENITORAS HEMATOPOIÉTICAS

As células progenitoras hematopoiéticas (CPH) apresentam diferenças qualitativas e funcionais em razão da sua fonte: células de sangue de cordão umbilical e placentário (SCUP) são consideradas mais embrionárias, com maior capacidade de enxertia e proliferação, quando comparadas às do sangue periférico (SP) e de medula óssea (MO). Essas características tornam o SCUP uma fonte alternativa atraente para realização de transplante, com algum grau de incompatibilidade HLA e um total de CPH inferior ao preconizado com MO e SP. A evolução clínica, após transplante, também varia de acordo com a fonte de CPH. As vantagens e desvantagens do TCTH de acordo com a fonte de CPH estão descritas na Tabela 23.2.

- **Medula óssea:** coleta realizada através de múltiplas punções aspirativas de medula óssea pela crista ilíaca anterior ou posterior do doador. O procedimento é realizado sob anestesia geral e caracteriza-se pela coleta de pequenos volumes de aspirado medular (5 a 15 mL) em cada punção. A dose ideal de CPH não está estabelecida e, geralmente, o alvo desejado é dado pelo total de células nucleadas (TCN), de acordo com o peso do receptor. Atualmente, a prática mais comum tem como objetivo atingir TCN de 2 a 4,0 $\times 10^8$/kg, com o cuidado de não ultrapassar 20 mL/kg de volume coletado. Uma dose mínima de 1×10^8/kg é necessária para promover recuperação hematopoiética.

  No passado, as células progenitoras hematopoiéticas eram coletadas, exclusivamente, da medula óssea, logo, o termo inicial era transplante de medula óssea.

- **Células progenitoras periféricas:** a coleta de CPH de SP requer a mobilização de grande quantidade desta célula para a circulação. A administração de fator de crescimento hematopoiético, mais frequentemente o fator estimulador de colônias granulocíticas

(G-CSF), é utilizada para mobilização em doador alogênico e autólogo. A coleta de células CD34+ se dá 5 a 6 dias após o estímulo com GCSF, na dose de 10 mcg/kg/dia.

Outra estratégia que pode ser empregada, para mobilização de CPH, é a associação de quimioterapia e fator de crescimento hematopoiético, denominada quimiomobilização, a qual está restrita ao transplante autólogo.

Para os pacientes que não atingem a contagem mínima de células CD34+ após o uso de G-CSF, pode-se utilizar uma estratégia que facilite a mobilização de CPH. O plerixafor é uma droga da classe das quimiocinas, com capacidade de mobilizar CPH da medula óssea para o sangue periférico. Seu mecanismo de ação baseia-se no bloqueio reversível da ligação do receptor CXCR4 da membrana celular ao seu ligante cognato na matriz celular SDF-1. O pico de mobilização ocorre após 12 horas da administração da droga. Embora seja uma droga bastante eficaz como agente mobilizador, com poucos efeitos adversos, tem sido utilizada apenas em pacientes/doadores que não apresentaram mobilização aos esquemas habitualmente utilizados, devido ao seu alto custo.

Atualmente, a expressão do antígeno CD34+ é o marcador mais utilizado para determinar o início e a dose de CPH a ser coletada. Geralmente, a leucoaférese é iniciada com contagem de células CD34+ no SP superior a 10 a 20/mm³. A dose mínima de células CD34+ necessária para promover a recuperação hematopoiética adequada é de 1×10^6/kg peso do receptor e, atualmente, o alvo recomendado varia de 2 a 5×10^6/kg. Doses maiores não têm impacto significativo no tempo de recuperação neutrofílica, mas estão diretamente associadas a um menor tempo para recuperação plaquetária. Os efeitos adversos da coleta de CPH de SP incluem manifestações associadas ao uso do G-CSF, complicações relativas ao acesso venoso (periférico ou cateter central) ou sintomas secundários à hipocalcemia induzida pela solução anticoagulante utilizada (citrato de sódio).

Na grande maioria dos transplantes autólogos e em alguns transplantes alogênicos, a unidade de CPH coletada necessita ser congelada e estocada até o momento de sua infusão. Entretanto, em decorrência da desidratação celular e da formação de cristais de gelo, o congelamento pode levar à diminuição da viabilidade e lise celular, comprometendo a qualidade do enxerto. Por essa razão, a técnica de criopreservação das células progenitoras tem como principal objetivo diminuir os efeitos do congelamento e garantir o maior grau de viabilidade celular possível após o seu descon-

Práticas em Hematologia

gelamento, por meio da redução gradual da temperatura da célula e da adição de um agente crioprotetor. O DimetilSulfóxido (DMSO), principal agente crioprotetor utilizado no congelamento de CPH, é uma molécula que penetra a membrana celular e controla o balanço osmótico que ocorre no interior da célula durante o processo de congelamento.

O descongelamento da unidade de CPH deve ser feito de maneira rápida, em banho-maria, contendo água estéril ou solução salina a temperatura de 37°C. Uma vez descongelada, a infusão da unidade deve ocorrer o mais breve possível, posto que o DMSO à temperatura ambiente é tóxico para a célula.

■ **Sangue de cordão umbilical e placentário:** é coletado através da canulação da veia umbilical presente no cordão umbilical, pré ou após dequitação da placenta, sempre após a retirada do recém-nascido. Um volume de aproximadamente 100 mL são coletados, devido ao baixo volume é mais utilizado para transplantes em crianças. O órgão regulatório americano (FDA – *Food and Drug Administration*) recomenda que a unidade coletada deve conter TCN $\geq 5 \times 10^8$, células CD34+ $\geq 1,25 \times 10^6$ e viabilidade celular $\geq 85\%$. Para o receptor, a celularidade de uma unidade de CPH de SCUP é cerca de 10 vezes menor do que a CPH de MO, fator que contribui para retardo na recuperação hematopoiética. A dose celular desejável para um transplante com sangue de cordão umbilical depende da compatibilidade HLA entre o doador e receptor e da patologia de base. Quanto maior a incompatibilidade HLA, maior é a necessidade de células para que se obtenham melhores resultados (menor mortalidade e maior sobrevida livre de doença) (Tabela 23.2).

PASSOS DO TCTH

Regime de condicionamento

Trata-se da administração de quimioterapia e/ou irradiação corporal total (TBI) em altas doses que precedem a infusão de CTH. Têm como objetivos principais: erradicação ou diminuição da população residual de células da doença de base e imunossupressão do receptor.

O regime de condicionamento pode ser mieloablativo (MA), de intensidade reduzida (RIC) ou não mieloablativo.

■ **Condicionamento mieloablativo (MA):** caracteriza-se pela utilização de doses de quimioterapia e/ou radioterapia altamente mielotóxicas, que resultam em aplasia permanente, na ausência de pega do enxerto.

■ **Condicionamento de intensidade reduzida (RIC):** são aqueles em que se utilizam doses não letais de quimioterapia e/ou radioterapia com objetivo de induzir imunossupressão que favoreça pega do enxerto.

■ **Condicionamento não mieloablativo:** caracterizado pela utilização de quimioterapia e/ou radioterapia que resultaria em mínima citopenia, porém com severa linfopenia. Os TCTH alogênicos não MA podem, eventualmente, resultar na destruição da medula óssea do receptor por meio do efeito do enxerto contra o tumor (GVT), em que linfócitos T do doador eliminam células hematopoiéticas do receptor por meio de mecanismos imunológicos.

A escolha do tipo de regime de condicionamento dependerá da doença de base a ser tratada, idade, comorbidades e *performance/status* do receptor.

Infusão de CPH

A infusão deve ser realizada, preferencialmente, em acesso venoso central. A velocidade de infusão deve ser de aproximadamente 10 a 15 mL/minuto.

O dia em que se dá a infusão de CPH é denominado D0 (zero) e os dias que precedem a infusão, durante a aplicação do regime de condicionamento, são enumerados negativamente em ordem decrescente. Após a infusão, os dias são somados positivamente.

Os efeitos adversos associados com a infusão da unidade descongelada incluem: náuseas, vômitos, febre, tremores, rubor facial, instabilidade cardiovascular, dor abdominal e toxicidade neurológica. Esses efeitos são decorrentes da infusão do DMSO e de restos celulares

Tabela 23.2 – Vantagens e desvantagens no TMO alogênico de acordo com a fonte de CPH.			
	CPH SCUP	**CPH MO**	**CPH SP**
Vantagens	Maior flexibilidade na compatibilidade HLA Sem risco para o doador Menor taxa DECH	Menor taxa DECH crônica	Enxertia mais rápida
Desvantagens	Enxertia mais tardia	Enxertia mais tardia Risco para o doador	Maior taxa DECH crônica Risco para o doador

Fonte: Schmitz N, Barrett J. Optimizing engrafment – Source and dose of stem cells. Semin Hematol, 2002; 39:3-14. Haspel RL, Miller KB. Hematopoietic stem cells: source matters. Curr Stem Cell Res Ther. 2008;3:229-36.

CAPÍTULO 23

presentes na unidade e podem ser minimizados com a prévia administração de anti-histamínicos, antitérmicos, antieméticos e hidratação endovenosa.

Enxertia

Processo em que as CPH migram para a medula óssea, restabelecendo a hematopoiese. É feita monitorização de hemograma diariamente, para sua documentação. A data da enxertia é definida como o 1º de 3 dias consecutivos com contagem de neutrófilos superior a 0.5×10^9/L.

O tempo para se atingir enxertia é variável, com intervalo entre 10 e 21 dias, e depende de diversos fatores relacionados ao TCTH, tais como: fonte de CPH, tipo de transplante, a quantidade de CPH infundidas e uso de G-CSF após a infusão das células.

COMPLICAÇÕES RELACIONADAS AO TCTH

Mucosite

É uma inflamação de mucosa que, geralmente, se manifesta com eritema e/ou ulcerações, sendo uma das complicações mais frequentes, especialmente nos transplantes que utilizam regimes de condicionamento mieloablativos. Além dos cuidados gerais de saúde bucal, a utilização de laser e dos fatores de crescimento de queratina são úteis na profilaxia e no tratamento.

Infecções

Em decorrência de um conjunto de alterações clínicas frequentemente presentes nos transplantes, como quebra de barreira cutânea e de mucosa, neutropenia e imunossupressão, os pacientes transplantados apresentam uma predisposição para infecções, por inúmeros agentes virais, bacterianos e fúngicos nos primeiros 6 a 12 meses, após o transplante. Na ausência de DECH, a maioria dos pacientes apresenta reconstituição imune em 1 ano, após o TCTH. Já os pacientes com DECH crônica permanecem imunodeficientes e com risco infeccioso elevado.

É preconizada a adoção de medidas profiláticas com o objetivo de reduzir o risco infeccioso.

- **Pneumocystis jirovecii:** todos os pacientes devem receber profilaxia por pelo menos 6 meses, após o transplante, ou até que todos os medicamentos imunossupressores tenham sido descontinuados. A droga de escolha para profilaxia é o sulfametoxazol (800 mg)- trimetoprim (160 mg) 3 vezes por semana.
- **Infecções virais:** todos os pacientes soropositivos para o vírus Varicella-zoster, seja por imunização ou por doença prévias, devem receber profilaxia com aciclovir ou valaciclovir durante o 1º ano, após TCTH, ou até 8 meses, após o término da imunossupressão sistêmica.

- Todos os receptores soropositivos para citomegalovírus (CMV), submetidos a TCTH alogênico, exceto de SCUP, devem realizar monitorização semanal por meio de PCR quantitativo até o D+100. Já os pacientes submetidos a TCTH de SCUP devem monitorar CMV 2 vezes por semana.
- **Infecções bacterianas:** administração de levofloxacino a partir do D+1 do TCTH até contagem absoluta de neutrófilos superior a 1.000 células/µL, demonstrou eficácia, reduzindo a incidência de sepse por bactérias gram-negativas durante a neutropenia.
- **Infecções fúngicas:** principal droga utilizada para prevenção de infecção invasiva por *candida* é o fluconazol na dose de 400 mg/dia.

Síndrome de obstrução sinusoidal (SOS)

Também conhecida como doença veno-oclusiva hepática (VOD) é uma complicação potencialmente fatal, caracterizada por hepatomegalia dolorosa, icterícia, ascite e ganho de peso secundárias à retenção hídrica.

A fisiopatologia consiste em dano endotelial dos sinusoides hepáticos, levando à obstrução e necrose do fígado centrolobular. A destruição dos sinusoides leva à insuficiência hepática e à síndrome hepatorrenal, responsáveis pela elevada taxa de mortalidade.[1]

O uso de irradiação corporal total (TBI), bussulfano oral e a ciclofosfamida estão relacionados com desenvolvimento de SOS.

O diagnóstico é clínico e baseia-se em hiperbilirrubinemia superior a 2 mg/dL, com os outros achados clínicos de hepatomegalia dolorosa e retenção de líquidos.

O profilaxia com ácido ursodeoxicólico (UDCA) reduz significativamente a ocorrência de SOS, quando administrado antes e após o transplante.[11] O defibrotide é outro medicamento que demonstrou eficácia no tratamento da SOS.

Doença do enxerto contra o hospedeiro (DECH)

Nas doenças malignas, o sistema imunológico do doador reconhece células tumorais residuais e, por meio de mecanismos imunológicos, é capaz de erradicá-las do organismo, configurando o que se descreve como efeito GVT.[13] Dessa forma, o TCTH é considerado uma forma eficaz de imunoterapia no tratamento das neoplasias humanas.

Nas últimas duas décadas, modificações nos esquemas de terapêuticos e de suporte implementados reduziram, significativamente, a taxa de mortalidade relacionada ao transplante.[1] Paralelamente, a prática clínica do TCTH evoluiu com a introdução de fontes alternativas de CPH tais como: sangue periférico, cordão umbilical, utilização de doadores haploidênticos e regimes de condicionamento de toxicidade reduzida (não mieloablativos).

Apesar desse novo cenário, a presença do efeito GVT permanece como um fator determinante para a erradicação da doença maligna e maior sobrevida livre de recaída em longo prazo. Infelizmente, parte das células imunocompetentes do doador, responsáveis por tal efeito, também reconhecem células dos diferentes sistemas orgânicos e tecidos do receptor (exemplo: pele, fígado), gerando desordens multissistêmicas denominadas como doença do enxerto contra o hospedeiro aguda e crônica (DECHa e DECHc).

Ambas as manifestações representam, atualmente, umas das principais barreiras, para a utilização mais eficiente e bem-sucedida dessa modalidade de terapia celular e três contribuem, significativamente, para a mortalidade relacionada ao TCTH. Apesar do uso profilático de drogas imunossupressoras, aproximadamente 50% dos receptores de TCTH desenvolvem DECH com variados graus de severidade e mortalidade, que pode atingir 20% dos pacientes transplantados. Até o presente momento, não é possível dissociar na prática clínica (*in vivo*) de ambos os efeitos do enxerto (GVT e DECH) e qualquer estratégia utilizada, para diminuir o impacto da DECH na morbimortalidade pós-TCTH, também deverá significar um possível aumento no risco de recidiva da doença.

A divisão da DECH em aguda e crônica foi classicamente feita com base em critérios unicamente temporais, antes ou depois do D+100 pós-TCTH. No entanto, essa divisão foi revista, valorizando o quadro clínico em detrimento ao momento do seu surgimento, como será descrito nos tópicos posteriores.

A DECHa é uma causa importante de morbidade e mortalidade após o TCTH alogênico, podendo atingir até 50% dos pacientes a despeito de profilaxia. Pode acometer pele, fígado e o trato gastrintestinal (TGI).

O acometimento cutâneo se apresenta como eritema maculopapular nas regiões da nuca, bochechas, orelhas, ombros, palmas das mãos e plantas dos pés, podendo se disseminar por toda superfície corpórea, tornando-se confluente e, por vezes, pruriginoso. Na forma severa, assemelha-se à síndrome de Stevens-Johnson, com lesões bolhosas secundárias à necrose da epiderme. O grau de envolvimento cutâneo é quantificado pela extensão e severidade das lesões como descrito a seguir:

- Estágio 1: eritema maculopapuloso acometendo < 25% da SC;
- Estágio 2: eritema maculopapuloso entre 25 e 50% da SC;
- Estágio 3: eritrodermia generalizada;
- Estágio 4: eritrodermia generalizada com formação de vesículas e bolhas.

Com relação ao trato gastrintestinal, observa-se, frequentemente, acometimento das porções superior e inferior. A apresentação clínica varia de náuseas, vômitos e anorexia até diarreia, hematoquezia e dor abdominal. O diagnóstico pode ser confirmado por exame histopatológico obtido através de endoscopia digestiva alta, biópsia retal ou colonoscopia. O grau de envolvimento gastrintestinal é quantificado pela severidade da diarreia como descrito a seguir:

- Estágio 1: Diarreia de 500 a 1.000 mL/24h;
- Estágio 2: Diarreia de 1.000 a 1.500 mL/24h;
- Estágio 3: Diarreia de 1.500 a 2.000 mL/24h;
- Estágio 4: Diarreia > 2.000 mL/24h ou dor abdominal ou íleo.

A lesão hepática pela DECHa usualmente ocorre em pacientes com sinais de DECHa cutânea e/ou de trato gastrointestinal. Raramente, o fígado é afetado, de forma moderada ou severa, sem acometimento dos outros órgãos. Há alteração nas provas de função hepática (PFH), com elevação da bilirrubina total (forma conjugada predominante) e da fosfatase alcalina. Ainda que a evidência de acometimento de outros tecidos (pele e TGI) concomitante sugira evidência de DECHa hepática, a biópsia também tem papel importante, mas geralmente não é factível pela frequente plaquetopenia, com risco de sangramento agudo. Segue abaixo a graduação da DECHa hepática, baseada na bilirrubina sérica:

- Estágio 1: bilirrubina 2 a 3 mg/dL;
- Estágio 2: bilirrubina 3 a 6 mg/dL;
- Estágio 3: bilirrubina 6 a 15 mg/dL;
- Estágio 4: bilirrubina > 15 mg/dL.

A DECHa pode não responder às medidas terapêuticas instituídas, configurando uma causa importante de morbidade e mortalidade após o TCTH alogênico. Com o objetivo de minimizar ou impedir o desenvolvimento de DECHa, estratégias farmacológicas são empregadas de maneira preventiva. Sem a profilaxia, a incidência da DECHa, clinicamente significativa, pode variar entre 70 a 100%, a depender do grau de incompatibilidade do HLA e do tipo de transplante.[1]

A profilaxia da DECHa tem como foco principal a imunossupressão das células do doador. Não existe um regime padrão. A escolha deve ser baseada considerando a doença de base, o grau de incompatibilidade do HLA, o regime de condicionamento e as características do paciente.[1] Dentre as drogas imunossupressoras utilizadas, podemos destacar: inibidores de calcineurina (ciclosporina ou *tacrolimus*), micofenolato de mofetila, metotrexato e globulinas antitimocíticas (ATG). Uma estratégia mais recente de profilaxia de DECH é a aplicação de ciclofosfamida pós-transplante nos D+3 e D+4 de TCTH haploidêntico, a fim de eliminar linfócitos alorreativos *in vivo* causadores de DECH.

A DECH crônica é uma das principais complicações do transplante alogênico, sua incidência varia entre 20 e 85% e depende de muitos fatores, como a fonte de CPH (SP × SCUP × MO), tipo de doador e idade. Pode acometer um ou mais órgãos, como pele, olhos, glândulas salivares, boca, TGI, fígado e pulmões. Essa síndrome se assemelha a doenças autoimunes e outras desordens imunológicas como: esclerodermia, síndrome de Sjogren, cirrose biliar primária, bronquiolite obliterante, citopenias imunes e imunodeficiência crônica. Os sintomas aparecem, comumente, dentro de 3 anos pós--TCTH e geralmente é precedido por DECHa.

Aproximadamente 50% dos pacientes que desenvolvem DECHc são diagnosticados em torno de 6 meses após o transplante. As características da DECHc podem iniciar antes do D+100 e as manifestações que da DECHa podem surgir ou persistir muito depois do D+100, podendo estar presentes simultaneamente.[1] Por essa razão, o diagnóstico diferencial não pode ser feito, levando-se em conta apenas o intervalo de tempo do TCTH.[1]

O tratamento padrão da DECH crônica, geralmente, começa com a administração de glicocorticoides (1 mg/kg/dia), associado ou não a inibidores de calcineurina. Aproximadamente 50 a 60% dos pacientes com DECHc necessitam de tratamento secundário dentro de dois anos do início da imunossupressão sistêmica. As indicações de tratamento de segunda linha são: piora das manifestações de DECHc em órgão primariamente envolvido, ausên-

cia de qualquer resposta após um mês de tratamento, ou inabilidade em reduzir a dose de prednisona abaixo de 1 mg/kg/dia dentro de 2 meses. Como terapia de segunda linha, há uma vasta gama de agentes imunossupressores ou imunomoduladores, não havendo um tratamento padrão definido para os casos córtico -refrátarios.

Rejeição do enxerto

Processo em que há perda ou ausência da função da medula óssea após a infusão de CPH. Dentre os fatores responsáveis podemos listar: resposta imune do receptor às células infundidas do doador, baixo número de células infundidas, dano celular durante coleta e/ou criopreservação, regime de condicionamento e infecções.

Quimerismo refere-se à presença de uma população celular de um indivíduo no sangue de um indivíduo diferente. A verificação do quimerismo é um passo importante para garantir a enxertia e o sucesso do transplante, e é feita através da expressão de CD33+ e CD13+, indicando a presença de granulócitos e células T do doador. A importância do quimerismo eficaz foi demonstrada em diversos estudos que evidenciaram taxas de recidiva diminuídas e maior sobrevida ao transplante alogênico.[2]

Existem diversas variáveis relacionadas ao TCTH (doença de base do paciente, fontes de CPH, regime de condicionamento e protocolos de GVHD) que impossibilitam a elaboração de um consenso. O advento de terapias alvo está cada vez mais presente em nossa prática clínica. Ainda assim, o TCTH continua integrando algoritmos de tratamento como terapia de 1ª linha ou em cenários de recidiva ou refratariedade de doenças onco-hematológicas.

276 Práticas em Hematologia Seção 4.1

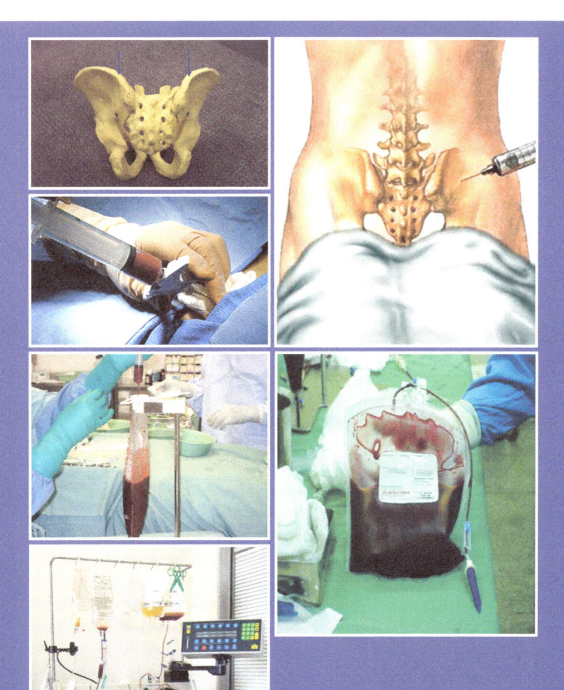

Células hematopoiéticas
Fontes e métodos de coleta

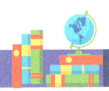

BIBLIOGRAFIA CONSULTADA

1. Appelbaum FR. Hematopoietic-cell transplantation at 50. N Engl J Med. 2007;357(15):1472-5.
2. Associação Brasileira de Transplante de Órgãos. Registro Brasileiro de Transplantes (RBT) - Dimensionamento dos Transplantes no Brasil e em cada estado São Paulo: ABTO; 2021 [cited 2022 Feb 4]. Available from: https://site.abto.org.br/wpcontent/uploads/2022/03/leitura compressed-1.pdf.
3. Ballen KK, Koreth J, Chen YB, Dey BR, Spitzer TR. Selection of optimal alternative graft source: mismatched unrelated donor, umbilical cord blood, or haploidentical transplant. Blood. 2012;119(9):1972-80.
4. Barnes DW, Corp MJ, Loutit JF, Neal FE. Treatment of murine leukaemia with X rays and homologous bone marrow; preliminary communication. Br Med J. 1956 Sep 15;2(4993):626-7.
5. Bortin MM. A compendium of reported human bone marrow transplants. Transplantation. 1970;9:571-87.
6. Chao N. How I treat sinusoidal obstruction syndrome. Blood. 2014 Jun 26;123(26):4023-6.
7. Cheuk DK. Hepatic veno-occlusive disease after hematopoietic stem cell transplantation: prophylaxis and treatment controversies. World J Transplant. 2012 Apr 24;2(2):27-34.
8. Coppell JA, Richardson PG, Soiffer R, Martin PL, Kernan NA, Chen A, Guinan E, Vogelsang G, Krishnan A, Giralt S, Revta C, Carreau NA, Iacobelli M, Carreras E, Ruutu T, Barbui T, Antin JH, Niederwieser D. Hepatic veno-occlusive disease following stem cell transplantation: incidence, clinical course, and outcome. Biol. Blood Marrow Transplant. 2010 Feb;16(2):157-68.
9. E. Carreras et al. (eds.), The EBMT Handbook, 2019; 69:507 – 698.
10. Flowers MED, Parker PM, Johnston LJ, et al. Comparison of chronic graft-versus-host disease after transplantation of peripheral blood stem cells versus bone marrow in allogeneic recipients: long-term followup of a randomized trial. Blood. 2002;100:415-419.
11. Haspel RL, Miller KB. Hematopoietic stem cells: source matters. Curr Stem Cell Res Ther. 2008;3:229-36.
12. Reshef R, Hexner EO, Loren AW, Frey NV, Stadtmauer EA, Luger SM, Mangan JK, Gill SI, Vassilev P, Lafferty KA, Smith J, Van Deerlin VM, Mick R, Porter DL. Early donor chimerism levels predict relapse and survival after allogeneic stem cell transplantation with reduced-intensity conditioning. Biol. Blood Marrow Transplant. 2014 Nov;20(11):1758-66.
13. Rusudan KH, John FD. Advances in Stem Cell Mobilization. Blood Rev. 2014 January;28(1):31-40.
14. Ruutu T, van Biezen A, Hertenstein B, Henseler A, Garderet L, Passweg J, et al. Prophylaxis and treatment of GVHD after allogeneic haematopoietic SCT: a survey of centre strategies by the European Group for Blood and Marrow Transplantation. Bone Marrow Transplant. 2012;47(11):1459-64.
15. Schmitz N, Barret J. Optimizing engrafment – Source and dose of stem cells. Semin Hematol, 2002; 39:3-14.
16. Schmitz N, Barrett J. Optimizing engrafment: source and dose of stem cells. Semin Hematol. 2002;39:3-14.
17. Sullivan KM, Deeg HJ, Sanders J, Klosterman A, Amos D, Shulman H, et al. Hyperacute graft-v-host disease in patients not given immunosuppression after allogeneic marrow transplantation. Blood. 1986;67(4):1172-5.
18. Sullivan KM. Graft vs Host Disease. In: Blume KG, Forman SJ, Appelbaum FR, editors. Thomas' Hematopoietic Cell Transplantation. 3rd Edition. Blackwell Publishing; 2004. p. 635-664.
19. The MHC sequencing consortium. Complete sequence and gene map of a human major histocompatibility complex. Nature. 1999;401(6756):921-3.
20. TOMBLYN, M. et al. Guidelines for Preventing Infectious Complications among Hematopoietic Cell Transplantation Recipients: A Global Perspective. Biology of Blood and Marrow Transplantation, v. 15, n. 10, p. 1143–1238, out. 2009.
21. Trowsdale J, Campbell RD. Human MHC genes and products. In: Coligan JE, editor. Curr Protoc Immunol. 2001; Appendix 1:Appendix 1K.

SEÇÃO 4.2 ■ Medula Óssea

SUMÁRIO DA SEÇÃO

24   Terapia transfusional 278

25   Aférese: princípios gerais e aplicações clínicas......................287

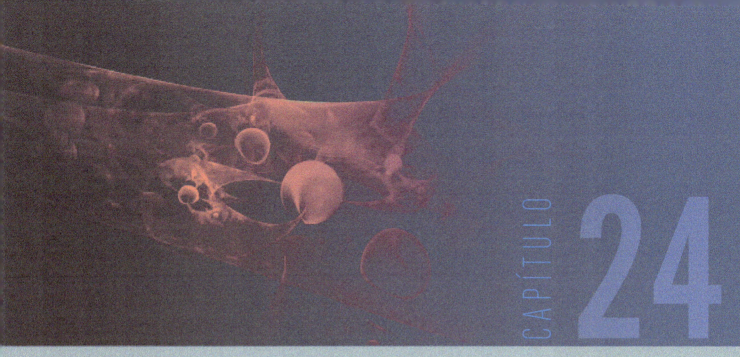

Melca M. O. Barros ■ José Orlando Bordin

Terapia Transfusional

INDICAÇÕES

Assim como outras intervenções médicas, as indicações para transfusão de cada hemocomponente devem ser cuidadosamente avaliadas, e os riscos associados a esse procedimento devem ser considerados, uma vez que consiste em forma de transplante alogênico com exposição do receptor a potenciais complicações.

Os hemocomponentes são produtos obtidos por meio de processos físicos, a partir do fracionamento de unidades de sangue total, ou por aféreses. O uso clínico dos hemocomponentes permite que o paciente receba apenas a transfusão do componente específico do sangue de que necessite, evitando a utilização rotineira do sangue total. Os hemocomponentes mais utilizados na prática transfusional são: Concentrados de hemácias (CH), Concentrados de plaquetas, Plasma fresco congelado, crioprecipitado.

Concentrado de Hemácias (CH)

O CH é preparado a partir de sangue total após a remoção de plasma, resultando em hematócrito aproximado de 55 a 80%, dependendo do anticoagulante ou solução aditiva utilizada. Esse componente é indicado para pacientes com hemorragia aguda e para o tratamento de anemia sintomática em pacientes que necessitem de aumento na capacidade de transportar oxigênio para evitar hipóxia tecidual. Vários fatores podem influenciar a tolerância do paciente a baixos níveis de hemoglobina, incluindo a velocidade de instalação da anemia, comorbidades, idade, entre outros. É esperado que 1 unidade de CH aumente a hemoglobina de 1 paciente adulto em aproximadamente 1 g/dL.

Muitos ensaios clínicos randomizados, avaliando as indicações e os resultados das transfusões de CH, foram publicados nas últimas décadas, fornecendo evidências consistentes para auxiliar nas estratégias para transfusão de CH. Os resultados globais não demostram impacto na mortalidade e nos efeitos adversos quando estratégias restritivas (transfusão com 7 g/dL) são comparadas com estratégias liberais (transfusão com 9 g/dL), entretanto, em alguns subgrupos como doença coronariana, doenças neurológicas e doenças onco-hematológicas, apesar dos dados apontarem caminhos semelhantes, ainda são insuficientes para realizar alguma recomendação.

Em 2016, a AABB publicou um *guideline* sobre os limiares de hemoglobina para a transfusão de CH. As recomendações baseiam-se na avaliação de 31 ensaios clínicos randomizados e controlados, incluindo 12.587 indivíduos. As diretrizes recomendam a retenção de transfusão até que o nível de hemoglobina seja de 7 g/dL ou abaixo, em pacientes hospitalizados estáveis hemodinamicamente, incluindo os criticamente enfermos. Para pacientes submetidos a cirurgia ortopédica, cirurgia cardíaca e com doença cardiovascular preexistente, recomenda-se um nível de transfusão restritiva de 8 g/dL. Não são fornecidas recomendações para doentes com síndrome coronária aguda.

Um ponto em comum em *guidelines*, e que levam em consideração apenas os dados laboratoriais, sem analisar as condições clínicas de cada indivíduo. O nível de hemoglobina mais adequado para transfusão é específico para cada paciente, e também para cada situação, levando-se em conta a tolerância individual de cada à anemia, bem como os fatores que podem afetar essa tolerância. Além dos sintomas, a busca contínua de sinais consistentes, que refletem como um paciente está tolerando a anemia, como a saturação venosa de oxigénio, taquicardia, dentre outros, deve ser sempre levada em consideração.

Concentrado de plaquetas

Os componentes plaquetários podem ser obtidos a partir de uma unidade de sangue total que contém no mínimo $5,5 \times 10^{10}$/L plaquetas ou de um único doador por meio de processo de aférese que contém mais que 3×10^{11} plaqueta.

As indicações para transfusões da plaqueta podem ser categorizadas em transfusão profilática ou terapêutica. As indicações profiláticas para a transfusão da plaqueta incluem a prevenção do sangramento nos pacientes com trombocitopenia hipoproliferativa tratamento-induzido, deficiência congênita ou adquirida da função plaqueta, e aqueles que se submetem aos procedimentos invasivos. As transfusões terapêuticas da plaqueta são administradas para tratar hemorragia aguda.

Foram recentemente publicados vários *guidelines* que abordam a transfusão adequada de plaquetas em várias populações, abordando questões de transfusão de plaquetas profiláctica *versus* terapêutica, limiares adequados para transfusão e dose eficaz de plaquetas.

O *guideline* publicado pela AABB recomenda fortemente a transfusão profilática de plaquetas em pacientes adultos hospitalizados com trombocitopenia hipoproliferativa terapia-induzido em uma contagem de plaqueta < 10×10^9/L com uma única unidade da aférese ou uma dose equivalente de plaquetas obtidas a partir de sangue total. Outros *guidelines* recomendam similarmente um limiar de plaquetas < 10×10^9/L em pacientes com malignidades hematológicas submetidas a tratamento.

O *guideline* da AABB recomenda a transfusão de plaquetas profiláticas em uma contagem plaquetária < 20000/μL para colocação de cateter venoso central (CVC), < 50000/μL para punção lombar diagnóstica e < 50000/μL para qualquer cirurgia eletiva não neurológica. A AABB recomenda transfusão de plaquetas profiláticas rotineiras em pacientes sem trombocitopenia submetidos a cirurgia cardíaca com circulação extracorpórea, que desenvolvem sangramento ou os sinais perioperatório da deficiência função plaquetária, pois a transfusão plaquetária demonstrou ser um preditor independente de desfechos adversos, incluindo mortalidade.

Plasma fresco congelado

O Plasma fresco congelado é obtido a partir de centrifugação do sangue total, e congelado até 8 horas depois da coleta, de modo a preservar teores de proteínas, incluindo os fatores mais lábeis da coagulação, tais como o Fator VIII e o Fator V, praticamente iguais ao do plasma circulante (Tabela 24.1).

O PFC é indicado para pacientes com hemorragia e apresenta deficiência combinada de múltiplos fatores de coagulação secundária à doença hepática, coagulação intravascular disseminada e transplante hepático. A transfusão de PFC está indicada em pacientes portadores de déficits congênitos e isolados de fatores de coagulação, que apresentem hemorragia ou que vão ser submetidos a algum tipo de procedimento invasivo, desde que não haja concentrados industriais daquele fator, ou, se houver, não estejam disponíveis para utilização. Dentre todos os fatores de coagulação, só não existe concentrado industrial de fator V.

A transfusão maciça (TM) é, por definição, aquela em que o volume transfundido, em um período inferior a 24 horas, é igual ou superior a uma volemia do paciente, ou como adotado em muitos serviços e protocolos, uma transfusão superior a 10 unidades de concentrado de hemácias, ou reposição equivalente a 50% da volemia corporal em 3 horas ou ainda perda de 1,5 mL de sangue por kg/min por pelo menos 20 min, o que daria uma reposição em adulto de 3 unidades em 1h. As alterações na coagulação que ocorrem em TM são uma combinação de coagulopatia dilucional, coagulopatia de consumo, lesão tecidual e da ativação do fibrinólise. A transfusão de PFC mudou drasticamente a história de pacientes com trauma que requerem TM, a infusão do plasma foi associada com um risco significativamente diminuído de morte e de falência de múltiplos órgãos.

Crioprecipitado

É a fração do plasma insolúvel em frio, preparado a partir do descongelamento de uma unidade de PFC em temperatura entre 2°C a 6°C. A proteína precipitada é então recongelada em intervalo de 1 hora. Contém glicoproteína de alto peso molecular principalmente fator VIII, fator de Von Willebrand (FvW), fator XIII, fibrinogênio e fibronectina.

Está indicado na reposição de fibrinogênio em pacientes com hemorragia por hipofibrinogenemia con-

Tabela 24.1 Fatores de coagulação e sua meia-vida presentes no PFC.				
Fator	**Concentração PFC (UI/mL)**	**Meia-vida**	**Nível hemostático**	**Estabilidade**
Fibrinogênio	2-67	4-6 dias	1 mg/mL	Estável
Fator II	80	2-3 dias	40-50%	Estável
Fator V	80	12 horas	10-30%	Lábil
Fator VII	90	6 horas	10-20%	Estável
Fator VIII	92	12 horas	30-80%	Lábil
Fator vW	80	24 horas	20-50%	Estável
Fator IX	100	24 horas	20-60%	Estável
Fator X	85	2 dias	10-40%	Estável
Fator XI	100	3 dias	20-30%	Estável
Fator XII	—	—	—	Estável
Fator XIII	83	6-10 dias	10%	Estável
Proteína C	—	8 horas	—	—
Proteína S	—	12 horas	—	—
AT III	100	2-3 dias	—	—

Fonte: Guia para uso de hemocomponentes Ministério da Saúde 2015.

gênita ou adquirida, que ocorre comumente devido ao consumo em pacientes com coagulação intravascular disseminada (CIVD), em transfusão maciça por coagulopatia dilucional, bem como em hipofibrinogenemia provocado por antineoplásicos como a asparaginase.

Nas deficiências de fator XIII com hemorragias, quando o fator purificado não estiver disponível, o uso de crioprecipitado também está indicado.

Hemocomponentes leucorreduzidos

A presença de leucócitos nos hemocomponentes alogênicos transfundidos tem sido associada à ocorrência de determinados efeitos adversos. Até recentemente, a presença de leucócitos em vários hemocomponentes alogênicos era praticamente ignorada, no entanto, ao longo das últimas três décadas, tem sido demonstrado que a remoção de leucócitos alogênicos está associada a melhores desfechos clínicos. Estes benefícios relacionados a leucorredução estão listados na Tabela 24.1, subdivididos de acordo com vários ensaios clínicos, em benefício clínico relevantes; provável benefício clínico; e aqueles cujos benefícios não são comprovados (ou seja, aqueles que podem ser considerados apenas teoricamente relevante). Assim, a redução do número de leucócitos em hemocomponentes alogênico provou ser clinicamente relevante em reduzir a frequência e a severidade de Reações Transfusionais Febris Não Hemolíticas (RTFNH); reduzir o risco de transmissão de citomegalovírus (CMV); reduzir o risco de aloimunização HLA; e, consequentemente em algumas instâncias, reduzir o risco de refratariedade plaquetária após transfusões de plaquetas.

Hemocomponentes irradiados

Os hemocomponentes que contém linfócitos viáveis devem ser irradiados para inativar os linfócitos T e, assim, prevenir a reação enxerto contra hospedeiro transfusional em pacientes imunossuprimidos. A dose recomendada é de 25 Gy de irradiação gama na parte central da bolsa e de pelo menos 15 Gy nas outras partes da bolsa. Hemocomponentes irradiados estão formalmente indicados para transfusão intrauterina, recém-nascidos de baixo peso (inferior a 1.200 g) e/ou prematuros (inferior a 28 semanas), portadores de imunodeficiências congênitas graves, pacientes recebendo terapia imunossupressora como pós-transplante de medula óssea, transfusão de componentes HLA compatíveis e quando o receptor for parente em primeiro grau do doador.

> **ATENÇÃO**
>
> As indicações para transfusão de cada hemocomponente devem ser cuidadosamente avaliadas, e os riscos associados a esse procedimento devem ser considerados.

Resumo

A transfusão de CH deve ser individualizada, obedecendo parâmetros clínicos. A maioria dos *guidelines* publicados recomenda uma estratégia restritiva em detrimento de uma estratégia liberal para transfusão de CH.

A transfusão de plaquetas pode ser terapêutica, em casos de hemorragias, ou profilática. A maioria dos *guidelines* utilizam o limiar de 10.000/uL para transfusão profilática.

O PFC contém todos os fatores de coagulação, e está indicado na presença de hemorragia associada a deficiências combinadas.

O crioprecipitado é utilizado em hemorragias quando há deficiência de fibrinogênio ou fator XIII.

REAÇÕES TRANSFUSIONAIS IMEDIATAS E TARDIAS

Reação transfusional é definida como qualquer sinal ou sintoma que ocorra no início, durante ou após a transfusão de hemocomponentes, e a ela relacionado. No Brasil, é definida como imediata quando ocorre até 24 horas após a transfusão e tardia quando ocorre após esse período. Havendo suspeita de reação transfusional, a transfusão deve ser interrompida e amostra de sangue do paciente e do hemocomponente devem ser enviadas para o banco de sangue para realização de hemocultura e repetição dos exames imuno-hematológicos tais como tipagem ABO, Rh e prova de compatibilidade. As reações transfusionais podem ser classificadas conforme a Tabela 24.2.

Reações transfusionais imediatas

Reação hemolítica aguda

A reação transfusional hemolítica aguda ocorre geralmente devido à interação de um anticorpo presente no receptor com os antígenos eritrocitários do doador, o que leva à sequência de respostas neuroendócrinas, ativação de complemento, ativação do sistema de cininas, distúrbios da coagulação e elevação dos níveis de citocinas (IL-1; TNF-a; IL-6; IL-8), que provocam as manifestações clínicas. Os sintomas podem começar imediatamente após a infusão de pequeno volume (10 a 15 mL) de hemácias incompatíveis e caracterizam-se por febre, tremores, dor torácica, hipotensão, náuseas, dispneia, lombalgia, hemoglobinúria e choque. O tratamento consiste em interromper imediatamente a transfusão, tratar a hipotensão com hidratação, promovendo bom fluxo renal com hidratação, diurético e dopamina em baixas doses, avaliar os distúrbios de coagulação e, se necessário, transfundir hemácias compatíveis, plaquetas, plasma fresco congelado e/ou crioprecipitado. O volume de infusão é um dado importante no prognóstico do receptor, volumes superiores a 100 mL estão relacionados a uma morbimortalidade mais elevada[2,7].

As reações graves mais frequentes são devido a incompatibilidade do Sistema ABO, pois seus anticorpos têm a capacidade de ativar o sistema complemento pela Via

Tabela 24.2 Classificação das reações transfusionais.

Reação transfusional	Imediata	Tardia
Imunológica	- Hemolítica aguda - Reação Febril não Hemolítica - Reação alérgica leve, moderada e grave - TRALI - Refratariedade plaquetária	- Hemolítica tardia - Aloimunização - Doença do enxerto contra o hospedeiro (DECH) - Púrpura pós-transfusional - Imunomodulação
Não imunológica	- Contaminação bacteriana - Sobrecarga volêmica - Refratariedade plaquetária - Hemólise mecânica - Reação hipotensiva - Embolia gasosa - Hipotermia - Distúrbio hidroeletrolítico	- Transmissão de doenças infecciosas - Sobrecarga de ferro

Fonte: acervo do autor.

CAPÍTULO 24

Clássica, levando a lise da hemácia dentro do vaso (hemólise intravascular) e a uma resposta neuroendrócrina mais intensa. A RHA por incompatibilidade ABO é causada, principalmente, por erros na identificação da amostra, nos testes laboratoriais ou na administração do produto. Na maioria dos países estudados, em torno de 80% dos casos ocorre na hora de administrar o hemocomponente no receptor. Isso provocou uma mudança na rotina transfusional nos últimos anos, de modo que hoje, nos EUA, a maioria das reações hemolíticas agudas ocorre devido a presença de anticorpos irregulares.

Insuficiência respiratória aguda relacionada à transfusão (TRALI)

TRALI é uma complicação grave e potencialmente fatal da transfusão de hemocomponentes. Caracteriza-se por insuficiência respiratória aguda e/ou achados radiológicos compatíveis com edema agudo de pulmão, até 6 horas após transfusão de hemocomponente, porém sem evidência de insuficiência cardíaca. A gravidade da insuficiência respiratória é, usualmente, desproporcional ao volume de sangue infundido, habitualmente pequeno para ocasionar quadro de hipervolemia. O paciente também pode apresentar febre, cianose e hipotensão.

A síndrome pode ser causada por diversos mecanismos, tais como transfusão de anticorpos contra o sistema HLA ou contra antígenos granulocitários específicos. Os anticorpos podem reagir com os leucócitos do receptor, causando sequência de eventos que aumentam a permeabilidade da microcirculação pulmonar. Outro mecanismo é a transferência passiva de mediadores biologicamente ativos (lipídios, anticorpos) acumulados durante o estoque, que ativariam neutróflios e aumentariam a permeabilidade da microcirculação pulmonar.

O tratamento consiste em medidas de suporte, com administração de oxigênio, frequentemente (em até 70% dos casos) com necessidade de ventilação mecânica. Suporte hemodinâmico também pode ser requerido. O uso de diuréticos e corticoide são controversos. Com suporte ventilatório adequado, a recuperação ocorre geralmente em 48 horas. A mortalidade intra-hospitalar é estimada em torno de 10%. No início do século XXI, era considerada a principal causa de morte relacionada à transfusão, panorama modificado por medidas preventivas como a utilização de PFC de homens. Essa medida fez cair drasticamente a incidência de TRALI nos EUA.

Contaminação bacteriana

A transfusão de sangue contaminado por bactérias é uma das causas mais importantes de mortalidade relacionada à transfusão. Os sinais e sintomas iniciais são semelhantes a uma reação febril, que se iniciam até 2 horas após a transfusão, e posteriormente pode-se observar sepse,

Terapia Transfusional   283

choque, insuficiência respiratória e até coagulação intravascular disseminada. A presença de bactéria na cultura do hemocomponente confirma o diagnóstico. A gravidade da reação depende do tipo de bactéria, da quantidade de bactéria infundida e das características do receptor (doença de base, número de leucócitos, comprometimento do sistema imune). A contaminação ocorre principalmente no momento da punção venosa, durante a coleta, devido à antissepsia inadequada da pele. Outros mecanismos envolvidos na contaminação de hemocomponentes são: bacteremia do doador, contaminação da bolsa de coleta e contaminação durante o processamento de sangue. A contaminação ocorre principalmente nos componentes plaquetários devido a temperatura de estoque (20°C a 24°C).

Reação febril não hemolítica

A reação transfusional febril não hemolítica é a elevação de temperatura em 1°C associada à transfusão e que pode ocorrer até 24 horas após a transfusão sem qualquer outra causa provável. Febre pode ser o primeiro sinal da reação febril (febre-calafrio), contaminação bacteriana ou reação hemolítica ou devido a doença de base do paciente. O diagnóstico de RTFNH é de exclusão. A fisiopatologia está associada à interação entre anticorpos presentes no plasma do receptor com antígenos de leucócitos (HLA ou antígenos leucocitários específicos) ou plaquetas do doador, assim como à infusão de substâncias bioativas como as citocinas (IL-1; IL-6; IL-8; TNF-α) do doador que se acumulam na bolsa durante a estocagem do hemocomponente. O primeiro mecanismo é considerado o principal mecanismo responsável pela RTFNH e resulta da presença de anticorpos no receptor previamente sensibilizado, contra antígenos leucocitários do doador, principalmente relacionados ao sistema HLA. Os indivíduos mais suscetíveis a esse tipo de reação são os politransfundidos e as multíparas. O tratamento consiste na utilização de antipiréticos. A prevenção consiste em reduzir o número de leucócitos, utilizando hemocomponentes leucorreduzidos por meio de filtros leucocitários. O uso de pré-medicação é desaconselhado.

Reação alérgica

As reações alérgicas ocorrem pela interação de anticorpos no receptor a substâncias solúveis presente no plasma do doador. São classificadas em leves, moderadas e graves.

A reação transfusional alérgica leve ou urticariforme é caracterizada por *rash* e/ou placas eritematosas disseminadas, com prurido, usualmente com febre, mas sem outros sinais adversos. Nas reações moderadas, o receptor também apresenta manifestações sistêmicas como tosse, dispneia, brocoespasmo, arritmias, hipotensão, náuseas e vômitos. O tratamento consiste em prescrição de anti-histamínico e antipirético. Os pacientes que apresentam esse tipo de reação frequentemente devem receber medicamento anti-histamínico 30 minutos antes da transfusão. O uso de hemocomponentes lavados ou depletados de plasma devem ser utilizados para prevenir a reincidência dessa reação, principalmente quando acompanhado de manifestações sistêmicas.

A reação transfusional alérgica grave ou anafilática ocorre após a infusão de pequeno volume de hemocomponente, com sintomas sistêmicos inicialmente leves, que progridem para perda de consciência, choque e, eventualmente, morte. Os sintomas podem envolver um ou mais sistemas, notadamente os sistemas: respiratório (tosse, dispneia, broncoespasmo), circulatório (arritmias, hipotensão, síncope) e gastrintestinal (vômitos, diarreia, náuseas). Tais manifestações refletem a atividade de anticorpos da classe IgE. Indivíduos com deficiência de IgA e com anticorpos específicos anti-IgA podem desenvolver essa reação. Deve-se interromper imediatamente a transfusão, manter o acesso venoso com solução fisiológica para tratar a hipotensão e administrar epinefrina (0,3 a 0,5 mg/kg em adultos ou 0,01 mg/kg em crianças). Os indivíduos com deficiência de IgA devem receber hemocomponentes de indivíduos deficientes em IgA ou utilizar hemocomponentes lavados.

O uso de pré-medicação é desaconselhado, em qualquer tipo de reação alérgica, mesmo as reincidentes, pois estudos clínicos recentes não demonstraram benefícios, ou diminuição da incidência com o seu uso.

Sobrecarga volêmica

Principal diagnóstico diferencial da TRALI, essa reação se caracteriza por insuficiência respiratória ou apenas um desconforto respiratório após ou durante a transfusão de hemocomponentes. Chama à atenção, nesse caso, a ausência de febre. Além disso, o receptor apresenta condições predisponentes como insuficiência cardíaca, insuficiência renal ou hepatopatia que o levam a uma maior retenção hídrica. Deve-se evitar uma correção rápida também em pacientes com anemia crônica, com nível de hemoglobina muito baixa. Crianças são mais suscetíveis a esse tipo de reação, mesmo não apresentando condições predisponentes, e quanto menor o peso, maior será a probabilidade do seu aparecimento. A melhor prevenção em pacientes suscetíveis é fazer uma transfusão lenta, em 4 horas. O tratamento consiste em uso de diuréticos.

Reações transfusionais tardias
Reação Hemolítica Tardia

É caracterizada por hemólise que ocorre de 4 a 15 dias após a transfusão de CH, podendo ocorrer depois de 2 dias até 3 semanas. Comumente exibe uma clínica mais leve que RHA, mas também é uma reação poten-

cialmente fatal, devendo-se estar especialmente atento em pacientes com doença falciforme, quando pode desencadear uma síndrome de hiperhemólise. A fisiopatoplogia é explicada por uma resposta imune anamnéstica, ou seja, a produção do anticorpo pelo linfócito só ocorre após o reconhecimento do antígeno pelo linfócito T, motivo pelo qual o mesmo não é detectado nos testes pré-transfusionais. A melhor maneira de prevenir essa reação é a existência de uma ficha única para o receptor e um bom histórico transfusional.

Refratariedade à transfusão de plaquetas

É definida como uma resposta ineficaz a transfusão profilática de plaquetas, ou seja, um incremento no número de plaquetas pós-transfusional inferior ao esperado. Ocorre em cerca de 20% a 70% dos pacientes submetidos a múltiplas transfusões de plaquetas. Muitas causas de refratariedade plaquetárias têm sido descritas, podendo ser divididas em causas não imunes e imunes. As causas não imunes são as mais frequentes, e geralmente provocam uma refratariedade tardia, e incluem: septicemia, febre, coagulação intravascular disseminada, drogas, hiperesplenismo, destruição plaquetária mediada por ação do complemento, ou combinação de vários fatores. Entre as causas imunológicas, destaca-se a aloimunização para o sistema HLA, que ocorre em até 50% dos receptores.

Doença enxerto contra hospedeiro associada à transfusão

É reação rara e muito grave, sendo descrita como relatos de casos, havendo escassez de relato nos últimos 30 anos devido a irradiação dos hemocomponentes. Mediada por linfócitos T viáveis, transferidos do doador para o receptor que proliferam nos tecidos do receptor, causando lesões na pele, trato gastrintestinal, fígado, medula óssea e tecidos linfoides. A reação possui alta taxa de mortalidade e deve ser tratada com imunossupressores. A prevenção consiste em irradiar todos os hemocomponentes administrados aos pacientes com risco.

Complicações infecciosas

A prevenção da transmissão de agentes infecciosos por transfusão de hemocomponentes é realizada pela seleção clínica de doadores e de testes realizados no sangue coletado. Atualmente, no Brasil, os serviços de hemoterapia devem obrigatoriamente realizar os seguintes testes nas unidades de sangue coletadas: anti-HIV-1/2 (é obrigatório a realização de dois testes ELISA), anti-HTLV-I/II, HBsAg, anti-HBc, anti-HCV, um teste ELISA para pesquisa de anticorpos contra o *Trypanosoma cruzi*, o parasita causador da doença de Chagas, e teste sorológico para sífilis. Além disso, em regiões endêmicas deve ser feito teste para investigação de malária.

O risco de transmissão de HIV, HBV e HCV por transfusão de sangue vem apresentando uma queda acelerada, devido a introdução de novos testes. Nos Estados Unidos e Europa, a detecção de HCV e HIV vem sendo realizada com técnicas de biologia molecular – *NAT (nucleic acid amplification testing)*. No Brasil, no serviço público, essa introdução vem ocorrendo de maneira lenta, sendo introduzida no estado de São Paulo, apenas em 2013

O citomegalovírus (CMV) afeta principalmente pacientes imunocomprometidos e recém-nascidos, principalmente com peso inferior a 1200 g, podendo levar a alta taxa de mortalidade. Pelo fato de ser transportado pelos leucócitos do doador, a leucorredução é uma estratégia lógica para reduzir sua transmissão em pacientes de risco. No Brasil é obrigatório utilizar hemocomponentes CMV negativos ou leucorreduzidos em pacientes de risco.

Hemossiderose

É uma complicação observada no tratamento de pacientes que necessitam de transfusões repetidas de concentrados de glóbulos vermelhos, tais como os portadores de anemias crônicas (talassemia, anemia falciforme, síndrome mielodisplásica, aplasia de medula óssea). O ferro em excesso se acumula em órgãos como fígado, miocárdio, pele e pâncreas, levando a falência desses órgãos. O diagnóstico deve ser realizado em pacientes que transfundem regularmente, por meio da dosagem de ferritina sérica, antes que o ferro acumulado provoque dano nos órgãos alvos. A administração de quelantes do ferro oral ou parenteral impede o acúmulo ou retira o ferro acumulado de modo eficiente, prevenindo e tratando a hemossiderose.

Atenção

Febre pode ser o primeiro sinal de algumas reações transfusionais. Portanto, a esse sinal, o ato de interromper a transfusão pode interromper uma sequência de consequências, que podem levar a óbito.

Resumo

Reação transfusional é definida como qualquer sinal ou sintoma que durante ou após a transfusão de hemocomponentes, e a ela relacionado.

É considerada imediata quando ocorre até 24 horas da instalação do hemocomponente e tardia após esse período.

As de maior mortalidade são o TRALI, contaminação bacteriana e reação hemolítica tardia, respectivamente. Entretanto, as de maior frequência são reação febril e alérgica, nessa sequência.

O tratamento inicial é o mesmo: interromper imediatamente a transfusão.

No Brasil, os serviços de hemoterapia devem obrigatoriamente realizar os seguintes testes para os seguintes patógenos: HIV; HTLV; HBV; HCV; *Trypanosoma cruzi*; *Treponema Pallidum*. Em regiões endêmicas, deve ser feito investigação de malária.

COMO PROCEDER COM PACIENTE TRANSPLANTADO

O número de pacientes que se submetem ao transplante de células tronco-hematopoiéticas (TCTH), bem como suas indicações vem crescendo ano a ano. A conduta transfusional nos receptores de TCTH apresenta um desafio para bancos de sangue, principalmente se considerarmos o transplante alogênico, pois teremos não somente as complexidades associadas com a condição subjacente do paciente, mas também os problemas potenciais associaram com os aloanticorpos dos receptores dirigidos aos antígenos eritrocitários, leucocitários e em menor escala aos plaquetários, os linfócitos do doador, e os sistemas diferentes do grupo de sangue do doador e receptor[2,11].

Em relação a transfusão de hemocomponentes celulares, os receptores de TCTH alogênicos ou autólogos, devem receber hemocomponentes celulares (CH e plaquetas) filtrados e irradiados, devido a imunossupressão a que são submetidos. A transfusão de CH deve obedecer a parâmetros clínicos, embora haja uma tendência mundial em assumir uma orientação restritiva, os dados são insuficientes para gerar alguma recomendação. O período de dependência transfusional de CH nos receptores de TCTH alogênico são maiores que os autólogos, pois os receptores de TCTH alogênico apresentam períodos prolongados de baixa secreção de eritropoetina.

Diversos fatores influenciam na recuperação plaquetária, que vão desde a dose de células CD34 recebidas, regime de condicionamento, presença de infecções secundárias como CMV, e nos receptores alogênicos soma-se a isso a relação entre doador e receptor, e o desenvolvimento de GVHD. Devido a isso, esses pacientes apresentam períodos dependentes de transfusão de produtos plaquetários, para tratar sangramentos, ou para evitar que os sangramentos ocorram. Nos últimos 25 anos, trabalhos vêm sendo publicados para definir o limar de transfusão profilática no TCTH, sendo que as recomendações não diferentes das apresentadas no início desse capítulo para as outras situações.

A compatibilidade do ABO não é crítica na seleção de doadores potenciais de TCTH, entretanto, influencia decisões na conduta transfusional durante o período peritransplante, Desse modo, podemos dividir em 3 estágios ou fases os pacientes que recebem TCTH de doadores ABO incompatíveis: fase pré-TCTH ou 1ª fase, em que o receptor é transfundido respeitando

Tabela 24.3 Compatibilidade para TCTH pelo grupo sanguíneo ABO do doador e do receptor.

TIPAGEM ABO RECEPTOR	TIPAGEM ABO DOADOR			
	A	B	AB	O
A	Idêntico	Bidirecional	Maior	Menor
B	Bidirecional	Idêntico	Maior	Menor
AB	Menor	Menor	Idêntico	Menor
O	Maior	Maior	Maior	Idêntico

Fonte: acervo do autor.

sua compatibilidade; fase peritransplante ou 2ª fase, que pode durar até 3 meses e será descrita com detalhes a seguir; e a fase pós-transplante ou 3ª fase, quando o paciente apresenta quimera completa e será respeitada a compatibilidade do doador de TCTH.

Incompatibilidade ABO pode ser classificadas em três categorias: 1) Incompatibilidade ABO maior, quando o receptor tem anticorpos naturais contra o enxerto, 2) Incompatibilidade ABO menor, quando o enxerto possui anticorpos naturais contra o receptor, e 3) bidirecional, quando ocorrem as duas situações. Na incompatibilidade ABO maior, temos dois grandes problemas, hemólise intravascular aguda (RHA) e aplasia pura de série vermelha. Para evitar a RHA, pode ser realizada depleção dos eritrócitos do produto do doador quando esse for superior a 20 mL, ou quando isso não for possível, realizar plasmaférese no receptor antes do procedimento para diminuição dos títulos de anticorpos. Na segunda fase do transplante, o receptor deve receber CH compatível com o receptor, e PFC e plaquetas compatível com o enxerto, a fim de evitar retardo na recuperação da série vermelha. Na incompatibilidade ABO menor, a RHA quando ocorre é leve e autolimitada. Se o produto contiver grandes volumes de PFC, uma solução é fazer a depleção de PFC do produto. O maior problema que pode ocorrer é a hemólise aguda, por volta do 5º a 16º dia, devido a síndrome do linfócito passageiro, isto é, linfócitos do doador começam a produzir anticorpos contra os eritrócitos do receptor. Também é autolimitada, sendo interrompida quando não há mais eritrócitos circulantes com a tipagem do receptor. Na incompatibilidade ABO menor, na segunda fase, é recomendado CH compatível com o doador, e o PFC e plaquetas compatíveis com o receptor. Na incompatibilidade bidirecional, poderemos ter todos os problemas acima descrito. Nesse caso, recomenda-se na segunda fase transfundir o receptor com CH O e PFC e plaquetas AB.

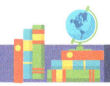

BIBLIOGRAFIA CONSULTADA

1. AABB Technical Manual. 19th ed. Bethesda, MD: AABB; 2017.

2. Barros MM, Bordin JO. Reações transfusionais. In: Prado FC, Ramos JA, Valle JR. Atualização Terapêutica. 26. ed. São Paulo: Artes Médicas; 2018. p. 1195-98.

3. Carson JL, Guyatt G, Heddle NM, Grossman BJ, Cohn CS, Fung MK, et al. Clinical Practice Guidelines From the AABB: Red Blood Cell Transfusion Thresholds and Storage. JAMA. 2016;316:2025-35.

4. Cohn CS. Transfusion support issues in hematopoietic stem cell transplantation. Cancer Control. 2015;22:52-9.

5. Crighton GL, Estcourt LJ, Wood EM, Trivella M, Doree C, Stanworth S. A therapeutic-only versus prophylactic platelet transfusion strategy for preventing bleeding in patients with haematological disorders after myelosuppressive chemotherapy or stem cell transplantation. Cochrane Database Syst Rev. 2015;(9):CD010981.

6. Green L, Bolton-Maggs P, Beattie C, Cardigan R, Kallis Y, Stanworth SJ, et al. British Society of Haematology Guidelines on the spectrum of fresh frozen plasma and cryoprecipitate products: their handling and use in various patient groups in the absence of major bleeding. Br J Haematol. 2018;181(1):54-67.

7. Marco Conceitual e Operacional de Hemovigilância: guia para a Hemovigilância no Brasil. Brasil: ANVISA; 2015.

8. Ministério da Saúde. Portaria nº 158. Diário Oficial – 04 de fevereiro de 2016.

9. Savage WJ. Transfusion Reactions. Hematol Oncol North America. 2016;30:619-634.

10. Sayah DM, Looney MR, Toy P. Transfusion reactions: newer concepts on the pathophysiology, incidence, treatment, and prevention of transfusion-related acute lung injury. Crit Care Clin. 2012;28:363-72.

11. Storch EK, Custer BS, Jacobs MR, Menitove JE, Mintz PD. Review of current transfusion therapy and blood banking practices. Blood Rev. 2019 (Epub ahead of print).

12. Vlaar AP, Juffermans NP. Transfusion-related acute lung injury: a clinical review. Lancet. 2013;382:984-94.

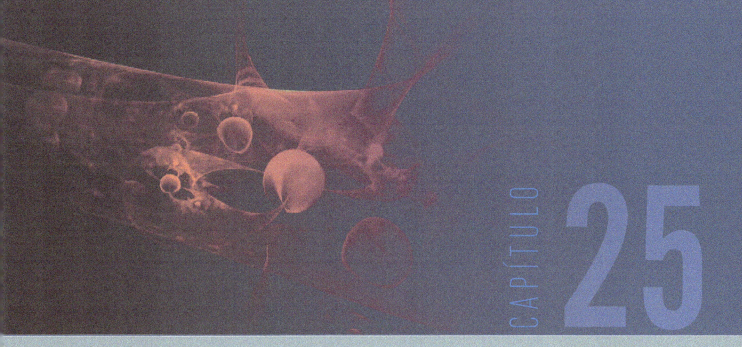

Aférese: Princípios Gerais e Aplicações Clínicas

Karin Zattar Cecyn ■ José Orlando Bordin

INTRODUÇÃO

Aférese, palavra de origem grega que significa remoção, é o processo pelo qual conseguimos separar componentes sanguíneos ou substâncias patológicas presentes no sangue por meio de um equipamento próprio automatizado, devolvendo os demais componentes ao paciente ou doador. Inicialmente foi citada na literatura em 1914 por John Abel, membro do Departamento de Farmacologia da Universidade de Johns Hopkins nos Estados Unidos. No mesmo ano, dois pesquisadores russos, Vadim Alexandrovich Yurevich e Nikolay Konstantinovich Rosenberg, publicaram no Russki Vratch, processo semelhante. Ambos demonstraram, por meio de modelo animal, a remoção de grandes quantidades de plasma dos elementos "corpusculares" do sangue. Essa remoção era feita extracorpórea e os elementos "corpusculares" do sangue, os eritrócitos, eram ressuspensos em solução de Locke e reinfundidos ao sistema vascular sem prejuízo. Esse processo tinha o intuito de purificar o sangue e mitigar sintomas de cães nefrectomizados bilateralmente. Mais tarde, esse procedimento foi chamado de plasmaférese. Embora os primeiros passos em aférese tenham iniciado nos primórdios do século XX, sua realização de forma segura foi possibilitada após a década de 1960, com o desenvolvimento e aprimoramento tecnológico dos separadores celulares, expandindo sua utilização no campo da hemoterapia. Foi o engenheiro George T. Judson, em estreita colaboração com o médico Emil Freireich do Instituto Nacional do Câncer, que permitiu pela primeira vez a separação de leucócitos de um paciente com leucemia mieloide crônica (LMC), fazendo a devolução simultânea dos demais componentes sanguíneos por meio de um separador celular. Este avanço tecnológico provou ser a base para os próximos sessenta anos de tecnologia em aférese, que se tornou uma ferramenta fundamental na hemoterapia e um arsenal terapêutico para um número crescente de doenças.

O procedimento de aférese pode ser utilizado com dois objetivos. O primeiro deles tem o intuito transfusional e se destina a produção de hemocomponentes específicos a partir de doadores selecionados. O segundo tem o intuito terapêutico e se destina a tratar determinadas doenças pela remoção ou modificação de componentes celulares do sangue, plasma ou produtos a eles relacionados.

PRINCÍPIOS GERAIS

Métodos de separação dos componentes sanguíneos

A separação dos elementos sanguíneos é realizada basicamente por meio de dois métodos: a centrifugação e a filtração, mas também pela combinação de ambas as técnicas. Geralmente, esse último é aplicado aos procedimentos seletivos, em que se utiliza colunas de afinidade que adsorvem substâncias específicas. Os equipamentos utilizam *kits* descartáveis, que são insumos plásticos totalmente descartáveis e estéreis por onde o sangue circula. Os *kits* são específicos para cada tipo de equipamento e podem variar de acordo com o componente a ser coletado.

- **Centrifugação:** Os dispositivos que utilizam o método de centrifugação são os mais utilizados em bancos de sangue, uma vez que são capazes de separar células, o que denominamos de citaférese, além do plasma, a chamada plasmaférese. Durante a centrifugação, as células sanguíneas são separadas por gravidade específica com base nas diferentes densidades dos componentes sanguíneos (Figura 25.1). Esse método de separação é o mais utilizado universalmente. A separação do plasma dos elementos celulares é não seletiva. Os equipamentos de centrifugação disponíveis atualmente são totalmente automatizados e controlados por sistemas de *software*, o que permite grande flexibilidade e qualidade na separação do sangue, possibilitando a coleta de um único tipo celular, como linfócitos ou granulócitos.

- **Filtração:** Embora esse método não seja capaz de realizar citaférese, seu princípio se baseia na separação do plasma de forma não seletiva, dos elementos celulares por meio das características técnicas da membrana do filtro. Essas características consideram a porosidade do filtro que mede cerca de 0.2 a 0.6 μm e o coeficiente de Sieving que calcula a taxa de filtração do plasma entre o sangue filtrado e não filtrado, este último geralmente contém macromoléculas (Figura 25.2). Para se evitar a saturação e entupimento do filtro, a fração de filtração é limitada a 30 a 35% do plasma.

- **Aférese Seletiva:** Com os esforços para uma terapia seletiva com intuito de preservar o plasma ou os elementos celulares do paciente, criou-se diferentes tipos de aférese como: adsorção do plasma pelo uso de colunas de afinidade, dupla filtração, aférese de lipoproteínas de baixa densidade como LDL-colesterol utilizando-se colunas de imunoafinidade anti-LDL ou colunas de afinidade química do tipo dextran sulfato, fotoférese extracorpórea também chamada de fotoquimioterapia extracorpórea que modifica a camada mononuclear através da irradiação da luz ultravioleta (UVA). Essa técnica funciona por meio da ação fotobiológica do

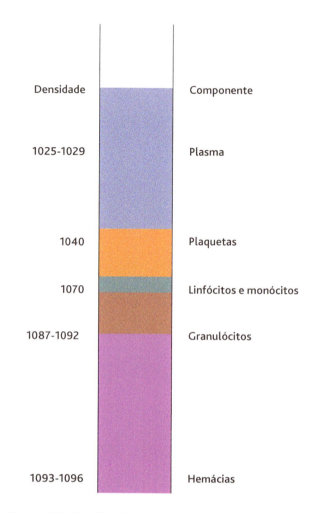

Figura-25.1 Distribuição dos componentes sanguíneos de acordo com a densidade específica.
Fonte: Modificado de Moen ST, Hatcher CL and Singh AK. PLoS One. 2016; 11(4): e0153137.

8-MOP (metoxalen-UVADEX) sobre os linfócitos adquiridos após exposição à irradiação UVA. Ambos os equipamentos que utilizam a tecnologia de centrifugação ou filtração podem ser adaptados para os métodos seletivos. O retorno do plasma depletado da substância removida, em conjunto dos outros componentes sanguíneos, reduz muito ou até elimina a necessidade da utilização de fluidos de substituição.

Anticoagulação

A anticoagulação é essencial para manter a fluidez do sangue no circuito extravascular durante aférese. Isso evita a formação de grumos e coágulos no sistema. A falta deste, inevitavelmente prejudicará o bom andamento da coleta e acarretará riscos ao paciente/doador. Embora utilizemos o citrato e a heparina como soluções anticoagulantes, o citrato na sua fórmula ACD-A é o preferido, devido suas características de segurança e eficácia. A heparina é utilizada principalmente naqueles pacientes com alergia ao ACD-

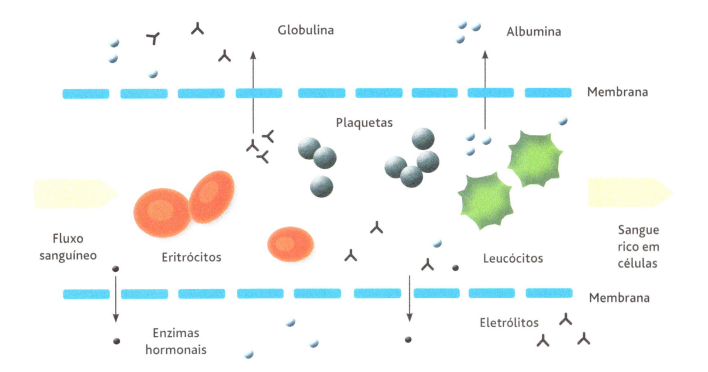

Figura-25.2 Representação esquemática do sangue total fluindo ao longo do interior de um filtro. A parede do filtro funciona como a membrana separadora. O tamanho do poro permite a penetração do plasma, mas não dos componentes celulares do sangue, glóbulos vermelhos, glóbulos brancos e plaquetas, e das outras substâncias presentes no plasma.
Fonte: Modificado de Ahmed S and Andre Kaplan A. CJASN 2020, 15 (9) 1364–1370.

-A, para pacientes pediátricos ou com hepatopatia, em combinação com ACD-A. Ao se utilizar o citrato, a relação sangue/anticoagulante pode variar entre 11:1 a 15:1. As complicações do citrato são principalmente devidas aos efeitos fisiológicos da hipocalcemia, pois o citrato é um quelante do cálcio ionizável. Os sintomas de hipocalcemia e outras anormalidades metabólicas induzidas pelo citrato afetam a função neuromuscular e cardíaca e variam em gravidade. Os indivíduos podem apresentar desde parestesias leves, as mais comuns, até sintomas mais sérios como tetania, convulsões e arritmias cardíacas. Todas essas complicações são manejáveis durante o procedimento.

Acesso vascular

Devido aos riscos associados ao acesso vascular e a importância de se estabelecer um método de acesso confiável, vários fatores relacionados ao paciente/doador devem ser considerados antes de escolher uma opção vascular apropriada. Os equipamentos de aférese que utilizam a centrifugação operam com fluxo sanguíneo que varia entre 10 a 120 mL por minuto. O fluxo varia de acordo com o tipo de aférese e as características do paciente ou doador. Os equipamentos que utilizam a filtração, exigem um fluxo sanguíneo alto, cerca de 150 mL por minuto.

- **Acesso venoso periférico:** é o método de escolha para as aféreses transfusionais. A plaquetaférese e a coleta de múltiplos componentes, na sua maioria, são realizadas com a punção de um único acesso venoso. O acesso periférico é realizado através da punção das veias localizadas na fossa antecubital dos membros superiores. Outras veias dos membros superiores, como as veias basílica ou cefálica, também podem ser utilizadas, devido ao bom calibre que permite ótimo fluxo sanguíneo. As agulhas usadas para punção variam de 16 a 19 gauge para adultos e 19 a 22 gauge para crianças. Uma agulha de calibre de 17 gauge permite taxas de fluxo sanguíneo de 80 mL/min ou superior, enquanto uma agulha de calibre de 19 gauge permite um fluxo por volta de 60 mL/min ou inferior;

- **Acesso venoso central (CVC):** é o mais utilizado para a realização das aféreses terapêuticas em pacientes internados. O tipo de cateter preferencialmente utilizado é o de diálise de curta permanência tipo Shilley, por ser um cateter rígido e não colabar durante o procedimento. O CVC é geralmente implantado na veia subclávia, jugular interna ou femoral. É altamente recomendável a passagem do CVC guiada por ultrassom, por assegurar a visualização precisa do alvo, permitir a visualização direta da progressão da agulha e fio-guia, diminuir as tentativas de punção, melhorar as taxas de sucesso de inserção, minimizar as complicações relacionadas ao cateter e reduzir o tempo de inserção, principalmente em pacientes com dificuldade de acesso vascular.

MODALIDADES EM AFÉRESE

Aférese transfusional

O sangue e seus componentes podem ser obtidos por meio da doação de sangue total ou pela coleta automatizada por aférese. Esta última inclui a coleta específica de hemácias, plaquetas, plasma, linfócitos, granulócitos e células progenitoras do sangue periférico. Para realizar a doação por aférese, o doador deve concordar com o procedimento assinando um termo de consentimento livre e esclarecido, que de forma clara, deve explicar o procedimento de coleta e suas possíveis complicações e riscos. Durante o procedimento, o doador deve ser acompanhado pela equipe responsável, sob supervisão médica, e com acesso a cuidados de emergência para atendimento de reações adversas mais graves. Os doadores devem ainda ser submetidos aos mesmos exames laboratoriais do doador de sangue total, além de exames específicos para cada tipo de doação de aférese. A triagem laboratorial para infecções transmissíveis pelo sangue deve ser sempre realizada em amostra colhida no mesmo dia da doação. No entanto, em situações especiais e tecnicamente justificáveis, podemos usar amostras colhidas com 72 horas de antecedência. A Figura 25.3 mostra de forma esquemática as modalidades de aférese transfusional e terapêutica.

- **Plaquetaférese:** é a coleta automatizada de plaquetas para obtenção de concentrado de plaquetas de um único doador com finalidade transfusional. Além dos critérios utilizados para a coleta de sangue total, o doador deverá ter uma contagem de plaquetas de no mínimo 150×10^3/L e bom acesso venoso. Doadores com plaquetas $\geq 250 \times 10^3$/L e peso de ≥ 60 kg, poderão coletar plaquetas duplas em um único procedimento. De acordo com a legislação brasileira vigente, o mesmo doador poderá coletar plaquetas com intervalo mínimo de 48 horas, máximo de 4 vezes ao mês e 24 vezes ao ano. Uma unidade de concentrado de plaquetas por aférese deve conter 3×10^{11} plaquetas em pelo menos 90% das unidades coletadas, isso equivale de 6 a 8 unidades de concentrado de plaquetas obtidas de unidades de sangue total. O produto da plaquetaférese tem volume que varia de 200 a 400 mL. Este componente é leucorreduzido durante o procedimento de aférese, não necessitando de filtração adicional após sua obtenção. Os concentrados de plaquetas devem ser armazenados à temperatura ambiente $\pm$ 22°C, sob agitação constante e têm validade de 5 dias.

- **Coleta de Múltiplos Componentes:** com o objetivo de otimizar recursos, em algumas situações, é possível realizar a coleta de múltiplos componentes do sangue em uma doação automatizada. A depender das características do doador como: peso, altura, contagem de plaquetas e hemoglobina, é possível realizar a coleta de múltiplos componentes em um mesmo procedimento. Assim, para a coleta múltipla de uma unidade de concentrado de plaquetas,

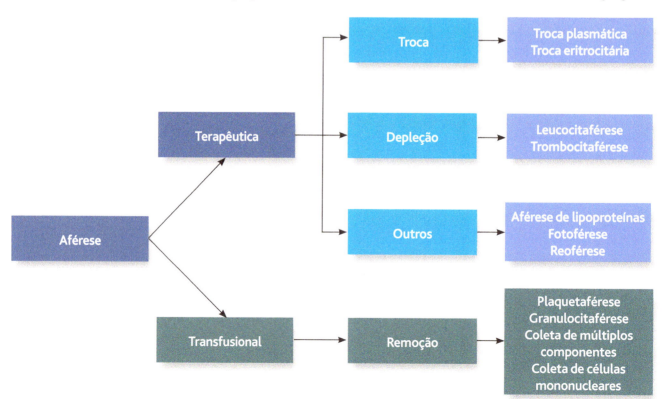

Figura-25.3 Ilustra as diferentes modalidades de aférese terapêutica e transfusional

Fonte: acervo do autor.

concentrado de hemácias e de plasma de um único doador, o intervalo mínimo entre cada doação e o número máximo de coletas por ano são os mesmos estabelecidos para a doação de sangue total. O doador deverá ter contagem de plaquetas igual ou superior a 150×10^3 /L, dosagem de hemoglobina superior a 13 g/dL e peso superior a 60 kg. Para a coleta de 2 unidades de concentrado de hemácias o intervalo mínimo entre as doações é de 4 meses para homens e de 6 meses para mulheres. O doador deve ter no mínimo 70 kg e dosagem de hemoglobina superior a 14 g/dL. O volume total dos componentes coletados deve ser inferior a 8 mL/kg para mulheres e 9 mL/kg para homens.

- **Granulocitaférese:** os concentrados de granulócitos (CG) são obtidos através de leucaférese. Durante a coleta o uso de agentes hemossedimentantes, como o hidroxietil starch (HES-6%) ou plasmin, promovem a sedimentação das hemácias diminuindo sua contaminação no produto coletado e aumentam a eficiência da coleta. Com o aprimoramento dos equipamentos de aférese e a possibilidade do uso de fatores de crescimento hematopoiéticos (FCH) em conjunto com corticosteroides para estimular os doadores e aumentar *pool* periférico de granulócitos, despertou-se novamente o uso desse hemocomponente. Os doadores devem ser ABO compatíveis e, quando membros familiares, principalmente aqueles parentes de primeiro grau, deve-se avaliar o risco de aloimunização do paciente por antígenos do sistema HLA do doador. Como regra geral, além daqueles requisitos exigidos para a doação de sangue total, os doadores devem apresentar contagem de leucócitos totais de $\geq 5.000/mm^3$ e testes negativos de triagem para doenças infecciosas, coletados até 72 horas antes da doação. Os receptores com sorologia negativa para citomegalovírus (CMV) devem receber CG de doadores CMV negativos, preferencialmente. A dose recomendada de granulócitos é de 0.6×10^9 /kg do receptor. Após coletados, os CG deverão ser armazenados em temperatura ambiente a $\pm 22°C$ mantidos em repouso e devem necessariamente receber irradiação gama de 25 Gy, para se evitar a doença do enxerto contra o hospedeiro pós-transfusional. A validade do CG é de 24 horas, mas deverá ser transfundido o mais cedo possível após coleta, preferencialmente nas primeiras 6 horas.

LEUCAFÉRESE PARA COLETA DE CÉLULAS MONONUCLEARES

Coleta de Células Progenitoras do Sangue Periférico (CPSP): é a leucaférese para coleta de células CD34+ de doadores alogênicos de CPSP ou para uso autólogo, de pacientes candidatos à transplante destas células, após mobilização. A mobilização de doadores alogênicos é feita com o uso exclusivo de FCH, sendo o mais utilizado o fator de crescimento de granulócitos (G-CSF). A dose de G-CSF varia de 10 a 16 µg/kg/dia, administrada via subcutânea, uma ou duas vezes ao dia. Após estimulação, o pico máximo de células CD34+ no sangue periférico (SP) costuma ocorrer no 5° dia. A mobilização de pacientes é baseada na associação de quimioterapia com G-CSF, uso exclusivo de G-CSF ou associação de G-CSF e plerixafor, esse último um inibidor do CXCR4. Vários esquemas quimioterápicos têm a capacidade de mobilizar células progenitoras hematopoiéticas (CPH). O agente quimioterápico mais utilizado em mobilização é a ciclofosfamida em doses que variam de 1.5 a $5g/m^2$. Outro esquema, atualmente muito utilizado, é a associação de vinorelbina com G-CSF. A leucaférese tem como objetivo obter a camada mononuclear do sangue e devolver ao paciente ou doador, os demais hemocomponentes. Todas as tecnologias utilizam o princípio da centrifugação e gradiente de densidade para estabelecer a separação celular. A coleta é dita convencional quando se processa menos do que de três volemias sanguíneas do paciente ou doador. O processamento de três ou mais volemias sanguíneas, em uma única coleta, denomina-se leucaférese de grande volume (LGV). Geralmente são processadas em média, de 3-5 volemias sanguíneas do doador ou paciente, isso depende do número de células CD34+ do SP pré-aférese e do número de células CD34+ pretendida no produto final coletado. Muitos centros optam pela LGV visando um maior rendimento de células CD34+ com um número menor de sessões de leucaférese. Essa estratégia acaba reduzindo gastos e diminuindo o desgaste físico e psicológico do paciente ou doador e da própria equipe técnica. Para as coletas de CPSP, a duração do procedimento é cerca de 4 horas e depende do número de volemias sanguíneas processadas e do fluxo sanguíneo adotado. O volume do produto varia de 200 a 400 mL. Após a coleta, o processamento do material é realizado imediatamente após sua obtenção, podendo se estender até 48 horas. O produto contendo CPSP que forem criopreservados são armazenados em *freezers* mecânicos com temperatura de 80°C negativos ou inferior, ou em tanque de nitrogênio líquido, com temperatura de 150°C negativos ou inferior. As unidades para infusão a fresco são mantidas em temperatura de $\pm 4°C$ e o prazo entre o término da coleta e o início da infusão não deve exceder 48 horas. O controle de qualidade de cada produto deverá ser rigoroso. Deve-se cuidadosamente aferir o volume, quantificar o número de células nucleadas e CD34+, verificar a viabilidade celular e a esterilidade do material;

- **Linfocitaférese:** é a leucaférese de doadores saudáveis, não mobilizados, realizada para coletar subpopulações de linfócitos para uso em pacientes transplantados de células hematopoiéticas que apresentam recidiva da doença ou quimerismo misto após transplante. A taxa de resposta para a infusão de linfócitos do doador (DLI) não é tão alta, quando usada na recidiva de outras neoplasias, que não a LMC. A leucaférese tem como objetivo obter a camada mononuclear do sangue e devolver ao doador, os demais componentes. O volume sanguíneo processado é cerca de 7 litros por sessão de aférese. Para a linfocitaférese, o tempo de coleta é de cerca de 1.5 a 2 horas e o alvo são as células CD3+. O número de células que se pretende infundir varia de acordo com o protocolo utilizado. As células infundidas a fresco, devem ser utilizadas até 48 horas após a sua obtenção ou, poderão ser criopreservadas e armazenadas em freezers mecânicos com temperatura de 80°C negativos ou inferior, ou em tanque de nitrogênio líquido, com temperatura de 150°C negativos ou inferior.

Aférese terapêutica

Aférese terapêutica é utilizada com sucesso no tratamento de muitas doenças neurológicas, renais, reumatológicas, hematológicas e metabólicas. Na maioria das situações clínicas, é usada para remover uma substância patogênica ou tóxica, como anticorpos, proteínas plasmáticas anormais ou produtos em excesso no sangue. A maioria das doenças são tratadas com sucesso com uma pequena série de procedimentos. Procedimentos crônicos e intermitentes podem fornecer controle a longo prazo de algumas patologias, principalmente se a terapia medicamentosa for tóxica ou ineficaz. A Sociedade Americana de Aférese (ASFA) classifica as aféreses terapêuticas em categorias e graus de recomendação (vide Tabelas 25.1 e 25.2) que permite manter uma abordagem consistente para categorizar as doenças e fornecer uma recomendação baseada em evidências clínicas, que incorpora a qualidade daquilo que é publicado na literatura médica. Esses critérios sofrem atualizações a cada três anos por meio de uma revisão sistemáticas das principais publicações em aférese terapêutica. A última publicação foi em junho de 2019, no *Journal of Clinical Apheresis*. A Tabela 25.3 exibe as principais indicações de aférese terapêutica de acordo com os critérios da ASFA 2019. Os diversos procedimentos de aférese são discutidos abaixo.

- **Leucaférese:** remove os leucócitos do sangue total de forma automatizada. É mais comumente utilizada em pacientes com leucemias agudas ou crônicas que apresentam hiperleucocitoses (leucócitos $> 100 \times 10^9$/L). A leucaférese reduz a contagem de leucócitos em 30% a 60% do *pool* sanguíneo e pode ser realizada diariamente. É principalmente indicada naqueles casos de pacientes que apresentam sinais clínicos de leucostase devido a hiperviscosidade sanguínea. Cerca de 12 a 18% dos pacientes pediátricos e 5% a 18% dos pacientes adultos que apresentam LMC ou leucemia mieloide aguda (LMA), apresentam leucócitos superiores a 100,000/μL e podem cursar com sintomas de leucostase. Esses sintomas também ocorrem em pacientes com cerca de 50.000 blastos ou menos, nas leucemias agudas monocíticas ou mielomonocíticas e naqueles casos de leucemia linfocítica aguda (LLA), quando os leucócitos se encontram superiores a 400,000/μL (< 3% de todos os pacientes);

- **Troca Plasmática Terapêutica (TPT) ou Plasmaférese Terapêutica:** remove e substitui o plasma sanguíneo de um paciente de forma automatizada. É usada no tratamento de condições causadas por anticorpos patológicos (autoanticorpos, aloanticorpos, complexos antígeno-anticorpo) ou substâncias nocivas (toxinas, envenenamentos exógenos, paraproteínas anormais) encontradas no plasma. O objetivo da TPT é remover grandes quantidades dos agentes causadores das doenças. A TPT possui outros benefícios que potencialmente incluem: remoção endógena das toxinas circulantes, estimulação de clones de linfócitos para aprimorar a terapia citotóxica e a possibilidade de infundir grandes volumes de plasma sem o risco de sobrecarga do sistema intravascular. Geralmente são processadas de 1 a 1,5 volemia plasmática do pa-

Tabela 25.1 - Categorias para indicações clínicas de aférese terapêutica segundo a ASFA-2019.	
Categorias	**Definição**
I	Aférese é aceita como tratamento de primeira linha, utilizada de forma isolada ou em conjunto com outras terapias
II	Aférese é aceita como tratamento de segunda linha, utilizada de forma isolada ou em conjunto com outras terapias
III	Um ótimo papel na terapia com aférese não é bem estabelecido, necessitando de conduta individualizada
IV	As evidências encontradas na literatura sugerem que aférese é ineficaz ou danosa. Caso indicada deverá ser revisada por um comitê institucional

Fonte: Padmanabhan A. *et al.* The Eighth Special Issue. J Clin Apher. 2019: 34(3):171-354.

Tabela 25.2 Graus de recomendação de aférese terapêutica baseado na força e qualidade de evidência segundo a ASFA-2019.

Recomendação	Definição	Metodologia de avaliação da qualidade de evidência	Implicações
Grau IA	Forte recomendação, alta qualidade de evidência	ERC sem importantes limitações ou alta evidência em estudos observacionais	Forte recomendação – indicada para a maioria dos pacientes
Grau IB	Forte recomendação, moderada qualidade de evidência	ERC com importantes limitações, falhas metodológicas, resultados inconsistentes, mas excepcionalmente com forte evidência em estudos observacionais	Forte recomendação – indicada para a maioria dos pacientes
Grau IC	Forte recomendação, baixa ou muito baixa qualidade de evidência	Estudos observacionais ou séries de casos	Forte recomendação – poderá mudar quando melhores evidências se tornarem disponíveis
Grau IIA	Fraca recomendação, alta qualidade de evidência	ERC sem importantes limitações ou alta evidência em estudos observacionais	Fraca recomendação – a melhor indicação pode ser outra, mas poderá ser utilizada dependendo das circunstâncias
Grau IIB	Fraca recomendação, moderada qualidade de evidência	ERC com importantes limitações, falhas metodológicas, resultados inconsistentes, mas excepcionalmente com forte evidência em estudos observacionais	Fraca recomendação – a melhor indicação pode ser outra, mas poderá ser utilizada dependendo das circunstâncias
Grau IIC	Fraca recomendação, baixa ou muito baixa qualidade de evidência	Estudos observacionais ou séries de casos	Muito fraca recomendação – outras alternativas podem ser mais razoáveis

ERC – Estudos Randomizados Controlados.
Fonte: Connelly-Smith L *et al*. **J Clin Apher. 2018: 33(5):576-579.**

ciente por sessão de aférese. Devido à remoção de um grande volume de plasma durante o TPT, um fluido coloide de reposição, como albumina ou plasma, é necessário para manter a isovolemia do paciente. As soluções de substituições utilizadas são principalmente a solução de albumina a 5% e o plasma fresco congelado. Não é recomendável usar rotineiramente o plasma, como fluido de substituição, para a maioria das TPT, a menos que exista a indicação absoluta para substituir um componente do plasma. A albumina é um fluido de reposição eficaz para TPT e é uma alternativa segura ao plasma, quando uma proteína patogênica ou o soluto necessita ser removido. O plasma é apropriado nos casos em que há depleção de fibrinogênio e outros fatores de coagulação que resultam em coagulopatias. As indicações clássicas que utilizam a reposição de plasma são a púrpura trombocitopênica trombótica (PTT) e a síndrome de Goodpasture com sangramento alveolar ativo.

- **Troca Eritrocitária (TE) ou Eritrocitaférese Terapêutica:** consiste na remoção e substituição de hemácias de um paciente por meio de equipamentos automatizados que separam as hemácias dos demais componentes sanguíneos. Para a TE automatizada o dispositivo calculará o volume necessário das hemácias transfundidas obtidas de doador alogênico, baseado no sexo, altura, peso, hematócrito e fração desejada de células vermelhas anormais remanescentes (FCR) do paciente. As indicações para TE incluem: doença falciforme com acidente vascular cerebral agudo (Categoria-I), síndrome torácica aguda (Categoria-II), profilaxia primária e secundária de acidente vascular cerebral (Categoria-I) e babesiose grave (Categoria-II). Os pacientes com doença falciforme devem idealmente receber unidades de hemácias fenotipadas e negativas para a hemoglobina S (Tabela 25.3).
- **Trombocitaférese:** indicado como terapia de segunda linha (Categoria-II), vide Tabela 25.3, em pacientes

296 Práticas em Hematologia

Tabela 25.3 Principais Indicações em Aférese Terapêutica de acordo com a ASFA-2019.

Doenças	Tipo Aférese	Indicação	Categoria	Grau de Recomendação
Encefalomielite disseminada aguda	TPT	Refratária ao uso de corticoide	II	2C
Sd de Guillain-Barré	TPT	Tratamento primário	I	1A
	IA	Tratamento primário	I	1B
Insuficiência hepática aguda	TPT -AV	Qualquer	I	1A
	TPT		III	2B
Degeneração macular relacionada a idade	Reoférese	Alto-risco	II	2B
Sd de Goodpasture	TPT	Hemorragia alveolar difusa	I	1C
	TPT	Independência de diálise	I	1B
	TPT	Dependência de diálise, sem hemorragia alveolar	III	2B
Anemia hemolítica autoimune severa	TPT	Doença da aglutinina fria severa	II	2C
Babesiose	ET	Severa	II	2C
Sd antifosfolípide catastrófica	TPT	Qualquer	I	2C
Polirradiculoneuropatia desmielinizante inflamatória crônica (PDIC)	TPT/IA	Qualquer	I	1B
Crioglobulinemia	TPT	Severa/sintomática	II	2A
	IA	Severa/sintomática	II	2B
Linfoma cutâneo de células T/ micose Fungóide/Sd Sèzary	FE	Eritrodérmica	I	1B
	FE	Não eritrodérmica	III	2C
Hipercolesterolemia familiar	AL	Homozigota	I	IA
	AL	Heterozigota	II	IA
	TPT	Homozigota/Heterozigota	II	IB
Glomeruloesclerose segmentar focal (GESF)	TPT/IA	Recorrente em rim transplantado	I	1B
	AL	Esteroide resistente em rim nativo/ recorrente em rim transplantado Esteroide resistente em rim nativo	II	2C
				2C
	TPE		III	
Doença do enxerto contra hospedeiro (DECH)	FE	Aguda	II	1C
	FE	crônica	II	1B
Sd HELLP	TPT	Pós-parto	III	2C
	TPT	Pré-parto	IV	2C
Hemocromatose hereditária	ET	Qualquer	I	1B

CAPÍTULO 25

Aférese: Princípios Gerais e Aplicações Clínicas **297**

Tabela 25.3 (Cont.) Principais Indicações em Aférese Terapêutica de acordo com a ASFA-2019.

Doenças	Tipo Aférese	Indicação	Categoria	Grau de Recomendação
Hiperleucocitose	Leucaférese	Sintomática	II	2B
		profilática/secundária	III	2C
Pancreatite por hipertrigliceridemia	TPT/AL	Severa	III	1C
	TPT/AL	Prevenção de recaída	III	2C
Hiperviscosidade por hipergamaglobulinemia	TPT	Sintomática	I	1B
	TPT	Profilaxia para rituximabe	I	1C
Doença inflamatória intestinal	Citaférese adsortiva	Colite ulcerativa/Doença de Crohn Doença de Crohn	III	1B
	FE		III	2C
Esclerose múltipla	TPT	Recaída/surto agudo	II	1A
	TPT	crônica	III	2B
Hipercolesterolemia familiar	AL	Homozigota	I	1A
	AL	Heterozigota	II	1A
	TPT	Homozigota/heterozigota	II	1B
Miastenia Gravis	TPT/IA	Aguda/tratamento de curto prazo	I	1B
	TPT/IA	tratamento de longo prazo		
			II	2B
Neuromielite óptica	TPT	Surto agudo/recaída	II	1B
	IA	Surto agudo/recaída	II	1C
	TPT	Manutenção	III	2C
Sd Neurológica paraneoplásica	TPT/IA	Qualquer	III	2C
Polineuropatia desmielinizante crônica adquirida	TPT	IgG/IgA/IgM	I	1B
	TPT	Neuropatia anti-MAG	III	1C
	TPT	Mieloma múltiplo	III	2C
	TPT	Neuropatia motora multifocal	IV	1C
Doença de Refsum	TPT/AL	Qualquer	II	2C
Policitemia vera/eritrocitose	ET	Policitemia Vera	I	1B
	ET	Eritrocitose secundária	III	1C
Doença Falciforme, quadro agudo	ET	AVC-Agudo	I	1C
	ET	Sd torácica aguda	II	1C
	ET	Outras complicações	III	2C
Doença Falciforme, quadro crônico	ET	Profilaxia de AVC	I	1A
	ET	Gravidez	II	2B
	ET	Crise álgica veno-oclusiva recorrente	II	2B
	ET	Preparo pré-operatório	III	2A
Encefalopatia de Hashimoto	TPT	Qualquer	II	2C
Lúpus eritematoso sistêmico (LES)	TPT	Complicações severas	II	2C

298 Práticas em Hematologia

Seção 4.2

Tabela 25.3 (Cont.) Principais indicações em aférese terapêutica de acordo com a ASFA-2019.

Doenças	Tipo Aférese	Indicação	Categoria	Grau de Recomendação
Trombocitose	Trombocitaférese	Sintomática	II	2C
		profilática ou secundária	III	2C
Microangiopatia trombótica mediada pela coagulação	TPT	Mutação do THBD, DGKE, e PLG	III	2C
Microangiopatia trombótica mediada pelo complemento	TPT	Autoanticorpo ao fator H	I	2C
	TPT	mutação do gene do fator do complemento	III	2C
Microangiopatia trombótica associada a drogas	TPT	Ticlopidina	I	2B
	TPT	Clopidogrel	III	2B
	TPT	Gencitabina/Quinino	IV	2C
Microangiopatia trombótica associada a infecção	TPT/IA	SHU associada shiga-Toxina	III	2C
	TPT	SHU associada ao *streptococcus pneumoniae*	III	2C
Microangiopatia trombótica-purpura trombocitopênica trombótica (PTT)	TPT	Qualquer	I	IA
Microangiopatia trombótica associada ao transplante	TPT	Qualquer	III	2C
Tempestade tireoidiana	TPT	Qualquer	II	2C
Transplante cardíaco	FE	Rejeição celular recorrente	II	1B
	FE	Profilaxia de rejeição	II	2A
	TPT	Dessensibilização	II	1C
	TPT	Rejeição mediada por anticorpo	III	2C
Transplante de células hematopoiéticas ABO incompatível (ABOi)	TPT	Maior ABOi (medula)	II	1B
	TPT	Maior ABOi (aférese)	II	2B
	ET	Menor ABOi (aférese)	III	2C
	TPT	Maior/menor ABOi com aplasia pura da serie vermelha	III	2C
Transplante de células hematopoiéticas-dessensibilização	TPT	Qualquer	III	2C
Transplante hepático	TPT	Dessensibilização-doador vivo ABOi	I	1C
	TPT	Dessensibilização-doador cadáver ABOi/rejeição mediada por anticorpo	III	2C
	FE			2C
	FE	Dessensibilização-ABOi	III	2B
		Rejeição aguda/retirada da supressão imune	III	
Transplante de pulmão	FE	Sd Bronquiolite obliterante	II	1C
	TPT	rejeição mediada anticorpo/ dessensibilização	III	2C

Tabela 25.3 (Cont.) Principais indicações em aférese terapêutica de acordo com a ASFA-2019.

Doenças	Tipo Aférese	Indicação	Categoria	Grau de Recomendação
Transplante renal ABO compatível	TPT/IA	Rejeição mediada anticorpo	I	1B
	TPT/IA	Dessensibilização, doador vivo	I	1B
	TPT/IA	Dessensibilização, doador morto	III	2C
Transplante renal ABO incompatível	TPT/IA	Dessensibilização, doador vivo	I	1B
	TPT/IA	Rejeição mediada anticorpo	II	1B
Vasculite associado ao ANCA	TPT	Glomerulonefrite rapidamente progressiva Creatinina > 5,7	I	1A
	TPT		III	2C
	TPT	Glomerulonefrite rapidamente progressiva Creatinina < 5,7 Hemorragia alveolar difusa	I	1C
Doença de Wilson fulminante	TPT	Qualquer	I	1C

Fonte: Padmanabhan A. et al. The Eighth Special Issue. J Clin Apher. 2019; 34(3):171-354.

com trombocitemia devido a uma neoplasia mieloproliferativa e que apresentem um evento trombótico ou hemorrágico agudo e grave. A trombocitaférese pode diminuir rapidamente a contagem de plaquetas e proporcionar alívio sintomático enquanto se aguarda uma terapia citorredutora efetiva. O procedimento pode ser repetido conforme necessidade, diariamente ou em dias alternados. Geralmente são processadas cerca de 1,5 a 2 volemias sanguíneas do paciente.

- **Reoférese:** a reoférese é uma modalidade segura e eficaz de aférese terapêutica. Ela utiliza a plasmafé-

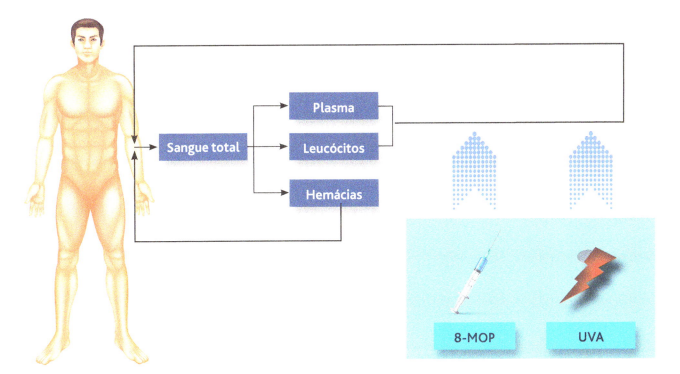

Figura 25.4 Representação da Fotoférese Extracorpórea: processo pelo qual, após separação da camada leucocitária do sangue periférico, esta é exposta ao 8-metoxipsoraleno fotoativado, um tratamento indicado para distúrbios causados por linfócitos T aberrantes.
Fonte: Modificado de Therakos Photopheresis. https://www.therakos.com/how-photopheresis-works/#192.

rese de dupla filtração (DFPP) para tratar distúrbios da microcirculação e representa uma nova opção de tratamento para pacientes com degeneração macular relacionada à idade (DMRI) (Categoria-II). A eliminação do plasma de um espectro definido de proteínas de alto peso molecular incluindo: fibrinogênio, colesterol, fator de von Willebrand e α2-macroglobulina, resulta na redução da viscosidade sanguínea e na agregação de hemácias e plaquetas. Na reoférese, inicialmente separa-se o plasma dos outros componentes sanguíneos, pelo método de filtração. Posteriormente, o plasma separado passa por uma segunda filtração, utilizando-se o reofiltro®. Esta segunda filtração tem o objetivo de remover do plasma macromoléculas que afetam a microcirculação sanguínea. O plasma isento destas substâncias indesejáveis é devolvido ao paciente juntamente dos outros componentes sanguíneos.

- **Fotoférese Extracorpórea (FE):** também conhecida como fotoquimioterapia extracorpórea é uma terapia baseada em leucaférese. Inicialmente utilizada em pacientes com linfoma cutâneo de células T (LCCT), mais especificamente para o tratamento da doença refratária, daqueles que sofrem da variante leucêmica, a síndrome de Sézary. Com um separador celular construído especificamente para esse procedimento, a camada leucocitária (*buffy coat*) é exposta à radiação UVA na presença de um agente fotossensibilizante o 8-MOP, antes da reinfusão deste material ao paciente (Figura 25.4). As principais indicações são: LCCT e Síndrome de Sézary nas fases eritrodérmicas (Categoria-I), doença do enxerto contra o hospedeiro (DECH) aguda e crônica (Categoria-II), rejeição recorrente e profilaxia de rejeição em transplante cardíaco (Categoria-II), rejeição aguda e descontinuação da imunossupressão em transplante hepático (Categoria-III). Estudos iniciais atribuíram o efeito terapêutico da FE pela indução de apoptose nas células linfoides, devido a reticulação do DNA. Mais recentemente, um consenso do Conselho Americano de FE sublinha a importância das células dendríticas apresentadoras de antígenos no mecanismo da FE.

- **Aférese de Lipoproteínas (AL):** vários métodos são utilizados para a realização de aférese de lipoproteínas, incluindo adsorção por colunas de afinidade química de sulfato dextrano (DSA), precipitação extracorpórea induzida por heparina (HELP), plasmaférese de dupla filtração (DFPP) e imunoadsorção direta de lipoproteínas (DALI). Enquanto nos sistemas DSA, HELP e DFPP o plasma é separado das hemácias antes da remoção do LDL-colesterol, no método DALI, essas lipoproteínas são removidas diretamente do sangue total.

INDICAÇÕES

As principais indicações em aférese terapêutica, em suas diferentes modalidades e recomendações, foram revisadas pela ASFA. O artigo publicado em junho de 2019 no *Journal of Clinical Apheresis* faz uma compilação de 84 doenças que apresentam indicação de aférese terapêutica. O comitê que analisou essas indicações foi composto por 13 membros de diversas áreas da medicina como: hematologistas, oncologistas, hemoterapeutas com foco em aférese, intensivistas, nefrologistas e pediatras. Após uma revisão sistemática de artigos relevantes da literatura recente, baseados em grau de evidência e força de recomendação, as indicações de aférese terapêutica foram publicadas em sua oitava edição. A Tabela 25.3 exibe as principais indicações de aférese terapêutica de acordo com os critérios da ASFA-2019.

COMPLICAÇÕES

As complicações ocorrem em 5% a 17% dos procedimentos de aférese. Os eventos adversos ocorrem com maior frequência nos procedimentos terapêuticos, em que se processa um número maior de volemias sanguíneas. Para os procedimentos transfusionais, além de menos frequentes, as reações adversas são em sua maioria de natureza leve. O cuidado com a seleção dos doadores e o acompanhamento minucioso dos procedimentos, são fundamentais, para minimizar as complicações.

Complicações relacionadas ao acesso vascular

- **Infecção:** a via mais comum de infecção é a contaminação exógena, originária da pele no momento da inserção do cateter ou da punção venosa. Medidas preventivas e rígidas devem ser adotadas para se evitar esse tipo contaminação.

- **Trombose:** pode ser causada por lesão endotelial durante a passagem do cateter, presença de corpo estranho intravascular (o próprio cateter) ou risco aumentado para desenvolver coagulopatias. Suas complicações incluem: predisposição para o desenvolvimento de infecções, embolia pulmonar e obstrução da drenagem venosa. O tratamento baseia-se na retirada do cateter e no uso de terapia anticoagulante.

- **Sangramento:** pode ocorrer quando existe dificuldade na passagem do cateter, especialmente quando são feitas várias tentativas de punção nos pacientes com coagulopatias. Nesta situação, principalmente naqueles pacientes plaquetopênicos, mesmo que tenham recebido transfusão de plaquetas, é aconselhável iniciar o procedimento 24 horas após a inserção do CVC.

- **Pneumotórax e Perfuração Cardíaca:** pode ocorrer por acidente de punção na passagem do CVC.

Em paciente plaquetopênicos recomenda-se a passagem do CVC guiada por ultrassom, para a segurança do paciente.

- **Punção inadequada do acesso venoso periférico (AVP):** as complicações associadas ao AVP podem ocorrer com a formação de hematomas e/ou outras complicações vasculares. A boa avaliação do acesso venoso antes de iniciar a coleta e, uma antissepsia bem-feita no momento da punção, são essenciais para reduzir o risco para essas complicações. O acesso venoso inadequado pode resultar na inviabilização da coleta, desgaste do doador, perda do material descartável e das soluções utilizadas, causando impacto negativo no serviço.

Relacionadas ao uso do citrato

- **Hipocalcemia:** O citrato tem uma ação quelante do cálcio. Ele é rapidamente metabolizado em bicarbonato de sódio ao ligar-se ao cálcio livre. A falta relativa de cálcio bloqueia várias etapas necessárias à cascata da coagulação e agregação plaquetária. O citrato é depurado no fígado e transformado em trifosfato adenosina. Pacientes com insuficiência hepática apresentam maior facilidade em desenvolver reações adversas relacionadas ao uso do citrato, principalmente a hipocalcemia. Sintomas de hipocalcemia são usualmente observados, quando a média de infusão de citrato ultrapassa 65 mg/Kg/hora (1,0 a 1,2 mL de ACD-A/kg/min). Os sintomas são rapidamente minimizados pela redução do fluxo sanguíneo e pela reposição de cálcio parenteral. Quando a hipocalcemia é de leve a moderada, as queixas mais frequentes são parestesias na região perioral e de extremidades. Estas podem eventualmente progredir, levando ao aparecimento de náuseas, vômitos, tosse e opressão torácica. Os sinais mais graves relacionados à hipocalcemia são os espasmos musculares na região da face e carpo-pedal, conhecido como sinal de *Chevostek* e *Trousseau*. Quando se realiza LGV e nos procedimentos de plasmaférese com reposição de plasma fresco congelado, a hipocalcemia é mais evidente.

- **Hipomagnesemia:** geralmente manifestada por espasmos musculares e fraqueza muscular. Nos casos mais graves poderá haver relaxamento do tônus muscular e arritmia cardíaca. As medidas tomadas para minimizar esses efeitos são a redução do fluxo sanguíneo, aumento da relação sangue e anticoagulante, bem como a reposição de magnésio por via parenteral.

- **Hipocalemia:** mais comumente manifestada por fraqueza generalizada e, nos casos mais graves, por arritmia cardíaca. O manejo desta complicação deve incluir a redução do fluxo sanguíneo, aumentar a relação sangue/anticoagulante e realizar a reposição de potássio parenteral.

- **Alcalose metabólica:** comumente ocorre com o agravamento da hipocalcemia. Como medida preventiva deve-se reduzir o fluxo de sanguíneo e aumentar a relação sangue/anticoagulante.

- **Sangramento:** paciente plaquetopênicos e com coagulopatias correm maior risco.

Complicações gerais

- **Trombocitopenia:** a redução de 30% a 40% do número de plaquetas ao final do procedimento é uma complicação bem conhecida da LGV para coleta de CPSP. Geralmente, a reposição de plaquetas não é necessária, já que normalmente após 24 horas, retornam ao valor basal.

- **Anemia:** o nível de hemoglobina quase nunca é afetado durante aférese. O sangue retido no kit descartável durante o procedimento é, quase todo devolvido, ao término deste. Isso evita uma queda importante dos níveis de hemoglobina.

- **Hipovolemia:** geralmente ocorre em indivíduos de baixo peso, em especial nos pacientes pediátricos, quando o volume de sangue extracorpóreo ultrapassa 15% da volemia sanguínea do paciente. Nestes casos, realiza-se o *prime* do equipamento de aférese com concentrado de hemácias, a fim de prevenir complicações hemodinâmicas e anemia dilucional.

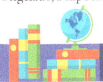

BIBLIOGRAFIA CONSULTADA

1. Maitta RW. Current state of apheresis technology and its applications. Transfus Apher Sci. 2018;57(5):606-13.
2. Sokolov AA, Solovyev AG. Russian Pioneers of Therapeutic Hemapheresis and Extracorporeal Hemocorrection: 100-Year Anniversary of the World's First Successful Plasmapheresis. Ther Apher Dial. 2014;18(2):117-21.
3. Williams ME, Balogun RA. Principles of separation: indications and therapeutic targets for plasma exchange. Clin J Am Soc Nephrol. 2014 Jan;9(1):181-90.
4. Moen ST, Hatcher CL and Singh AK. A Centrifugal Microfluidic Platform That Separates Whole Blood Samples into Multiple Removable Fractions Due to Several Discrete but Continuous Density Gradient Sections. PLoS One. 2016; 11(4): e0153137.

5. Ahmed S and Andre Kaplan A. Therapeutic Plasma Exchange Using Membrane Plasma Separation. CJASN 2020, 15 (9) 1364-70.

6. Cecyn, Karin Zattar in: Bordin, José Orlando; Langhi Júnior, Dante Mário; Covas, Dimas Tadeu. Tratado de Hemoterapia: Fundamentos e Prática. São Paulo: Editora Atheneu, 1° Ed.,2019.

7. Padmanabhan A, Connelly-Smith L,Aqui N, Balogun RA, Klingel R, Meyer E, *et al*. Guidelines on the Use of Therapeutic Apheresis in Clinical Practice - Evidence-Based Approach from the Writing Committee of the American Society for Apheresis: The Eighth Special Issue. J Clin Apher. 2019 Jun;34(3):171-354.

8. Connelly-Smith L,Yvette C,Tanhehco YC, Chhibber V, Delaney M, Eichbaum Q, et al. Choosing Wisely for apheresis. J Clin Apher. 2018;33(5):576-79.

9. Kelly S, Quirolo K, Marsh A, Neumayr L, Garcia A, Custer B. Erythrocytapheresis for chronic transfusion therapy in sickle cell disease: survey of current practices and review of the literature.Transfusion. 2016;56(11):2877-88.

10. Henzan T, Yamauchi T, Yamanaka I, Sakoda T, Semba Y, Hayashi M, et al. Granulocyte collection by polymorphonuclear cell-targeting apheresis with medium-molecular-weight hydroxyethyl starch. Int J Hematol. 2021 Dec;114(6):691-700.

11. Brockmanna F, Kramerb M, Bornhäuserb M, Ehningerb G, Hölig K. Efficacy and Side Effects of Granulocyte Collection in Healthy Donors.Transfus Med Hemother 2013;40:258-64.

12. Lee G, Arepally GM. Anticoagulation techniques in apheresis: from heparin to citrate and beyond. J Clin Apher. 2012;27(3):117-25.

13. Ipe TS, Marques MB.Vascular access for therapeutic plasma exchange. Transfusion. 2018;58 Suppl 1:580-89.

14. Popovsky MA. Multicomponent apheresis blood collection in the United States: Current status and future directions.Transfus Apher Sci. 2005;32(3):299-304.

15. Burgstaler EA. Blood component collection by apheresis.J Clin Apher. 2006 Jul;21(2):142-51.

16. Giralt S, Costa L, Schriber J, Dipersio J, Maziarz R, McCarty S et al. Optimizing autologous stem cell mobilization strategies to improve patient outcomes: consensus guidelines and recommendations. Biol Blood Marrow Transplant. 2014;20(3):295-308.

17. Cecyn KZ, Seber A, Ginani VC, Gonçalves AV, Caram EM, Oguro T, et al. Large volume leukapheresis for peripheral blood progenitor cell collection in low body weight pediatric patients: a single center experience. Transfus Apher Sci. 2005 Jun;32(3):269-74.

18. Ho¨lig K,l Kramer M, Kroschinsky F, Bornha M, Mengling T, Schmidt AH. et al. Safety and efficacy of hematopoietic stem cell collection from mobilized peripheral blood in unrelated volunteers: 12 years of single-center experience in3928 donors. Blood 2009; 29;114(18):3757-63

19. Schettler VJJ, Neumann CL, Peter C, Zimmermann T, Julius U, Roeseler E, et al. Scientific Board of GLAR for the German Apheresis Working Group. Current insights into the German Lipoprotein Apheresis Registry (GLAR) - Almost 5 years on. Atheroscler Suppl. 2017: 30:50-55

20. Piccirillo N, Putzulu R, Massini G, Di Giovanni A, Giammarco S, Metafuni E, et al. Inline and offline extracorporeal photopheresis: Device performance, cell yields and clinical response. J Clin Apher. 2021;36(1):118-26.

21. Therakos Photopheresis. https://www.therakos. com/how-photopheresis-works/#192

22. Capuano M, Sommese L, Pignalosa O, Parente D, Fabbricini R, Nicoletti GF, et al. Current clinical applications of extracorporeal photochemotherapy. Ther Apher Dial. 2015;19(2):103-10.

23. Mörtzell Henriksson M, Newman E, Witt V, Derfler K, Leitner G, Eloot S, et al. Adverse events in apheresis: An update of the WAA registry data. Transfus Apher Sci 2016;54(1):2-15.